慢性原发性疼痛诊疗技术

郑拥军　冯智英　薛朝霞　申　文　主编

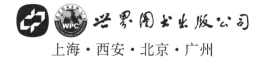

世界图书出版公司

上海·西安·北京·广州

图书在版编目(CIP)数据

慢性原发性疼痛诊疗技术/郑拥军等主编.—上海：
上海世界图书出版公司，2022.3
ISBN 978-7-5192-9259-1

Ⅰ.①慢… Ⅱ.①郑… Ⅲ.①疼痛-诊疗 Ⅳ.
①R441.1

中国版本图书馆CIP数据核字(2021)第259044号

书　　名	慢性原发性疼痛诊疗技术	
	Manxing Yuanfaxing Tengtong Zhenliao Jishu	
主　　编	郑拥军　冯智英　薛朝霞　申　文	
责任编辑	芮晴舟	
装帧设计	袁　力	
出版发行	上海世界图书出版公司	
地　　址	上海市广中路88号9-10楼	
邮　　编	200083	
网　　址	http://www.wpcsh.com	
经　　销	新华书店	
印　　刷	杭州锦鸿数码印刷有限公司	
开　　本	787 mm × 1092 mm　1/16	
印　　张	24.75	
字　　数	520千字	
版　　次	2022年3月第1版　2022年3月第1次印刷	
书　　号	ISBN 978-7-5192-9259-1/R·603	
定　　价	80.00元	

郑拥军简介

郑拥军,医学博士,现任复旦大学附属华东医院疼痛科主任,中华医学会疼痛学分会全国青年委员,中西医结合麻醉学会全国青年委员,中华疼痛学会上海分会副主委,中国非公立医疗机构协会疼痛专业委员会第一届委员会副秘书长,第一届全国卫生产业企业管理协会社会办医分会常务理事兼副秘书长,上海市中医药学会第一届针刀医学分会副主任委员,上海中西医结合麻醉与疼痛分会委员兼秘书,上海市康复医学会第一届疼痛康复专业委员会常务委员,上海中医药疼痛学会常务委员。

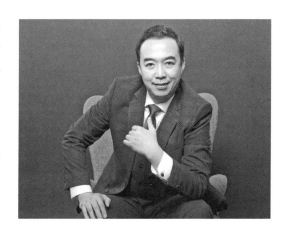

长期从事慢性疼痛的基础和临床研究。曾在哈佛、斯坦福等美国多家著名疼痛中心研修,获得专利16项,其中发明专利2项。发表论文十余篇,其中SCI论文六篇,熟练进行各种慢性疼痛的超声引导下微创治疗。采用各种微创神经介入手术治疗三叉神经痛,椎间孔镜治疗腰椎间盘突出症,射频调节带状疱疹后遗神经痛,CT引导下腰交感神经治疗老寒腿和糖尿病溃疡。

编委会

主　编　郑拥军　冯智英　薛朝霞　申　文
编　委　张邓新　王少廉　耿宝梁
秘　书　解温品　陆大远
参　　编（按姓名笔画排序）

丁晓彤（南京医科大学护理学院）

马彦韬（复旦大学附属华东医院疼痛科）

王一雄（福建医科大学附属泉州第一医院疼痛科）

王开龙（广西中医药大学第一附属医院康复医学科）

王少廉（上海中医药大学附属龙华医院天山分院麻醉科）

王　华（复旦大学附属华东医院疼痛科）

王晓雷（复旦大学附属华东医院疼痛科）

王　博（复旦大学附属华东医院疼痛科）

王婷婷（南京大学医学院附属鼓楼医院疼痛科）

车　骥（复旦大学附属华东医院麻醉科）

石国霞（复旦大学附属华东医院疼痛科）

叶文成（上海中医药大学附属龙华医院天山分院门办）

申　文（徐州医科大学附属医院疼痛科）

冯智英（浙江大学医学院附属第一医院疼痛科）

刘立伟（山西医科大学第一医院疼痛科）

刘佩蓉（上海市中医药大学附属第七人民医院麻醉科）

刘慧颖（广州中医药大学第一附属医院日间手术病区）

孙晓华（天津市天津医院麻醉科）

李庆华（浙江大学医学院附属杭州市第一人民医院疼痛科）

李亦梅（新疆医科大学第一附属医院疼痛科）

1

吴薈妍（新疆医科大学第一附属医院疼痛科）

沈　雷（海军军医大学附属长征医院神经内科）

张邓新（江南大学附属医院麻醉疼痛中心）

陆大远（复旦大学附属华东医院疼痛科）

陈立平（徐州医科大学附属医院疼痛科）

陈　超（华中科技大学同济医学院附属同济医院麻醉科）

林慧丹（宁波市第一医院疼痛科）

郑拥军（复旦大学附属华东医院日间手术病区）

郑俊奕（广州中医药大学第一附属医院疼痛科）

孟　莹（上海交通大学医学院附属瑞金医院麻醉科）

耿宝梁（辽宁中医药大学附属第四医院疼痛科）

贾佩玉（复旦大学附属华东医院疼痛科）

皋德帅（南京医科大学附属逸夫医院疼痛科）

徐　培（南京医科大学第二附属医院疼痛科）

徐富兴（郑州大学第一附属医院疼痛科）

高巍巍（重庆市中医院疼痛科）

黄玉婷（广州中医药大学第一附属医院日间手术病区科）

黄尚军（上海市中医药大学附属第七人民医院康复科）

黄树其（海军军医大学附属长征医院神经内科）

崇菲菲（辽宁中医药大学附属第四医院疼痛科）

彭　生（上海市中医药大学附属第七人民医院麻醉科）

彭志友（浙江大学医学院附属第一医院疼痛科）

蒋文臣（天津市第一中心医院疼痛科）

韩　奇（复旦大学附属华东医院疼痛科）

程志祥（南京医科大学第二附属医院疼痛科）

解温品（复旦大学附属华东医院疼痛科）

阚厚铭（南京医科大学附属逸夫医院疼痛科）

樊龙昌（华中科技大学同济医学院附属同济医院麻醉科）

樊肖冲（郑州大学第一附属医院疼痛科）

薛朝霞（山西医科大学第一医院疼痛科）

魏　兴（苏州大学附属第二医院疼痛科）

前　言

在人类历史发展的长河中,疼痛是古老而又年轻的医学课题,是古今中外各科医生共同面对的敌人。人类对疼痛的斗争从来就没有间断过,现已被列为继呼吸、脉搏、血压、体温之后的第五大生命体征。

据国际疼痛学会统计,大约30%的成年人患有慢性疼痛,我国至少有1亿以上疼痛患者。随着医学的进步,疼痛的研究与治疗已进入了专业化发展阶段。1989年我国成立了国际疼痛学会中国分会(CASP),1992年又成立了中华疼痛学会。2007年7月16日卫生部签发了"卫生部关于在《医疗机构诊疗科目名录》中增加'疼痛科'为一级诊疗项目的通知"文件。根据文件规定,我国二级以上医院可开展"疼痛科"诊疗科目的诊疗服务。目前,全国有不少医院已经或正在建立疼痛诊疗中心、疼痛科或疼痛门诊;一批疼痛专科医院和诊所也在全国各地出现。

疼痛医学就是在这一背景下产生和迅速发展起来的一门新兴的、综合性的医学专业,它在现代麻醉学的基础上吸收了内、外、骨伤、神经、康复、中医、心理等临床各学科的理论和技术,从而不断发展壮大。疼痛诊疗范围也不断拓展,涉及头痛、神经痛、带状疱疹痛、骨关节痛、软组织疼痛、内脏性疼痛、缺血性疼痛、癌性痛及良性肿瘤引起的疼痛,以及一些非疼痛性疾病如顽固性呃逆(打嗝)、面肌痉挛、突发性耳聋、腱鞘囊肿、内耳晕眩症等,同时也开展分娩镇痛、术后镇痛等业务。特别指出的是,近年来,随着人口老龄化趋势以及人类疾病谱的悄然改变,疼痛医学得到了快速发展,尤其是神经刺激仪、红外线成像、X线、B超、CT、C型臂机、激光等可定位、可视化技术在临床上普及应用以后,疼痛学科犹如插上了腾飞的翅膀,迅速形成了自己的专业特色和核心技术,得到了广大同仁和患者的肯定与信任,在医学界获得了一席之地,并有可能成为启动和引领医疗新一轮发展和健康大工程项目的"特种兵"。

需要重视的是,疼痛性疾病种类繁多、表现多样,甚至许多疼痛性疾病目前尚无法做出明确诊断和有效治疗,这在疼痛分类中被称为原发性疼痛。这一类疼痛仅靠一种方法、一种技术、一次诊疗,往往很难根本解决疼痛问题。这就要求我们必须不断关注国内外有关的前沿知识和研究进展,不断总结自己及同行的实践经验,并通过构建综合性、多模式的学科研究平台,共同探讨原发性疼痛的基本理论、基本技能和基本技术,从而形成专业化的理论成果,用以指导临床的下一步实践。这就是我们此次邀请全国13个省、市、自治区,25所医院,51位医生编写这部专著的初衷。

该书作为疼痛学领域的参考书目,既总结了原发性疼痛的传统理论知识,也重点引入了慢性原发性疼痛的诊疗技术,同时阐述了中西医常用的治疗慢性原发性疼痛的特色技术。本书注重科学性和实用性,对原发性疼痛诊疗技术进行归纳总计。

我相信该书不仅可以作为疼痛学诊疗的常用参考书,而且能规范原发性疼痛的诊疗思路,对于进一步研究原发性疼痛一定会起到抛砖引玉的作用。

复旦大学附属华东医院疼痛科主任　郑拥军博士

2021.1于上海

目　录

第二篇 治 疗 篇

第一篇

基础篇

第一章

概　述

第一节　疼痛的概念

在人类与疾病斗争的历史中，疼痛始终伴随着人类的生命活动。人类虽然时时刻刻感受着疼痛的困扰，但对疼痛的认识却经历了漫长的岁月。

"pain"一词源于希腊文poena和拉丁文punishment，其原意均有"惩罚"的意思。远古时期的人容易理解为什么创伤会引起疼痛，但他们对疾病所致的疼痛感到困惑不解。古希腊人认为疼痛是冒犯了奥林匹斯山诸神而受到的惩罚；古印度人认为疼痛是对人们各种欲望的磨难；古埃及人把疼痛看作是神的魔法对灵魂的折磨；而我国古代医学巨著《黄帝内经》中的论痛篇、风论篇、痹论篇等许多篇目都有关于疼痛的说法，其中最经典的一种说法是："五脏卒痛，何气使然？经脉流行，环周不休，寒气入经，泣而不行，客入脉中，则气不通，故卒然而痛。"

随着医学的不断发展，人们对疼痛有了一个较为客观的认识：疼痛是痛觉感受器受到伤害或病理刺激后通过神经冲动传导到大脑皮质层而产生的，在生物学意义上疼痛是提示机体进行自我保护、躲避伤害的警戒信号。然而，当疼痛不再作为预警信号，反而成为慢性和持续的感觉时，疼痛将成为一种病理状态，这些持续存在的疼痛会给患者带来巨大的痛苦，严重影响患者的工作能力和生活质量。从急性疼痛到慢性疼痛，从生理性疼痛到病理性疼痛，从保护性疼痛到有害疼痛的转变，这其中的机制还不明确，还需要我们进一步的研究。

疼痛是医学中最常见的症状，它可以发生在身体的任何部位，从头部到脚趾，从皮肤到内脏；它可以是急性的，慢性的，偶发的或连续的，并且可以定期或不定期地发生。1979年国际疼痛学会（International Association for the Study Pain, IASP）将疼痛定义为"一种与组织损伤或潜在组织损伤（或描述的类似损伤）相关的不愉快的主观感觉和情感体验"。这个定义体现了疼痛体验的主观性，同时提出疼痛是与实际或潜在组织损伤相关，即除了病理性的组织损伤之外，其他潜在因素也可引起疼痛，此外除了感觉特征外,疼痛还包括情感特征,即仅有痛觉而无情感反应,或仅有情感反应而没有痛觉,都不是真正意义上的疼痛。该定义简单准确,通俗易懂,得到了广大医务工作者的认可。

1995年,美国疼痛学会主席詹姆斯·坎贝尔首先提出:将疼痛列为继血压、呼吸、脉搏、体温之后的"第五大生命体征",这一提法得到了世界卫生组织(World Health Organization, WHO)的认同并在全世界范围内广泛推行。将疼痛作为生命体征,提高了人们对疼痛的关注度,体现了对更好生命质量的追求和尊重。在2000年,WHO提出"慢性疼痛是一种疾病",这一观点在2002年的IASP得到了世界疼痛学界专家们的广泛认同。目前,慢性疼痛的防治已成为现代社会的巨大负担,疼痛诊疗服务有着巨大的社会需求。

随着人们对疼痛的深入研究,IASP于2016年提出了疼痛的新定义:"疼痛是一种与组织损伤或潜在组织损伤相关的感觉、情感、认知和社会维度的痛苦体验。"这个新定义更能突出疼痛的本质,它不仅考虑了疼痛的感觉和情绪特征,还突出了疼痛的认知和社会特性,而这两个特性恰恰是许多慢性疼痛的重要特征。此外,原来的定义将疼痛描述为"不愉快的主观感觉和情感体验",这弱化了疼痛的程度。这次新定义将疼痛描述为"痛苦体验",突出了对疼痛程度的重视,更符合大多人的实际情况。

总之,疼痛是一个非常复杂的神经活动,不仅给患者带来躯体和精神上的影响,还会对神经、循环、呼吸、内分泌、消化和自主神经等系统产生不良影响和导致病理改变,甚至严重影响患者的正常生活。患慢性疼痛时,疼痛不仅是疾病过程中伴随的症状,其本身就是一种疾病或综合征。因此,疼痛治疗应该是全面的,不仅要缓解疼痛,同时要治疗疾病本身及其产生的心理方面的变化。

(车　骥　郑拥军)

第二节　痛觉的解剖学基础

参与痛觉的神经系统是一个复杂的神经结构,包括伤害感受器、不同水平的感觉中继结构、中枢神经调节网络及丘脑皮质环路和边缘系统环路等。

一、伤害性感受器

伤害性刺激转变成感觉神经末梢的电活动,这个过程中最主要的感觉结构是伤害感受器。伤害感受器的细胞体位于背根神经节(dorsal root ganglia, DRG)和一些脑神经的神经节中。位于皮肤的伤害感受器包括机械伤害感受器、多元伤害感受器和不同类型的热伤害感受器。常见的伤害感受器有以下三类:C多元纤维机械-热伤害感受器、A_δ纤维机械伤害感受器和非机械伤害感受器。

DRG细胞是感觉传入的第一级神经元,胞体发出单个轴突在节内延伸一段长度后分为两支:一支为周围神经轴突,伸向外周组织,接受感觉信息;另一支为中枢轴突,将外周传入送至脊髓背角,完成初级感觉信息的传递。

DRG神经元细胞按照直径的大小分为三类,小细胞直径6～20 μm,主要发出无髓鞘的C类轴突纤维;中等细胞直径20～35 μm,发出有髓鞘的A_δ轴突纤维;大细胞直径大于35 μm,主要发出有髓鞘的A_β轴突纤维。

在正常生理状态下,将伤害性刺激转换成神经冲动的C和A_δ初级感觉神经元的外周部分,称为"伤害性感受器"。它们在形态学上是游离神经末梢,广泛分布在皮肤、肌肉、关节和内脏器官,行使警报功能,使机体避开损伤性刺激防止组织受损伤。

在生理状态有相当数量的C纤维对常规的伤害性刺激无反应,但在组织炎症时,可产生强烈的持续性反应。这类感受器被称为"寂静伤害性感受器"或者"睡眠伤害性感受器"。它们在鼠、猫和猴的皮肤、肌肉、关节和内脏中普遍存在,占C类传入总数的20%～25%。

二、痛觉传导通路

痛觉传递系统包括3个主要的成分:外周感觉神经、脊髓到脑干和丘脑的神经元网络,以及丘脑和大脑皮质之间的相互联系。

伤害性感受器的传入冲动,在中枢第一站脊髓后角神经元初步整合后,由脊髓白质的腹外侧索、背外侧索和背柱,传递到丘脑进行加工,最后伤害性信息传递到大脑皮质产生痛觉。在腹外侧索、背外侧索和背柱中,至少有下述几个传递伤害性信息的神经束。

(一)脊髓丘脑束

脊髓后角痛敏投射神经元的轴突,在脊髓同一节段交叉至对侧,终止于丘脑。它分为传递疼痛感觉成分的"新脊髓丘脑束",传入冲动由脊髓到丘脑特异核团(腹后外侧核、腹后内侧核、丘脑腹后核群),和传递痛觉情感成分的"旧脊髓丘脑束"(脊髓到丘脑髓板内核群)。脊丘束由后角非伤害性感受、特异伤害性感受和非特异伤害性感受三类神经元的轴突组成,主要经对侧腹外侧束投射到丘脑腹后外侧核、丘脑腹后复合体、内髓板核群和中线下核等。

(二)脊髓网状束

脊髓伤害性传入在脊髓交叉至对侧,至延脑网状结构转换神经元,然后传至丘脑非特异核群。脊网束主要由脊髓后角的Ⅴ、Ⅶ、Ⅷ、Ⅹ和少量Ⅰ层的神经元轴突组成,投射到延脑和脑桥网状结构(延脑中央核、延脑巨细胞核、网状大细胞核、外侧网状核、脑桥核的头端和尾部、旁巨细胞核和蓝斑下核等)。脊网束神经元接受广泛的外周传入,包括皮肤、肌肉、关节、骨膜和内脏传入。

(三)脊髓中脑束

脊髓伤害性神经元传入在脊髓交叉至对侧,至中脑网状结构核团转换神经元,传至丘脑特异和非特异核群。脊髓中脑束的分布在动物种系中差异较大,脊髓中脑束投射到中脑的楔状核、旁鳃核、导水管周围灰质、丘间核、Darkschewitz核、上丘深层、顶盖前核的前部和后部、红核、Edinger-Westphal核和Cajal间隙核等。脊髓中脑束的细胞包括非伤害性、非特异性伤害和特异性伤害神经元三类。

(四)脊髓颈核束

脊髓伤害性传入外侧颈核转换神经元,交叉到对侧上升至丘脑核群。脊颈束是指背角神经元-外侧颈核神经元-丘脑的传导束,少量投射至中脑。脊髓颈核束神经元主要在皮肤感觉快速传导中起主要作用。所有脊髓颈核束神经元接受A_β和A_δ纤维的传入,50% ~ 70%接受C纤维的传入。双侧切断动物的脊髓颈核束,可导致痛觉严重丧失。

(五)背柱突触后纤维束

脊髓伤害性神经元轴突经背柱传至延脑薄束和楔束核转换神经元,然后交叉到对侧,上传至丘脑特异核团。背柱突触后纤维束是指在背柱内的突触后纤维,投射到延脑的薄束核和楔束核,交换神经元后投射到丘脑。大部分背柱突触后纤维束神经元对轻触、压、伤害性机械和热刺激产生反应,属于非特异性伤害感受单位。

(六)脊髓下丘脑束

脊髓伤害性神经元传入直接投射到同侧下丘脑,并交叉至对侧下丘脑。与边缘系统有密切的联系,在痛觉情感成分的信息加工中起重要作用。它参与介导伤害性刺激引起的自主、神经内分泌和情绪反应。脊髓下丘脑束神经元轴突上行至同侧下丘脑视上交叉,穿过中线,分布在下丘脑的许多部位,包括外侧下丘脑、下丘脑后区和背区、背内侧核、旁室核、室周核、视上交叉核以及内外侧视前区等。

(七)脊髓旁臂杏仁束

脊髓旁臂杏仁束是20世纪90年代才被逐渐了解的一个新传导束。脊髓伤害性传入主要由对侧背外侧索终止在旁臂核,换神经元后再投射到杏仁核。脊髓旁臂杏仁束神经元接受来自皮肤、内脏、肌肉和关节的伤害性传入,参与介导疼痛的情感反应。

(八)脊髓旁臂下丘脑束

脊髓伤害性传入主要由对侧背外侧索终止在旁臂核,换神经元后再投射到下丘脑。脊髓旁臂下丘脑束与脊髓旁臂杏仁束同源,功能也相似。主要区别是,旁臂核的突触后二级神经元轴突终止于下丘脑腹内侧核。

三、疼痛整合中枢

脊髓后角由初级感觉传入末梢、脊髓中间神经元、脊髓投射神经元和脊髓上行结构的下行纤维组成,构成复杂的神经网络,是感觉信息传入的门户和整合的初级中枢。

(一)脊髓后角

1952年,瑞典解剖学家雷克塞德根据神经的形状、大小、走向和密度,按罗马字母

Ⅰ～Ⅹ将猫的脊髓灰质分为10层,后来的研究证明这种分类也适用其他动物,因此被广泛应用。与感觉传入有关的主要是Ⅰ～Ⅶ层和Ⅹ层。

背根的有髓鞘和无髓鞘纤维进入脊髓时完全分开,有髓鞘大直径传入纤维进入脊髓后角走向中间,在背柱分为上升支和下降支,由此再分支进入后角。小直径有髓鞘$A_δ$和无髓鞘C纤维在脊髓后外侧进入后角,也分上下支,跨越1～2个脊髓节段,这些纤维的大多数构成位于脊髓灰质背外侧边缘的李骚束。$A_δ$和C伤害性感受器细胞的传入轴突纤维由背根经李骚束进入脊髓后角,C传入纤维终止于脊髓后角Ⅱ层的背部,而有些仅对非伤害性刺激反应的低阈值机械感受器的C纤维终止于Ⅱ层的腹部。传递非伤害性信息的$A_β$传入纤维终止于Ⅲ～Ⅴ层。内脏传入纤维主要投射到脊髓Ⅰ层、Ⅱ层、Ⅴ层和Ⅹ层,肌肉传入主要在Ⅰ层和Ⅴ层的外侧部。

(二)丘脑与大脑皮质是痛觉高级中枢

感觉传入冲动通过几个传导束到达痛觉的高级中枢丘脑,进行加工和整合。

1. *内侧丘脑核团*　主要包括髓板内核、丘脑中央下核和腹内侧核和背内侧核,主要参与介导伤害性感受和痛感觉中的情绪-激动成分。

(1)丘脑髓板内核主要包括丘脑中央外侧核,中央中核和束旁核以及其他一些结构。

(2)丘脑中央下核也称胶状核,位于腹内侧丘脑中线两旁,传入轴突来自脊髓后角的Ⅰ层神经元。

(3)腹内侧核和背内侧核主要接受来源于脊髓后角的Ⅰ层和三叉神经尾端亚核的脊丘束神经元传入。腹内侧核和背内侧核的传出分别投射到属于前脑边缘系统的岛叶皮质前区和扣带皮质前区,因此,这两个核团可能参与了痛觉的情绪情感反应。

内侧丘脑核团神经元的轴突广泛投射到大脑皮质,包括与情感有关的额叶皮质,它也接受与边缘系统、下丘脑有密切联系的网状结构的传入。因此,这个与痛情绪反应有关的通路统被命名为旁中央系统。

2. *外侧丘脑核团*　包括腹后核群、丘脑网状核和未定带。主要参与痛觉鉴别。

3. *大脑皮质*　作为人类感觉整合的最高级中枢,接受各种感觉传入信息进行加工,最终上升到意识。虽动物体感皮质也可记录到类似的对镇痛药敏感的慢波反应。由于对知觉研究技术上的限制,很难在人体上进行更深入的实验性研究,又没有理想的动物模型,因此,皮质哪些部位接受痛觉传入,如何进行信息整合达到知觉,尚无明确的结论。

四、痛觉调制系统

20世纪60年代初,我国学者邹冈等首次将微量的吗啡注射到家兔第Ⅲ脑室周围灰质和中脑导水管周围灰质区产生镇痛效应,从而提示脑内可能存在阿片受体。这为后来的脑刺激镇痛和英国科学家发现脑啡肽提供了启示,是脑内下行抑制系统发现的前奏。

在中枢神经系统内以脑干中线结构为中心，由许多脑区组成的调制痛觉的下行抑制系统。它主要由中脑导水管周围灰质（periaqueductal gray, PAG）、延脑头端腹内侧核群以及一部分脑桥背侧部网状结构（蓝斑核群）的神经元组成，它们的轴突主要经脊髓背外侧束下行，对脊髓背角痛觉信息传递产生抑制性调制，在脑干水平也抑制三叉神经脊核痛敏神经元的活动。PAG位于中脑导水管周围由形态类型和化学筑构不同的细胞组成，主要接受来自额叶皮质、岛叶、杏仁、下丘脑、楔状核、脑桥网状核和蓝斑核的传入，也接受直接来自脊髓的伤害性神经元的传入。PAG的主要传出投射到前内侧蓝斑周围区的Barrington核、延脑头端腹内侧区的中缝大核和网状巨细胞核、外侧网状核以及少量直接到达脊髓背角。PAG由两条通路对脊髓背角神经元产生下行调制，一条是PAG-延脑头端腹内侧区-脊髓背角通路，另一条是PAG-外侧网状核-脊髓背角通路。PAG背侧和腹侧区的功能有明显不同，腹外侧区是选择性的镇痛区，而背部区更主要是在情绪和逃避反应中发挥作用。

蓝斑核主要接受PAG传入，其传出可直接到达脊髓。蓝斑核的下行抑制主要通过蓝斑核神经元轴突与脊髓背角神经元的直接作用，也间接通过其终止在PAG的蓝斑核纤维激活调制神经元。

背外侧脑桥中脑背盖是由靠近PAG腹外侧并与其有密切解剖联系的楔状核、蓝斑下核、旁臂核和A7区组成。楔状核接受脊髓背角Ⅰ层神经元的传入，传出到延脑头端腹内侧区。电刺激背外侧脑桥中脑背盖抑制伤害性脊髓反射和脊髓背角神经元的伤害性反应。最近的临床研究证明，电刺激这个区明显减轻患者的慢性痛。

延脑头端腹内侧区：由中缝大核和位于网状巨细胞核腹侧的邻近网状结构组成，后者包括猫的网状大细胞核和大鼠的网状巨细胞核、外侧网状巨细胞旁核和网状巨细胞核a部4个核团，主要接受来自PAG和楔状核的传入，也接受前额皮质、下丘脑、杏仁核和纹状体的基底核传入。延脑头端腹内侧区传出纤维经脊髓背外侧束终止于脊髓背角。

延脑外侧网状核位于延脑尾部，接受PAG传入，其传出终止在脊髓背角。电刺激延脑外侧网状核或微量注射谷氨酸可选择性抑制背角神经元的伤害性反应和伤害性脊髓反射，损毁延脑外侧网状核，可大大减弱刺激PAG引起的背角神经元伤害性反应的抑制。

此外，最近的研究提示，脑内除了存在痛觉调制的下行抑制系统外，还有与之并存的下行易化系统，主要包括网状巨细胞核和网状巨细胞核a部。在一般情况下，由于下行抑制系统激活所产生的效应可能大于易化系统，因此后者效应往往被掩盖。与下行抑制系统相比，对下行易化系统的解剖结构、传导途径和神经递质等的研究还是初步的。

（韩　奇）

第三节　ICD-11慢性疼痛分类

WHO于2018年6月18日正式对外发布了国际疾病分类-11（international classification of diseases-11, ICD-11）预览版。本节详细介绍慢性疼痛的ICD-11编码情况，以便指导慢性疼痛临床诊疗和预防工作。

一、ICD-11概述

ICD是WHO发布的国际权威分类系统，是确定全球卫生趋势和统计数据的基础，其中含有约55 000个与损伤、疾病和死因有关的独特代码。ICD是卫生信息的基石，在整个医疗领域内具有广泛的影响力，与疾病诊断相关分组（Diagnosis Related Groups, DRGs）、病案管理、医院流程标准化管理、医疗质量管理、医疗保险等密切相关。

ICD-11的制订已有十多年的历史，与以往版本相比，有了重大改进，第一次完全采用电子方式，文件格式也更加便于用户使用，并首次将慢性疼痛、游戏障碍、肺热、肌肤干燥等列为疾病。ICD-11将被提交到2019年5月举行的世界卫生大会上由会员国最终批准，并将于2022年1月1日生效。

二、慢性疼痛与ICD-11编码

ICD-11以前的所有版本ICD都没有将"疼痛"作为疾病单列出来，虽然包括一些对慢性疼痛诊断的规范法则，但这些诊断规范法则既不能反映慢性疼痛实际流行病学情况，也没有对慢性疼痛进行系统的分类。此外，ICD-11以前版本的ICD缺少足够的规范法则，阻碍了与慢性疼痛有关的大量流行病学数据的准确获取，也阻碍了与疼痛治疗相关的卫生医疗费用的拨付，还阻碍了疼痛治疗新手段的发展与实施。面对这些问题，IASP主动联系WHO，成立了慢性疼痛分类的工作小组，为ICD-11制订了一套新的实用的慢性疼痛分类方法，并将慢性疼痛分为慢性原发性疼痛、慢性癌痛、慢性术后或创伤后疼痛、神经病理性疼痛、慢性头痛或颌面痛、慢性内脏痛和慢性肌肉骨骼疼痛七大类。

WHO本次正式对外发布的ICD-11预览版共有28章，首次将"疼痛（Pain）"单列出来，具有重要意义，但将"疼痛"放在第21章"症状、体征或临床发现，其他地方未分类（Symptoms, signs or clinical findings, not elsewhere classified）"栏目下"一般症状、体征或临床发现（General symptoms, signs or clinical findings）"里的"一般症状（General symptoms）"中，容易误导人们认为"疼痛"还是一种"症状"，不少专家对此持有异议。新增加的"疼痛"包括不能归咎于任何单一器官或身体区域的疼痛，主要有慢性疼痛（MG30）、急性疼痛（MG31）和未明确的疼痛（MG3Z）三大类。

三、慢性疼痛的 ICD-11 编码

疼痛是实际或潜在组织损伤引起的不愉快的感觉和情感体验。慢性疼痛（MG30）是指持续或反复发作 3 个月以上的疼痛。ICD-11 将慢性疼痛分为慢性原发性疼痛、慢性癌症相关疼痛、慢性术后或创伤后疼痛、慢性继发性肌肉骨骼疼痛、慢性继发性内脏痛、慢性神经病理性疼痛、慢性继发性头痛或颌面痛，共七大类。

（一）慢性原发性疼痛（MG30.0）

慢性原发性疼痛是指一个或多个解剖区域的慢性疼痛，伴有显著的情感障碍（焦虑、愤怒/挫折或情绪低落）或功能障碍（干扰日常生活活动和减少社会角色的参与度）。慢性原发性疼痛是多因素的，生物、心理和社会因素均可导致疼痛综合征。除非另有诊断能更好地解释所表现的症状，否则慢性原发性疼痛的诊断是合适的，不管是否存在确认的生物或者心理因素。需要考虑的其他慢性疼痛诊断有慢性癌症相关疼痛、慢性术后痛或创伤后疼痛、慢性神经病理性疼痛、慢性继发性头痛或颌面痛、慢性继发性内脏痛和慢性继发性肌肉骨骼疼痛。

1. 慢性原发性内脏痛（MG30.00） 慢性原发性内脏痛是指胸腔、腹腔或盆腔部位的慢性疼痛，伴有显著的情感障碍或功能障碍。不同的解剖位置与来自特定内脏器官的典型反射性疼痛模式相一致。慢性继发性内脏痛的诊断并不能更好地解释慢性原发性内脏痛的症状。慢性原发性内脏痛是多因素的，生物、心理和社会因素均可导致疼痛综合征。除非另有诊断能更好地解释所表现的症状，否则慢性原发性内脏痛的诊断是成立的，不管是否存在确认的生物或者心理因素。

2. 慢性广泛性疼痛（MG30.01） 慢性广泛性疼痛是指至少 4/5 身体区域的弥漫性疼痛，伴有显著的情感障碍（焦虑、愤怒/挫折或情绪低落）或功能障碍（干扰日常生活和减少社会角色的参与度）。慢性广泛性疼痛是多因素的，生物、心理和社会因素均可导致疼痛综合征。当疼痛不直接归因于这些区域的伤害性刺激，疼痛部位具有典型的伤害性疼痛特征，以及明确的心理和社会因素，慢性广泛性疼痛的诊断就是成立的。慢性广泛性疼痛包括纤维肌痛综合征。

3. 慢性原发性肌肉骨骼疼痛（MG30.02） 慢性原发性肌肉骨骼疼痛是指肌肉、骨骼、关节或肌腱的慢性疼痛，伴有显著的情绪障碍（焦虑、愤怒/挫折或情绪低落）或功能障碍（干扰日常生活活动和减少社会角色的参与度）。慢性原发性肌肉骨骼疼痛是多因素的，生物、心理和社会因素均可导致疼痛综合征。除非另有诊断能更好地解释所表现的症状，否则慢性原发性肌肉骨骼疼痛的诊断是成立的，不管是否存在确认的生物学或心理学因素。需要考虑的其他慢性肌肉骨骼疼痛诊断被列入慢性继发性肌肉骨骼疼痛。

4. 慢性原发性头痛或颌面痛（MG30.03） 慢性原发性头痛或颌面痛是指至少 3 个月内有超过一半的时间发生的头痛或颌面部疼痛，伴有显著的情绪障碍（焦虑、愤怒/挫折

或情绪低落)或功能障碍(干扰日常生活和减少社会角色的参与度)。每天疼痛持续时间至少4 h(未治疗)或每天发生几次较短的发作。慢性原发性头痛或颌面痛是多因素的,生物、心理和社会因素均可导致疼痛综合征。除非另有诊断能更好地解释所表现的症状,否则慢性原发性头痛或颌面痛的诊断是成立的,不管是否存在确定的生物学或心理学因素。需要考虑的其他慢性头痛或颌面痛的诊断被列入慢性继发性头痛和颌面痛。

(1)慢性偏头痛(8A80.2)　慢性偏头痛是指每月发作15 d或更长时间的头痛,病程超过3个月,每月至少8 d具有偏头痛特征,并且与药物过度使用无关。

(2)紧张性头痛(8A81)　紧张性头痛是一种高度流行的头痛症,大多数情况下是阵发性的。虽然可能存在颅周压痛,但头痛频率和持续时间高度变化,表现为没有相关症状的轻、中度头痛。在少数情况下,疾病会进展,伴随头痛发作频率增加,有时阵发性疼痛会消失。需排除每日持续性头痛(8A83)。① 偶发性紧张性头痛(8A81.0),头痛偶尔发作,通常是双侧,轻、中度压迫感或紧束感,持续数分钟至数天。日常体力活动不会加重疼痛,没有恶心,但可出现畏光或畏声。② 频发性紧张性头痛(8A81.1),头痛频繁发作,通常是双侧,轻、中度压迫感或紧束感,持续数分钟至数天。日常体力活动不会加重疼痛,没有恶心,但可出现畏光或畏声。③ 慢性紧张性头痛(8A81.2),由频发性紧张性头痛演变而来,每天或非常频繁头痛的发作,通常是双侧,轻中度压迫感或紧束感,持续数小时至数天,或不间断。日常体力活动不会加重疼痛,但可能存在轻度恶心,畏光或畏声。④ 其他特指的紧张性头痛(8A81.Y)。⑤ 未明确的紧张性头痛(8A81.Z)。

(3)三叉神经自主神经性头痛(8A82)　三叉神经自主神经性头痛是一组相关的原发性头痛疾病,以单侧头痛和三叉神经自主性活动为特点。在大多数情况,头痛持续时间很短,经常复发,但有时会长时间缓解。

(4)灼口综合征(DA0F.0)　灼口综合征是口腔内有烧灼感或感觉迟钝的慢性颌面部疼痛,病程超过3个月,有一半的时间发生疼痛,每天症状发作超过2 h,临床调查和检查没有显示明显的致病损害,伴有显著的情绪障碍(焦虑,愤怒/沮丧或情绪低落)或妨碍颌面部功能,如进食、打哈欠、说话等。除非另有诊断能更好地解释所表现的症状,否则灼口综合征的诊断是成立的,不管是否存在确定的生物学或心理学因素。需要考虑的其他慢性头痛或颌面痛的诊断被列入慢性继发性头痛或颌面痛。Orodynia属于灼口综合征。

5. 复杂性区域疼痛综合征(8D8A.0)　复杂性区域疼痛综合征发生前一般受过有害刺激,以自发性疼痛或痛觉过敏/感觉过敏为特征,不限于单一的神经区域,疼痛感受与外界刺激强度不成比例。临床伴有水肿、皮肤血流改变(温度)或汗流异常、运动功能或营养代谢改变。

(1)Ⅰ型复杂性区域疼痛综合征(8D8A.00)　Ⅰ型复杂性区域疼痛综合征是一种受到初始有害性损伤后产生的慢性疼痛疾病,通常影响单个肢体,但可波及其他肢体。疼痛通常与刺激强度不成比例,与肢体感觉、血管运动、流汗、营养和运动改变有关。

(2)Ⅱ型复杂性区域疼痛综合征(8D8A.01)　Ⅱ型复杂性区域疼痛综合征是一种因

神经或其分支受到部分损伤后发展而来的慢性疼痛疾病,通常影响单个肢体,但可波及其他肢体。疼痛通常在神经损伤后立即出现,呈烧灼样,通常是持续性,但可能有波动,与感觉改变有关,包括异常疼痛、痛觉过敏和痛觉过度。血管运动、流汗、营养和运动变化也有可能发生。灼性神经痛属于Ⅱ型复杂性区域疼痛综合征。

(3)其他特指的复杂性区域疼痛综合征(8D8A.0Y)。

(4)未明确的复杂性区域疼痛综合征(8D8A.0Z)。

6. 其他特指的慢性原发性疼痛(MG30.0Y)。

7. 未明确的慢性原发性疼痛(MG30.0Z)。

(二)慢性癌症相关疼痛(MG30.1)

慢性癌症相关疼痛是原发性癌症本身或转移(慢性癌痛)或癌症治疗(慢性癌症治疗后疼痛)引起的疼痛,有别于合并疾病引起的疼痛。疼痛很可能由癌症本身或癌症治疗引起;如果疼痛起源不清楚,考虑将此类疼痛归为原发性疼痛。

1. 慢性癌痛(MG30.10) 慢性癌痛是由原发性癌症本身或转移引起的慢性疼痛。疼痛很可能由癌症本身引起。如果疼痛起源不清楚,考虑将此类疼痛归为原发性疼痛。

2. 慢性癌症治疗后疼痛(MG30.11) 慢性癌症治疗后疼痛是指由于治疗原发性肿瘤或转移瘤的任何治疗措施引起的疼痛,最常见的形式有:① 化疗引起的慢性多发神经病变(CIPN):口服或静脉化疗导致的慢性周围神经病理性疼痛。② 慢性放疗后疼痛:放射治疗野内神经系统延迟性局部损伤引起的慢性疼痛,不同于肿瘤复发或合并疾病引起的疼痛。其他治疗还包括手术和激素疗法。

3. 其他特指的慢性癌症相关疼痛(MG30.1Y)。

4. 未明确的慢性癌症相关疼痛(MG30.1Z)。

(三)慢性术后或创伤后疼痛(MG30.2)

慢性术后或创伤后疼痛是在外科手术或组织损伤(涉及任何创伤,包括灼伤),持续时间超出正常愈合过程(即手术或组织创伤后至少3个月)后产生的或加剧的疼痛。疼痛要么局限于手术部位或损伤区域,投射到该区域内神经支配区域,要么涉及皮节区域(手术/损伤到深部躯体或内脏组织后)。需要排除感染、恶性肿瘤等其他原因引起的疼痛以及既往已有的持续性疼痛。手术类型决定慢性术后或创伤后疼痛通常是神经病理性疼痛。即使神经病理性的机制至关重要,但疼痛类型更须明确。疼痛的术后或创伤后病因应该是明确的;如果疼痛病因不清楚,考虑将这类疼痛归于慢性原发性疼痛。

1. 慢性创伤后疼痛(MG30.20) 慢性创伤后疼痛是在组织损伤(涉及任何创伤,包括灼伤)持续时间超出正常愈合过程(即组织创伤后至少3个月)后产生的或加剧的疼痛。疼痛要么局限于损伤区域,投射到该区域内神经支配区域,要么涉及皮节区域(手术/损伤到深部躯体或内脏组织后)。需要排除感染、恶性肿瘤等其他原因引起的疼痛以及既往已有的持续性疼痛。慢性创伤后疼痛通常是神经病理性疼痛。即使神经病理性的机制是至关重要,但疼痛类型更须明确。疼痛的创伤后病因应该是明确的;如果疼痛病因不清楚,考虑将这类疼痛归于慢性原发性疼痛。

2. 慢性术后痛(MG30.21) 慢性术后痛是在外科手术后,持续时间超出正常愈合过程(即术后至少3个月)而产生的疼痛。疼痛要么局限于手术部位,投射到该区域内神经支配区域,要么涉及皮节区域(手术/损伤到深部躯体或内脏组织后)。需要排除感染、恶性肿瘤等其他原因引起的疼痛以及既往已有的持续性疼痛。手术类型决定慢性术后痛通常是神经病理性疼痛。即使神经病理性的机制是至关重要,但疼痛类型更须明确。疼痛的术后病因应该是明确的;如果疼痛病因不清楚,考虑将这类疼痛归于慢性原发性疼痛。

3. 其他特指的慢性术后痛或创伤后疼痛(MG30.2Y)。

4. 未明确的慢性术后痛或创伤后疼痛(MG30.2Z)。

(四)慢性继发性肌肉骨骼疼痛(MG30.3)

慢性继发性肌肉骨骼疼痛是产生于骨骼、关节、肌肉、脊柱、肌腱或相关软组织的慢性疼痛。慢性继发性肌肉骨骼疼痛是一组起源于关节、骨骼、肌肉、脊柱、肌腱和相关软组织的持续伤害感受性慢性疼痛,局部病因和全身病因引起,但也与深部躯体病变有关。疼痛可能是自发的或运动诱发的。如果疼痛与内脏病变有关,应考虑慢性内脏痛的诊断是否合适。如果疼痛与神经病理性机制有关,那就应该归类于慢性神经病理性疼痛。如果疼痛机制是非特异性的,慢性肌肉骨骼疼痛就应该归类于慢性原发性疼痛。需排除的疼痛:急性疼痛(MG31)、慢性神经病理性疼痛(MG30.5)、慢性原发性疼痛(MG30.0)和慢性继发性内脏痛(MG30.4)。

1. 持续炎症引起的慢性继发性肌肉骨骼疼痛(MG30.30) 持续炎症引起的慢性继发性肌肉骨骼疼痛是由于关节、骨骼、肌腱、肌肉、软组织或脊柱的炎性机制引发的慢性疼痛。疼痛可能是自发的或运动诱发的,以炎症的临床特征为特点,包括对刺激敏感性的增加。

2. 结构改变相关的慢性继发性肌肉骨骼疼痛(MG30.31) 结构改变相关的慢性继发性肌肉骨骼疼痛是由于关节、骨骼或肌腱的解剖改变引起的机制不明的慢性疼痛。结构改变需要从临床检查来推断和(或)影像学检查来证明。疼痛可能是自发的或运动诱发的,以肿胀、异常疼痛或限制性运动等临床特征为特点。

3. 神经系统疾病引起的慢性继发性肌肉骨骼疼痛(MG30.32) 神经系统疾病引起的慢性继发性肌肉骨骼疼痛是在部分分类的外周或中枢神经系统疾病相关的关节、骨骼、肌腱或肌肉处慢性疼痛,包括运动功能改变和感觉功能改变引起的疼痛。神经系统疾病引起的生物力学功能的改变导致肌肉骨骼组织中伤害感受器的激活。疼痛可能是自发的或运动诱发的。

4. 其他特指的慢性继发性肌肉骨骼疼痛(MG30.3Y)。

5. 未明确的慢性继发性肌肉骨骼疼痛(MG30.3Z)。

(五)慢性继发性内脏痛(MG30.4)

慢性继发性内脏痛是指源自头/颈部区域的内部器官以及胸腔、腹腔和盆腔的持续性或复发性疼痛。疼痛的内脏病因应该是明确的；如果疼痛病因不清楚，考虑将这类疼痛归于慢性原发性疼痛。需排除神经病理性疼痛（8E43.0）。

1. 机械因素引起的慢性内脏痛（MG30.40） 机械因素引起的慢性内脏痛是指空腔脏器受到内部移动障碍物（如结石）阻塞或狭窄，伴随障碍物/狭窄上方的扩张引起的慢性疼痛，或者内部器官韧带和血管受到牵引或内部器官受到外部压迫而引起的慢性疼痛。

2. 血管因素引起的慢性内脏痛（MG30.41） 血管因素引起的慢性内脏痛是指头部/颈部区域、胸腔、腹腔和盆腔的内脏的动脉和（或）静脉血管的改变或在其他地方血管系统产生的疼痛引起的慢性内脏疼痛。

3. 持续炎症引起的慢性内脏痛（MG30.42） 持续炎症引起的慢性内脏痛是指头/颈部区域以及胸腔、腹腔或盆腔的内部器官的长期炎症引起的慢性疼痛。

4. 其他特指的慢性继发性内脏疼痛（MG30.4Y）。

5. 未明确的慢性继发性内脏疼痛（MG30.4Z）。

（六）慢性神经病理性疼痛（MG30.5）

慢性神经病理性疼痛是指感觉神经系统的病变或疾病引起的慢性疼痛。疼痛可能是自发的或诱发的，如对疼痛刺激反应性的增加（痛觉过敏）或对正常非痛性刺激的疼痛反应（异常疼痛）。慢性神经病理性疼痛的诊断需要神经系统损伤或疾病的病史以及疼痛具有合理的神经解剖学分布。躯体感觉神经系统参与的阴性（如感觉下降或缺失）和阳性（如异常疼痛或痛觉过敏）的感觉症状或体征必须与受到影响的神经结构的神经支配区域相一致。

1. 慢性中枢性神经病理性疼痛（MG30.50） 慢性中枢性神经病理性疼痛是指中枢躯体感觉神经系统的损伤或疾病引起的慢性疼痛。疼痛可能是自发的或诱发的，如对疼痛刺激反应性的增加（痛觉过敏）或对正常非痛性刺激的疼痛反应（异常疼痛）。中枢性神经病理性疼痛的诊断需要中枢神经系统损伤或疾病的病史以及疼痛具有合理的神经解剖学分布。中枢躯体感觉神经系统参与的阴性（如感觉下降或缺失）和阳性（如异常疼痛或痛觉过敏）的感觉症状或体征必须与受到影响的神经结构的神经支配区域相一致。

2. 慢性周围性神经病理性疼痛（MG30.51） 慢性周围性神经病理性疼痛是指周围躯体感觉神经系统的损伤或疾病引起的慢性疼痛。疼痛可能是自发的或诱发的，如对疼痛刺激反应性的增加（痛觉过敏）或对正常非痛性刺激的疼痛反应（异常疼痛）。周围性神经病理性疼痛的诊断需要周围神经系统损伤或疾病的病史以及疼痛具有合理的神经解剖学分布。周围躯体感觉神经系统参与的阴性（如感觉下降或缺失）和阳性（如异常疼痛或痛觉过敏）的感觉症状或体征必须与受到影响的神经结构的神经支配区域相一致。

3. 三叉神经痛（8B82.0） 三叉神经痛是局限于三叉神经的一个或多个分支的颌面

部神经病理性疼痛的表现。疼痛反复发作，突然发作和终止，无害刺激触发，通常比作电击样，或描述为射击样或刀割样。一些患者在这些痛苦发作之间经历持续性疼痛。

4. 其他特指的慢性神经病理性疼痛（MG30.5Y）。

5. 未明确的慢性神经病理性疼痛（MG30.5Z）。

（七）慢性继发性头痛或颌面痛（MG30.6）

慢性继发性头痛和颌面痛包括所有具有潜在原因的头痛和颌面部疼痛性疾病，在至少3个月内有一半以上时间发生疼痛。每天疼痛的持续时间至少4 h（未治疗）或每天发生几次较短的发作。如果病因学不清楚，考虑将这类疼痛归类于慢性原发性疼痛。需排除的疼痛：未明确的面部急性疼痛（MG31.0）和未明确的急性头痛（MG31.1）。

1. 慢性继发性颌面痛（MG30.60）　慢性继发性颌面痛包括病因明确的颌面部疼痛性疾病，至少3个月内有一半以上时间发生疼痛。疼痛持续时间（未治疗）从几小时到每天几次较短发作不等。

2. 慢性牙痛（MG30.61）　慢性牙痛是指牙齿或相关组织（牙髓、牙周或牙龈疼痛）疾病引起的慢性疼痛，至少3个月内有一半以上时间，每天发生2 h或更长时间的疼痛。典型的致病因素是龋齿、牙齿或相关组织的创伤。除了临床检查外，影像（口内X线、CT等）可能有助于正确诊断。如果病因学不清楚，考虑将这类疼痛归类为慢性原发性疼痛。

3. 慢性头痛或颌面部神经病理性疼痛（MG30.62）。

4. 慢性继发性颞下颌关节紊乱引起的头痛或颌面痛（MG30.63）　慢性继发性颞下颌关节紊乱性疼痛是指持续炎症（如感染、晶体沉积或自身免疫性疾病）、结构改变（如骨关节炎或脊椎关节病）、外伤或中枢神经系统疾病引起的颞下颌关节、咬肌或颞肌的慢性疼痛，至少3个月内有一半以上时间发生疼痛。每天疼痛的持续时间至少4 h（未治疗）或每天发生几次较短的发作。如果病因学不清楚，考虑将这类疼痛归类为慢性原发性疼痛。

5. 继发性头痛（8A84）　慢性继发性头痛是指至少3个月内有一半以上时间发生潜在原因的头痛。每天疼痛的持续时间至少4 h（未治疗）或每天发生几次较短的发作。

（1）颅脑创伤性损伤性急性头痛（8A84.0）　颅脑创伤性损伤引起的持续时间不足3个月的头痛。

（2）颅脑创伤性损伤性持续性头痛（8A84.1）　颅脑创伤性损伤引起的持续时间超过3个月的头痛。

（3）其他特指的继发性头痛（8A84.Y）

（4）未明确的继发性头痛（8A84.Z）

6. 其他特指的慢性继发性头痛或颌面部疼痛（MG30.6Y）。

7. 未明确的慢性继发性头痛或颌面部疼痛（MG30.6Z）。

（八）其他特指的慢性疼痛（MG30.Y）

（九）未明确的慢性疼痛（MG30.Z）

四、展望

由于人口老龄化和生活电子化,慢性疼痛发病率呈升高趋势,疼痛诊疗的重要性越来越受到社会及政府重视。ICD-11将特定疼痛疾病单独编码并加以定义与解释,有助于临床及基层工作者更快速、更准确地诊断慢性疼痛,更有利于慢性疼痛大数据收集及流行病学调查,有助于慢性疼痛的诊疗和预防,最终造福广大慢性疼痛患者。

(程志祥　徐　培)

第二章

疼痛的发展简史与治疗现状

第一节 疼痛的发展简史

自古以来，人类就在不断地探索与生、老、病、死相关的知识，从而产生和发展了古代医学。大量的历史文献显示，古代人类为了探索解决疼痛的方法，走过了一段从盲目无知、依靠巫神到有目的地寻找探索的曲折和艰辛的漫长岁月。一直到18世纪中叶化学麻醉药出现，才逐渐进入近代疼痛学发展阶段。

针灸在中国起源很早，一直是我国古代的治病止痛的重要方法。早在战国时期（公元前475—221年），古典医书《黄帝内经》在针灸方面从经络穴、针灸法到针灸理论做了比较系统的论述，有针刺治疗头痛、牙痛、耳痛、关节痛和胃痛等记载。公元前386年扁鹊曾用砭石切开痈肿，治疗疼痛，抢救垂危患者。并随着冶金术的发展，逐渐使用金属针。晋朝皇甫谧总结秦汉三国以来针灸学的经验，约在公元259年著有《针灸甲乙经》，是我国最早的一部比较完整的针灸专著。宋代王唯一铸造针灸铜人，刻有穴位及经络，并在1027年著《铜人腧穴针灸图经》。1601年明朝杨继周汇集历代针灸经验，写成《针灸大成》一书，是针灸学的经典著作。清朝《医宗金鉴·针灸心法要诀及其经络经穴图解》，流传很广泛。发展至今，针灸治疗各种疾病越来越普遍，一些用现代医学难以治疗的疾病，用针灸治疗常能收到意想不到的效果。

19世纪以来，科学的观念在全世界开始盛行，对疼痛的认识也开始有了明确的研究。进入20世纪中期以来，疼痛作为一个新兴的专业在国内外陆续开展，目前已成为一门新兴学科。回顾疼痛的认识过程，可将疼痛诊疗与研究观念分为3个阶段：

第一阶段：19世纪中期以前的疼痛观念。在历史的早期，人类对自然界的认识非常有限，科学知识极为贫乏，人们对疼痛的认识仅迷信于自然界的力量，认为疼痛是"恶魔"、是"罪恶"，是一种超自然的现象。进入阶级社会后，统治者一方面利用疼痛来控制人们的思维和意识，故意歪曲、误导疼痛的观念，造成机体的疼痛与鬼神、道德、精神等关联；另一方面对自身的疼痛又囿于认识的愚昧和文明的落后而迷信于一些非科学的方法以求解脱。在这一时期，疼痛感觉中枢的概念逐渐被学者们所提出。最早埃及人认为感觉中枢是心脏。此后阿尔克迈翁提出感觉中枢在脑,并区分了视、听、嗅、味、触五种感觉。阿维琴纳提出了3种缓解疼痛的方法:逆转被损害的胆汁、分散引起疼痛的物质、使用曼陀罗花罂粟等药物降低对疼痛的敏感性。我国疼痛治疗的历史也非常久远,2 400年前的黄帝内经中就有用针灸治疗头痛、耳痛、腰痛和胃痛等的记载。其中物理方法解痛是最古老最常用的方法之一,如希普·瓦茨曾用温水治疗坐骨神经痛,匹灵曾用热气炉治疗关节炎,还有人用吃雪的方法缓解胃痛等。这些方法不断更新、历代相传,给现代疼痛治疗学以很大的启迪,甚至有些方法如切开引流、热疗、温浴、冷敷等一直沿用到现在,成为疼痛治疗的辅助方法。

第二阶段:19世纪中期至20世纪中期疼痛观念。随着科学技术的进步,人类的认识领域逐渐拓宽、深入,许多自然界的"奥妙"被揭示出来。其中解剖学、生理学、神经学的发展,极大地促进了人们对感觉和疼痛的认识。德卡尔特用男孩足部跟腱受到火的刺激为例,说明从外周向脑传导的感觉通路。博莱赫提出神经能分泌某种液体从而产生疼痛的理论,使疼痛的研究从精神的过程逐渐过渡到物质化的过程。马尔皮吉也认为神经液到达机体的某一部分使其敏感化而产生疼痛。疼痛的观念开始转化到化学液体上。哈勒首次提出了电是神经传导的方式。马让迪证明脊神经后根与感觉有关。米勒提出不同的感觉取决于传入的神经和最终激活的中枢不同部位。弗伦画出了痛觉-触觉点的分布图,并提出皮肤感觉理论。这一历史时期,解剖学、生理学、神经学等迅速发展,疼痛研究的基础得到巩固,对疼痛的认识不断增加。特别是通过全方位的研究,形成了疼痛理论的基本框架。许多科学家开始关注并尝试着提出疼痛的科学理论。19世纪是麻醉学开始发展时期。1846年,麻醉的先驱莫顿首次当众完成乙醚(ethylether)麻醉,并迅速传遍全球。随后,科勒在1884年第一次将可卡因(cocaine)局部麻醉用于眼科手术,康宁在1885年成功实施了椎管内麻醉。麻醉技术得到空前应用与发展,基本解决了手术疼痛问题,取得了令人瞩目的成绩。随着阿片类药物、非甾体抗炎药(non-steroidal anti-inflammatory drug, NSAID)、局部麻醉药、全身麻醉药、人工合成的各种镇痛药物的增多,以及外科技术、麻醉技术、中医中药的快速发展,也使得疼痛治疗的药物和方法有了全面的进步。因此,麻醉的出现不但是外科发展的里程碑,而且也应该是疼痛医学发展的重要里程碑。

第三阶段:20世纪中期以来的疼痛观念。1965年,梅尔扎克和帕特里克在前人研究的基础上,提出了疼痛的闸门控制学说。该理论认为疼痛信号在中枢神经系统传递时,受到由脊神经与其他神经传入冲动启动的闸门的控制。此闸门可对周围神经过度活动进行调制。闸门控制学说极大地推进了疼痛的研究和观念改变的深化,成为疼痛研究的新纪元。1971年,约翰、迈耶和艾其尔报道刺激动物中脑导水管可产生疼痛,停止或减少刺激可产生镇痛效应,而且刺激镇痛可被阿片拮抗剂纳洛酮(naloxone)所阻断。在这个工作的基础上,斯奈德鉴定出脑内特异的阿片受体。1977年,科斯特利茨发现了第一个人类自身的阿片样物质——脑腓肽(enkephalin)。目前,全球科学家正进一步加大对疼痛的研究,进入到分子水平和基因调控阶段。从20世纪50年代开始,国外医疗单位逐渐出现了一些疼痛治疗的专业机构,疼痛的治疗进入到科学、有序、可控的阶段。20世纪50年代末,中国由韩济生院士提出针刺麻醉(针麻)、针刺镇痛。1961年,博辛卡和怀特在华盛顿大学建立了疼痛诊所。1973年,IASP成立。1980年,我国疼痛医学的开创者、奠基人韩济生院士,把IASP的概念引进国内。1989年9月成立了国际疼痛学会中国分会(Chinese Association for the Study of Pain, CASP)。1992年,根据当时卫生部陈敏章部长的指示,CASP归属中华医学会,称为中华医学会疼痛学分会,也称为中华疼痛学会。1995年,CASP会创办《中国疼痛医学杂志》。1995年,美国疼痛学会主席詹姆斯·坎贝尔提出将疼痛列为第五大生命体征。2000年,美国第106次国会把2000~2010年定为"疼痛控制与研究的十年";2000年,WHO明确提出"慢性疼痛是一类疾病";2001年,亚太地区疼痛论坛提出"消除疼痛是患者的基本权利";2004年起,IASP将每年的10月11日定为"全球征服疼痛日"。医学界认为,免除疼痛,是患者的基本权利。2004年IASP将每年10月第三个星期一定为"世界疼痛日",以更好地普及疼痛知识。2007年7月16日,当时的国家卫生部关于在《医疗机构诊疗科目名录》中增加"疼痛科"诊疗科目的通知(卫医发〔2007〕227号)印发。二级以上医院可申请增加"疼痛科"。

经此认识和发展,一大批医学家和研究者积极投身到疼痛学专业的创建和推广工作中,成为现代疼痛学科的建设者和领路人,疼痛学作为一个新兴的专业也在世界各地陆续开展,疼痛治疗机构迅速增加,显著提高了疼痛的基础理论研究水平和临床治疗水平,目前已成为一门蓬勃发展的新兴学科。

(解温品 王 华 石国霞)

第二节 疼痛的治疗现状

一、疼痛学科快速发展

进入21世纪以来人类更加关注疼痛,并把疼痛列为"第五"生命体征,2004年IASP把每年的10月的第三周的周一定为"世界疼痛日",并冠以一个主题,希望引起公众更加重视疼痛的诊治。特别是近10年来,国内疼痛学科得到飞速的发展,2007年在韩济生院士等疼痛医学专家的共同努力下,国家卫生部发布227号文件通知,要求在医疗机构建立临床一级诊疗科目——疼痛科,从此我国各级医院纷纷成立了疼痛科,改变了以往的"一人一桌一针"式的小打小闹的疼痛门诊模式,全国超过40张病床以上的疼痛科不断增多;2008年开始疼痛医师职称资格考试;2016年国家卫生计生委组织专家制订了《三级综合医院医疗服务能力指南》,首次在临床专科中加入了疼痛科,同时初步界定了疼痛科的诊疗范围和关键治疗技术;我国疼痛学科已经逐步走向了专业化道路,由于疼痛医师队伍不断壮大,不仅省级疼痛学会学术气氛活跃,各地市级医学会也纷纷成立了疼痛分会并积极开展学术活动,疼痛医学的发展在大江南北已成燎原之势。随着各种疼痛医学专业学术社会团体的成立以及经济的发展、交通网络信息的便利,各种疼痛相关学习班、培训项目促进了各个不同专业背景的疼痛医师互相学习交流、业务范围互相渗透,取长补短,使得疼痛治疗范围不断拓展、疼痛治疗方法不断增多、治疗效果不断提高。但是疼痛医学毕竟是一个年轻的学科,在学科建设方面还有许多工作需要不断完善如疼痛医师的规培制度、疼痛收费项目、疼痛诊疗规范的质控体系、疼痛病学列入本科教材等。

二、疼痛治疗任务及范围逐步明确

(一)治疗任务

在研究疼痛病因、病理生理变化的基础上,不断改进各种治疗疼痛的方法和措施,提高治疗效果,减少并发症,并在疼痛的诊断、预后、预防等方面发挥作用。

(二)治疗范围

临床上疼痛治疗的范围主要是急慢性疼痛性疾病,目前参与疼痛治疗的医生有来自疼痛科、麻醉科、神经科、骨科、肿瘤科、康复科、精神科等多个专业,因此疼痛治疗范围广泛,病种及病源遍布临床各学科,每个专业对疼痛的治疗手段既有特色又有一定的局限性,如何将这些患者分诊集中交由更合适专业医师诊治将是目前学科争论的焦点。特别是慢性疼痛,本质是一种病,不是一种症状,应该有专门的学科来诊治。令人鼓舞的是WHO于2018年6月18日正式公布了ICD-11的网络预览版,ICD-11为界定疼痛科的诊疗范围提供了更权威的依据,使疼痛科医师有章可循,有望实现专科治专病,逐步改变"小痛科科治、大痛无人管"的局面。

三、疼痛治疗手段日新月异,疗效仍有不足

慢性疼痛病因病机复杂,除有疼痛的症状外,还伴有情感、认知、行为障碍,所以慢性疼痛需要多种治疗。现代疼痛治疗中应用的方法很多,包括药物治疗、神经阻滞、自控镇痛技术、微创疗法、物理疗法、电刺激疗法及心理治疗、手术治疗、中医治疗等。随着对疼痛分子机制的深入了解,在疼痛的基础研究方面也取得了可喜的成果如有关疼痛机制分子水平研究及新的药物治疗靶点的发现,特别是精准医疗背景下的疼痛相关基因研究,这些成果对指导临床治疗慢性顽固性疼痛提供新的思路和新型的药物。在某些急性和慢性疼痛状态下,神经生长因子在疼痛和痛觉过敏的发生过程中起着关键作用。因此,拮抗神经生长因子就成为疼痛治疗药物开发的新途径之一。目前已有数个能特异性地靶向神经生长因子的单克隆抗体类药物处于Ⅱ、Ⅲ期临床试验阶段。神经胶质细胞是可用于开发慢性神经病性疼痛治疗药物的又一种潜在药物靶的,神经胶质细胞调节剂在与阿片类药物联合使用时还能提高阿片类药物的止痛效力,故有助于减少阿片类药物的依赖性,现有两个神经胶质细胞调节剂正处于临床早期开发阶段。影像引导下可视化微创疗法在临床实践中取得了一些可喜的进展,如B超引导下的可视化神经阻滞治疗技术、CT或C型臂引导下的低温等离子、三氧疗法、射频技术等成为疼痛科的核心技术。椎间孔镜技术治疗椎间盘突出症在最近5年由于其具有开放性手术不能比拟的优势而得到了广泛开展,手术例数呈爆炸性增长,少数疼痛科医生冲破传统观念,大胆创新,成功采用椎间孔镜技术治疗脊髓型颈椎病。近年来在软组织损伤炎症致痛理论及肌筋膜学理论指导下的银质针导热、冲击波技术、内热针技术、针刀技术、肌筋膜触发点针刺技术得到进一步的推广,广泛应用于治疗椎管外软组织损伤引起的疼痛,取得令人满意的疗效。但是疼痛本质至今仍是难解之谜,特别是一些慢性顽固性疼痛,其治疗效果仍然非常有限,仅仅考虑解剖学及生理学的因素而忽视情感因素及心理因素的诊疗思路往往增加了患者的创伤而得不到满意的治疗效果,所以决定对其采取有创操作治疗之前,一定要进行充分的评估与沟通,尽量避免造成医源性纠纷。目前疼痛微创治疗方法较为热门,但其仅仅更多的是从解剖学因素对疼痛进行干预,有时也不排除有商业利益的驱使,临床实践证明每一种方法都不是万能的,应该严格把握治疗的适应证,坚决杜绝过度治疗。

四、疼痛治疗模式尚需优化

慢性疼痛治疗包涵生理—心理—社会等各个层面,药物目前是治疗慢性疼痛的首选,但我们不能忽视其不良反应;微创介入治疗的出现,为慢性疼痛提供了更加多样的治疗可能;心理干预是治疗慢性疼痛中必不可少的一个环节;近些年中医药事业不断地发展,其治疗不良反应小、药效持久不易产生耐药性,具有广泛的治疗前景,根据其"不通则痛,不容则痛"的机制,随证配伍加减方药,治疗疾病,并且针灸、熏洗、蜂蜇等方法其操作简单、成本较低、不良反应较小,也可辅助治疗慢性疼痛。然而高度专业化的发展趋势使得各专业的执业医师仅关注自己所从事的狭窄领域的疼痛治疗方法,当某专科医师在独立的诊室内独立诊治患者时,这种管中窥豹、盲人摸象的情况尤其容易发生,这种诊疗方式不仅妨碍医师通过适合该特定问题的多种诊断和治疗方式来透彻看待该疼痛问题,而且可妨碍医师为特定患者选择最佳的诊疗模式。随着有关疼痛病理生理学研究的进展,临床实践认识的深入,目前认为单一药物或方法不可能达到最佳或完全的疼痛缓解以及使其不良反应减少,因而使用多模式互补治疗疼痛的方法受到重视。近年来注意到单一专业对疼痛治疗的不足和医源性并发症的增多,使多学科协作治疗疼痛越来越引起重视,这是今后临床治疗疼痛的先进组织。总之,治疗慢性疼痛是一个复杂并且漫长的过程,并且随着研究的不断加深,需要医务工作者根据患者的特点,选择相应合理的个体化治疗方案,解除患者的病痛,使之正常生活。

(王一雄)

第三章

慢性疼痛的分类

第一节　疼痛的分类

疼痛是一种复杂的感觉和情绪体验，与机体组织的实际或潜在损害有关。疼痛可发生于全身各器官系统，原因也是身心多方面的，因此表现出不同的类型和特征。对疼痛进行分类不仅有助于疼痛的理解和研究，同时对于疼痛疾病的诊断及差异化治疗非常重要。自1988年始国际头痛学会（International Headache Society, IHS）提出并不断修正头、颅、面痛的分类和诊断标准，仍需临床实践的检验反馈。1994年IASP制订了慢性疼痛的五轴分类法，即根据疼痛产生的部位、病变的系统、疼痛发生的类型及特征、疼痛的强度及疼痛发生病因划分，影响较深。但针对疼痛的分类方法众多，至今尚难以统一标准。目前临床主要根据疼痛的性质、强度、发生的部位、原因、病理特征及持续时间进行分类。

一、根据疼痛的性质分类

痛觉是伤害性刺激的反应，疼痛感受器并非特殊结构，而是游离神经末梢，即能感受触压觉、温觉或化学等伤害性刺激的神经末梢也可以感受痛觉，因此疼痛的性质主要通过神经纤维兴奋传导速度的差异来区别。与疼痛相关的主要为A_δ纤维和C类纤维。A类纤维为躯体传入和传出纤维，A_δ纤维是轻度髓鞘化的快传导纤维，主要对机械刺激产生反应；而C类纤维为躯体传入纤维及自主神经节后纤维，是无髓鞘的慢传导纤维，对多种刺激产生反应，如机械刺激、热刺激和化学刺激等。

（一）刺痛

刺痛即快痛或第一痛，疼痛信号经外周神经中的有髓A_δ纤维传入中枢神经系统。疼痛产生快、消失快、持续时间短、定位准确、易分辨。常引发躯体运动保护反射。

（二）灼痛

灼痛即慢痛或第二痛，疼痛信号经外周神经中的无髓C类纤维传入中枢神经系统。疼痛产生慢、消失慢、持续时间长、定位不准确、不易分辨。常伴有自主内脏性活动和情绪反应。

（三）酸痛

酸痛又称第三痛,疼痛信号经外周神经中的有髓A_δ纤维和无髓C类纤维传入中枢神经系统。疼痛定位不准确,描述困难。常伴有躯体和内脏反应,以及较强的神经精神性反应。

（四）其他的疼痛形式

还包括绞痛、胀痛以及钻顶样痛、爆裂样痛、跳动样痛、撕裂样痛、牵拉样痛和压扎样痛等。

二、根据疼痛的强度分类

（一）轻度疼痛

疼痛程度较轻或仅有隐痛,多为间歇痛,一般无须药物即可忍受。如针刺痛、拍打痛、皮肤擦伤痛等。

（二）中度疼痛

疼痛程度较显著,多为持续痛,影响休息或睡眠,多需用药物来缓解疼痛。如痛经、扭伤痛、术后痛、偏头痛等。

（三）重度疼痛

疼痛程度剧烈,难以忍受,多为持续痛,严重者可伴有血压、脉搏等变化,不用药物无法缓解疼痛。如分娩痛、严重烧伤痛、胆绞痛、三叉神经痛、带状疱疹后神经痛（postherpetic neuralgia, PHN）、癌痛等。

三、根据疼痛发生的部位分类

（一）根据疼痛部位的组织器官、系统分类

1. 躯体痛　躯体痛是指躯体浅表或深部组织损伤或受到伤害性刺激引起的疼痛。皮肤、皮下组织、黏膜等浅表组织疼痛称为浅表躯体痛,疼痛多为锐痛,比较局限,定位较明确。肌肉、肌腱、筋膜、关节、韧带、骨骼等深部组织疼痛称为深部躯体痛,疼痛多为钝痛,不局限,主诉范围笼统。如口腔溃疡、带状疱疹性神经痛、肩周炎和膝关节炎等。

2. 内脏痛　内脏痛是指由于内脏炎症、缺血以及机械应力等刺激引起的疼痛。疼痛多呈隐痛、胀痛、牵拉痛或绞痛,定位不明确。可伴有体腔壁痛和牵涉痛,牵涉痛常远离病变部位。如阑尾炎、胰腺炎、胆绞痛、心绞痛等。

3. 中枢痛　中枢痛是指由于大脑皮质、丘脑、脑干和脊髓等中枢神经系统疾病,如脑卒中、脑肿瘤、脊髓损伤及脊髓空洞症等引起的疼痛。疼痛性质不固定,可表现为持续性灼痛、刺痛及触痛、麻木等感觉异常,较难定位,多范围较广。可在病变后立即出现或延迟数年产生。如丘脑痛等。

（二）根据疼痛在躯体的解剖部位分类

可分为头痛、颌面痛、颈项痛、肩周痛、上肢痛、胸痛、腹痛、腰骶痛、盆腔痛、肛门及会阴痛、髋周痛、下肢痛等。

四、根据疼痛的原因和病理特征分类

（一）伤害性疼痛

伤害性疼痛是指由于完整的外周感受器受到化学、机械或热等伤害性刺激引起的疼痛，提示非神经组织受到损伤或潜在损害。主要为躯体痛和内脏痛。如外伤等。

（二）神经病理性疼痛

神经病理性疼痛是指由于外周传入神经纤维或中枢神经系统的感觉成分受损及病变引起的疼痛，源于神经的病理性自发冲动，引起的痛感投射到神经起源部位。根据累及部位的不同可分为中枢神经病理性疼痛和周围神经病理性疼痛。多为自发性疼痛，疼痛多呈针刺样、烧灼样、刀割样或放电样，可出现痛觉过敏，触诱发痛和感觉异常。如三叉神经痛、PHN和复杂性区域疼痛综合征（complex regional pain syndrome, CRPS）等。

（三）混合性疼痛

混合性疼痛是指同时包含伤害性疼痛成分和神经病理性疼痛成分的疼痛。临床表现复杂，具有伤害性疼痛和神经病理性疼痛的双重性质和特征，多为持续性，疼痛程度较重。如幻肢痛、晚期癌痛等。

（四）炎性疼痛

炎性疼痛是指由于生物源性或化学源性炎症所致的疼痛。急性炎症导致的疼痛是机体生理保护性反应，而慢性炎症的发展会导致痛阈降低和外周敏化，从而引起触诱发痛和痛觉过敏。如阑尾炎、强直性脊柱炎等。

（五）癌痛

癌痛是指由于癌症引起的相关疼痛，原因是多因素的，既涉及肿瘤侵犯器官、损害神经等病理因素，也包括心理精神因素。因此晚期癌痛多为混合性疼痛。如胰腺癌、胃癌、肝癌及恶性肿瘤骨转移引起的疼痛。

（六）精神心理性疼痛

精神心理性疼痛是指由于心理因素、心理冲突或精神障碍引起的疼痛，多无确切的器质性病变或阳性检查结果，患者常主诉全身疼痛或多发顽固性疼痛。常伴有睡眠障碍、抑郁、焦虑及疲倦等其他心理障碍。如头痛、原发性纤维肌痛等。

（七）其他原因引起的疼痛

多种内源性原因引起的机体内环境紊乱可导致疼痛，主要包括：① 血运源性疼痛，即动静脉血管痉挛、狭窄、栓塞、闭塞及阻断导致的疼痛；② 免疫源性疼痛，即自身免疫原性疾病和变态反应疾病所致的疼痛；③ 内分泌源性疼痛，部分内分泌疾病可引起疼痛症状，如糖尿病性周围神经病等；④ 代谢源性疼痛，如钙磷代谢障碍可引起骨性疼痛，嘌呤代谢失调引起的痛风等。

五、根据疼痛的持续时间分类

目前疼痛尚无确切的时间分类标准,通常根据疼痛的持续时间为急性疼痛和慢性疼痛。急慢性疼痛的分界主要参照组织损伤和修复转归过程。有学者以6个月作为分界点,目前临床多以3个月为分界点,即疼痛持续时间短于3个月为急性疼痛,超过3个月为慢性疼痛。也有观点认为短于1个月的为急性疼痛,1～3个月的为亚急性疼痛,而超过3个月的为慢性疼痛。

(一)急性疼痛

急性疼痛主要是指持续时间短或暂时性的疼痛。这种疼痛多局限于伤害刺激或损伤区域,随着伤害刺激解除或损伤愈合疼痛可以自行缓解消失。如分娩痛、阑尾切除术后痛等。

(二)慢性疼痛

慢性疼痛主要是指无明显组织损伤或急性损伤愈合后,仍然持续存在的疼痛。疼痛发生可以缓慢,也可以由急性转缓,持续存在或反复间歇发作。患者多伴有睡眠障碍、抑郁或焦虑等,严重影响生活质量。如偏头痛、PHN、癌痛等。鉴于慢性疼痛的特殊性、普遍性和危害性,WHO已经将慢性疼痛定义为一类疾病。

(王晓雷)

第二节 慢性疼痛的分类

通常将持续或复发的时间超过3～6个月的疼痛称为慢性疼痛。该定义是依据疼痛的持续时间,具有概念清晰且可操作性强的优势。

疾病的分类通常是根据预先设定的一组特征(例如症状、体征、诊断性检查结果等)进行分类,而且对一种疾病患者来说,没有一个特征对于该类患者的诊断是充分或必要的,但该组疾病在整体上具有一定程度的一致性。疼痛医学所采用的大多数疼痛分类系统,例如疾病的国际分类,头痛性疾病、脑神经痛和面神经痛等分类和诊断标准,国际疼痛研究学会的慢性疼痛分类和牙科所采用的大多数疼痛分类系统,均是以一组专家的一致意见为基础。

每种慢性疼痛的具体内容还包含了其社会心理因素的证据和疼痛的严重程度,其中疼痛的严重程度是基于疼痛的强度,疼痛相关的痛苦程度以及功能损伤程度来划分等级。

本节主要介绍临床上比较实用的慢性疼痛分类。

(一)慢性原发性疼痛

定义:发生在一个或多个区域且持续时间或复发时间超过3个月,与严重的情感或功能障碍有密切的联系(这些障碍影响到患者的日常生活和社会角色),且不能归为其他慢性疼痛种类。这是一种新的定义，之所以这样定义是因为许多慢性疼痛的病因未知。此大类将囊括诸如腰背痛（既不是骨骼肌疼痛也不是神经病理性疼痛）、慢性弥散性疼痛、纤维肌疼痛以及肠道易激综合征等一些普遍存在的疾病，造成这些疼痛的生物学机制可能并不清楚。

（二）慢性癌性疼痛

慢性癌性疼痛包括由癌症自身（原发性的或转移的肿瘤）所引起的疼痛以及由癌症治疗（手术、化疗、放疗等）所引起的疼痛。癌性疼痛将基于疼痛在内脏，骨骼（或骨骼肌）以及躯体（神经病理性）的位置进行细分。如果与肢体运动或临床操作有关，癌疼痛将被分成持久性疼痛（自发性疼）或是间歇性疼痛（阵发性疼痛）。与治疗有关的疼痛将参照术后疼痛和神经病理性疼痛。

（三）慢性术后痛和创伤性疼痛

在手术以及一些外伤愈合后，疼痛依然会持续存在，且经常发生，所以术后痛和创伤性疼痛被划分为一个单独的类别。这类疼痛被定义为手术后或者组织创伤后（涉及任何创伤，包括烧伤）出现的，且在术后或组织创伤后持续3个月以上。这个定义规定了例外情况，即需要排除由其他疼痛原因（诸如感染、复发的恶性肿瘤）引起的疼痛以及之前就存在的疼痛。鉴于不同的因果关系，以及从法医学的观点来看，有必要将术后痛和创伤后疼痛分开。基于手术的类型，慢性术后痛通常是神经病理性的疼痛（6% ～ 54%，平均30%）。包含神经病理性成分的疼痛比伤害性疼痛更为严重，也更加严重影响患者的生活质量。

（四）神经病理性疼痛

躯体感觉神经系统的损伤或疾病会造成神经病理性疼痛。躯体感觉神经系统感受包括皮肤，骨骼肌，内脏器官等身体的信息。神经病理性疼痛可能是自发的也可能是诱发的，通常表现为痛觉过敏（对疼痛刺激反应增加）和痛觉超敏（非痛刺激诱发疼痛反应）。对神经病理性疼痛的诊断需要了解神经系统的创伤史（比如说卒中、神经损伤、糖尿病神经病变）和疼痛所支配神经的可能结构分布。为了确切地鉴别神经病理卒中痛，通常需要诸如成像技术、活体组织检查、神经生理检查或实验室检查等辅助诊断。除此之外，必须检查与受损的神经结构支配区域相对应的感觉是否存在。神经病理性疼痛可分为外周和中枢神经病理性疼痛。

（五）慢性头痛和颌面部疼痛

IHS制订了头痛分类，并被完整纳入神经病学的章节中。这种分类方法将原发性头痛（特发性的）、继发性头痛（症状性的）以及包括脑神经痛在内的颌面部痛区分开了。慢性头痛和颌面部疼痛定义为在3个月里至少有一半天数发生的头痛或颌面部疼痛。通常将依据患者当前表现的头痛或颌面部疼痛症状进行诊断。大部分频发的慢性头痛将隶属于这类疼痛。最普遍的慢性颌面部疼痛是颞下颌疼痛。慢性颌面部疼痛可能是原发性头痛的局部表征，这在三叉神经自主神经头痛中非常普遍，但少见于偏头痛，在紧张型头痛中更稀少。几种慢性颌面部疼痛诸如创伤后三叉神经病理性疼痛,持续特发性的颌面部疼痛以及灼口综合征将参照诸如原发性慢性疼痛以及神经病理性疼痛。"慢性"的时间是从慢性头痛开始的时间进行推测。

(六)慢性内脏疼痛

慢性内脏疼痛是一种持续的或复发的疼痛,它源于头颈部以及胸腔、腹腔、盆腔的内脏器官。这种疼痛经常出现在体壁的躯体组织(皮肤、皮下组织、肌肉)。这些区域由与原发的内部器官有相同的感觉神经支配(内脏牵涉痛)。在这些区域,继发性痛觉过敏(损伤区周围对疼痛刺激反应性增强的现象)经常发生,其强度可能与内脏器官的伤害程度或内脏所受伤害性刺激的强度无关。内脏疼痛这一大类将会依据主要潜在的机制和牵涉的其他位置而细分,潜在机制包括持续性炎症、血管机制(局部缺血、血栓)、阻塞和肿胀、牵引和压迫和组合机制(例如,阻塞和炎症并存)。由癌症引发的疼痛将参照慢性癌性疼痛,由功能性的或尚未探明的机制所引起的疼痛将参照慢性原发性疼痛。

(七)慢性骨骼肌疼痛

慢性骨骼肌疼痛是指源于骨骼、关节、肌肉或其他相关软组织疾病所产生的持续性或复发性疼痛。根据引言中描述的分类方法的约束条件,这个大类只局限于伤害性疼痛,不包括那种可以在骨骼肌组织中感受到但不产生于此的疼痛,例如压迫性神经病理痛或者躯体牵涉性疼痛。这一部分所包含的疼痛具有以下特征:含有由传染、自身免疫或代谢病因所引起的持续性炎症,如类风湿关节炎;含有影响骨骼、关节、肌腱或肌肉的结构性改变,如骨关节病。源于神经病理性的骨骼肌疼痛将参照慢性神经病理疼痛。那些诱因不明的骨骼肌疼痛(如非特异性腰背痛或者慢性弥漫性疼痛)将被划归为慢性原发性疼痛。

(贾佩玉)

第四章

疼痛的发生机制

疼痛的产生包括疼痛的转换、传导、感知和调节，即一定伤害性刺激作用于伤害性感受器后通过其将化学信号转换为神经冲动，然后循相应的传导通路经初级传入神经纤维、脊髓到丘脑、大脑边缘系统和皮质等各个中枢核团，整合后产生疼痛，同时启动内源性疼痛调控。通常，急性痛是一种信号、一种症状，而慢性痛是一种疾病。急性疼痛以伤害性疼痛为主，慢性疼痛则以炎性疼痛、神经病理性疼痛、中枢性疼痛和混合性疼痛为主。因此，与急性疼痛相比，慢性疼痛不仅仅是急性疼痛的延续，其机制更为复杂，各级神经系统可发生重塑和功能障碍等。一般来说，疼痛与组织损伤有关，但在某些情况下，没有组织损伤也会主诉疼痛，这可能与心理因素或者中枢机制有关。虽然疼痛相关机制一直是目前研究热点，但仍尚未明确，本章节就外周机制及中枢机制展开阐述。

第一节　疼痛的外周机制

疼痛的外周机制主要包括疼痛的转换和传递。所谓疼痛转换是指将伤害性刺激信号转换为与痛觉相关的电信号。一旦伤害性刺激作用于机体引起组织受损，包括手术、外伤、炎症或者免疫反应等，局部损伤组织释放大量化学物质刺激外周感受器尤其是痛觉感受器，其受体、电压门控离子通道等发生改变后使得电信号发生改变，从而完成将化学信号转换为电信号。疼痛的传递是指神经冲动沿着外周传入神经从转换处到达脊髓后角，再沿着脊髓丘脑束等上行到丘脑和大脑皮质等。因此，在疼痛外周机制的关键因素包括感受器、炎性因子等化学信号和初级传入神经纤维及其调控。

一、疼痛外周机制的关键因素

（一）感受器

人体感受各种信号是由不同性能的感受器所接纳而传人的。感受器是游离于外周的神经末梢，广泛分布于机体的皮肤、肌肉、关节、内脏等不同的组织，直接接受伤害性刺激或间接被致痛物质所激活。

由于感受器特异性的差别,有机械感受器、化学感受器、温度感受器和光感受器之分。根据感受器的形态结构特点又分为裸露神经末梢(痛、触觉感受器)、Meissner 小体(触觉感受器)、Merkel 盘(精细触觉)、Krause 小体(冷感受器)、Ruffini 终端(热感受器)、毛囊神经末端(毛囊触觉)、特殊感受器(视、听、嗅、味)。依其分布的部位可分为表层、深层和内脏感受器。

感受疼痛的感受器是伤害性刺激信号的换能装置。特异学说将 A_δ 纤维和 C 纤维的游离末梢视为疼痛的特定感受器,其主要感受伤害性刺激,不论是机械的、物理的还是化学的刺激,只要达到伤害的强度,均可产生换能效应。但是,其他形式的感受小体和神经末梢的终端结构(触、温、热、压、冷觉感受器),对变量的伤害性刺激也有疼痛信号的换能效应。因此,对游离神经末梢的疼痛特异性还不能绝对化。

疼痛感受器的分布密度随器官、组织和部位而有差异,在角膜、牙髓最稠密,皮肤次之,肌肉和内脏最为稀疏。按照分布层面可分为:① 表层痛感受器:分布在皮肤和体表黏膜的游离神经末梢;② 深层痛感受器:分布于肌膜、关节囊、韧带、肌腱、肌肉、脉管壁等处,其分布密度比表层稀疏,肌肉分布更少;③ 内脏痛感受器:为内脏感觉神经的游离裸露末梢,分布于内脏器官的被膜、腔壁、组织间及进入内脏器官组织的脉管壁上,其分布较稀疏。

(二) 化学物质

组织损伤或伤害性刺激会引起局部非神经细胞(成纤维细胞、肥大细胞、中性粒细胞、单核细胞和血小板等)和初级传入纤维末梢等释放大量的化学物质,参与了伤害性感受器、初级传入纤维末梢的激活与敏化。化学物质种类很多,涉及以下几类:

1. 花生四烯酸代谢产物　包括血栓素(thromboxane)、白三烯、前列腺素(prostaglandin, PG)等。一般认为这类物质可以增强正常刺激或内源性化学物质引起的动作电位发放频率而增强痛感觉。伤害性感觉神经元上至少存在 PGE_2 和 PGI_2 两种前列腺素受体 EP 和 IP,可直接兴奋和敏化支配关节的传入纤维。前列腺素 PGE_1、PGE_2、PGI_2、PGD_2 在炎性痛和痛觉过敏中发挥作用,其中 PGE_2 的致痛作用最强。

2. 缓激肽(bradykinin, BK)　是由损伤组织中肥大细胞、嗜碱粒细胞释放到组织液中的一种内源性的强致痛物质,可以兴奋和敏化无髓鞘和有髓鞘伤害性感受器。缓激肽受体有 B_1 和 B_2 两个亚型。BK 通过 B_1、B_2 受体,活化磷脂酶 C(phospholipase C, PLC)和蛋白激酶 C(protein kinase C, PKC),调节 $TRPV_1$ 活动,敏化伤害性感受器。此外,BK 也通过 B_2 受体激活非神经细胞,使其释放更多的其他炎性介质。

3. 5-羟色胺(5-hydroxytryptamine, 5-HT)和去甲肾上腺素(norepinephrine, NE)　肥大细胞脱颗粒释放血小板激活因子(platelet-activating factor),后者引起血小板释放5-HT。5-HT 不仅可以直接激活伤害性感受器,还能促进 BK 引起的疼痛,增强伤害性感受器对 BK 的反应性。外周交感神经节后末梢可释放 NE,直接作用于伤害性感受器 α 受体,引起前列腺素的释放,影响伤害性感受器。

4. H^+　组织炎症时呈低pH。试验证实关节炎患者的关节腔液的pH比正常关节液低,而围绕神经末梢的组织间液pH更低。酸敏感离子通道(acid-sensing ion channels, ASICs)主要表达在伤害性感觉神经元表达,炎症、神经损伤、骨肿瘤时DRG神经元$ASIC_1A$和$ASIC_3$表达上调,提示ASICs可能在炎性痛、神经痛和骨癌痛的介导或调制中发挥作用;非选择性ASICs抑制剂可以减缓疼痛。

5. 组胺　伤害性感受器释放的P物质(substance P, SP)作用于邻近肥大细胞释放组胺。组织胺受体亚型有H_1、H_2、H_3,其中H_1和H_2受体可在感觉神经元表达,H_3在A_β和A_δ纤维均有表达。组织胺尤其在高浓度时可激活内脏伤害性感受器,促进伤害性感受器对BK和热刺激的反应。但激活H_3受体反而下调炎症介质的释放和减轻疼痛与炎症。

6. 嘌呤类　炎症或组织损伤时,腺苷(adenosine)及其磷酸化衍生物(AMP、ADP、ATP)被释放入组织间隙,激活伤害性感受器。ATP作为疼痛的内源性介质,神经细胞和非神经细胞均能释放,可以通过嘌呤受体直接激活伤害性感受器。ATP受体有亲离子型P_2X和亲代谢型P_2Y受体,已有多个亚型被证明参与疼痛信号传递与调制。炎症时DRG神经元P_2X_3和$P_2X_{2/3}$表达增加,与炎症时神经元超敏化(hypersensitivity)和异常的疼痛反应有关;P_2Y受体的激活可减缓$TRPV_1$介导的热反应阈值的降低,而P_2Y_2可诱导辣椒素敏感的C纤维和A_δ纤维持续放电。

7. 细胞因子　炎症时,巨噬细胞等释放$IL-1_\beta$、IL-6、TNF-α等致炎型细胞因子和IL-2、IL-4、IL-10等抗炎型细胞因子,调节炎症过程。致炎型细胞因子不但在炎症相关性痛觉过敏中发挥作用,也通过改变感觉神经元表面的离子通道特性而兴奋伤害性感受器,也可以引起PGs、神经生长因子(nerve growth factor, NGF)、ATP等介质的释放,间接兴奋伤害性感受器。

8. 兴奋性氨基酸(excitatory amino acids, EAAs)　在众多EAAs中,以谷氨酸(glutamate)研究最多,是中枢神经系统中分布最广的奋性氨基酸递质。其受体有配体门控离子通道(离子型谷氨酸受体, ionotropic glutamate receptors, iGlus)和G蛋白偶联代谢型谷氨酸受体(metabotropic glutamate receptor, mGlus)。

9. 神经营养因子　伤害性感受器的功能依赖于NGF、胶质源性神经营养因子(glial-derived neurotrophic factor, GDNF)和脑源性神经营养因子(brain-derived neurotrophic factor, BDNF)等神经营养因子,有越来越多的证据表明,神经营养因子可以直接影响神经兴奋性。炎症刺激巨噬细胞、淋巴细胞和肥大细胞等炎症细胞、成纤维细胞、角质细胞和雪旺细胞等释放NGF。NGF有两种细胞表面受体:酪氨酸激酶受体(TrkA)和p75,两者在伤害性感受器上均有表达。TrkA基因突变的个体对疼痛不敏感。NGF激活周围伤害性感受器上TrkA受体,上调$TRPV_1$、电压依赖钠通道、SP、NK-1和降钙素基因相关肽(calcitonin-gene-related peptide, CGRP)等多种信号分子。同时,NGF能诱导肥大细胞脱颗粒释放5-HT、组织胺和NGF,从而增加初级感觉神经末梢的兴奋性。脑源性神经营养因子（brain-derived neurotrophic factor, BDNF）可以促进兴奋性神经递质如谷氨酸、SP、CGRP 的释放参与炎性痛和神经痛；而在不同的神经痛模型上，胶质细胞源性神经营养因子（glial cell derived neurotrophic factor, GDNF）可以减少伤害性感受器中枢端释放谷氨酸而显现抗痛作用。最新的研究表明，BDNF 和 GDNF 表达在两类不同的 CGRP⁺肽能伤害性感受器中，即表达 BDNF 的伤害性感受器同时表达 SP，而表达 GDNF 的伤害性感受器同时表达生长抑素（somatostatin, SST），在疼痛中发挥不同的作用。

10. SP 是一个高度保守的多肽，T 细胞、巨噬细胞、树突样细胞等免疫细胞以及上皮细胞、内皮细胞、神经元、胶质细胞等均可表达 SP。伤害性刺激引起初级传入末梢外周端释放 SP，而 SP 可直接作用于外周神经末梢上的 NK-1R 受体，激活更多的伤害性感受器，另外 SP 也能通过外周非神经细胞上的 NK-1R 受体使其释放更多等致痛物质，再作用于初级传入末梢。

11. 其他 当组织受到刺激或损伤时，不仅仅局部产生化学物质释放 H⁺、组胺、5-HT、乙酰胆碱（acetylcholine, Ach）、SP 和 BK 等内源性致痛物质，激活伤害性感受器，产生神经冲动传入到脊髓背角，也可刺激肥大细胞释放更多的组织胺等物质，参与伤害性信息的调节。伤害性信号不仅通过传入末梢传至脊髓，也从传入纤维分叉处传向另一末梢分支，并释放 SP 等化学物质，导致疼痛恶化。

（三）初级传入神经纤维

依据轴突直径大小、传导速度、有无髓鞘包绕及其对特定刺激的反应选择性对其进行分类，分为 A、B、C 三大类。A 类纤维为有髓纤维，分为四类：A_α 为骨骼肌肌梭传入纤维以及支配肌肉运动的传出纤维；A_β 为感受皮肤触压觉的初级传入纤维，传递低阈值的感觉神经信号如触觉、压觉等；A_γ 为支配骨骼肌梭的运动纤维；A_δ 纤维为痛温觉感受器和机械感受器，同时也是交感神经的节后纤维，传递快痛信息；B 类纤维为有髓纤维，为交感神经的节前纤维；而 C 类纤维则为无髓纤维，传入末梢则主要传递慢痛信息。初级传入纤维经脊髓背角处理后经上行传导束再传向脊髓以上的结构。

初级传入神经纤维按照不同的传导又可以分为躯体传导感觉神经与内脏传导感觉神经。躯体初级传入纤维都具有相似的结构，其胞体位于脊髓的背根神经节或脑内神经节。脑神经 Ⅴ、Ⅶ、Ⅸ、Ⅹ 则接受头、面及咽喉处的感觉信息传入，随三叉神经、迷走神经和舌咽神经分别传入三叉神经感觉核和孤束核。躯干和四肢等所有感觉信息神经元胞都位于背根神经节，经相应脊神经后根进入脊髓后角。而传导内脏疼痛的周围神经纤维是沿交感神经和副交感神经走行，其中交感神经中的感觉纤维由内脏的感受器传出，沿交感神经纤维经椎旁交感神经节行于白交通支，从后根进入 $T_1 \sim L_3$ 的脊髓后角，副交感神经于内脏器官的腔壁层神经节换元。起于上部内脏的纤维沿迷走神经入颅达迷走神经核，起于下部内脏的纤维经腔壁神经节换元后进入 $S_2 \sim S_4$ 副交感神经核。

交感神经和副交感神经对内脏疼痛传导可用两条疼痛线加以区分：在胸腔和腹腔之间设一条"胸痛线"，在腹腔和盆腔之间设一条"盆痛线"，于胸痛线和盆痛线之间的脏器痛觉由交感神经传导,其中包括腹腔和胸腔的大部分脏器和盆腔上部的部分脏器。在两线之上或者之下的内脏痛觉则由副交感神经传导,其线上包括食管、总气管、膀胱、直肠、尿道、宫颈、阴道及前列腺等。然而胸腹腔的壁层被膜以及横膈、纵隔、心包的感觉仍由脊神经传导(即躯体感觉神经)。内脏的每一个器官由多个脊髓节段神经纤维重叠分布的,每一脊髓节段神经纤维又传导多个器官的感觉。

(四)适宜的刺激及其传入反应

正常情况下,感觉传入神经纤维仅有极少量的自发性的电活动,因此不产生痛觉。然而,当外周给予短暂的刺激时会引起感觉神经元放电,放电频率和刺激强度呈正相关,而人体同时会产生逃避等保护性活动。电刺激 A_δ 伤害性感受器会导致刺痛感,而刺激 C 纤维则会引起定位模糊的灼痛感。只要不造成组织损伤,刺激去除后神经纤维的传入活动会立即减弱,痛觉也会随之消失。但是,若刺激足够强导致组织损伤的时候,沉默性的感觉传入纤维也会开始放电,并且在原发刺激去除后仍旧持续放电,长达数分钟甚至数小时。另外,高阈值的传入纤维的激活阈值不断降低出现外周敏化导致疼痛持续甚至慢性化。

(五)疼痛的外周调控

疼痛一旦产生,机体就会启动自我调控和抑制。在外周,化学信号产生释放、感受器和初级传入神经纤维的兴奋传递水平度存在不同的外周调控水平。例如,一旦组织损伤产生炎症反应时,炎症组织内源性阿片类物质增加:炎症源性皮质激素释放激素(corticotropin-releasing hormone, CRH)和白细胞介素-1 β(interleukin-1 β, IL-1 β)可以诱导巨噬细胞、单核细胞、淋巴细胞等释放内源性阿片类物质包括 β -内啡肽、脑啡肽、强啡肽等,产生镇痛作用;而且此时阿片受体在轴突转运增强以增强自我镇痛作用。初级传入神经等部位的受体也有自我调控作用。例如内皮素受体 A(ETA)激活引起痛觉和痛觉过敏,而激活角质细胞上的 ETB 受体可引起 β -内啡肽的释放,后者与伤害性感受器外周末梢上的阿片受体结合而抑制伤害性感受器的活动。

二、疼痛的外周敏化机制

传入纤维的激活阈值显著降低,刺激-反应曲线发生上移或者左移,斜率增加,这一现象称为外周敏化。最典型的例子是 C 纤维中的沉默性伤害性感受器,正常情况下是很少产生活动的,仅仅对强度极高的机械刺激起反应,当组织损伤或者发生炎症时,这些早先沉默的纤维便会有自发的放电和激活阈值的显著降低。外周敏化的机制复杂,有待于进一步研究明确。大概包括以下几部分。

(一)化学信号的恶性循环

如上所述,损伤后免疫细胞等释放各类炎性因子,通过直接或间接作用激活或者敏化外周伤害性感受神经元。以 NGF 为例,NGF 与其高亲和性 TrkA 结合后可通过两种不同的机制导致外周敏化。一是 NGF 与 TrkA 受体结合并激活下游信号通路,包括磷脂酶 C

信号通路、促分裂原活化蛋白激酶信号通路和磷脂酰肌醇3激酶信号通路,这些信号通路被激活后发生磷酸化反应上调细胞表面疼痛相关离子通道的表达,导致外周敏化。二是NGF逆行转运到细胞核,增加PGE_2、SP等基因转录和表达,导致外周敏化。

组织损伤引起局部化学物质释放,各司其职,但是一旦存在外周敏化时候,会互相刺激恶化,形成恶性循环,加重外周敏化。例如,组织损伤炎症反应中,巨噬细胞被激活,释放一些细胞因子,后者能对C纤维产生强大的敏化作用,例如白介素1通过前列腺素使得C纤维敏化。若机体能够正常应答,炎性因子被抑制或者吞噬等,敏化逐渐消减。但是若没有能够被抑制,则不但炎性因子刺激C纤维导致敏化,外周C纤维末梢也会释放CGRP和SP,导致局部血管扩张血浆渗出,从而局部组织H^+和K^+浓度升高,pH升高,激活易化C纤维,使得其对特定刺激的反应增强即痛阈下降或者痛觉过敏。

组织损伤后导致外周敏化的炎性化学物质是互为因果、互相刺激、不断互相增强的强大的免疫炎症网络,有待于进一步研究。

(二)初级传入神经纤维离子通道异常表达

外周敏化时,各种伤害性刺激直接激活伤害性感受器,使传入神经纤维末梢上特异的受体或离子通道的感受阈值降低、数量增加,或通过对电压依赖性阳离子通道的调节,使初级传入神经纤维末梢细胞膜的兴奋性增强,痛觉神经末梢对各种刺激的敏感性升高,包括对介质(如前列腺素、儿茶酚胺、细胞因子)以及机械因素(如触摸、压力)的敏感性增高,开放阈值降低,使伤害性感受器对后续刺激的敏感性升高,致使正常时不能引起疼痛的低强度刺激也能激活伤害性感受器,临床常表现为痛觉过敏和痛觉超敏。

其中钠离子通道改变就是其中一个重要机制,它可以分为河豚毒素(tetrodotoxin,TTX)-敏感和TTX抵抗型。TTX敏感型钠离子通道在整个中枢神经系统均有表达,并主要存在于DRG的A纤维中。TTX抵抗型通道只存在于DRG中一个初级传入神经元的亚组中,特别是感受伤害性刺激的小C纤维中。外周神经损伤等情况下后,TTX抵抗型钠离子通道表达下调,高电压激活的N型Ca^{2+}通道减少,提高了神经元的敏感性,导致放电频繁和易发,不仅仅导致自发性疼痛,也参与外周敏化机制。越来越多的研究证实,钠离子通道中,Nav1.7缺失性突变体的大鼠对伤害性刺激的敏感性严重下降,而Nav1.7获得性突变体的大鼠对伤害性刺激异常敏感,表现为外周敏化。研究发现,神经损伤后Nav1.7表达上调。Nav1.8在C纤维中高度表达,Nav1.8缺失的大鼠对机械性刺激和热刺激的反应明显下降,表现为疼痛耐受。

钾离子通道是维护神经细胞静息电位及调节神经元兴奋性的重要离子通道,目主要分为四类:钙激活型钾通道、电压门控性钾通道、双P区型钾通道及内向整流型钾通道。大多数类型均是由于伤害性刺激引起钾离子表达或功能水平下降,胞内K^+不能外流,细胞兴奋性增加产生痛觉过敏。电压门控钙离子通道(Cav)在外周敏化的发生中也发挥着重要作用。其中N型、P/Q型以及T型Cav与疼痛的产生有密切关系。N型和T型Cav主要表达于C纤维并且在炎症或病理情况下表达上调,参与疼痛信号的传导。N型Cav缺失的大鼠对机械性刺激和热刺激的反应性降低。另一方面,DRG神经元中研究发现,辣椒素敏感型神经元表达N型Cav,而辣椒素不敏感型表达P型Cav,表明P/Q型和N型Cav的分布互为补充,参与疼痛信号的传导与调节。

瞬时受体电位(transient receptor potential, TRP)通道是非选择性阳离子通道,其表达水平和活性的改变在外周敏化的形成中具有重要作用。参与外周敏化的TRP通道主要包括TRPV$_1$、TRPM$_8$和TRPA$_1$。辣椒素选择性激活TRPV$_1$,产生烧灼样疼痛,高浓度的辣椒素在临床上被用于治疗局灶性疼痛,其机制就在于诱导TRPV$_1$脱敏达到减轻神经病理性疼痛的目的。

(三)异位放电和假突触传导

神经损伤后,受伤部位的传入神经元自发放电的程度大大增加,使其在没有刺激传入时也会引起疼痛传导,使疼痛阈值明显下降,即异位放电。正常情况下,邻近神经纤维是相互孤立的。而如果存在持续的神经活动以及神经损伤,则相邻的受损神经纤维以及周围未损伤的纤维之间,会出现化学介导的电连接,即形成假突触传导。异位放电最初发现于神经瘤,但进一步的研究发现,异位放电对于神经损伤后的痛觉过敏、异常疼痛以及持续疼痛的发展是至关重要的。

伤害性感受器在换能过程中发生主动性变化也参与了外周敏化的机制。例如,向组织内注射炎症介质如缓激肽可使早先沉默的伤害性感受器对机械或温度刺激变得敏感。另外,不同的机制之间往往是互为因果、互相促进的,例如,神经营养因子在促进炎症因子释放的同时,也能改变神经细胞的离子流、细胞内钙浓度以及蛋白磷酸化过程,导致神经元的膜兴奋性、递质释放以及突触效能等产生变化,引起神经元的异位放电及假突触传导,产生痛觉敏化。由此可见,多种机制参与外周敏化的形成,深入研究外周敏感化的发生机制对发现新的疼痛治疗靶点可起到积极的推进作用。

(林慧丹　彭志友　冯智英)

第二节　疼痛的中枢机制

20世纪60年代,梅尔扎克和帕特里克在前人研究的基础上,提出了疼痛的闸门控制学说。随后,对疼痛中枢机制的认识经历了多种学说。目前认为痛觉的形成源于多种上行和下行感觉信号在中枢的复杂汇聚、中枢整合后由大脑感知,同时受上下行神经调控系统调控。

一、疼痛产生的中枢机制结构基础

(一)脊髓及其传导束

脊髓被认为疼痛信号的初级整合中枢,背角汇聚着来自外周的不同传入神经与来自脑干和大脑皮质的下行投射神经,加上背角局部中间神经元,组成十分复杂的神经网络,并含有非常丰富的生物活性物质。初级神经元传递的疼痛信号首先进入脊髓背角。正常生理情况下,外周 A_β 类传入纤维终止于脊髓背角第Ⅲ、Ⅴ层,传递低阈值的感觉神经信号如触觉、压觉等;A_δ 纤维多终止于第Ⅰ、Ⅲ层,传递快痛信息;而C类纤维传入末梢则只终止在第Ⅱ层即胶质层,主要传递慢痛信息。但是在炎症或神经损伤等所致慢性疼痛状态下,A_β 纤维末端可以芽生至脊髓背角Ⅰ层和Ⅱ层,与此处的痛敏神经元形成异常的突触连接。

痛觉传递系统是一个复杂的上下行调控网络系统,其主要通过脊髓上行传导束调控。由于篇幅受限,在此主要介绍脊髓上行传导束。上行传导束又称感觉传导束,主要将躯干和四肢的痛温觉、精细触觉和深感觉传至大脑皮质感觉中枢进行加工和整合。主要包括:① 薄束和楔束,走行在后索,传导肌肉、肌腱、关节的深感觉(位置觉、运动觉和振动觉)和皮肤的精细触觉至延髓的薄束核和楔束核,进而传至大脑皮质;② 脊髓小脑束,分前、后束,分别位于外侧索周边的前、后部,将下肢和躯干下部的深感觉信息经小脑上脚和小脑下脚传至小脑皮质,与运动和姿势的调节有关;③ 脊髓丘脑束,可分为脊髓丘脑侧束和脊髓丘脑前束,分别走行于外侧索的前半部和前索,两束将后根的传入信息向上传至丘脑腹后外侧核(侧束传导痛温觉、前束传导触压觉),进而传至中央后回和旁中央小叶后部进行整合,是感觉传导通路的重要部分。

(二)脊髓及闸门学说

20世纪60年代,梅尔扎克和帕特里克提出闸门控制学说,认为节段性调制的神经网络由初级传入A和C纤维、后角投射神经元(T细胞)和胶质区抑制性中间神经元(SG细胞)组成,SG细胞位于脊髓背角的第Ⅱ层,起着关键的闸门作用,被认为"闸门"所在。A、C传入均能激活T细胞,但对SG细胞的作用却有所不同,A_β 传入兴奋SG细胞,而 A_δ 和C传入抑制SG细胞。因此,损伤引起 A_δ 和C纤维活动抑制SG细胞,使闸门打开,结果痛觉信息传入,产生疼痛;当诸如轻触抚摸等刺激兴奋 A_β 传入时,SG细胞兴奋,闸门通道关闭,抑制T细胞活动,减少或阻碍伤害性信息向中枢传递,使疼痛得到缓解。目前临床上使用的经皮电刺激镇痛(TENS)、脊髓电刺激(SCS)疗法及McGill疗法(MPQ)一定程度上是根据闸门控制理论推出的,其原理都是利用特定的高频、低强度电刺激来兴奋粗的有髓神经纤维,使闸门通道关闭,抑制同一节段细纤维的传入而发挥镇痛作用。

(三)脊髓上中枢系统

1. 丘脑 丘脑由六大核团组成,其中有些核团参与疼痛机制。目前较为明确的与疼痛传递有密切关系的核团有内侧核群及外侧核群中的腹后外侧核、腹后内侧核和髓板核群中的束旁核、中央核。丘脑接受来自脊髓丘系、三叉丘系和网状系统的纤维投射,转而将其传递到皮质。丘脑对于各种觉醒状态下的伤害性信息具有调制作用。

2. 网状结构 位于延脑、脑桥和中脑的网状结构,分为正中部、内侧部和外侧部。其中的核团自下而上为延网核、巨细胞网核、小细胞网核、旁正中网核、桥尾网核、桥嘴网核、桥被盖网核、楔状核、楔下核、脚桥被盖核。延脑段的核团内有心血管和呼吸中枢，以及呕吐、吞咽中枢。该结构在疼痛过程中有着重要地位。网状结构对痛情绪的产生非常重要，疼痛引起的厌恶情绪和动机的产生都是经由网状结构来调节的；脊髓网状束负责传递由脊髓向脑干网状结构的冲动，与觉醒状态的维持有关，所以伤害性刺激引起的疼痛的情绪信息、自主神经反应及躯体运动反射都离不开网状结构的激活。

3. 下丘脑　在第三脑室前部按细胞大小组成三大核群。由两种小细胞构成的视前核、漏斗核、背内侧核、下前核、室周核；由3种中型细胞构成的腹内侧核、结节外侧核、乳头体核；以及由4种大细胞构成的视上核、室旁核、背侧核和后核。下丘脑是产生自主神经反应和内分泌反应的重要核团。疼痛刺激引起的情绪和自主神经反应至少部分的通过下丘脑介导。

4. 边缘系统　边缘系统的重要组成包括，海马结构、海马旁回及内嗅区、齿状回、扣带回、乳头体以及杏仁核。其功能包括调节内脏活动、调节中枢神经系统内的感觉信息、影响或产生情绪及引起睡眠活动。这些脑区和皮质其他区域之间的相互作用是极其复杂多样的，这决定了疼痛刺激引起的反应也是复杂多样的。

5. 大脑皮质　人类大脑皮质接受感觉信息的区域有两个：SⅠ和SⅡ。SⅠ位于中央后回，接受同侧丘脑腹侧基底部纤维投射；SⅡ主要位于顶叶皮质，两者都可对感觉信息进行精确辨别，SⅠ神经元还具有整合功能，能够编码刺激的强度。

6. 当然，脑内有许多结构，包括脑干的中缝背核、蓝斑，下丘脑的室旁核、视上核和弓状核，边缘系统的海马、隔区和杏仁等，都参与疼痛形成与反射。

二、中枢系统与疼痛感知

有证据证明，慢性疼痛的产生与中枢神经系统内部的病理性改变有关。慢性疼痛被认为是一种脑功能障碍性疾病，其可通过改变大脑之间的信息流动和整合而影响大脑的功能和行为。传统观念认为，外周伤害性信息由脊髓丘脑束传导，经脊髓背角浅层和丘脑腹后外侧核和丘脑腹后内侧核，到达大脑初级躯体感觉皮质，引起疼痛。其认为脑内有2条痛觉传导通路，一条是外侧痛觉系统，包括丘脑外侧核群、初级躯体感觉皮质、次级躯体感觉皮质，主要传递疼痛的感觉信号；另一条是内侧痛觉系统，包括丘脑内侧核群及前扣带回，主要负责传递疼痛的情绪信息。新的研究表明，疼痛感觉信号的传递是包括内外侧痛觉系统及广泛大脑皮质参与的复杂神经网络关联过程。最近学者们通过电生理、脑功能成像及行为学等方面的进一步深入研究慢性疼痛的大脑机制。近期有通过功能性磁共振成像观察慢性疼痛患者静息状态下脑功能的改变的大量研究，提示慢性疼痛并非简单的外周伤害性刺激的直接产物，而是脑内一个广泛存在的中枢神经元网络编码过程，是大脑及中枢神经系统对这些伤害性刺激多元化分析的结果。疼痛感知觉的形成牵涉到脊髓、脑干、边缘系统及大脑皮质等多个结构，其中任一结构编码过程的异常都可能导致慢性疼痛的发生。

三、疼痛的中枢调控理论

在机体内,痛觉形成源于多种上行或下行的感觉信号在中枢的汇聚,外周伤害性信息在中枢的转导和整合同时受到中枢上下行调控系统的调节。以5-HT及NE等递质为例,其作用于脊髓背角神经元,抑制其活性,阻止躯体的传入到大脑,从而阻止痛觉形成;当5-HT和NE抑制作用缺失,则可能无法屏蔽一些无关的非伤害感受性传入,使普通的可以忽略的传入信号引起痛觉;抑制疼痛传导,从而实现疼痛缓解。

下行痛觉调制系统也是学者们比较感兴趣的研究内容。早在1965年就有学者提出:脊髓背角的伤害性信息受到两个方面的调制,其中之一就是高级中枢的下行调节作用。此下行调控系统既可调节初级中枢传入神经元,也可调节次级中枢神经元。在神经系统内,有多条下行调节通路可直接作用于脊髓产生镇痛作用。但中脑导水管周围灰质(PAG)是下行调控系统中至关重要的结构,下行调制系统主要由PAG、延髓头侧腹内侧网状系统(rostral ventromedial medulla, RVM)和背外侧脑桥被盖核(dorsolateral pontine tegmentum, DLPT)组成。电刺激PAG能抑制背角神经元活动从而产生镇痛效应,有实验证明,凡激活高级中枢所产生的镇痛效应,大都通过PAG得以实现。PAG发出的纤维支配延髓的中缝大核和脑桥臂旁核。PAG传出神经投射至延髓头侧腹内侧网状系统(RVM),终止与脊髓背角(DH),是下行调制系统中最重要的一条通路。RVM在目前已知的PAG中继核团中功能最为确切,是疼痛下行调控系统的重要脑区。PAG-RVM刺激神经通路既可产生下行抑制作用,也可产生下行易化作用。下行易化系统还可通过作用于主要位于脊髓背角浅层的5-HT$_3$受体促进脊髓敏化。这与其和DH在不同的解剖层面有着复杂的机制有关。RVM神经元主要分为关闭神经元(off-cell)和开启神经元(on-cell)。关闭神经元能被伤害性刺激激活,通过阻抑伤害性信息的传递而出现抑制疼痛作用,开启神经元则能加强信息的传递,使其产生自发放电,从而出现易化效应,所以RVM也是疼痛下行易化系统的重要脑区。RVM内调节通路涉及兴奋性氨基酸、GABA和阿片的释放,以及5-HT能及去甲肾上腺素能的激活。这些递质均被证实以下行调控,有些时候是下行镇痛,有些时候是下行易化调节,这可能与其药物浓度干涉及受体种类有关。其中5-HT能神经元被认为是内源性疼痛下行调控的关键神经元,5-HT受体激活可以易化伤害性信息在脊髓水平的传递而介导和促进慢性疼痛的形成,也可以通过抑制初级传入纤维和投射神经元产生下行抑制作用,但目前认为兴奋RVM内的5-HT能神经元主要产生下行镇痛作用。RVM和PAG也参与阿片类药物的镇痛机制。将阿片类药物及U受体激动剂注入RVM和PAG会产生强大的镇痛作用,损毁表达μ-阿片受体的RVM神经元可减轻痛觉敏化,由此可见,体内存在一条由内源性阿片介导的下行调制系统。除RVM外,PAG的传出纤维还经过蓝斑/蓝斑下核神经经双侧DLF投射到脊髓。外侧网状核是脊髓去甲肾上腺素能(NE)纤维投射的另一来源,传出终止于脊髓背角。

四、疼痛的中枢敏化

中枢敏化是指脊髓及脊髓上疼痛传递反应的放大,是中枢神经系统在痛觉形成过程中表现出来的一种可塑性变化。临床上有许多病例疼痛机制涉及中枢敏化,如幻肢痛,虽然患者病源已切除,但疼痛仍持续存在甚或加剧,如同切除的患者仍存在。下面我们从这两方面来阐述敏化机制。

(一)脊髓节段的中枢敏化

在脊髓,疼痛的调制主要发生在脊髓背角,脊髓背角是感觉信息传入的门户和初级整合中枢,慢性疼痛引起脊髓背角神经元兴奋性和突触可塑性的变化,中枢敏感化则很大程度是在外周敏感化的基础上形成的。

慢性疼痛持续状态时,外周伤害性刺激引起EAAs在脊髓后角释放增多,激活C纤维,引起外周痛觉感受器激活阈值的降低,从而导致外周敏感化,不断地伤害性刺激激活脊髓突触后和突触前的N-甲基-D-天冬氨酸受体(N-methyl-D-aspartic acid receptor,NMDA受体),导致脊髓背角神经元的NMDA受体过度兴奋、细胞内钙离子水平增高及PKA活化,导致后角神经元对外来的传人信号兴奋性增高、感受野拓宽、对伤害或非伤害刺激的反应增强,导致神经元敏化。同时,外周神经损伤还导致传入神经突触大量释放SP,通过激活和增加神经元细胞膜NKI受体密度诱导脊髓后角神经元的敏化,联合使用NKI和NMDA受体拮抗剂可以协同抑制脊髓后角神经元敏化导致的持续。因此SP/NK1受体机制在脊髓后角神经元敏化的形成和维持中起重要的协同作用。另外,使君子酸(AMPA)受体介导的快速激活以及各种代谢型谷氨酸(mGlu)受体亚型的功能改变等机制在脊髓敏化的形成和维持中也可能具有重要作用,对此目前尚无定论,有待更深入的研究。同时,外周神经损伤后,脊髓神经元内的阿片受体结合力降低,同时NMDA受体介导的磷酸化作用可能会改变阿片受体与G蛋白的耦合能力,或改变阿片受体依赖的离子通道的活性。氨基丁酸能抑制系统则可从受体激活产生的超极化抑制转变成为去极化激活现象,同样产生去极化效应,从而使脊髓下行抑制性调节功能减弱,中枢神经网络的兴奋性提高,表现出中枢敏化现象。

(二)脊髓上的中枢敏化

研究表明,脊髓以上的丘脑、大脑皮质躯体感觉区及中脑灰质的神经元参与痛觉过敏,而神经损伤后,下行易化调制系统功能的改变则可能参与脊髓敏化的维持。前面我们提及,PAG-RVM是下行调控系统的重要脑区,研究表明其在中枢敏化中起着重要作用。外周神经损伤,持续刺激初级传入纤维,使RVM神经元表型发生改变,off-cell受到抑制,on-cell活性增强,产生自发放电,从而出现敏化效应。

(三)胶质细胞机制

胶质细胞广泛分布于大脑和脊髓,占中枢神经细胞总数的70%以上。有研究表明胶质细胞不仅对神经元起支持和营养作用,在神经调制、神经营养和神经免疫方面也起着关键作用,其激活与痛觉过敏的产生和疼痛持续状态有密切关系。胶质细胞激活后能产生和释放大量细胞因子、炎性介质等,包括氧自由基、一氧化氮、ATP、花生四烯酸、白三烯、前列腺素、EAAs、神经生长因子和肿瘤坏死因子等,也促进神经末梢包括初级传入神经释放 SP 和 EAAs,从而触发一系列复杂的反应;参与脊髓疼痛调制过程,导致痛觉改变或痛觉过敏。

(四)交感神经及交感神经出芽

正常情况下,交感神经并不直接支配 DRG 内感觉神经元,仅支配其周围及伴行血管。研究发现一旦外周神经受损,会引起交感神经节节后交感纤维末梢长芽与背根神经节 DRG 神经元形成多个突触联系。另外,在去甲肾上腺素能交感神经元与感觉神经元等外周效应位点之间的直接化学耦联;背根神经节中,交感神经系统和感觉神经系统的直接耦联;通过外周敏化机制介导的间接耦联,包括交感神经末端释放炎性因子以及初级神经轴突敏化等。动物模型证实当外周神经受损时,交感神经末梢释放去甲肾上腺素与受损传入轴突以及 DRG 神经元上 α_2 肾上腺素能受体结合使两者活化,并发现未受损的 DRG 神经元上 α_2 肾上腺素能受体表达增多。肾上腺素能受体拮抗剂以及化学交感神经阻滞剂均能有效减轻外周神经损伤后引起的异常疼痛说明交感神经在外周痛觉敏化机制中发挥重要作用。这个理论称为交感神经出芽。

最近通过慢性疼痛患者脑功能磁共振成像的研究,发现慢性疼痛导致的脑功能、脑化学物质以及脑结构的变化,疼痛认知、记忆功能区的改变为"慢性疼痛是一类疾病"的观点提供了依据。同时,慢性疼痛可引起焦虑抑郁等心理改变,而焦虑抑郁也可诱发曾经的情感创伤,降低患者的痛阈,降低患者对疾病和疼痛的应对能力,增加患者对疼痛的躯体感受,因而焦虑也可加重患者的疼痛发作,直至形成一个恶性循环。

因此,疼痛尤其是慢性疼痛发生机制复杂,前仍然存在许多未知领域,需要进一步深入研究。

(林慧丹　彭志友　冯智英)

第五章

疼痛的相关因素

第一节 医务人员对患者疼痛的影响

术后或创伤后引起的急性疼痛和肿瘤等疾病引起的慢性疼痛,如不及时给予有效的治疗,会导致患者睡眠障碍、情绪抑郁,甚至伴有自杀倾向。按照 WHO 推荐的三阶梯止痛原则,大部分患者疼痛可进行有效控制。但是,为什么在有良好止痛原则指导下以及不同类型止痛药物选择下,仍有一大部分患者的疼痛未得到很好的控制?在疼痛管理中,医生决定止痛的用药方案,护士主要发挥评估疼痛、落实止痛措施的作用,而患者和家属则起到配合实施止痛措施和观察反馈止痛效果的作用。因为医生、护士、患者这三个环节环环相扣,任何一个环节存在短板,均可能对疼痛管理造成影响。本节主要介绍医务人员,即医生和护士对于患者疼痛的影响。

一、疼痛管理现状

1979 年 IASP 将疼痛定义为:疼痛是指在人身体内一种现存的或潜在的组织损伤,导致人出现不愉快的感觉和情绪上的影响,是身体对不利刺激的一种保护性防御措施。2020年提出了疼痛的新定义:疼痛是一种与实际或潜在的组织作相关的不愉快的感觉和情绪情感体验,或与此相似的经历。疼痛作为第五大生命体征,在世界范围内疼痛管理受到越来越多的关注,消除疼痛是患者的基本权利。然而在中国,疼痛管理作为一项基本人权的理念并没有被广泛接受。疼痛往往容易被医护人员忽视。持续疼痛会导致患者的神经系统发生病变,导致睡眠障碍、焦虑、人格扭曲等严重后果。消极的疼痛管理将导致患者住院时间延长、医疗费用增加、运动能力下降、情绪抑郁甚至丧失希望。对于医疗机构来说,疼痛问题会使患者满意度明显下降、同时浪费更多医疗资源,还会造成医患关系紧张等问题。

二、疼痛管理模式

国外疼痛管理比较成熟,有专门的急性疼痛服务组织(Acute Pain Service, APS)为临床疼痛管理提供参考。APS通过采用多种措施,以患者为中心,达到缓解患者痛苦并增加舒适度的目的,实施过程中需采用麻醉学、护理学、心理学、药理学等多学科合作的模式。疼痛管理的质量评价标准包括患者的舒适程度或疼痛强度、疼痛对患者身体功能的影响、患者及其家属的满意程度、疼痛评估记录、疼痛管理措施的有效性以及药物不良反应。

APS目前存在两种比较成熟的工作模式,即以护士为基础和以麻醉医师为基础的疼痛管理模式。相对于护士而言,麻醉医师人员更为紧缺,而且麻醉医师的工作重心为解决临床麻醉问题,受益人群较少,所以以麻醉医师为督导的、护士为基础的急性疼痛服务体系成了目前国外病房的最佳疼痛管理模式。疼痛控制的主要实施人员也从麻醉医师转变为护士,而且需要经过专门的疼痛专科培训及考核。

我国疼痛管理处于刚起步阶段,目前的模式是以护士为主导的疼痛管理模式。2008年中华医学会在医院等级评审中首次将疼痛列为评审标准之一,体现出医疗管理部门已经开始重视疼痛管理。另外我国在很多二级及以上医院设立疼痛专科,疼痛专科医生在急慢性疼痛的疼痛管理中扮演着重要角色。

三、护士因素对疼痛管理的影响

(一)护士的疼痛知识与态度

护士对于疼痛知识的态度,将影响其对于疼痛管理措施的实施。1987年,麦卡弗里和费雷尔设计了《护士的疼痛知识与态度问卷》,此问卷用于调查护士的疼痛知识与态度,在其后续研究报道中,发现护士对疼痛问题做出处理决定时,受其疼痛知识、态度的影响。多尔顿等使用麦卡弗里的问卷得出一致的结论,认为护士疼痛知识与疼痛评估行为显著相关。有专家针对国内护士疼痛知识与疼痛评估行为进行研究,发现仅1/3的护士认为自己的疼痛知识能满足工作需要,近2/3的护士不愿对疼痛难忍的患者重复给药,因为过分担心重复给药会导致成瘾。专业的疼痛知识教育能提高护士对疼痛的认知,提高护士的疼痛护理质量。然而,态度的改变需要一个长期的过程。因此,探讨关于护士疼痛知识教育并使其态度改变的策略任重道远。

(二)护士的社会人口学因素

护士的工作年限可能影响疼痛评估。疼痛护理经验少于1年的护士趋向于高估患者的疼痛,而有6～10年疼痛管理经验的趋向于低估患者的疼痛。然而,近年来护士流动性大是国内外普遍存在的问题,导致护士年龄较轻,从而工作年限偏少。因此,解决护士流失问题,并开展针对不同工作年限护士的专科教育是确保疼痛管理有效进行的关键。

(三)护士的文化程度与职称

拥有大专或中专文化程度的护士与拥有本科及以上文化程度的护士相比,在疼痛评估和非药物镇痛措施方面的活动频率高,而在与患者的沟通和与其他医务人员合作方面活动频率偏低。主管护师及副主任护师职称者较注意提供有关非药物减轻疼痛方法的信息以及使用按摩的方法,而护师职称者较常使用改变体位作为减轻术后疼痛的方法。

（四）继续教育

护士不断接受疼痛知识的教育,可改变护士治疗患者的态度,从而促使他们愿意花时间和精力去减轻患者的疼痛。加强护士疼痛知识的教育,特别是专业的继续教育对于疼痛管理的意义重大。

（五）个人疼痛经历

护士个人的手术经历有助于护士对患者疼痛感受的理解,与没有手术经历的护士相比,其拥有的疼痛知识更多,处理患者疼痛的效果更好。

四、医生因素对疼痛管理的影响

我国大部分医生并不愿意使用麻醉药物,例如大部分外科患者术后镇痛使用的医嘱药物种类以及剂量都较为保守,特别是阿片类止痛药物应用远低于发达国家平均水平,直接导致患者不能有效缓解疼痛而影响患者康复;另一方面,国内大部分医护人员缺乏相应的疼痛管理知识,对疼痛药物的使用无法提出有效的建议。疼痛对患者健康可造成严重影响,但多数慢性疼痛患者认为他们的医生并不关心他们的疼痛。约1/3的慢性疼痛患者并没有接受疼痛治疗,因为患者认为医生不能治疗他们的疼痛,或者无法耐受疼痛治疗。

五、医务人员有关疼痛的常见误区

（一）"疼痛是结果而不是原因"

传统上,人们认为疼痛只是一种症状,然而,未减轻的疼痛或控制不好的疼痛会引起其他反应,如活动受限、愤怒、焦虑,甚至使治疗和恢复时间延长。疼痛不仅仅是症状,对于慢性疼痛来说,疼痛本身就是一种疾病。

（二）"对疼痛患者使用阿片类药物是非常危险的"

当应用阿片类止痛药物治患者痛甚至是治疗癌性疼痛时,医务工作人员和政策制定者都普遍担心药物成瘾性,害怕对麻醉药成瘾,是直接影响有效疼痛控制的主要障碍。医生不愿开麻醉处方,护士不愿给患者使用止痛药。然而研究表明,患者伴有疼痛疾病时应用阿片类药物,极少出现药物成瘾性。

（三）"最好等到患者感到痛了再给止痛药"

传统的观念不重视疼痛的治疗,认为只有在疼痛难忍时才可以实施镇痛,并且只能使用一次,连续使用即可成瘾或影响呼吸,连续使用止痛剂会影响伤口的愈合。因此医护人员会要求患者忍耐疼痛,认为这样比较安全。有医护人员认为,手术后疼痛是必然的,给予止痛剂也是暂时缓解疼痛,彻底止痛几乎是不可能的。实际上,在疼痛出现前或刚刚感到疼痛时及时给予止痛药物,更有利于疼痛控制,减少患者对于疼痛的恐惧。

（四）"许多患者谎报感到疼痛或疼痛的程度"

实际上极少或几乎没有患者谎报自己的疼痛,患者描述自己疼痛时,我们就应相信患者伴有疼痛。在调查中发现,医护人员对于患者疼痛的评估往往低于患者的自我感受。在临床实践中,还存在错误使用疼痛评分工具情况,以为疼痛评分是评估患者疼痛的唯一标准,而忽略了从生理、功能、行为等方面的综合评估。疼痛评分是患者的主观资料,患者告诉你几分就是几分疼痛,而不是医务人员的主观判断。

六、医务人员如何正确引导患者正确看待疼痛

积极地疼痛管理需要医生与护士协作对患者进行评估,根据疼痛评估的结果以及患者情况,决定疼痛治疗措施,并及时调整治疗计划。疼痛评估的结果及疼痛治疗的措施都要记录在病史中,并不断收集数据以监测疼痛管理的有效性。除了通过多种不同作用方式的镇痛药物联合使用,达到最佳的镇痛效果之外,还需开展患者教育工作,告知患者如何进行疼痛的评估、疼痛治疗的重要性、如何正确服用止痛药、如何预防不良反应等,以便患者更好地配合治疗。

(阚厚铭　丁晓彤)

第二节　患者因素对疼痛的影响

一、疼痛患者心理学研究

疼痛是一种令人不愉快的感觉和情感体验,常常带有强烈的主观色彩。疼痛与心理因素密切相关,互为影响。疼痛常被看作机体受到威胁时的预警信号,但持续慢性的疼痛可能引起患者恐惧、焦虑、抑郁等情绪变化。具有不同心理社会学背景的患者对于疼痛的态度及感觉会存在不同。正视患者因素对疼痛的影响,是疼痛管理及疼痛控制的重要一环。

二、影响疼痛患者心理社会学因素

随着人们对于疼痛发病机制、流行病学的研究深入,越来越多学者开始关注疼痛患者的心理社会学因素。这些因素包括文化习俗、个体特征、以往疼痛经历、当前精神心理状况、对镇痛的预期等诸多心理变量。这些因素可能增加疼痛转变为慢性疼痛的概率,并引起相应功能障碍。心理社会因素伴随着疼痛的全过程,甚至在某些情况下可以成为疼痛的独立原发因素。

(一)社会文化

不同民族、文化背景个体由于所受教育、习俗、宗教信仰、家庭环境的影响,对疼痛的感知、耐受和行为反应存在差异。有报道称北欧人的痛阈值高于欧洲大部分地区的人以及非洲人和美洲人,而爱尔兰天主教徒和英格兰新教徒的疼痛阈值高于意大利人和犹太人。但是有学者认为不同人种之间疼痛阈值不存在差异,即不同人种之间疼痛体验感觉

是相同的,不同的是不同人种和宗教对疼痛的标准存在差别。

（二）人格特征

人格特征是在先天因素与后天因素共同作用下形成的,随着年龄的增长,个人阅历的增加,个体的人格特征趋于稳定,形成对客观世界特有的理解和态度以及相应的认知和行为方式。患者的人格特征与疼痛具有相关性。性格外向患者较内向患者更乐于表达他们的疼痛。意志坚强、自我控制力强的个体对疼痛耐受性较强。个性内向、情绪不稳定、神经质的个体对疼痛更加敏感。有学者采用艾森克人格调查表对中重度癌性疼痛患者进行人格维度测定并与简明疼痛调查表进行相关分析,发现人格维度E(外、内倾向)和N(神经质或高、低驱动型)可能与信心和情绪相关。外向伴有高驱动倾向者,信心和情绪等级分低,外向伴低驱动型和中间型伴高驱动者,信心和情绪等级分较高。痛感与病变之间缺乏固定的相关关系,但疼痛的质和量受焦虑、忧郁等情绪变量的影响。持续的焦虑和忧郁可明显增加痛感。

（三）人口学特征

关于年龄与疼痛耐受力及疼痛的表达方式缺乏系统研究,不同研究之间也存在矛盾之处。多数学者认为,婴儿的疼痛阈值最高,随着年龄的增长,痛阈会逐渐降低,到达成年会稳定在一个水平,到老年阶段又会有所升高。另有学者通过提高温度诱导疼痛的方法评价不同年龄人群感知温暖、疼痛的差别,结果显示,老年女性区别温暖、烫和疼痛的能力较差,而老年男性则和年轻人无明显差别。因此认为老年女性更能耐受疼痛是和敏感性下降有关。

有学者提出随着患者年龄的增加,患者手术后疼痛越轻。这主要是随着年龄的增加,患者脑内递质如乙酰胆碱、儿茶酚胺、5-HT减少,神经元密度减低,中枢神经内受体数减少。因此传导功能减退,调节功能减弱,对疼痛定位不准确,而对中枢性抑制药如镇痛药敏感,感觉以及痛觉的阈值增高;老年人皮肤痛觉小体大量减少也是痛觉减低的原因之一,脑内许多区域的阿片受体随着年龄的增加而减少。

（四）经验和预期

在清醒和有意识的情况下,个体以往的疼痛经历和应对疼痛的经验可以影响个体对疼痛的预期,从而影响疼痛的感知和反应。预期是在实际刺激出现之前便开始实施的应对策略,预期调控疼痛说明大脑可以"自上而下"地影响疼痛生成。以往经验和预期可以调节情绪过程,进而控制对疼痛的感知。在预知疼痛发生的前提下,个体会分配更多的注意资源用于应对即将到来的疼痛,有证据表明注意疼痛会导致疼痛加重,注意疼痛以外的事物即分散注意会使疼痛减轻。菲尔茨的动机-决策疼痛模型认为,个体在对疼痛刺激进行反应之前有预决策过程,它可以改变个体的动机状态。预期的产生使得个体在疼痛刺激呈现之前就开始调动情绪、注意、动机等心理过程,而对疼痛的调控得以持续则依赖于刺激施加后的反馈机制。持续的负性预期导致逃避惩罚的动机环路的长期过度激活,与疼痛有关的恐惧情绪和回避行为是慢性疼痛产生的重要原因。

（五）学习与记忆

疼痛是可以学习的。疼痛共情是指个体对疼痛患者产生的共情行为,一方面,疼痛共情能够促使个体感知他人的痛苦,产生同情心理;另一方面,及时感知他人的疼痛能够使个体对危险情景保持警惕并做出防御反应,以实现机体的自我防御。有关疼痛共情的相关研究发现,当个体在没有物理刺激的情况下,看到他人遭受痛苦的刺激时也会产生疼痛的感知,专业知识丰富的医务人员可以通过下调共情来减少疼痛的感知。

人对于疼痛的认知很大程度来源于幼年时父母和周围环境的影响。如果父母对于外伤很重视,对于轻微伤害即表现出巨大反应,子女对于疼痛就会过于敏感,因而对于疼痛的忍耐能力较低。相反,如果父母对于外伤表现比较从容,子女则对疼痛的忍耐能力更大。

（六）注意力与情境

疼痛受情境的影响,战士在战场上负伤后疼痛感知并不明显,甚至对疼痛视而不见,因为在激烈的战斗中,个体处于激烈战斗中,从而降低对疼痛的感受。相反,在心理应激的状况下,个体容易出现焦虑与疼痛。

（七）职业特点

一项在美国普通成年民众间进行的横断性研究显示,某些职业群体颈痛患病率更高。数据来自美国国家健康问卷调查,该项研究调查了363 629名年龄从18～64岁的各行业雇员。颈痛是指在过去3个月的非特异性颈部疼痛。收集的数据包括职业分类类型、工作时长、人口统计学特征、社会经济地位、业余时间的体力活动、心理压力等。使用单因素和多因素Logistic回归分析计算颈部疼痛的比值比。颈痛患病率排名前五的行业是:军事,医疗,艺术、设计、娱乐、运动员以及媒体,社区及社会服务业,个人护理及服务。

（八）文化程度

有学者研究提出,文化程度高者,其疼痛困扰相对较小。可能文化程度较高者多从事脑力劳动,对工作造成的困扰相对较小;加之其知识面更广,能获取更多应对疼痛的知识及措施,因而更能控制自己的情绪。

三、疼痛患者常伴有的心理问题

（一）抑郁

抑郁在慢性疼痛人群中发病率高,是普通人群的3倍以上。抑郁与机体的功能损害以及生理功能的恢复密切相关,它影响慢性疼痛的预后与进展。目前,对于是疼痛引起抑郁还是抑郁引起疼痛,存在争议,疼痛与抑郁之间存在以下几种假说。

1.疼痛-抑郁　即抑郁是疼痛的直接后果或固有成分,是长期遭受疼痛以及对生活负面影响而发生的一个可以理解甚至期望的结果。疼痛构成了一个重要的躯体和心理应激源,对精神状况造成影响。

2.疼痛-中介因素-抑郁　这一模式认为疼痛并不是抑郁发生的充分或直接条件,而是由与疼痛相关的一些认知行为作为引导，进而引起抑郁水平的增高。当疼痛对感知和生活的影响加以控制后，疼痛和抑郁之间不存在直接联系。

3. 疼痛-共同致病因素-抑郁　慢性疼痛特别是心因性疼痛与抑郁可能存在某一功能致病机制，慢性疼痛激发了这一致病机制而引发抑郁。

4. 抑郁-疼痛　即用隐形的抑郁来解释慢性疼痛，把慢性疼痛解释为抑郁的躯体症状。有些老年患者只存在疑病性主诉，而不伴有情绪障碍。

5. 疼痛-抑郁-更多疼痛　慢性疼痛与抑郁通过反复的恶性循环相关影响。疼痛增加不愉快的情感，进而记忆不愉快的事情。反过来，这些不愉快的记忆与情感，又会引发更多的疼痛。

（二）焦虑

焦虑是一种情绪状态，每个人在不同程度上体验过焦虑。其典型症状包括精神紧张、肌肉僵硬、心跳加快、出汗、头痛、失眠等症状。虽然恐惧与焦虑都包含令人不愉快的畏惧感，但恐惧与焦虑不同，恐惧常有确定的威胁引起，而焦虑常发生于个体不能确定畏惧对象的时候。对疼痛患者焦虑评估常从3个方面来评价：认知和情感方面（如恐惧、神经质、不安、激惹、紧张等）；行为方面（如少动、逃避、失眠、语言不畅、过度换气等）；生理方面（如血压升高、心率增快、气短、恶心、流汗等）。焦虑与疼痛相互影响的确切方式目前还不清楚，但是通过对于慢性疼痛患者采取相应心理干预取得了良好的效果。

1. 焦虑与疼痛的心理学机制

（1）经典学习理论　经典的学习理论认为，焦虑的形成是对非威胁性环境的一种反应，因为个体在经历非威胁环境的过程中受到了惩罚。一旦条件反射形成，个体会寻求逃离这种环境。只要个体还在回避条件刺激，这种行为就不会消失，即学习到的焦虑反应会长久保存。目前许多暴露疗法都是依据这一模型。

（2）认知信息加工模型　理论学家多倾向于用认知信息加工模型来解释病理性焦虑，认为焦虑来源于一种对威胁性信息的选择性加工。过度焦虑的患者缺乏消除或逆转这些自主模式的能力。

（3）操作式条件反射模型　该模型认为因早先试图逃避疼痛而导致痛行为的持续存在。对自身疼痛的后果形成负面期待的患者会对疼痛及其相关背景产生恐惧心理。因此，恐惧感启动了逃避行为，最终去条件化而使疼痛、负面期待和逃避行为持久存在。

2. 焦虑与疼痛的生理学机制　对于焦虑及其相关疾病的神经生物学研究揭示存在相关解剖通路和递质。脑成像和脑地形图研究提示，焦虑患者的杏仁核、海马、眶额皮质以及前额叶活动增多，并且疼痛、焦虑和抑郁3种情况所激活的脑内回路是有所重叠的。

（三）愤怒

愤怒一直被认为是疼痛经历中不可分割的一部分，而且是一种有害的情绪状态。研究表明，慢性疼痛患者常常伴有愤怒情绪。文献揭示，愤怒与头痛、肌痛、背痛等多种慢性疼痛有关。愤怒的程度越高,疼痛阈值就越低,疼痛程度就越强烈,止痛药服用剂量就越大。慢性疼痛中愤怒认知属性的特点包括:目标受挫、外部归因、自觉不公。

1. 目标受挫 受挫-进攻模式认为,当有外界因素阻碍个人重大目标实现时,愤怒便产生了。对于慢性疼痛患者来说,追求很难通过一次或几次就诊达到疼痛完全缓解的预期。因此患者会陷入迷茫之中:坚持不懈地追求疼痛缓解,得到的却是一次次受挫。

2. 外部归因 归因理论认为人们倾向于寻找日常生活发生事件的原因,当他们认为外部原因(而不是自身原因)给自己带来负面影响时产生了愤怒。在慢性疼痛患者当中,因为疼痛产生过多的归咎,而过多的归咎只会带来更多的疼痛和情感上的苦恼。

3. 自觉不公 愤怒的经典定义特别强调"事件形成中自认为的不公平感"。自觉不公在愤怒形成中发挥着重要作用。另外,自觉不公和外部归因存在固有联系,两者对疼痛中愤怒的贡献存在交叉和重叠。

(四)恐惧

疼痛信号被看作是机体受到威胁时的预警信号。在慢性持续疼痛中,患者所期待的(疼痛减退)与实际发生的(疼痛增加或持续疼痛)不对等,这种情况下可能出现灾难化曲解疼痛,因而引起疼痛相关的恐惧。对疼痛及其后果的消极评价如灾难化思考是疼痛相关恐惧的前导,它导致疼痛体验的放大。疼痛相关恐惧的特征是过度警觉、产生逃避/回避行为。回避行为发生在疼痛预期中,而不是对疼痛的反应。逃避/回避行为使患者的工作、休闲娱乐和社会交往等活动减少,从而出现情绪紊乱如易怒、挫折感和抑郁。

四、慢性疼痛患者与躯体化症状

(一)以疼痛为主要表现的躯体化症状

躯体化症状的主要特征为多种、反复出现且经常变化的躯体不适,医学检查却不能发现相应身体疾病的证据。慢性疼痛在一定程度上是躯体化症状的表现,慢性疼痛患者合并躯体化症状时常常会加重病情,增加慢性疼痛治疗难度。以疼痛为主要表现的躯体化症状在综合性医院非常常见。症状常涉及多个系统,以疼痛为主要表现,并伴有其他躯体不适症状。患者常就诊于多个相关科室,并且存在多次就诊、多次检查现象,对自己的健康检查结果伴有怀疑态度。

(二)脑功能磁共振影像学改变

随着影像学技术的进步,脑功能磁共振可更直观地解释患者躯体化疼痛不适症状。国外阿普卡里安研究发现躯体形式障碍患者丘脑、额叶皮质神经元缺失,而丘脑与额叶是疼痛传导通路的重要组成部分,瓦利特研究发现,患者岛叶和扣带回灰质减少,德比希尔等通过对6例非典型面神经痛患者及6例健康对照组进行局部热刺激,观察脑血流灌注,发现两组在脑部岛叶、扣带回、额叶皮质、丘脑、豆状核等部位血流灌注有差异,而这些部位是内侧痛觉系统的组成部分。除了生物学机制外,可能还有社会心理因素的存在,面对外界的压力,躯体症状障碍患者采用的防御机制多不成熟,而此类患者最常用的防御机制即躯体化,即对不能接受的一些潜意识冲突通过躯体化的形式表达出来。

(三)相关因素分析

研究表明,女性、性格偏内向、有负性生活事件、年龄较大、文化水平较低、病程时间长、首发症状数较多、既往就诊科室数较多患者,出现躯体化症状的可能性更大。

1. 性别　女性患者较男性患者出现以疼痛为主要表现的躯体化症状概率大,可以从以下几个方面来解释。

(1)男女在生理上对疼痛的反应是不同的,可能与疼痛调节网络有关,而复杂的疼痛调节网络在性发育过程中形成了男女差别,使得女性比男性有更强烈的痛体验,或持续时间更长。

(2)女性在抗压力、心理防御等方面较男性弱,容易将一些不良情绪转化为躯体不适症状。

(3)受中国传统文化的影响,男性不愿意暴露自己有躯体化症状,不愿来医院就诊。

2. 性格　内向型性格患者不善于表达自己内心的情感,不善于将自己的不良情绪宣泄出来,再加上这类患者可能比较敏感,对别人的言行考虑较多,对自己的问题反复思考,尤其容易看到一些负性部分,产生一些消极情绪,导致疾病的进一步进展。

3. 年龄　老年患者更容易出现焦虑、抑郁状况。分析可能因为在儿童或青少年时期,躯体形式障碍主要表现为疼痛障碍,而情绪反应不太明显,而老年患者身体各方面功能正处于下降期,再加上疼痛等躯体不适的感觉,更容易产生失落感、伤感,所以更容易产生情绪问题。

4. 负性生活事件　负性生活事件作为一个诱因容易引发患者情绪障碍,且国外研究发现生活中的困难是西方人强迫发生的诱发因素,同样在中国,生活中的一些挫折等负性事件,在强迫诱因中占突出地位。情绪转化成躯体症状,其中各种疼痛是最敏感的症状。

5. 文化水平　文化水平越低,越无法找到合理的途径来排解自己的不良情绪,无法辨认、调节自己的情绪,且文化水平低的患者更不愿承认自己患有心理疾病,得不到有效的诊疗,更容易产生焦虑、抑郁情绪,而相对文化水平高的人,对自己的疾病认识更清,采取的解决方法也越多,能及时缓解自己的情绪问题。

6. 病程时间、首发症状、既往就诊情况　就诊科室多、首发症状多的患者恐惧因子得分较高,可能因此类患者比较敏感,再加上不良事件的刺激,更容易担心、紧张,害怕与所处的环境不相称,而选择回避,比如会对一些社交恐惧,因患者躯体症状较多,还可以对患躯体疾病感到恐惧。

7. 医保　自费的患者觉得自己看病耗费的较多,给家庭带来负担,有种内疚感,容易产生抑郁情绪,因为花费很高而担心自己的病仍治不好,容易产生焦虑情绪。患者反复求医,在医疗费用中花费很大,增加患者的负担,更加重患者的消极情绪,使患者对疼痛的感觉更敏感。

(阚厚铭　丁晓彤)

第三节　护理干预在疼痛中的控制作用

一、疼痛护理干预模式

未来疼痛诊疗专业趋向于多学科相结合。护士作为该专业中重要组成成员之一,负责全面照顾患者,配合医生工作,协调各方面关系。可以说良好的护理是疼痛管理中的重要一环。近年来,许多学者提出,要想更好地控制各种急慢性疼痛,必须完善疼痛服务模式。在欧美一些国家,护士在疼痛管理中的独特关键作用正逐渐显现出来。

二、疼痛护理的发展现状

(一)国外疼痛护理学发展

20世纪中后叶,随着疼痛医学的发展,疼痛护理学在国外也日益受到重视。美国疼痛护理学通过创建专业学术组织、实施疼痛资源护士(pain resource nurse, PRN)项目、开展疼痛护理能力的认证及高级疼痛护理实践的认证等途径,促进了疼痛护理学的发展。1900年创立了美国疼痛护理学会(American Society for Pain Management Nurses, ASPMN),该学会发布立场声明及临床指南,与其他专业组织协作,参与完善与疼痛相关的法规,并提供疼痛的教学与培训。1992年美国希望之城国家医疗中心率先开始实施PRN项目。PRN指由床边护士兼任,与其他医务人员、患者及其家属的交流与传播信息的过程中,通过倡导优质护理、培训、宣教等行为,促进培养优质疼痛管理护士。2005年,美国护士认证中心(American Nurses Credentialing Center, ANCC)开始在疼痛护理领域对护士的能力进行认证。注册护士在参与认证考试之前,必须完成规定的疼痛护理继续教育项目或参与PRN培训学习。此外,美国医疗机构还设有疼痛管理高级实践护士。疼痛管理高级实践护士必须具备研究生学历(硕士或博士),专注于特定人群(成人、儿童、妇女、老人)的疼痛管理,并具备职业资格证书。疼痛管理高级实践护士可通过非侵入性(药物和非药物)或侵入性治疗方法(神经阻滞、硬膜外穿刺)控制患者疼痛。在疼痛管理高级实践护士的基础上,2014年ASPMN开展了同行评议的"高级护理公文包"项目(Advance Practice Nurse Portfolio Program),其目的是为了促进高级疼痛护理时间,鼓励持续专业发展。

(二)我国疼痛护理学发展

我国疼痛护理学科从20世纪90年代中后期开始发展。从最开始的单纯疼痛理念的传播,到后期疼痛护理继续教育培训班的开展,现代国际医院联合委员会(Joint Commission International, JCI)倡导的疼痛管理理念已深入人心。2006年,国家卫生部对麻醉医生和护士进行麻醉药品规范化培训,推广世界卫生组织提出的癌痛三阶梯镇痛方案。2007年7月,卫生部签发了"卫生部关于在《医疗机构诊疗科目名录》中增加疼痛科诊疗项目的通知"文件(卫医发〔2007〕227号),确定增加疼痛科作为一级诊疗科目。依据这一文件,我国二级及以上医院积极响应号召创立疼痛科,我国疼痛医疗与护理事业得到快速发展。我国一些护理院校也先后开展了疼痛护理学相关课程,如人民解放军海军军医大学及杭州师范大学医学院开设"疼痛护理学"课程,福建医科大学开展包括护理专业在内的多专业跨学科疼痛管理课程。2011年,卫生部出台《三级综合医院评审标准实施细则》,将"疼痛治疗管理与持续发展"列入评审内容。同年,卫生部在全国开展"癌痛规范化治疗示范病房"创建活动,促进癌性疼痛的规范化治疗。另外,我国护理科研也得到较大的发展。科研与临床紧密结合,以课题研究解决疼痛护理临床实践问题,以研究成果指导临床实践。

三、疼痛控制的标准

疼痛控制标准是疼痛管理中重要概念,是指导医务人员实施疼痛控制的准则。美国临床实践指南建议,确立患者疼痛程度控制目标,有助于医务人员、患者、患者家属明确疼痛控制目标,指导患者疼痛管理,提高疼痛控制质量和患者生活质量。

(一)癌性疼痛的控制标准

要求达到睡眠、休息、活动、工作时无疼痛。这是一个比较明确和理想的目标,但临床实践上很难达到。近年被业内广泛接受和应用的观念是"3个三标准",作为规范化癌痛管理的目标,即NRS评分控制在3以下,3天内完成药物剂量滴定,每天爆发痛和药物解救痛不超过3次。

(二)非癌性疼痛的控制标准

有研究表明,NRS评分≥5分时将明显影响日常人体活动功能,也有一些学者认为疼痛评分在4分时候,人体的活动及功能将受到明显受限,到6～7分的时候,会明显影响人的愉悦情绪。也有研究指出,应将疼痛管理目标控制在2分,当评分≥3分时应给予相应处理。

由于疼痛评估主要根据患者主诉,目前还无客观指标反应疼痛强度。而由于患者对于疼痛的认识、忍受程度不同,因此疼痛的控制标准是一个相对标准。在临床工作中需根据患者疼痛程度、身体状况进行讨论和分析,评估止痛的收益与风险,采取灵活的止痛镇痛方式。

四、护士在疼痛管理中的作用

(一)护士是患者疼痛状态的重要评估者

疼痛评估是进行疼痛控制的首要步骤。病床护士与患者相处时间最多,最先了解患者各种不适情况。护士通过语言交流或观察患者面部表情、体态、生命体征等客观情况,判断疼痛的部位、性质、程度,进而制定相应的护理措施。护士需将疼痛评估作为系统评估的一部分,对于所有入院患者需进行疼痛筛查,根据疼痛程度并在一定时间间隔给予再次评估。对于失去自我报告能力的患者,护士需采用专业知识应用标准化行为疼痛评估工具进行评估。对于正在接受疼痛治疗的患者,护士还有职责观察镇痛效果、是否具有不良反应,并依据情况决定是否需要报告医生。

(二)护士是患者镇痛措施主要实施者

由于大部分非侵入性止痛措施都是由护士执行,因此护士的基础知识、观察能力、技术水平都直接影响疼痛的控制效果。护士需具备一定的评估能力,需熟知镇痛药物的作用机制、适应证、禁忌证、常见不良反应,决定是否给予或何时给予镇痛措施。护士还可以在自己职责范围内采取一些非药物疗法减少患者疼痛,减轻患者对药物的需求。

(三)护士是其他专业人员的协作者

护士作为患者身心健康的看护者,必须与各方面人员密切合作。疼痛管理是多学科协助的过程,护理管理人员可通过科学合理协调工作程序,减少因医护人员操作引起的疼痛,例如为男性患者导尿由麻醉前改为麻醉后进行。护士还应参与疼痛方案的制定,提出方案以使镇痛方案更趋于合理及个体化。疼痛专科护士还需配合医生完成一些特殊操作,例如椎管内神经阻滞。对于采用患者自控镇痛(patient-controlled analgesia, PCA)装置的患者,护士需观察患者镇痛效果,与医生沟通最佳镇痛剂量与浓度。

(四)护士是疼痛患者及其家属的教育者

护士负责患者及其家属疼痛相关健康宣教,对疼痛患者提供健康教育材料及培训指导,帮助患者更深入了解疼痛控制方法,指导患者如何应用疼痛评估工具、如何表达疼痛。协助患者保持积极健康的态度去面对疼痛,同时指导患者疼痛自我管理,对于自控镇痛的患者,护士必须对患者及其家属培训疼痛评估、给药时机、仪器给药方法、不良反应等方面的内容。

(五)护士是患者疼痛权益的维护者

2002年第十届国际疼痛大会提出"消除疼痛是患者的基本权利"。护士作为患者疼痛权益的维护者,需要鼓励患者主动进行疼痛自我评分,协助患者选择合适镇痛措施。同时,护士应动态观察患者镇痛效果,保证镇痛措施安全有效,使疼痛管理达到满意效果。

五、疼痛护理干预程序

(一)疼痛评估

疼痛评估是规范化疼痛处理的关键步骤。评估包括客观地收集患者疼痛情况,及针对患者主观的疼痛叙述加以辨别。疼痛评估可采取QUESTT模式,即Q:询问患者;U:使用疼痛量表;E:评估行为和生理变化;S:寻求家庭的参与;T:思考疼痛的原因;T:采取措施并评价效果。

1. 评估的主观资料　疼痛是一个非常复杂的现象,护士需指导患者如何描述自己的疼痛,对患者疼痛的评估、治疗、再评估至关重要。

(1)疼痛的部位　患者主诉哪里疼痛最明显?在不同体位下疼痛部位是否发生变

化？有些患者能明确指出疼痛的部位,但有时疼痛部位不易辨别,应倾听患者描述。

（2）疼痛的时间　疼痛何时开始的？持续还是间歇？有无变化规律？

（3）疼痛的性质　痛起来是什么感觉？是锐痛、钝痛、绞痛、牵拉痛？疼痛是否局限、弥散或扩大？

（4）疼痛的诱发因素和起病情况　许多疼痛有明显的诱发因素,如腰椎间盘突出常在搬重物后诱发；偏头痛常在月经前发作；三叉神经痛常在刷牙或进食时诱发。应注意发病最初疼痛的情况,对判断病因及部位有重要意义。

（5）疼痛的伴随症状　每种疼痛疾病各有其伴随症状,一些特征性的伴随症状对于疾病诊断具有重要意义。如类风湿关节炎多伴有晨僵；丛集性头痛多伴有痛侧流泪、睑结膜充血、鼻塞流涕等。

（6）疼痛的强度　疼痛是否可以忍受？夜间是否影响睡眠？

（7）影响疼痛的因素　天气变化、周围环境、体位改变是否影响疼痛？

（8）既往采用的止痛方法及结果　以前吃过什么止痛药物？做过什么治疗？效果如何？通过询问既往治疗情况,了解不同药物及治疗方法对患者疗效如何,进一步指导用药。

2.评估的客观资料

（1）生命体征　脉搏加快、血压上升、呼吸急促。

（2）人体语言　皱眉、紧闭双唇、流泪、强迫体位、肌肉紧张。

（3）声音　叹息、呻吟、哭泣、喘息。

（4）情绪　激动、烦躁、淡漠、焦虑、恐惧。

（5）疼痛对患者生活形态的影响　睡眠时间和质量、饮食、活动、工作。

3.精神状态及有关心理社会因素　在了解患者病史时,还应评估患者心理状态,对于需要特殊精神心理支持的患者,采取相应的支持疗法。

（二）护理诊断及护理问题

护士在评估患者及收集资料后,对患者进行全面评估,找出主要问题,制定护理诊断。制定护理诊断时可参照北美护理诊断协会（North American nursing diagnostic association, NANDA）制定的标准。慢性疼痛常涉及的护理诊断为：疼痛、慢性疼痛、舒适度的改变、焦虑、疲乏、恐惧、孤独、抑郁、睡眠形态紊乱、便秘、自理能力欠缺、躯体移动障碍、知识缺乏等。

（三）制定护理计划

护士应根据患者实际情况和病情制定不同阶段的护理目标,并且鼓励患者和家属主动参与到疼痛的计划中。在制定计划时需切合实际,设定医护双方均能接受的目标。

（四）实施护理措施

遵照疼痛护理常规,依据护理计划,有针对性地实施护理措施。在实施护理措施过程中,要根据病情变化灵活处理,并对护理活动和患者反应做好记录,对病情变化随时做出判断,制定新的措施予以解决。同时对患者及其家属进行健康教育,使他们积极主动地参与到疼痛管理当中。对疼痛患者常用的疼痛措施包括以下几个方面:

1. 增加舒适,减轻疼痛 做好患者生活护理,预防各种并发症,如压疮、便秘、失眠等。协助患者使用非药物解除疼痛的措施,包括松弛法、皮肤刺激法、想象和幻想等。

2. 疼痛的心理干预技术 心理治疗又称精神治疗,指应用心理学原则和方法,治疗患者的情绪、认知和行为问题。治疗的目的在于解决患者所面临的心理困难,缓解焦虑、抑郁、恐惧等情绪,改善患者疼痛行为,促使患者能够以适当和成熟的方式来处理心理问题和疼痛。

(1)支持性心理治疗 支持心理治疗是护士实施临床心理干预中最常见的心理治疗方法之一。主要特点是给患者提供陪伴和支持,利用患者的资源和能力,协助患者应对困难,有效管理疼痛。支持心理治疗技术主要包括:倾听、解释、支持、鼓励、适当保证和善用资源。

(2)行为治疗 行为治疗通过正性强化和负性强化建立积极或适应性行为,消除消极行为或不适行为而达到治疗目的,常用的方法包括放松疗法、系统脱敏疗法、自我控制法和行为塑造法。

(3)认知治疗 认知治疗认为,人的情绪困扰、行为问题或各种心理障碍均与人的认知或认知过程有关。通过检验现存信念与事实之间的矛盾,重构合理的信念系统,使个体对认知加工过程中不合理之处得到领悟来消除心理障碍。常见认知疗法包括理性情绪疗法和贝克认知疗法。

(4)认知行为治疗 认知行为治疗模式是由行为治疗模式发展而来的,兼具行为理论和认知理论的特点,该模式是当前慢性疼痛管理中运用最为广泛的心理治疗方法。恐惧-回避模型就是基于认知行为理论发展起来的疼痛心理干预模型,其核心是疼痛恐惧导致了患者对疼痛的不同反应和行为,其中典型的行为是"回避"和"对抗"。采取"对抗"策略的患者随着疼痛的消退而恢复身体功能和社会活动;而采取"回避"策略、对疼痛保持高度警觉的患者,因对疼痛的恐惧而产生夸大甚至灾难化认知,由此进一步加重疼痛。

(5)精神分析治疗 精神分析治疗主要通过了解患者潜意识的动机和欲望,认识其对挫折、冲突或应激的反应方式,体会病理与状态的心理意义,并通过自由联想、梦的分析、移情和解释等技术让患者获得领悟,理解症状背后的意义,调整心理结构,消除内心的情感症结。

(6)家庭治疗 家庭治疗以"系统论"作为理论依据。系统内任何成员的行为均受到其他成员的影响,个人的行为影响系统,系统也影响个人。因此在实施家庭治疗时,应考虑各个成员在家庭中扮演的角色、各成员之间的关系。

3. 药物治疗的护理 帮助患者使用镇痛药物改善疼痛,并做好护理观察。特别是对于使用阿片类药物患者需询问患者不良反应,密切观察患者呼吸情况,同时还要加强麻醉药品的管理,避免麻醉药品的流失。

4.患者和家属的健康教育 向患者和家属进行有关疼痛和疼痛处理的健康教育,降低他们的焦虑情绪,纠正以往面对疼痛的错误理念,增强战胜疼痛的信心。

（五）评价及再评估

疼痛评价包含多个方面。通过各种止痛措施,积极的疼痛评价应包括以下方面:患者疼痛感下降、活动能力增加、焦虑程度降低、没有出现由于疼痛和疼痛治疗引起的并发症。

（阚厚铭　丁晓彤）

第六章

慢性原发性疼痛的常用诊查方法

疼痛是临床上最为常见的症状之一,被称为继呼吸、体温、脉搏、血压之后的第五大生命体征,是人的一种主观感受。对于疼痛的描述,受个人文化素养、疼痛经历、语言习惯等多方面因素的影响,其所表述的疼痛的性质、程度等也不尽相同。故一个完整的诊断过程应包括:仔细观察,详细询问病史,以获得详细完整的病历资料,再结合相应的体格检查和实验室及影像学等辅助检查,同时还要依靠严谨的临床思维和丰富的临床经验,这样方可由表及里、去伪存真,做出正确的临床诊断。

第一节　病　史　采　集

病史采集是临床医生通过对患者或者有关人员的系统询问而获得临床资料的一种诊断方法。一个详尽完整的病史对慢性原发性疼痛的诊断与治疗十分重要。患者的一般资料、现病史、既往史、个人史、家族史等均需详细问诊,在此就不加详细描述,针对慢性原发性疼痛的相关病史采集主要包括以下几方面:

一、疼痛的部位

大部分患者疼痛的部位与病变的部位密切相关,因此应首先了解疼痛的部位。患者一般可自己指出或说出疼痛的部位,对于部分由于内脏器官引起的牵扯痛或放射痛等则无法明确指出具体疼痛的部位。对于皮肤、肌肉等软组织损伤、炎症等直接作用于痛觉感受器,患者很容易指出病变部位;对于椎间盘突出、肿瘤等压迫外周神经导致患者放射性疼痛、麻木等可根据疼痛的范围明确病变神经节段;对于阑尾、胆囊等病变引起的胃痛、肩背痛则主要是牵涉痛导致。因此,在慢性原发性疼痛疾病的诊断过程中,不能仅根据疼痛的部位即确定病变部位,还需检查该部位所支配的神经有无病变,有无何种疾病可导致该区域出现放射痛或者牵扯痛等,在配合详细的查体和相关实验室及影像学检查,综合分析,方可进一步判断。

二、疼痛的性质

疼痛的性质多种多样,有酸痛、胀痛、刺痛、电击样痛、火烧样痛、放射性痛、刀割痛、绞痛、隐痛、蚁走感、瘙痒感等。通过疼痛的性质可以间接判断病变的性质,如酸痛胀痛等多反映为肌肉软组织的疼痛,刺痛多为周围神经缺血性改变,放射性痛多为神经根(干)的压迫或者炎症刺激等。但受限于患者生活的语言环境、所接受的文化教育等,患者可能无法描述自己真实的感受,需要医生耐心细致地问询,并尽可能应用医学专业词汇还原患者的真实感受并予以记录。

三、疼痛的程度

疼痛是一种主观的感觉,目前暂无法通过仪器准确判断患者的疼痛程度,需要依靠患者的主观描述,而每个人由于个体差异,能耐受的程度也不尽相同。目前常用的评估疼痛的常用方法有:

(一)四点口述分组评分法(VRSs-4)

0级,无痛。1级,轻度,疼痛可耐受,不影响睡眠。2级,中度,疼痛明显,睡眠受干扰,需用一般性止痛、镇静、安眠药。3级,重度,疼痛剧烈,不能忍受,需用镇痛药物,睡眠受严重干扰可伴自主神经紊乱,或被动体位。

(二)视觉模拟评分法(visual analogue scale, VAS)

用10 cm长的直线或直尺,左端注明0,表示无痛,右端注明10,表示剧痛,两端之间为不同程度的疼痛,但不标示出级别,让患者根据自己的疼痛在直线上找出位置并作标记,用尺量出疼痛强度数值。

(三)其他测量法

如数字评分法、文字描述法、绘画评估法、面部表情法、行为测定法等。

四、疼痛发生的特点

慢性原发性疼痛特点多样,有间歇痛、持续痛、持续性疼痛阵发性加剧等,详细了解疼痛诱发与缓解因素对诊断有很大的帮助,如腰椎间盘突出患者劳累或者直立位时可诱发或加重疼痛,平卧即可缓解;三叉神经痛在面部或牙齿等冷热刺激时可诱发放射痛,解除刺激可逐渐缓解疼痛;关节痛患者对于寒冷刺激敏感,注意保暖后减少疼痛的发生;而对于带状疱疹性神经痛可能其发作与缓解无明显规律可循。

五、疼痛的伴随症状

疼痛性疾病除了疼痛的症状外,常常伴有其他非疼痛性症状出现,如麻木、活动受限、局部肿胀、皮肤色泽改变及情绪变化等,掌握这些常常有助于诊断及鉴别诊断。例如,肩周炎常常导致上肢活动受限,而颈椎病导致的肩部疼痛常常不伴有上肢活动障碍。

（李庆华）

第二节　体 格 检 查

体格检查是临床医生运用自己的感官,并借助于简单的检查工具(听诊器、叩诊锤、针头、棉棒等)来了解患者身体情况的一组最基本的检查方法。多数疾病可以通过患者的主诉、体格检查,再结合相关检查做出临床诊断,故体格检查是慢性原发性疼痛的重要诊断依据。

在体格检查时,检查者应认真仔细,在得到患者的充分合作的情况下,全面系统地进行体格检查以取得正确的检查结果,这就需要遵循一定的原则和要领。接触患者时,应关心体贴患者,消除患者的恐惧紧张心理,一是要举止端庄,态度和蔼;二是要具备高度的责任感和良好的医德修养,在进行体格检查时,操作必须细致轻柔,正规全面而又有重点。

慢性原发性疼痛性疾病的体格检查与其他疼痛性疾病查体无异,要求除做一般的检查外,重点是神经系统及运动系统的检查。在做具体的检查以前,应通过视诊,必要时配合触诊,对患者的全身状态进行概括性观察,做到先全面后具体,以求对患者有一个整体的认识。

总之,通过细致的全身检查,往往可以发现与原发病有关或无关的问题,避免漏诊、误诊等问题出现。

一、一般检查

一般检查包括患者的生命体征,意识状态,表情,营养发育,体位姿势,运动功能,皮肤,淋巴结等。慢性原发性疼痛患者应重点关注以下内容。

（一）生命体征

通常轻度疼痛患者的生命体征无明显波动,面部表情自然;中、重度疼痛患者可能会出现血压、心率和呼吸的增高增快,痛苦面容,但体温多无明显改变,如有体温的升高或者降低,患者多合并有其他问题存在,应予以重视。

（二）意识状态

单纯的慢性原发性疼痛一般不伴有意识状态的变化,如患者出现意识或精神障碍时应考虑患者是否合并其他疾病。

（三）表情

面部表情可以客观的反映一个人的疼痛程度及性质。有痛苦面容者表明疼痛较重,心因性疼痛或精神因素所导致的疼痛,其表情往往多变。

57

（四）体位姿势

是指在患者休息状态下，身体所处的位置。可分为自动体位，被动体位，强迫体位。被动体位和强迫体位常与疼痛有关，主要为疼痛患者为减轻疼痛而被迫采取的体位。

二、神经系统检查

（一）脑神经检查

中枢神经系统包含12对脑神经，其中与慢性原发性疼痛性疾病关系较大的主要有：

1. 动眼神经、滑车神经、展神经　检查时注意观察两侧眼裂的大小是否相等，有无眼睑下垂，两侧眼球有无突出、凹陷、斜视、震颤；观察瞳孔大小形状，两侧是否相等，瞳孔对光反射、辐辏和调节反射是否正常。

2. 三叉神经　应注意触、痛、温度、感觉功能和咀嚼运动，三叉神经病变时可在其支配区域出现疼痛或感觉障碍，在受损的眼支的眶上孔（或眶上裂）、上颌支的眶下孔和下颌支的颏孔处可有压痛。

3. 面神经　观察眼裂、鼻唇沟及口角两侧是否对称，鼓腮是否漏气、示齿时是否嘴角上翘一致，有无颜面部感觉障碍，上述检查异常多见于面神经瘫痪。

4. 舌咽神经及迷走神经　检查腭垂（悬雍垂）是否居中。两侧软腭的高度是否对称，声音有无嘶哑，吞咽时有呛咳，咽反射是否敏感，上述检查出现障碍者，见于炎症息肉、肿瘤。

（二）感觉功能检查

临床上通常将感觉分为一般感觉，特殊感觉和复合感觉；一般感觉，也就是通常所谓的感觉系统，它又分为浅感觉（痛觉、温觉及触觉）和深感觉（位置觉和振动觉）；特殊感觉有视觉、听觉、嗅觉、味觉等。复合感觉是指大脑皮质对一般感觉进行分析和综合后产生。包括形体觉，两点辨别觉，触觉定位觉。在慢性原发性疼痛性疾病的诊断检查中，主要是检查一般感觉中的浅感觉。

感觉检查易受患者主观因素的影响，故要求：① 患者必须意识清晰和高度合作，检查部位应充分暴露；② 检查者必须耐心细致，多次复查；③ 刺激的强度应尽量做到一致；④ 着重注意左右两侧对比，远近两端对比；⑤ 如发现有感觉异常，再从感觉异常部位查至健康部位，后再至过敏区。

1. 浅感觉检查

（1）痛觉　可用大头针刺皮肤，正常时有痛觉，可转换用针尖或圆顶部轻刺，以核对患者是否能清晰描述痛觉和触觉，并行左右对比。

（2）温度觉　用盛有热水（40～45℃）和冷水（0～10℃）的小试管分别接触患者皮肤，正常能辨别冷热的感觉。

（3）触觉　用棉絮轻触患者皮肤或黏膜，以测试其触觉。由于触觉在脊髓内通过对侧脊髓丘脑束及同侧两条通路传导，故在脊髓病变时其他感觉往往明显障碍，而触觉仍可存在。

慢性原发性疼痛中痛觉检查属于重中之重,需熟知皮肤感觉的节段性分布及周围神经分布和感觉变化的临床意义。

感觉变化的临床意义:

(1)疼痛　慢性原发性疼痛的主要症状表现就是疼痛,不同的疼痛特点代表不同的意义:①局部疼痛时,疼痛的部位多与病变部位相符,如肌筋膜炎时疼痛仅表现为病变部位的疼痛不适;②牵涉痛时,患者除感觉病变器官的疼痛外,同时可感到远离该器官的体表某部位或深部组织疼痛,有时又可仅表现为后者,如阑尾炎时可首先表现为胃部疼痛;③放射痛时,患者除感觉病变部位疼痛外,也放射到该神经所支配的区域,如颈椎间盘突出压迫颈神经根导致的神经根型颈椎病;④扩散性疼痛时,神经干的某一支受刺激可扩散至其他分支,如三叉神经痛。

(2)感觉减退或消失　多为感觉神经受到破坏性损伤,使冲动部分或全部不能传递所致。

(3)感觉过敏　一般指正常人不能导致疼痛的轻微刺激下出现的明显的痛觉感受,多为感觉神经受到刺激性损伤所致。

(4)感觉异常　指在无外界刺激的情况下,即无诱因的情况下出现疼痛、麻木、蚁走感等神经异常感觉,常发生于神经有不完全损伤时。

(5)感觉分离　指痛、温觉消失,触觉存在,见于脊髓空洞症、脊髓内肿瘤等脊髓病变。

2.深感觉检查

(1)振动觉　用震动的音叉紧密放置于患者检查部位的骨隆突处,如上肢的尺骨小头或桡骨茎突,下肢则在内踝或外踝,询问有无震动觉,两侧是否对称。

(2)位置觉　将患者的手指或脚趾向上向下,或向左右轻微活动,询问患者是否觉察其移动方向。

3.复合感觉检查

(1)皮肤定位觉　让患者闭目,轻触患者皮肤某处,让其以手指指出被触及处。

(2)实体辨别觉　让患者闭目,放某物于患者手中,让患者辨别物体的大小、形状、质地等。

(3)图形觉　让患者闭目,在患者皮肤上画图形(如圆形、方形、三角形等),询问患者能否感觉并辨认。

(4)两点辨别觉　用特制的双规仪,两脚分开着一定距离,接触患者皮肤,如患者感觉到两点时,再缩小距离至两接触点被感觉为一点时为止。身体各部对两点辨别感觉灵敏度不同,以舌尖、鼻端、手指最明显,四肢近端和躯干最差。

(三)反射检查

神经系统的基本活动方式是反射。完整的反射弧包括感受器、传入神经元、中枢、传出神经元和效应器五部分。感受器接受刺激,并将刺激转变为神经冲动,然后通过传入神经传递至中枢,最后将冲动通过传出神经传递至效应器,发生反应。反射弧中的任何一部分有病变,都可使反射活动受到影响。另外,反射活动是受高级中枢控制的,如锥体束以上有病变,则会使反射活动失去抑制,因而出现亢进。

反射是神经系统检查的重要项目之一,人类的反射分类极为复杂,但在临床上最多采用的还是根据感受器的部位,将反射分为浅反射(皮肤或黏膜)、深反射(肌腱或骨膜)和病理反射。由于检查方法不当或患者不能充分配合等因素均可影响检查结果,故检查时应注意做到部位一致,力度一致,左右对照,并要熟知各个反射的临床意义。

1. 浅反射　浅反射为刺激皮肤或黏膜体表感受器所引起的反射,其传入神经体来自体表感受器,经周围神经感觉纤维传入脊髓,与前角细胞发生突触联系,再经周围神经系的运动纤维终止于肌肉。临床上主要包括:

(1) 角膜反射　检查者嘱患者向内上方注视,检查者用细棉签毛由角膜外缘轻触患者角膜,正常时可见被检查者眼睑迅速闭合,即直接角膜反射,如刺激一侧角膜,对侧眼睛也闭合,称间接角膜反射。反射弧为角膜、三叉神经、脑桥、面神经核、眼轮匝肌反应。直接与间接反射均消失,见于患者三叉神经病变致传入障碍;直接反射存在,而间接反射消失,见于患侧面神经瘫致传出障碍;角膜反射完全消失,见于深昏迷患者。

(2) 腹壁反射　患者仰卧屈腿,放松腹壁,检查者用钝竹签按上、中、下三个部位,由外向内轻划两侧腹壁皮肤,引起相应部位的腹壁肌肉收缩。检查时应反复刺激,注意有无疲劳现象,并两侧对比。上、中、下腹壁反射应分别检查,尽量避免由上向下的纵划。腹壁反射中枢依次位于$T_7 \sim T_8$、$T_9 \sim T_{10}$和$T_{11} \sim T_{12}$。当某节段胸髓或神经根受压时,可使相应部位反射减弱或消失,急腹症或昏迷患者上中下部反射均可消失。某一侧腹壁反射减弱或消失,见于锥体束病损。另外,正常人中肥胖者、老年人及经产妇,由于腹壁松弛,反射可减弱或消失。

(3) 提睾反射　患者仰卧,双腿分开,检查者用钝竹签由下向上轻划大腿内侧上方皮肤,可引起同侧提睾肌收缩,使睾丸上提。检查时应反复刺激,注意有无疲劳现象,并两侧对比,其中枢在$L_1 \sim L_2$段脊髓。双侧反射消失可见于中枢病损;一侧反射减弱或消失,见于锥体束损害;老年人和有腹股沟疝、阴囊水肿、精索静脉曲张、睾丸炎及附睾炎者,可有反射减弱或消失。

(4) 跖反射　患者仰卧屈伸髋伸膝,检查者手持患者踝部,用钝竹签由后向前划足底外侧,引起所有足趾向跖侧屈曲,正常表现为足趾跖屈,其中枢在$S_1 \sim S_2$。

(5) 肛门反射　患者侧卧或取膝胸位,检查者用钝竹签轻划或用针轻划肛门附近皮肤引起肛门括约肌收缩,其中枢在$S_3 \sim S_5$。

临床上以浅反射的减弱或消失最为常见,可见于反射弧上任何部位的损伤。此外,当锥体束和大脑皮质损伤时,腹壁反射与提睾反射减弱或消失;中枢神经系统兴奋性降低,如深昏迷、麻醉或吸毒等,腹壁松弛、肥胖、紧张或瘢痕等常使腹壁反射不易引出;老年人及阴囊、睾丸局部病变也可使提睾反射减弱或消失。

2. 深反射　深反射的刺激部位为骨膜、肌腱,是通过深部本体感受器完成的反射。传入神经起自本体感受器,经过周围神经系统的感觉纤维、脊神经节和后根而入脊髓,在脊髓内,直接通过中间神经单位与前角细胞发生突触联系,其传出神经起自前角细胞,经相应的运动根和周围神经运动纤维而终止于肌肉。

深反射主要包括上肢的肱二头肌反射、肱三头肌反射和桡骨骨膜反射,下肢的膝腱反射和跟腱反射等。

(1) 上肢深反射　肱二头肌反射、肱三头肌反射、桡反射。患者前臂屈曲,手置于腹部。检查者以左手托住患者左肘部,拇指按于肱二头肌肌腱处,嘱患者左手腕搭于检查者左臂并放松,然后依次用叩诊锤叩击左肘拇指处,尺骨鹰嘴上方肱三头肌肌腱处及桡骨茎突部。正常应分别出现肱二头肌收缩、肘关节屈曲(肱二头肌反射),肱三头肌收缩、肘关节伸展(肱三头肌反射)和前臂旋前伴屈肘(桡反射)。当$C_5 \sim C_6$、$C_6 \sim C_7$受损时,上述反射会相应减弱或消失。但检查时应两侧对比,因在老年人及有些特殊情况下腱反射减弱(双侧)不属于病理现象。

(2) 下肢深反射　膝腱反射和跟腱反射。膝腱反射时将患者膝关节置于120°的屈曲位,检查者以左手托住其腘窝部使其小腿放松,右手持叩诊锤轻击髌骨下方的髌韧带,可引起膝关节伸直并能感之股四头肌收缩,小腿伸直。跟腱反射时患者双下肢髋关节稍屈曲并外旋,膝关节亦稍屈曲,检查者用手捏住患者足前部,并使踝关节向足背轻度屈曲,然后轻叩跟腱,正常反应是跖屈。

临床中,反射亢进多见于:① 锥体束病变;② 脊髓病变;③ 偶为下运动神经元的刺激性病变,例如神经根炎早期;④ 对称性的腱反射普遍增高(多见于神经系统兴奋性普遍增高时,如神经官能症、甲状腺功能亢进、精神紧张等大脑皮质处于抑制状态时)。

反射减弱或消失见于任何可以阻断或削弱神经冲动在反射弧上传导的因素,减弱的程度与病变严重程度成正比,临床上多见于:① 周围神经病变,如腰椎间盘突出;② 脊髓病变,如肌萎缩侧索硬化症;③ 肌肉病变,如多发性肌炎;④ 小脑损伤;⑤ 中枢神经系统的广泛性深度抑制,如深昏迷、麻醉状态等;⑥ 由于肌张力过高或关节病变引起的活动受限等。

3. 病理反射　病理反射在正常情况下(除婴儿外)不出现,仅在中枢神经系统损坏才发生的异常反射。脊髓性和脑性的各种病理反射主要是由锥体束受损后大脑失去了对脑干和脊髓的抑制作用而出现的。1岁半以内的婴幼儿由于神经系统发育未完善,也可以出现这种反射,但不属于病理性的。

(1) Babinski征　又名巴宾斯基征。巴宾斯基征仰卧,下肢伸直,检查者手持巴宾斯基征踝部,用钝头竹签划足底外侧缘,由后向前至小趾跟部并转向为内侧,正常反应为呈跖屈曲,阳性反应为拇趾背伸,余趾呈扇形展开。巴宾斯基征的出现绝大多数情况下均表示锥体束有器质性病变。传入神经为胫神经,中枢在S_1的后角细胞——$L_4 \sim L_5$和

$S_1 \sim S_2$的前角细胞,传出神经为腓深神经。巴宾斯基征是锥体束损害相当可靠的指征,多见于锥体束损伤,亦可见于深睡、深度麻醉、药物或酒精中毒、脊髓病变、脑卒中、癫痫发作后的Todd麻痹时和低血糖休克等。疼痛过敏者、足刺划疼痛过重者,舞蹈症或手足徐动症常有不随意运动。可出现Babinski征,这是由于患者多动之故。

(2)Oppenheim征 又名奥本海姆征。检查者用拇指及示指沿巴宾斯基征胫骨前缘用力由上向下滑压,阳性表现及意义同Babinski征。

(3)Gordon征 又名戈登征。检查时用手以一定力量捏压腓肠肌,阳性表现及意义同Babinski征。

(4)Chaddock征 又名查多克征、查氏征。患者平卧,双下肢伸直,用一钝尖物由后向前轻划足背外侧部皮肤,阳性表现及意义同Babinski征。

(5)霍夫曼征 检查者以右手示指及中指轻夹患者中指远侧指间关节,使患者腕部稍为背伸,手指微屈曲,以拇指向下弹按其中指指甲,拇指屈曲内收,其他手指屈曲者为阳性反应。一侧阳性或较强表示一侧反射亢进,多出现于脊髓病变。上肢锥体束症(损伤或病变),常见于脑血管疾病等,也可见于颈椎病变。如双侧霍夫曼氏征阳性,而无神经系统体征则无定位意义。

(6)踝阵挛 患者仰卧,膝关节半屈,检查者一手握住其小腿,一手握住其足掌,并突然用力,使之背屈,即见踝关节有节律的伸屈运动。多见于锥体束损害,也可见于中枢神经系统兴奋性亢进和神经官能症。

(7)髌阵挛 患者仰卧,下肢伸直,检查者用拇指与示指按住其髌骨上缘,并突然用力向下推动,即可引起髌骨有节律的上下跳动。多见于锥体束损害。

三、运动系统检查

许多疼痛性疾病都与肌肉、筋膜、肌腱及韧带受到损伤或疾病有关,通过体格检查和相关辅助检查可以明确病变部位、性质等,而慢性原发性疼痛多不伴有组织器官等的实质性病变,通过运动系统的检查可以排除相关疾病,在疼痛性疾病诊断鉴别上十分重要。

运动系统检查需做到全面系统,首先需行望诊和触诊,检查时左右对比,由局部及全身,切忌漏检,在此基础上结合各部位特殊检查综合判断。我们将主要的运动系统检查分为以下几个部分。

(一)关节活动度检查

1. 颈椎关节的检查 正常颈椎活动度为前屈35°～45°,后伸35°～50°,左右侧屈45°,左右旋转60°～80°。

2. 胸腰椎关节检查 注意患者的姿势步态,有无驼背,脊柱有否侧弯畸形等。检查活动度时,让患者直立,正常前屈90°,后伸30°(达不到者切勿忽略髋关节活动度),左右侧屈各20°～30°,固定骨盆后旋转,两肩与骨盆形成的角度,左右旋转30°。

3. 肩关节检查 观察患者双肩外形是否浑圆对称,是否有肿胀隆起凹陷,检查是否有肌肉萎缩,关节脱位。检查时让患者双臂自然下垂贴近胸旁,屈肘90°伸向前方,测量活动度正常活动范围为前屈0°～180°,后伸0°～60°;中立位内旋0°～75°、外旋0°～90°,上臂外展90°时内旋0°～90°、外旋0°～90°;内收0°～45°,外展上举0°～180°。

4. 肘关节检查　观察患者两侧是否对称,有无肌萎缩或畸形,有无肿胀。测量肘关节活动度,让患者上臂与前臂成一直线,正常活动范围为-10°～150°,屈肘手指可以触及同侧肩部;上臂自然下垂,屈肘90°,伸出大拇指朝上为0°位,前臂旋前80°～90°(掌心朝下),旋后80°～90°(掌心朝上)。

5. 腕关节检查　观察患者手的自然位置和功能位是否正常。让患者置腕关节于中立位,手与前臂在一直线上,手掌向下正常活动范围为伸腕35°～60°,屈腕50°～60°,向桡侧倾斜25°～30°,向尺侧倾斜30°～40°。

6. 髋关节检查　从不同角度观察患者骨盆有无倾斜,两侧髂前上棘是否等高,下蹲、起立、坐、行走、跑跳有无异常,注意股骨头与髋关节及股骨颈与相邻组织的关系,是否有压痛点及肿物。活动度测量:让患者平卧,下肢自然伸直,正常活动范围为屈曲130°～140°,仰卧位外展30°～45°,内收20°～30°,内旋40°～50°,外旋30°～40°,俯卧位伸展10°～15°,过伸时可达15°～20°。

7. 膝关节检查　注意患者的步态,下蹲(正常成人膝关节有5°过剩,女性有10°过剩,男性有5°～10°的生理性外翻角)是否正常;是否有X型或O型腿畸形,有无囊肿、积液、肌萎缩等。活动度测量:让患者的大腿与小腿成一直线,正常活动范围为屈曲120°～150°,伸直0°,过伸5°～10°,小腿内旋(屈曲90°时被动运动)20°～30°,小腿外旋(屈曲90°时被动运动)6°～8°。

8. 踝关节检查　注意患者的步态有无跛行,使足纵轴与小腿成90°,正常踝足部关节活动范围,踝背屈20°～30°,踝跖屈40°～50°,足内翻30°,足外翻30°～35°,跖趾关节背伸45°,跖趾关节趾屈30°～40°。

正常检查关节活动度时需注意做到主动和被动检查,患侧和健侧检查,动态和静态检查。对于主动和被动关节活动障碍主要有以下几种情况:① 主动和被动关节活动均正常——正常;② 主动活动不能,被动活动正常——神经损伤,肌肉或肌腱断裂;③ 主动和被动关节活动均受限——关节僵直,或活动可导致剧烈疼痛;④ 主动和被动关节活动均部分受限,关节部分病变、疼痛,皮肤瘢痕挛缩等。

(二)运动系统特殊检查

1. 激痛点检查　又称触发点检查,是指软组织内可触及的局部高度敏感的压痛点,主要是由于局部软组织的慢性炎症、劳损、瘢痕等导致,亦有外周神经痛觉敏感性增加或局部神经病变导致。

2. 压(叩)顶试验　患者端坐,检查者左手掌置于患者头顶,右手压(叩)左手背如出现放射性疼痛为阳性,常用于颈椎病检查。

3. 引颈试验　患者端坐,两上肢放松,检查者立于患者身后,右手肘部置于患者下颌下方,向上牵引头部,如患者颈部或上肢的疼痛或麻木减轻者为阳性,用于颈部疾病检查。

4. 臂丛牵拉试验 患者端坐,头偏向对侧,颈略前屈,检查者一手扶患者头部,另一手紧握患者同侧腕部,两手向相反方向牵拉,如患肢出现疼痛及麻木感或加重者为阳性。用于颈椎病的检查。

5. 椎间孔挤压试验 患者端坐,检查者立于患者身后,一手放置于患者头顶或额部,另一只抵住患者颈背部,将患者头部后仰并偏向一侧,同侧颈肩部或上肢出现放射性疼痛者为阳性,多用于神经根型颈椎病的检查,亦可用于颈部肌肉损伤性疾病检查。

6. 颈椎横突压痛试验 患者端坐,检查者立于患者身后,双手中指在颈部两侧寻找颈椎横突并稍用力按压,出现一侧明显压痛者为阳性,用于神经根型颈椎病的检查。

7. 直腿抬高试验 患者仰卧,下肢伸直,放松,检查者单手托起足跟后侧使下肢抬高,另一只手置于患者膝部使之伸直,正常可抬高至70°,如患肢抬高不到60°,即出现牵拉痛者为阳性,如抬高<40°,出现疼痛者为强阳性,常见于腰椎间盘突出症等检查。

8. 直腿抬高加强试验 做直腿抬高试验至患肢疼痛后,稍放低至疼痛消失处,趁患者不注意突然将患者足背伸,出现疼痛者为阳性,检查意见同直腿抬高试验。

9. 直腿抬高交叉试验 做直腿抬高试验时患者感对侧下肢或腰部出现疼痛者为阳性,用于腰椎间盘突出症检查。上述3种直腿抬高检查分别表示突出物与神经根位置关系不同。

10. "4"字试验 患者仰卧,健侧下肢伸直,患侧屈膝90°,其踝部放在对侧腿膝上部,检查者一手按压健侧髂嵴,一手下压膝部,出现疼痛者为阳性,疼痛可出现在髋关节,骶髂关节或耻骨联合,代表各部位病变。

11. 骨盆挤压(分离)试验 患者仰卧,检查者两手分别置于两侧髂骨处,同时用力向内或向外挤压患者骨盆,向内压迫出现疼痛则为骨盆挤压阳性,向外压迫出现疼痛则为骨盆分离试验阳性。常用于检查骶髂关节和耻骨联合的病变。

12. 股神经牵拉试验 患者侧卧,检查者立于患者背侧,一手固定患者骨盆,另一手握患者上侧下肢踝部,将大腿后伸,如出现大腿前侧放射性疼痛即为阳性,用于股神经病变或腰椎间盘突出症的检查。

13. 腰大肌挛缩试验 患者俯卧,屈膝90°,检查者一手握住患肢踝部抬起下肢,使髋关节过伸,出现疼痛或骨盆随之抬起为阳性。见于腰大肌疾患及髋关节结核等。

14. 浮髌实验 患肢膝伸直,检查者一手挤压髌上囊,另一示、中指向下压髌骨,如髌骨上下弹动为阳性,表示膝关节内有积液。

15. 膝关节分离试验 患者仰卧,膝关节伸直,检查者一手握住患肢小腿下端,将小腿外展,另一手按住膝关节外侧向内推压,若出现膝关节内侧疼痛和异常的外展运动即为阳性,提示内侧副韧带损伤或松弛,若出现外侧挤压部位关节疼痛,则提示外侧半月板病变,同上相反动作则提示外侧副韧带损伤、松弛或内侧半月板损伤。

16. 抽屉试验 患者端坐或平卧,屈膝90°,检查者双手握住膝关节下方并固定足部的情况下,用力推拉膝关节,如出现疼痛或过度前后移位则为阳性,提示膝关节前后交叉韧带的损伤或松弛。

体格检查内容繁多,总的原则是为了发现问题,解决问题,结合相关检查明确患者有无器质性病变,以判断患者是否为慢性原发性疼痛性疾病。

(李庆华)

第三节　实验室检查

在进行慢性原发性疼痛诊疗过程中,进行必要的实验室检查是搜集诊断依据的重要组成部分。实验室检查内容多样,种类繁多,无法逐一检查,故应在详细问诊搜集病史资料和体格检查的基础上,从临床诊断和治疗的实际需求出发,进行有目的、有针对性地选择。

本节内容仅就常见检验项目进行简单讲述,详细内容请参阅实验诊断学。

一、血液检验

(一)血常规、血生化及其他常见检验

1. 血常规　血常规是最基本的检验项目,通过观察红细胞、白细胞和血小板数量变化及形态分布,判断疾病。

2. 血生化　生化项目内容繁多,一般全套生化检验包含肝功能、肾功能、血糖、血脂、风湿三项、离子浓度、心肌酶谱、淀粉酶等,以下就常见指标功能意义做一简单描述。

(1)肝功能　包含总蛋白、白蛋白、球蛋白、白球比,总胆红素、直接、间接胆红素,氨基转移酶,肝功能包含项目众多,其检验结果异常可见于各种肝、胆、肾、心脏等器官疾病,亦可见于血液系统及风湿相关性疾病等。

(2)肾功能　包含肌酐、尿素氮和尿酸,其结果异常多见于肾脏相关性疾病,亦见于风湿免疫性疾病,如痛风等。

(3)血糖血脂　空腹血糖,血脂(总胆固醇,三酰甘油,高、低密度脂蛋白,载脂蛋白等),多用于糖尿病、高脂血症等代谢性疾病的检查。

(4)心肌酶　包括天门冬氨酸氨基转移酶(aspartate transcar bamylase, AST)、乳酸脱氢酶(lactate dehydrogenase, LD 或 LDH)、肌酸激酶(creatine kinase, CK)及同工酶、α-羟丁酸脱氢酶(α-hydroxybutyrate dehydrogenase, α-HBD)等,对诊断急性心肌梗死有一定价值。

(5)离子检测　包含钾离子、氯离子、钠离子、钙离子等多种离子,多种疾病可导致体内电解质平衡紊乱,造成离子结果异常。

3. C-反应蛋白(C reactive protein, CRP)　CRP 是在机体受到感染或组织损伤时血浆

中一些急剧上升的蛋白质(急性蛋白),激活补体和加强吞噬细胞的吞噬而起调理作用,清除入侵机体的病原微生物和损伤、坏死、凋亡的组织细胞。是临床上最常用的急性时相反应指标。

(二)免疫性检验

1. 免疫球蛋白(immunoglobulin, Ig)含量检验　免疫球蛋白包含IgG、IgA、IgM、IgD、IgE,是免疫活性分子中的一类,临床上各种先天性和获得性体液免疫缺陷、慢性感染、风湿相关性疾病、骨髓瘤等均可导致结果异常,另外其检验结果亦可反应机体免疫力。

2. 自身抗体检测　自身抗体是自身免疫性疾病患者中针对自身组织器官、细胞及细胞内成分的抗体,是自身免疫性疾病的重要标志。常见的自身抗体主要有抗核抗体、类风湿因子、抗中性粒细胞胞质抗体等。每种自身免疫病都伴有特征性的自身抗体,高效价自身抗体是自身免疫性疾病的特点之一,也是临床确诊自身免疫病的重要依据。许多自身免可产生多种自身抗体,而同一种自身抗体可涉及多种自身免疫病。

3. HLA-B27测定　HLA抗原是人类主要组织相容性复合体(major histocompatibility complex, MHC)的表达产物,在免疫系统中主要负责细胞之间的相互识别和诱导免疫反应,调节免疫应答的功能。阳性多见于强直性脊柱炎,也可见于瑞特综合征、银屑病关节炎、肠病性关节炎。

4. 细胞免疫功能测定　包含T细胞(胸腺依赖性淋巴细胞),B淋巴细胞(多功能干细胞)和NK细胞(自然杀伤细胞)。各个细胞检测结果意义繁多,疼痛诊疗中主要用来诊断艾滋病(acquired immune deficiency syndrome, AIDS),另外对机体免疫力和肿瘤的诊断亦有所帮助。

5. 肿瘤标志物检测　是指特征性存在于恶性肿瘤细胞,或由恶性肿瘤细胞异常产生的物质,或是宿主对肿瘤的刺激反应而产生的物质,并能反映肿瘤发生、发展,监测肿瘤对治疗反应的一类物质。主要有甲胎蛋白(alpha-fetoprotein, AFP),癌胚抗原(carcinoembryonic antigen, CEA),糖类抗原(包含CA12-5、CA19-3、CA19-9、CA72-4等)等。临床上多用于早期发现肿瘤,判断肿瘤治疗效果及肿瘤复发和预后的预测。但需注意,肿瘤标志物不是肿瘤诊断的唯一依据,某些肿瘤标志物在某些生理情况下或某些良性疾病也可以异常升高,故需结合临床症状、影像学检查等其他手段综合考虑,确诊一定要有组织或细胞病理学的诊断依据。

二、体液检查

1. 尿常规　尿常规检查内容包括尿的颜色、透明度、酸碱度、红细胞、白细胞、上皮细胞、管型、蛋白质、比重及尿糖。尿液反映了机体的代谢状况,是很多疾病诊断的重要指标,常常是肾脏或尿路疾病的征兆。

2. 脑脊液　脑脊液检查内容繁多,包含常规检查、细胞学检查、生化检查、酶学检查、免疫学检查等。对于神经系统疾病的诊断意义不亚于血液检查,详见实验诊断学。

3. 浆膜腔积液检查 浆膜腔积液检查项目内容类同脑脊液检查,在疼痛诊疗中主要对感染的性质,肿瘤的诊断和关节等病变的性质作一判断。

(李庆华)

第四节 影像学检查

慢性原发性疼痛范围广泛,持续或反复发作3个月以上的疼痛,除非另有诊断能更好地解释所表现的症状,否则即可定义为慢性原发性疼痛。影像学检查在慢性原发性疼痛诊疗中地位举足轻重,通过实验室检查和影像学检查仍无法明确病因的慢性疼痛通常要考虑为慢性原发性疼痛。影像诊断学知识范围广,本节仅就常见影像学检查手段做一简单介绍。具体内容请参阅影响诊断学专业书籍。

一、X线摄影

X线摄影是影像学诊断的基本手段,适用于任何部位。胶片上的黑白灰度(密度低或高)反映的是组织吸收X线的剂量,通常只能显像有自然对比的骨、脂肪和含气组织,不能清晰地分辨各种软组织结构,故临床上多用于对骨和肺部病变的观察。正位和侧卧是最基本的投照体位,对于脊柱和关节等部位通常还需加做斜位或者轴位检查等。全面掌握人体解剖是阅读X线片基本要领,仔细、全面地读片方可从中找出其中的端倪。

二、计算机断层扫描术(CT)

计算机断层扫描术(computer tomography, CT)利用X线原理在人体扇形扫描一周,取得的数据通过计算机处理后再形成图像输出。如同将人体切成多个薄片,每一片无上下结构的重叠和干扰,具有高密度分辨率,密度的测量准确而恒定,通过窗宽窗位的调节可以获得良好的组织对比图像,提高了诊断准确率,适用于骨骼,软组织及脑、肝、肾等脏器的诊断。对于一些组织密度差值小的部位可以通过注射造影剂,其增强效应可以反映出组织或病灶的血供、微循环通透性和屏障状况,对肿瘤性疾病帮助较大。

CT检查对中枢神经系统疾病的诊断价值较高,应用普遍。对颅内肿瘤、脑梗死与脑出血、外伤性血肿与脑损伤、寄生虫病、脓肿与肉芽肿以及椎管内肿瘤与椎间盘突出等病诊断效果好,诊断较为可靠。

CT对头颈部疾病的诊断也很有价值。例如,对颈椎间盘突出、寰枢关节紊乱等较X线更能准确诊断,对眶内占位病变、鼻窦早期癌、中耳小胆脂瘤、听骨破坏与脱位、内耳骨迷路的轻微破坏、耳先天发育异常以及鼻咽癌的早期发现等。

随着高分辨力CT的应用,对胸部疾病的诊断,日益显示出它的优越性。对肺组织的微小结节,早期肺癌的发现等是X线检查和磁共振成像(magnetic resonance imaging,

MRI）检查无法替代的，采用造影增强扫描可以明确纵隔和肺门有无肿块或淋巴结增大、支气管有无狭窄或阻塞，对原发和转移性纵隔肿瘤、淋巴结结核、中心型肺癌等的诊断，有较大的帮助。肺内间质、实质性病变也可以得到较好的显示。CT对平片检查较难显示的部分，例如心、大血管重叠病变的显示，更具有优越性。对胸膜、膈、胸壁病变，也可清楚显示。

腹部及盆部疾病的CT检查，主要用于肝、胆、胰、脾，腹膜腔及腹膜后间隙以及泌尿和生殖系统的疾病诊断。尤其是占位性病变、炎症性和外伤性病变等。胃肠病变向腔外侵犯以及邻近和远处转移等，CT检查也有很大价值。当然，胃肠管腔内病变情况主要仍依赖于钡剂造影和内镜检查及病理活检。

骨与关节疾病，多数情况可通过简便、经济的常规X线检查确诊，因此使用CT检查相对较少，但对于微小的骨与关节病变通常CT检查能更早地发现问题，如早期的强直性脊柱炎CT检查通常比X线检查更早地发现骶髂关节的破坏。

三、磁共振成像（MRI）

MRI是将人体置于特殊的磁场中，用无线电射频脉冲激发人体内氢原子核，引起氢原子核共振，并吸收能量。在停止射频脉冲后，氢原子核按特定频率发出射电信号，并将吸收的能量释放出来，被体外的接收器收录，经电子计算机处理获得图像，这就叫作MRI。与CT相比，MRI具有多方面的优势，主要有：① 无电离辐射损伤；② 无骨伪影，CT检查时在骨与软组织的界面上，特别是骨突起的部位可产生严重的骨伪影，如后颅窝、脑干、脊髓等部位，容易造成漏诊，而MRI无此顾虑；③ 多方位直接成像，有助于解剖结构和病变部位的显示，对于椎管内病变检查尤为重要；④ 软组织分辨率高，可更清楚地显示组织解剖结构，如脑组织、神经核团和周围神经等；⑤ 血液"流空效应"可使血管直接显影，磁共振血管成像（MR angiography, MRA）是目前唯一的无创血管成像技术。

MRI常用应用：

1. 神经系统病变　脑梗死、脑肿瘤、炎症、变性病、先天畸形、外伤等，为应用最早的人体系统，目前积累了丰富的经验，对病变的定位、定性诊断较为准确、及时，可发现早期病变。

2. 心血管系统　可用于心脏病、心肌病、心包肿瘤、心包积液以及附壁血栓、内膜片的剥离等的诊断。

3. 胸部病变　纵隔内的肿物、淋巴结以及胸膜病变等，可以显示肺内团块与较大气管和血管的关系等。

4. 腹部器官　肝癌、肝血管瘤及肝囊肿的诊断与鉴别诊断，腹内肿块的诊断与鉴别诊断，尤其是腹膜后的病变。

5. 盆腔脏器　子宫肌瘤、子宫其他肿瘤、卵巢肿瘤，盆腔内包块的定性定位，直肠、前列腺和膀胱的肿物等。

6. 骨与关节　骨内感染、肿瘤、外伤的诊断与病变范围,尤其对一些细微的改变如骨挫伤等有较大价值,关节内软骨、韧带、半月板、滑膜、滑液囊等病变及骨髓病变有较高诊断价值。

7. 全身软组织病变　无论来源于神经、血管、淋巴管、肌肉、结缔组织的肿瘤、感染、变性病变等,皆可做出较为准确的定位、定性的诊断。

四、超声检查

超声检查是利用超声波在人体内不同两种相邻组织中传播时、由于不同的声阻抗,在两种组织的界面上产生界面反射,通过探头接收反射波并进行图像化处理的一种检查方法。

目前,超声检查的主要类型有A型、B型、M型、D型、V型等,其中B型超声应用最为广泛。由于超声具有安全、无创、无电离辐射、检查费用低廉等优点,常用于肝、胆、脾等非空腔脏器的检查。

超声检查的优势:① 对肌肉和软组织显像良好,对于显示固体和液体腔隙之间的界有特别用处;② 实时生成图像,检查操作者可动态选择对诊断最有用的部分观察并记录,利于快速诊断;③ 清晰显示脏器的结构;④ 目前未知有长期不良反应,一般不会造成患者不适;⑤ 设备广泛分布并相对灵活,有小型的、便携式扫描仪;可在患者床边进行检查;⑥ 相对于其他检查价格便宜(例如CT成像,双向X线吸收成像或者MRI)。

超声检查的劣势:① 超声设备对骨的穿透性差。例如,脑和脊髓的超声成像就极为受限;② 因为声阻抗的差异过大,当探头与要探的组织之间有气体时超声显像质量很差。例如,由于前方受到胃肠道气体的干扰,使得胰腺的成像非常困难;③ 即使没有骨骼或气体的干扰,超声的探查深度也是有限的,远离体表的结构成像困难,特别是肥胖患者;④ 对操作者的技术要求高。操作者的手法经验不佳就无法获得高质量的图像。

近年来,超声技术发展迅速,以往对于骨骼、胃肠及肺部等超声诊断的盲区也日趋完善。快速超声诊断和超声介入治疗走进一线临床,使得急诊患者、危重患者能快速得到病情判断,术中超声检查可以帮助麻醉医生准确、快速分析病情变化。超声介入是在超声显像基础上为进一步满足临床诊断和治疗的需要而发展起来的一门新技术,在超声实时监视或引导下,完成各种穿刺活检、抽吸、插管、注药、射频消融治疗等操作,可以避免某些外科手术,达到与外科手术相当的效果,极大地减轻了患者的痛苦。

五、数字减影血管造影检查(DSA)

数字血管造影(DSA)的基本原理是将注入造影剂前后拍摄的两帧X线图像经数字化输入图像计算机,通过减影、增强和再成像过程来获得清晰的纯血管影像,同时实时地显现血管影像。DSA具有对比度分辨率高、检查时间短、造影剂用量少,浓度低、患者X线吸收量明显降低以及节省胶片等优点,在血管疾患的临床诊断中,具有十分重要的意义。近年来介入放射学发展迅速,通过导管技术对血管性疾病及血管相关性疾病的进行诊断与治疗,这其中DSA功不可没。

介入放射学的应用:① 全身各部位血管造影;② 各类肿瘤的治疗:如肝癌、肺癌、食管癌、肾癌、胰腺癌、各种转移性肿瘤及妇科肿瘤、骨肿瘤等;③ 肝血管瘤栓塞术和肝、肾囊肿、脓肿抽吸硬化术;④ 各种动脉瘤、血管畸形的栓塞治疗及血管闭塞性疾病球囊血管成形术(PTA)或支架置入;⑤ 非血管性管腔狭窄:食管良恶性狭窄、胃肠吻合口狭窄、胆道梗阻支架置入;⑥ 子宫肌瘤、宫外孕、输卵管阻塞引起的不孕症;⑦ 各系统病变经皮细针穿刺活检;⑧ 其他:股骨头坏死、脾功能亢进、消化道出血、妇产科急性大出血、支气管扩张大咯血、腔静脉滤器植入(预防或治疗肺梗死)。

(李庆华)

第七章

慢性原发性疼痛的评估

疼痛作为一种主观感受,尚缺乏有效的客观指标来进行评定,目前临床上主要通过一些量表来对患者的疼痛程度、疼痛性质和心理状态进行评估。

一、疼痛强度评估

(一)视觉模拟量表(visual analogue scale, VAS)

VAS通常是在一张白纸上画一条长10 cm的粗直线,两端分别写上"无痛"(0)和"剧烈疼痛"(10)字样。被测者根据其感受程度,在直线上相应部位做记号,从"无痛"端至记号之间的距离即为疼痛评分分数,即表示疼痛的量。VAS是临床最常用的疼痛强度评估方法。

(二)语言评价量表(verbal rating scale, VRS)

VRS是将疼痛测量尺与口述描绘评分法相结合而成,使患者更容易理解和使用。VRS将疼痛用"无痛""轻微痛""中度痛""重度痛"和"极重度痛"。口述描绘评分法分为不同的等级,均是根据疼痛的程度,采用从无痛到最严重疼痛的词汇表述。其中以4级评分或5级语言评分较简便、实用。

(三)数字评价量表(numerical rating scale, NRS)

NRS用0 ～ 10共11个数字来标示出不同程度的疼痛强度等级,0为无痛,<3为轻度痛,3 ～ 7为中度痛,≥7以上为重度痛,10为最剧烈疼痛。

(四)表情等级量表(face rating scale, FRS)

FRS由一组表达不同痛苦程度的面部表情画面组成。每种表情按其次序设定一个数量值,反映疼痛的强度。以面部不同表情来反映疼痛程度,主要适用于6 ～ 8岁儿童以及交流障碍的成人疼痛强度的评估。

(五)长海痛尺

海军军医大学(原第二军医大学)附属长海医院根据临床实用性及应用体会,归纳总结出了长海痛尺。

二、疼痛问卷表

疼痛问卷表是一种多因素评分方法,是根据疼痛的生理感觉,患者的情感和认识成分等因素设计而成,能较准确地评价疼痛的强度与性质。

(一)麦吉儿疼痛问卷表(Mc Gill pain questionnaire, MPQ)

MPQ包括4类20组疼痛描述词,从感觉、情感、评价和其他相关类四个方面,以及现时疼痛强度进行较全面的评价。每组词按疼痛程度递增的顺序排列,其中,1~10组为感觉类,11~15组为情感类,16组为评价类,17~20组为其他相关类。被测者在每一组词中选一个与自己痛觉程度相同的词(没有合适的可以不选)。

(二)简化的麦吉儿疼痛问卷表(a short form of the Mc Gill pain questionnaire, SF-MPQ)

SF-MPQ是在MPQ基础上简化而来,由11个感觉类和4个情感类的描述词以及现时疼痛程度(present pain intensity, PPI)和VAS组成。适用于检测时间有限同时又要获得其他疼痛强度信息的病例,同时也能对不同的疼痛综合征进行鉴别。

(三)简明疼痛问卷表(brief pain questionnaire, BPQ)

又称简明疼痛调查表(brief pain inventory, BPI)。此表将感觉、情感和评价这三因素分别量化,包含了有关疼痛原因、疼痛性质、对生活的影响、疼痛部位等描述词,以及采用NRS描述疼痛程度,从多方面进行评价。BPQ是一种快速、多维的测痛与评价方法。

(四)神经病理性疼痛评价量表

临床上常用ID Pain患者自评诊断量表对慢性疼痛患者进行神经病理性疼痛的筛查,采用利兹(Leeds assessment of neuro-pathic symptoms and signs, LANSS)量表和(或)DN4量表来鉴别神经病理性疼痛与伤害感受性疼痛。

三、疼痛的心理学评估

大量研究证实,慢性疼痛患者常合并的精神心理障碍是焦虑和抑郁,并与疼痛程度呈明显的正相关。及时、准确地对患者的心理状态进行评估,有助于疼痛的治疗。

(一)焦虑

焦虑是没有明确客观对象和具体观念内容的提心吊胆和恐惧不安的心情,还伴有显著的自主神经症状和肌肉紧张,以及运动性不安。

1. 焦虑自评量表(self-rating anxiety scale, SAS) 含有20个项目,4级评分的自评量表;其中有15项是正向评分题,5项是反向评分题。SAS可以反映焦虑的严重程度,但不能区分各类神经症,必须同时应用其他自评量表才能有助于神经症的临床分类。

2. 汉密尔顿焦虑量表(Hamilton anxiety scale, HAMA) HAMA是精神科常用的量表之一,包括14个项目,分为躯体性和精神性两大类因子结构。通过因子分析,不仅可以具体反映患者的精神病理学特点,也可反映靶症状群的治疗结果。总分能较好地反映病情严重程度,分界值为14分;一般认为超过14分,患者肯定有焦虑。

（二）抑郁

常见症状为抑郁心境,主要表现为快感缺乏、易疲劳、思维和运动迟滞、食欲改变、睡眠障碍、躯体不适、性欲低下、日常工作及娱乐活动兴趣降低等。

1. 抑郁自评量表（self-rating depression scale, SDS） 共有20个项目,使用简便,能有效反映抑郁状态的有关症状及其严重程度和变化。特别适合于药理学研究中评定治疗前后的变化,以及在综合性医院中发现抑郁症患者。

2. 汉密尔顿抑郁量表（Hamilton depression scale, HAMD） HAMD是临床上使用最普遍的抑郁评定量表,主要用于反映与测试者抑郁状态有关的症状及其严重程度和变化,可以为临床心理学诊断、治疗以及病理心理机制的研究提供科学依据。适用于具有抑郁症状的成年患者。

（申　文　陈立平）

第八章

慢性原发性疼痛患者的护理

近年来欧美国家的疼痛研究发生了两次转变：一是从疼痛控制转变为疼痛管理；二是疼痛管理专业的组成人员从以麻醉医师为主体的模式转向以护士为主体的模式（nurse-based, anaesthetist-supervised model），护士在疼痛管理中的优势正日益显现出来。

一、护士在疼痛管理中的作用

（一）护士是疼痛状态的评估者

在治疗和照护过程中，护士与患者接触的时间最多，往往最先了解患者各种不适症状。目前，在一些发达国家的医院内，对患者镇痛的评价首先依赖于护士的观察评估和记录。

（二）护士是镇痛措施的落实者

在临床工作中，护士是镇痛措施的实施者。护士根据医嘱执行药物镇痛方法或者在自己的职权范围内运用一些非药物的方法为患者镇痛。

（三）护士是其他专业人员的协作者

护士对患者的疼痛评估记录可为医生诊断治疗提供重要的参考材料。护士参与疼痛治疗方案的制定和修订，以确保其合理性和个体化。疼痛专业护士除了协助医生完成各种常规治疗外，还要配合医生完成特殊镇痛操作，如神经阻滞。

（四）护士是患者及家属的教育者和指导者

美国《癌症疼痛治疗临床实践指南》中指出："在医务人员的治疗计划中，应包括对患者和家属进行疼痛及其治疗方面的教育。"护士负责患者及家属疼痛相关知识的宣教，教育他们如何应用疼痛评估工具、如何表达疼痛，让那些不愿意报告疼痛、害怕成瘾、担心出现不良反应的患者解除疑虑和担忧，保证疼痛治疗的有效性，同时指导患者进行疼痛的自我管理。

（五）护士是患者权益的维护者

护士作为患者最密切接触者，要协助患者进行利弊分析，选择适合的镇痛措施。同时应承担疼痛管理质量的保证和促进的职责，在镇痛效果保证和镇痛措施使用的安全等方面,及时动态地进行监测,使患者的疼痛管理达到满意的状态。

二、疼痛的护理原则

1. 全面、准确、持续性地评估患者疼痛。
2. 消除和缓解疼痛。
3. 协助病因治疗和及时准确用药。
4. 社会支持和健康教育。

三、疼痛的护理评估

准确评估患者疼痛状况,以提高镇痛效果。疼痛是患者的主观感受,疼痛刺激相同,但个体反应程度可能不同,而且其感受疼痛的程度与患者的心理情绪、以往经历有关。在临床护理实践中,疼痛已成为继体温、脉搏、呼吸、血压之后的第五个生命体征,日益受到重视。而减缓疼痛是一项基本人权,从法律、专业及人权的角度讲,评估疼痛且记录评估结果是护理实践的重要组成部分,如何对患者的疼痛做出正确的评估成了护理实践的关键。

(一)评估资料

1. 评估的主观资料　患者主诉疼痛的部位、时间(有无变化规律)、性质、强度、影响疼痛的因素及既往采用的止痛方法及效果。其中还包括:伴随症状、社会因素、诊疗史、镇痛效果的评估等。

2. 评估的客观资料

(1)生命体征　评估有无脉搏加快、血压上升、呼吸短促、出汗。

(2)非语言交流　气管插管患者、老年人、有精神症状、婴幼儿等特殊人群不能用语言表达疼痛的时候,可通过体语、躯体姿势、声音、情绪等非语言交流准确评估疼痛。

(3)对患者生活形态的影响　评估患者睡眠时间和质量、饮食、活动、休息等。

(4)疼痛测量的工具　有口述分级评分法、行为疼痛测定法、数字评分法、视觉模拟评分法、术后疼痛的Prince-Aenry评分法、面部表情测量图等。

(二)影响评估的因素

影响疼痛评估的因素主要包括对疼痛护理不重视、疼痛评估缺乏常规性、未掌握正确的评估方法、患者的年龄、性别、性格及文化背景等。在评估时护士应该以整体的观点看待慢性疼痛患者,多与患者的家属相沟通、与患者的社会关系、生活环境相结合,同时注意患者的个体性,根据不同的患者选择不同的评估工具,综合化地考虑、个体化地评估,及时制定和调整疼痛护理计划。

(三)疼痛评估的原则

疼痛不像其他四项生命体征一样,有客观的评估依据,这要求医务人员对从病史采集、体格检查及辅助检查等方面收集的全部临床资料进行分析,对疼痛的来源、程度、性质等要素做出一个综合的判断。疼痛评估的基本原则是：

1. 相信患者的主诉　疼痛是患者的主观感受，因此对于意识清醒的患者而言，疼痛评估的金标准是患者的主诉。医护人员应鼓励患者充分表述疼痛的感受和疼痛相关的病史。而对于儿童和一些无法自我表达疼痛的患者，应该鼓励家属和照顾者及时汇报，通过患者的表情、行为表现来评估疼痛。

2. 全面评估疼痛　参与疼痛治疗的医护人员还应注意综合评估疼痛的情况，在询问过程中可以按照PQRST的顺序获得相关信息。除此之外，还应询问疼痛的病史，发作的原因，疼痛的伴随症状、疼痛对日常生活的影响，患者的既往病史，以前疼痛的诊断、治疗和效果等。另外还需要考虑患者的精神状态及有关心理社会因素。

P——促发和缓解因素（provoking or precipitating factors）

Q——疼痛的性质（quality of pain）

R——疼痛的部位及范围（radiation of pain）

S——疼痛的严重程度（severity of pain）

T——疼痛的时间因素（timing），包括减轻或加重的时间，疼痛发作的时间，以及疼痛持续的时间

3. 动态评估疼痛　在对患者进行初步疼痛评估以后，需要根据患者疼痛情况、治疗计划等实施动态常规的疼痛评估。评估的时机：① 患者主诉出现新的疼痛；② 进行新的操作时；③ 在疼痛治疗措施达到峰值效果后；④ 对于一些长时间存在的疼痛，如慢性疼痛需要根据疼痛情况规律地进行评估。

再评估的内容：① 现在的疼痛程度、性质和部位；② 过去24 h最严重的疼痛程度；③ 疼痛缓解的程度；④ 治疗方案实施中存在的障碍；⑤ 疼痛对日常生活、睡眠和情绪的影响；⑥ 疼痛治疗的不良反应。

（四）疼痛评估工具

目前疼痛的评估工具较多，常用的方法有：VRS、VAS、NRS、文字描述评分量表法（Verbal descriptors scale VDS）、Wong和Banker面部表情量表法、Mcgill疼痛分级法、McMillan法，还有针对儿童的疼痛表示法等。除了利用这些评估工具，还可以观察患者生命体征、呼吸方式、局部肌肉的紧张度、掌心出汗等，间接了解疼痛的程度。

（五）疼痛评估的记录

护士应对所有住院患者进行评估并记录于入院评估单中。对于有疼痛的患者，护士应将疼痛评估和给予的相应措施记录在护理记录单或特护记录单中。因疼痛已被正式定义为第五生命体征，所以近年来有专家将疼痛评估结果记录于体温单上，并将传统的体温单更名为生命体征记录单，目前此研究在临床得到了推广应用。

（陆大远）

第九章

慢性原发性疼痛患者的
沟通与健康教育

第一节　慢性原发性疼痛患者的沟通交流

一、医患沟通概述

（一）医患沟通的含义

在医疗卫生工作中,医患双方围绕诊疗、心理及社会等因素,以患者为中心,以医方为主导,将医学与人文相结合,通过医患双方各有特征的全方位信息的多途径交流,使医患双方形成共识并建立信任合作关系,指引医护人员为患者提供优质的医疗服务,达到维护健康、促进医学发展的目的。

（二）有效沟通的原则

1. 有效沟通是互动而不是单向传递过程　如果把沟通看作是单向的传递过程,那么信息的发送者就会认为,一旦他们表达并发送了信息,责任就完成了。但是,如果将沟通看作是一个互动的过程,那么只有在发送者接收到反馈,知道所发出的信息如何被诠释、是否被理解,以及接受后产生什么影响,互动才算完成。仅仅告知信息或只听是不够的——给予信息并接受反馈,了解信息所造成的影响很关键。重点转到信息发送者和接受者的互动,彼此的表现和主动性变得同等重要(丹斯和拉森,1972)。沟通的目的即为建立双方相互理解的基础(贝克,1955)。而该基础的建立和确认需要双方有效的互动。

2. 有效沟通减少了不确定性　不确定性可以分散注意力、干扰准确性、降低效率和影响关系的构建。任何不确定性都可能导致注意力不集中或焦虑,这反过来会妨碍有效的沟通。例如,患者可能不确定会谈的结果,不确定所提问题的意义,不确定医护团队中特定成员的角色,不确定对方的态度、意图或可信任度。尽管在医疗过程中常常有必要留有一些不确定性,但减少对诊断或治疗预期结果的不确定性依然是非常重要的。对于一些尚未充分认识的领域或无人确信什么是最好选择的情况,可以通过展开讨论或通过建立双方的互信来帮助减少不确定性。

3. 有效沟通需要规划期望达到的效果 有效性取决于你和患者共同向着预期的方向的努力。如果我很生气,我所寻求的方式就是发泄情感。然而,如果我想要的结果是解决可能引起我不愉快的任何问题或误解,我必须采取不同的方式以便达到预期的效果。

4. 有效沟通表现出的动态变化 适合一种情况,在另一种情况下可能不一定合适——不同个体的需求和情况都在不断变化。昨天患者非常清楚理解的事情今天看来却不可思议。动态变化强调需求,不仅要求灵活性,而且强调回应、参与以及与患者的配合。

二、慢性原发性疼痛患者的沟通技巧

慢性疼痛人群中,心理障碍的发生率是内科疾病人群的4倍以上。我们对慢性疼痛患者的治疗更需要从"以疾病为中心"到"以患者为中心"的医疗模式的转换。

在针对具体器官组织的治疗技术出现局限性时,"以患者为中心"医疗模式的重要性突显出来。在与慢性原发性疼痛住院患者的沟通中,渗透着人文关怀的理念。对于慢性原发性疼痛住院患者医患沟通大多集中在门诊首诊询问病史时、书写住院病历采集病史时、商讨重要治疗知情同意时、患者出院前。

叙事医学是21世纪创生的临床学说,哲学上属于二阶学术,强调复调叙事,以共情开启反思之途,重塑医患关系,患者是罹难者、治疗者也是照顾者,治疗不只是技术干预,还是对话、呵护、叙事干预。有研究表明,把叙事医学的理念补充交融在疼痛医生常规的诊疗中。通过半结构化的访谈,使临床医生能初步建立起心身同治的观念。患者的合作程度以及随后治疗的成功或失败都与医患关系的质量密切相关。叙事医学通过对无专业知识者弱势的关注,对个体的关注和对患者心灵的关注,弥补了这3个鸿沟。

看见"患者":首先在患者的主诉和各种客观检查的基础上,看到患者作为"人"的属性。了解到患者的心理层面:得病后情绪、如何看待病因、疾病应对方式、对医生和治疗的期望和信心,与他人互动的模式,个人内在时间的特点;患者的社会层面:成长史、家庭关系、工作情况、社会交往情况、社会支持情况、有无经济困难等。

发现问题:通过沟通,从医生视角的客观世界,进入到患者体验的、诉说的主观世界。医生看到患者除了身体上的"疼",也有心理上的"痛",并识别可能来自医生、患者和家庭成员的阻碍。患者心理层面:病后的恐惧、焦虑、抑郁、易怒、自责、无助、挫败,身体失能的沮丧、自我价值的丧失,对治疗的信心、预后的不确定感;患者的社会层面:病后社会角色退化、社会活动受阻、病程长而增加家庭经济负担。

解决问题:通过充分的支持表达,在病症防治、患者认知行为改善、生活方式改善上解决问题、帮助患者,真正达到身心同治。包括有氧运动、步态锻炼、营养、睡眠保健、压力缓解、放松训练等,必要时抗抑郁治疗。

(王婷婷)

第二节　慢性原发性疼痛的人文关怀

一、医学人文概述

（一）医学人文的概念

广义的医学人文学包括与医学相关的法律、社会学、人类学和心理学，亦可称为医学人文社会科学。因此，医学人文是一个多学科与跨学科的研究领域，它从人文学科和社会科学的角度探讨健康、疾病、生命、死亡、疼痛、快乐等。

（二）医学人文的历史

1. 医学人文的传统　启蒙运动以后，西方更加强调尊重个人的自主性，西方医学伦理学家强调尊重患者自主权是首要的、基本的原则。传统医学深受儒家影响，儒家认为医学为"生生之具"，医学的目的是仁爱救人。儒家重视个人的美德，认为仁爱救人是医生美德的体现。医生美德的基础是良心，即医生应具备恻隐之心、羞耻之心、恭敬之心、是非之心。由于医患间不平等的地位，儒家强调医生的"慎独"和"推己及人"。

2. 医学人文学科的兴起　随着医学技术的迅速发展，威胁人类健康的急性传染病、寄生虫病、营养缺乏性疾病得到了有效控制，人类健康状况有了极大改善。虽然医学技术为人类提供越来越多的保健需求，但人们对医学的批评日益增加。因此，不得不开始反思医学技术发展的价值，反思医学的目的究竟是什么，反思我们到底需要什么样的医学。1984年，美国医学院协会刊发了《医生普通专业教育和医预科教育专门委员会报告——21世纪的医生》，报告强调了在医学院和住院医师训练阶段连续性进行医学伦理学教育的重要性。1985年，美国内科医学委员会出版了《内科医生人文素质的认识与评价指南》。指南要求住院医生达到较高的人文修养标准。从那时起，内科住院医生培养计划就有责任培养住院医生的人文品质。在医疗实践中体现人性维度已经成为教育计划的必需内容，在这类训练中人文教育是最有潜力的，也是被全美医学教育工作者广泛接受的。

（三）医学人文的内容

医学人文并非仅是医学教育中的一类学科建制，它还是一场社会运动，一种后现代思潮，是对当代医学和保健文化的哲学反思。从医学教育的角度来看，医学人文是医学院校和医院开展人文和社会科学教学的活动。从研究的角度看，医学人文是对医学或卫生保健本质和价值问题的探究。

（四）医学人文的任务

医学人文为人们理解医学与卫生保健提供理论基础，为分析从医学研究、临床活动以及国家卫生政策的意义与价值提供方法。这些理解与分析不仅需要知识和理性，也需要感性与直觉。医学人文学的主要任务包括：

1. 阐明医学理论与实践的价值　医学理论和医疗实践都有其价值取向。各类诊疗技术的涌现，医学似乎能做更多，但究竟什么应该做，什么不该做，却变得模糊起来。因此，医学需要调整方向，需要明确目标，方向与目标和人类的理想与价值密切相关。

2. 理解医学经验的主观性及对他者主观性的理解　在医学人文的框架下，一些科学不能解决的健康和疾病问题可以得到解决。医学人文学可以提供4种相互关联的路径：首先，获取与整合主客观信息以做出有利于患者的决定；其次，强化和利用医患关系最终达到治疗目的；再次能理解患者的行为方式；最后是开展有效的沟通。

3. 提高医务人员的人文素质　医学实践，包括疾病诊断与治疗、疾病预防与公共卫生、卫生资源分配、医学科研等，都与人文学科具有密切的相关性。

4. 培养批判性思维能力　医学人文的理念既可作为医学的一种整合知识，也可以独立于医学，作为一种知识操练。医学人文学力图从知识和实践上与医疗卫生服务体制保持一种张力，制衡医学技术的过度使用，保证卫生保健服务的公平与公正。

二、慢性原发性疼痛患者的人文关怀

（一）营造疼痛病房人文环境

根据疼痛科特点创造人性化环境、创建温馨优质的病房，营造良好的人文环境，使患者感到舒心，在病房创造家庭式的温馨。例如：① 病区为患者准备生活用品方便包，包括卫生纸、便盆、尿壶、一次性水杯等物品；② 病区设置便民措施，可提供纸、笔、针、线、指甲剪、充电器、吹风机、剃须刀、梳子、头绳、充电器以备不时之需；③ 病房晚间提供折叠式陪护床，方便家属休息；④ 病区设有"心愿墙"和护患沟通本；⑤ 病区设有宣传角，免费提供各种疾病的健康教育宣传。

（二）提高疼痛科医护人员的人文知识水平

医院人文关怀小组定期开展人文关怀活动，教学骨干结合PPT讲课的方式开展头脑风暴，让责任护士和床位医生掌握人文关怀的知识和情怀。

（三）在日常工作中细化人文关怀精神、滋养患者心灵

责任护士使用SAS、SDS来评估患者心理状况，针对不同需求的患者给予不同的护理方式，以满足患者不同层次的需求。责任护士鼓励新入院患者多与手术治疗效果好的病友沟通交流，建立信心，缓解心理压力。科室定期开展健教会，通过PPT讲课的方式让患者认识疾病及手术的注意事项，来消除心中的顾虑。当患者出现情绪变化时，使用认知行为模式来积极化解冲突。

（四）主动提供人文关怀护理服务

化被动为主动，从患者入院开始，责任护士通过护理评估系统全面评估患者信息，找出患者安全的风险点，根据风险点采取个性化的宣教模式，让患者掌握注意事项，保障安全。责任护士需要让患者清楚术前需要准备什么，并提醒自己是否落实；术中如何配合医生，如何与医生沟通；术后如何康复和锻炼。

（王婷婷）

第三节　慢性原发性疼痛的健康教育

一、健康教育概述

（一）定义

国内较为公认的定义是"健康教育是通过信息传播和行为干预，帮助个体或群体掌握卫生保健知识，树立健康观念，自愿采纳有利于健康行为和生活方式的教育活动与过程"。健康教育的核心是教育人们树立健康意识，养成良好的生活方式和行为习惯，提高生活质量。健康教育是提高卫生保健服务质量的战略和方法。

（二）护理与健康教育

1. 健康教育在护理中的应用　20世纪初，莉莲·沃德将护理和健康教育结合起来，向社区居民、学校儿童、家庭提供保健服务及健康教育。1973年美国护理协会制定的护理实践标准在说明护理服务质量和职责的同时也强调了护理中的健康教育与健康促进。1991年美国护理协会制定的临床护理实践标准规定，护士有义务向患者提供卫生保健、健康促进、疾病预防和治疗方面的教育。健康护理强调要让患者掌握自我护理所需要的知识和技术，开发解决问题能力的过程中健康教育的重要性。毫无疑问，健康教育是护理人员帮助护理对象学习和控制健康、改变行为、提高生活质量的重要护理活动。

2. 护理人员在健康教育中的角色　护士具有众多的角色，特别是强调健康促进和疾病预防的现代社会，其教育者角色显得尤其重要。对护士而言，健康教育是为了帮助护理对象理解自身行为对健康的影响，有效利用健康服务，达到健康目标的有计划地教授——学习过程。同时根据学习者的需求，护士向护理对象传播自我保健、促进健康的知识，帮助其掌握自我保健的技能，建立有利于健康的生活方式和行为。

（1）教育者　教育者角色是最重要的角色之一。护士通过正式的或非正式的教育活动，随时向护理对象提供与健康相关的知识和技能，提高其自我保健的意识，建立促进健康的生活方式和行为。

（2）咨询者　护士在健康教育活动，经常发挥咨询者的作用，为护理对象提供健康指导和寻求解决健康问题的方法。

（3）组织管理者　在开展健康教育过程中，能否有效地组织和管理学习资料、学习场所、学习内容、学习情况等，直接影响教育效果。

（4）协调者　为确保患者的教育计划能顺利实施，护士应协调各种资源，与个体、家庭、社区或组织机构保持良好的合作关系。

（5）代言者　护士有责任帮助护理对象获得有价值的卫生保健服务，有责任促进护理对象的健康状况，保持护理对象对健康教育活动的兴趣。

（6）研究者　护理理论可使护理活动更有效，并可拓展护理科学的范围。护士在应用健康教育的理论知识、帮助护理对象获得健康的过程中,亦应承担起研究者的角色,评价实施健康教育后护理对象的健康水平和学习效果,推进有效的健康教育。

(三)医院健康教育内容和方法

1. 患者健康教育内容

(1)门诊健康教育 门诊健康教育包括:① 候诊健康教育——患者候诊期间进行的教育;② 随诊健康教育——医生在给患者诊疗过程中,根据患者所患疾病的有关问题进行简短讲解和指导;③ 健康咨询——医务人员对咨询者提出有关疾病的问题进行解答和指导。

(2)住院健康教育 住院治疗期间接受的与其所患疾病的预防、治疗、康复等相关的知识和技能的健康教育活动。

入院健康教育:患者入院时,对患者或家属进行的健康教育。主要内容有医院规章制度、生活环境、注意事项等。通常由护士承担,采用口头教育或宣传资料等形式,使患者和陪护尽快熟悉医院环境,遵守住院制度,积极配合治疗。

病房健康教育:指在患者住院期间进行的经常性的健康教育工作,是健康教育的重点。医护人员根据各自的工作特点,针对患者病情和需求,对患者及家属、陪护人员进行较系统深入的教育和指导。

(3)出院健康教育 患者病情稳定或康复出院前,医护人员应以口头谈话和健康教育处方形式向患者及家属解释出院用药和定期复查等注意事项,同时进行生活方式和家庭护理指导。同时,还应征求患者及家属对医护人员的意见,不断改进医院健康教育工作。

2. 患者健康教育方法 患者健康教育方法以讲座、集体培训、健康咨询、健康教育处方、同伴教育、随访等为主要方式。

(1)讲座与集体培训 门诊健康教育的重要形式,一般以预约门诊的形式定期将患有同种疾病的患者或需接受相同保健服务的人集合起来进行有关疾病的知识讲座、行为指导或技能培训。病房健康教育时亦可根据本病房患者疾病特点和健康教育知识需求,定期定时组织患者及其家属进行相关知识的讲解,如护理常识及康复技术等,以及出院后用药指导。

(2)健康咨询及健康传播 除医护人员的口头咨询外,亦可通过健康知识资料、健康教育宣传栏、电视、网络等方式将患者和家属常见的健康问题通过各种传播方式进行普及,既节约人力资源又具有可及性。

(3)健康教育处方 是以医嘱形式向患者提供的健康教育材料,主要是针对某种疾病的特点,对患者进行有关疾病防治知识、用药知识及生活方式等方面的指导。是对患者口头教育内容的补充,能指导患者进行自我保健和家庭保健。

(4)同伴教育 即将患有同种疾病的患者组织起来,改变"医生讲、患者听"的形式为医生启发患者就共同关心的话题提出建议,患友分享成功经验结合的医患互动方式。

（5）随访教育　又称出院后教育，通过定期或不定期家访、电话咨询等方法进行以长期、动态的健康咨询和指导。

二、原发性慢性疼痛患者健康教育的内容与方法

（一）原发性慢性疼痛患者健康教育的内容

1. 疾病相关健康教育　患者入院时，教会患者疼痛评估的方法，让患者积极参与到疼痛评估和治疗中，以获得更好的治疗效果；常见止痛药使用方法和注意事项；患者治疗前，讲解治疗过程和配合要点，宣教术后可能出现的并发症，指导患者采用相应的预防措施；患者出院前，进行药物宣教、康复锻炼指导、定期门诊随访等。

2. 心理健康教育　慢性原发性疼痛患者常因面临生理功能减退、收入减少、子女离开家庭及疾病等不良事件而出现心理、情绪方面的问题，表现为焦虑、孤独厌世、失落、消极悲观等。

3. 饮食健康教育　慢性原发性疼痛患者常受疼痛困扰，或者药物反应，没有食欲，不想进食，导致出现营养问题，甚至部分患者出现电解质紊乱。饮食健康教育重点强调：饮食卫生，不良饮食习惯和疾病的关系，饮食宜忌，饮食养生的方法和注意事项等。

4. 意外伤害的健康教育　慢性原发性疼痛患者因疾病、服药和治疗因素，常会伴有头晕、走路不稳等跌倒和坠床的危险因素，同时该类患者的心理症状如强迫、敏感、抑郁等都是造成走失、自杀等问题的高危因素。医护人员应及时发现患者身体和心理的异常，及时处理和帮助患者调整心理状态，避免意外伤害事故的发生。

（二）原发性慢性疼痛患者健康教育的方法

1. 组织针对性强的专题讲座　提前把讲座内容制作成图文并茂、简单易懂的小册子或宣传材料，提前发给患者阅读，讲座时亦借助多媒体手段进行讲授，以引起患者的兴趣，利于理解和接受。

2. 通过网络平台，推送健康教育知识　患者入院时关注健康教育平台，责任护士根据患者疾病情况，推送与之相关的健康教育内容，比如糖尿病患者如何控制血糖，如何进行疼痛评估、服用止痛药的注意事项，还会推送一些视频，比如腰托、颈托的佩带等。

3. 开展丰富多彩、形式新颖的活动　根据病房场地，开展文化体育活动，如练习八段锦，太极拳等，也可组织其他活动，如读书报告、诗歌朗诵等传授健康知识。

4. 利用演示法传授健康教育知识　慢性原发性疼痛的部分治疗比较抽象，不太容易描述和讲解，可以借助3D打印技术，打印出实体模型，通过实体模型、标本、仪器等教具向患者做动作示范，配合讲解，达到传授知识的目的。

（王婷婷）

第二篇

治疗篇

第十章

慢性原发性疼痛常用治疗技术

第一节　物　理　疗　法

一、体外冲击波疗法

冲击波是一种特殊形式的声波,属高能机械波,具有声、光、力学的特性。体外冲击波在传导过程中,通过与皮肤接触,将能量逐层传递到皮肤、肌肉、骨与关节等深部组织内,产生反射、折射、透射、吸收等直接机械效应,以及峭化和空化作用产生的间接机械效应,从而达到治疗的目的。体外冲击波疗法(extracorporeal shock wave therapy, ESWT)分为聚焦式ESWT(focused ESWT, FSWT)和放散式ESWT(radial ESWT, RSWT)。FSWT通常需要精准定位,以达到最大的疗效,而RSWT产生的冲击波能量较低,且传导速度慢,适合于慢性疼痛的治疗。国外学者认为体外冲击波疗法实质是"激痛点冲击波疗法",冲击波通过对外周痛觉感受器的过度刺激,改变其疼痛接收频率和周围的炎性介质,抑制神经冲动的形成和传导,最终缓解疼痛症状。冲击波疗法在慢性软组织损伤性疼痛(包括肌筋膜疼痛综合征)的疗效已得到肯定,此类疾病还包括肱骨内/外上髁炎、肌腱炎、滑囊炎、髌腱炎、膝关节骨性关节炎、跟腱腱鞘炎、跖筋膜炎及钙化性肌腱炎等。

二、超声波疗法

高于2 000 Hz的声波叫作超声波。将超声波作用于人体以达到治疗目的的方法称为超声波疗法。超声波作用于人体组织产生机械作用、热作用和空化作用,导致人体局部组织血流加速,血液循环改善,血管壁蠕动增加,细胞膜通透性加强,离子重新分布,新陈代谢旺盛,组织中氢离子浓度减低,pH增加,酶活性增强,组织再生修复能力加强,肌肉放松,肌张力下降,疼痛减轻或缓解。小剂量超声波能使神经兴奋性增高,传导速度加快,减轻神经的炎性反应,促进神经的损伤愈合,提高痛阈,减轻疼痛。因而对周围神经疾病,如神经炎、神经痛,具有明显的镇痛作用。而大剂量超声波作用于末梢神经可引起神经麻痹、组织细胞缺氧、继而坏死。利用超声波的热透效应,可以达到深层热疗和药物透入作用,同时使用双氯芬酸二乙胺乳胶剂为递质,有镇痛、抗痉挛、抗炎作用,达到解除局部粘连,消除水肿的目的,从而获得满意的疗效。

三、光疗法

1. 威伐光疗法 威伐光(water-filtered infrared-A, wIRA)是德国免疫医学技术的最新研究成果,其与超激光、偏振光一样选用高分子碘类的卤素光源为发光体,卤素光源发出的原始光在经过wIRA(威伐)水滤系统后,可以精准的过滤并消减掉其中可以引起热效应波段的光能,最终保留了有治疗作用的波长为580～1 200 nm的威伐光,威伐光可以穿透人体皮下的7 cm以达到深层治疗的目的。威伐光主要通过其热效应和非热效应达到治疗目的,其缓解疼痛机制主要是减少5-HT等炎性介质的产生,改善局部血液循环,并减少交感神经的兴奋性。目前临床上已广泛用于肌筋膜疼痛综合征、关节炎、肌腱炎以及带状疱疹性神经痛等慢性疼痛的治疗。

2. 偏振光疗法 偏振光以其自身的光学特性产生强烈的光针刺痛和温灸效应,对人体的神经系统、循环系统、心脑血管、消化系统、内分泌系统和免疫系统进行调整,从而改变机体的病理生理过程,使之恢复生理平衡和维持内环境稳定,达到治病目的。通过偏振光照射神经根、神经干、神经节、痛点和穴位,可以产生以下作用:① 抑制神经兴奋,松弛肌肉,使疼痛部位充分进行有氧代谢,阻断疼痛的恶性循环,达到解除肌肉痉挛、缓解疼痛的目的;② 促进加速组织活动物质的生成和疼痛物质的代谢,尽快消除炎症和水肿;③ 扩张血管,增加血流量,改善局部微循环,加强组织营养,促进创伤愈合;④ 调节自主神经系统,促进淋巴系统循环,增加机体免疫力;⑤ 星状神经节的照射可"代替"星状神经节阻滞,避免不良反应的发生。偏振光照射星状神经节是利用其电磁场、光学和辐射热效应的共同作用,抑制交感神经传导,降低兴奋性,扩张血管,颈总动脉的血流速度和流量增加,促进血液供应,改善缺血缺氧状态,头痛、头晕、耳鸣、颈肩痛、上肢麻木等症状得以改善或消失。因此,偏振光照射星状神经节广泛适用于三叉神经痛、雷诺病、非典型面部痛、面神经麻痹、面肌抽搐、椎动脉型颈椎病等疾病的辅助治疗。

四、经皮神经电刺激疗法

经皮神经电刺激(transcutaneous electrical nerve stimulation, TENS)是指电流通过紧贴于皮肤表面的电极片传入后,通过调节神经系统的电化学信号而调节神经功能。TENS的治疗模式大致分为三种:传统型(高频较窄脉冲)、电针型(低频较宽脉冲)及短暂强刺激型(高频较宽脉冲)。目前关于TENS治疗的机制主要包括以下两种假说:① "闸门控制理论"学说;② 内源性阿片肽释放理论。TENS自20世纪70年代发展以来,早期主要用于镇痛研究,现已用于治疗关节损伤及关节炎等所致的疼痛;也有研究指出,TENS对周围神经变性、格林-巴利综合征、三叉神经痛均有不同程度的镇痛效果,而对于原发性头痛的治疗也在逐步探索中。虽然TENS属于非侵入性的治疗,与口服药物相比几乎没有不良反应,但安装有心脏起搏器、有凝血障碍、癫痫病史的患者还是不应使用。

《Cephalagia》上发表的《偏头痛非药物治疗的临床实践指南》中指出，TENS与针刺均在较小的实验队列中证明可以缓解偏头痛，但是缺乏更有力的证据证明其效力和效益，所以可作为C级别推荐治疗方法。

第二节　患者自控镇痛技术

患者自控镇痛技术（PCA）是一种新型的给药方法，不仅适用于手术后镇痛，也可用于癌症疼痛等慢性疼痛的治疗。其特点是患者可以在需要时自行控制使用镇痛药，真正达到用药剂量个体化。与传统的镇痛方法相比，具有镇痛及时，用药灵活，呼吸抑制等不良反应少的优点。其治疗途径包括静脉PCA（PCIA）、硬膜外PCA（PCEA）、皮下PCA（PCSA）及周围神经PCA（PCNA）等。PCA治疗中应用的主要药物是阿片类镇痛药，低浓度局麻药及非阿片类镇痛药，还可以辅助一些镇静药、镇吐药。

静脉PCA（PCIA）是最常用的一种给药模式，Meta分析证明PCIA可以明显地提高阿片-类镇痛药的镇痛效果，且24 h内的疼痛发生率也能够降低50%左右，甚至有研究发现PCIA与皮下注射阿片类镇痛药相比可以降低患者的死亡率。虽然PCA治疗中应用的主要药物是阿片类镇痛药，但是越来越多的研究提倡"平衡镇痛"的理念，即联合应用不同药理类型的镇痛药物，达到减少阿片类药物不良反应的目的，同时维持足够的镇痛水平。

第三节　神经阻滞疗法和注射疗法

一、神经阻滞疗法

神经阻滞疗法是指通过穿刺技术在脑神经、脊神经、交感神经节及周围神经等神经组织周围注射局麻药阻断神经传导功能，达到缓解疼痛、改善循环、松弛肌肉、打破疼痛恶性循环的目的。神经阻滞主要采用化学药物可逆或不可逆的阻断神经传导功能，是慢性原发性疼痛的诊断及治疗中常用的手段之一。"打破疼痛的恶性循环"在疼痛治疗中具有很重要的意义。目前已经明确在疼痛来源部位的疼痛结束后，第一个伤害性感受突触（背角或者脊髓三叉神经核）的中枢敏化是持续性神经病理性疼痛的主要原因。也许通过暂时的神经阻滞可以减少伤害感受性疼痛的传递，可以使中枢敏化"螺旋式下降"。在外周敏化（在周围伤害性感受器水平）基础上的持续性疼痛也可以用同样的方法缓解，例如，外周神经阻滞可能导致敏化的伤害性感受器之间进行伤害性感受传递时的阈值相对提高。

偏头痛是临床上常见的慢性原发性头痛之一，在偏头痛神经阻滞部位的选择上，主要包括枕大神经、眶上神经、眶下神经及星状神经节等。有研究认为通过阻滞枕大神经可以影响三叉神经颈复合体伤害性疼痛的传入，这是其治疗偏头痛的机制之一。然而，枕大神经阻滞治疗偏头痛的疗效仍然存在争议。有关眶上神经和眶下神经阻滞治疗偏头痛的研究较少，个别文献报道其对偏头痛具有较好的疗效。星状神经节阻滞治疗偏头痛可能是通过阻断脊髓反射通路，降低交感神经兴奋性，抑制NE的释放，使肌肉的反射性痉挛及血管收缩消失，改善局部组织缺血缺氧和代谢异常，并能通过增加局部血液循环，加速5-HT等炎性介质的清除，从而达到止痛的目的。

星状神经节阻滞除了用于偏头痛的治疗外，还常常作为丛集性头痛、三叉神经痛、原发性痛经及复杂性区域疼痛综合征等原发性疼痛的综合治疗手段之一。

肌筋膜疼痛综合征（myofascial pain syndrome, MPS）是骨骼肌的一种原发性无菌性炎症，以激痛点为主要临床特征，按压肌筋膜激痛点时，可以产生局限性及牵涉性疼痛。神经阻滞疗法可以使受累的脊髓节段脱敏以及消除外周敏感致痛源，最终达到减轻和消除中枢敏化的目的。临床上可以根据激痛点、压痛点及肌紧张带等选择相应神经进行阻滞，常见的是颈、胸、腰椎旁神经阻滞疗法，此外也有关于腰大肌间隙阻滞、闭孔神经阻滞等治疗相应支配区域肌筋膜疼痛综合征的报道。佐赫等通过神经刺激器引导下胸椎旁阻滞对3例胸部MPS患者进行重复治疗，术后随访2年无疼痛复发，提示椎旁神经阻滞是治疗传统疗法难以治愈的MPS的有效方法。此外MPS还可以通过物理疗法、注射疗法及射频疗法等进行治疗。

二、注射疗法

注射疗法是指将局麻药、糖皮质激素、肉毒素及臭氧等不同药物直接注射至病灶或激痛点周围的方法。将局麻药单独或与糖皮质激素联合应用进行激痛点注射，能够阻断外周致痛源的信号传入并减轻局部炎性反应。肉毒素A可以通过抑制神经递质乙酰胆碱的释放，使肌肉放松，用其进行注射疗法，可以在MPS的治疗中取得较显著的疗效，其优点是疼痛缓解可维持数周或数月。臭氧能分解产生氧化能力极强的氧原子，有强氧化性，清除病灶部位无菌性炎症，也可以分解生成氧气，增加局部组织的氧供和循环，还可以通过局部注射分离局部组织粘连。方禹舜等通过富血小板血浆（platelet-rich plasma, PRP）局部注射疗法联合普瑞巴林对足踝部复杂性局部疼痛综合征（complex regional pain syndrome, CRPS）患者进行治疗，发现PRP局部注射疗法联合普瑞巴林可以从不同方面对足踝部CRPS的治疗产生协同作用，较单一使用更加有效。PRP虽不具有直接的镇痛作用，但由于其激活后释放大量的生长因子，局部注射后具有促进局部组织和神经细胞修复的可能。

第四节　微创介入疗法

一、射频疗法

射频疗法（radiofrequency, RF）是指通过射频穿刺针工作端精确输出高频脉冲电流以形成电场,电场中的组织水分子震荡产热,起到阻断和调节神经传导的作用,从而达到治疗疾病的技术。用于疼痛治疗的射频仪设有神经刺激功能,可准确定位感觉神经和运动神经。依据射频模式的不同分为传统射频热凝、脉冲射频、双极射频及低温等离子射频等。近年来通过射频热凝疗法治疗MPS的疗效得到了肯定,且临床应用广泛。射频疗法治疗MPS的机制尚未完全清楚,其可能机制是:① 改善局部血液循环,消除病灶部位致痛的炎性介质;② 减轻局部神经肌肉组织的痉挛和水肿;③ 在病灶内形成热凝毁损区,分离粘连组织和松解痉挛,解除血管和神经卡压。刘东阳等通过多极脉冲射频松解颈肌筋膜治疗颈源性头痛,其疗效确切且持久,在发挥射频治疗优势及降低高温损伤颈神经危险性的同时,提高了治疗效率,节省了治疗时间。脉冲射频(pulsed radiofrequency, PRF)作为一种新型的疼痛治疗手段,因其创伤小、并发症少且作用显著的特点,近年来其在治疗神经病理性疼痛方面得到较为广泛的应用。自1997年斯鲁伊特提出脉冲射频的标准参数为"42℃、2 Hz、2 min"以来,有关通过调整不同的PRF参数来提高疼痛治疗的有效率及延长治疗时限的问题一直是国内外关注的热点。近几年,薛朝霞团队在实验研究的基础上,将高电压长时程脉冲射频应用于临床,获得对神经病理性疼痛更长的缓解期和更高的缓解率。此外,射频疗法可安全有效地用于治疗三叉神经痛、丛集性头痛及偏头痛等慢性原发性疼痛的治疗。

二、三氧疗法

三氧疗法(ozone therapy)是指使用一定浓度的医用三氧治疗疾病的方法。自100年前三氧用于临床以来,其医疗用途就在不断地传播发展。目前三氧在疼痛临床治疗中的应用日益广泛。三氧的作用机制主要包括:① 氧化作用;② 抗炎作用;③ 镇痛作用;④ 免疫抑制作用。三氧的治疗方式主要有局部注射、关节腔内注射、椎旁注射、椎间盘内注射、直肠灌注、大自血、小自血疗法等。有报道采用35 μg/mL的医用三氧5~20 mL行局部痛点注射治疗软组织损伤性疼痛,疗效确切。三氧应用于软组织疼痛的治疗,归功于其强大的消炎和镇痛作用。但是关于三氧疗法的最佳治疗剂量和浓度,目前仍存在争议。一般认为,高浓度医用三氧(30~70 μg/mL)时可导致组织结构破坏,中等浓度(20~30 μg/mL)时主要发挥调节作用,低浓度(<20 μg/mL)时主要发挥增加氧供的作用。出于安全考虑,也有人提议使用的最低有效浓度为30 μg/mL,最高浓度为60 μg/mL。研究表明,三氧具有一定的呼吸系统毒性作用,尤其是上呼吸道纤毛上皮细胞,导致肺脏的代谢改变,因此,无论何种治疗方式都严禁三氧直接吸入肺内。此外,三氧还具有遗传毒性,可导致大范围的遗传性损害。

三、激痛点疗法

激痛点,源于英文的myofascial trigger point的中文译名,也有译作触发点,常被简写为MTrP,它是指骨骼肌内可触及之紧绷肌带所含的局部高度敏感的压痛点。激痛点疗法根据自有的一套诊断标准,准确找到激痛点,通过干针或湿针对激痛点进行反复穿刺,以灭活激痛点的方式达到治疗的目的。理想的穿刺只有酸痛和胀痛的感觉,准确的穿刺可以引发受累肌肉的抽搐或跳动。激痛点疗法多种多样,其中湿针疗法是目前最简单和最实用的疗法。湿针疗法不是简单的注射技术,因为注射在湿针疗法中并不重要,而仅是为了减轻患者的疼痛不适感。其镇痛原理包括中枢性抑制、内源性内啡肽释放及激痛点的破坏或者灭活作用。近年来,随着激痛点的深入研究,以及对其发生的症状和体征的认识,发现许多慢性原发性疼痛与激痛点有关。目前,对于偏头痛、眩晕、颈椎病及肌筋膜疼痛综合征等疾病的治疗,激痛点疗法越来越显示其独有的特色。

四、银质针导热疗法

银质针由古代"九针"演化发展而来,陆银华最早提及银质针作用同一般针灸不同,亦有剥离软组织粘连之功,用于一切伤筋症后期。陆云响将银质针应用于躯干疾病中,成了系统的银质针治伤疗法。宣蜇人依据人体软组织解剖形成了密集型银质针针刺疗法,本疗法对病程较长的慢性软组织疼痛具有强烈镇痛、长期治痛的效果。其钝性软组织松解作用,实为没有刀口的"肌肉松解术"。银质针导热疗法的作用机制主要有:① 通过对肌肉的针刺导热,放松紧张的肌肉,减少对神经血管的压迫,打破疼痛的恶性循环,最终改善人体软组织力学平衡对人体生理状态的影响;② 促进瘢痕组织的修复;③ 促进血管活性物质的释放,改善局部血供,加速炎性介质的吸收代谢;④ 通过银质针的钝性分离,达到松解粘连的肌筋膜的目的。银质针导热疗法适用于颈椎管以及腰椎管外软组织所致的各部位慢性疼痛,以及软组织损害相关的血管、神经、脏器受累的临床症候。临床以治疗颈肩腰腿痛等慢性软组织损伤性疾病多见。近几年,国内有学者探索将银质针应用于三叉神经痛、带状疱疹性疼痛、骨质疏松等疾病的治疗。

五、神经调控技术

世界神经调控协会(International Neuromodulation Society, INS)将神经调控定义为:在神经科学层面,利用植入性和非植入性技术,依靠电或化学手段来改变神经活性的科学、医学以及生物工程技术。神经调控是一门新技术,相较传统的毁损和切除而言,其强调的是神经的可逆性调控技术。神经调控技术疗效肯定、创伤小、具有可逆性和可调控性,对脑和神经组织无损害,因此,越来越多的患者和临床医生选择神经调控技术来进行慢性疼痛的治疗。常见的神经调控技术有外周神经电刺激术、脊髓电刺激术、运动皮质电刺激术、脑深部电刺激术、经皮神经电刺激术以及经皮脊髓电刺激术等。有学者通过将脊髓电刺激电极置于中段胸髓($T_6 \sim T_7$)刺激脊髓背柱来缓解慢性顽固性盆腔痛,获得了良好的疗效。此外,其在脊柱手术失败疼痛综合征、复杂性区域疼痛综合征以及糖尿病性神经痛患者的疗效显著,但是在PHN、幻肢痛以及慢性脊髓损伤患者的疗效则不太理想。神经调控技术是一种相对安全、有效的方法,在多种难治性疼痛性疾病的治疗中的扮演重要角色。但神经调控技术仍存在众多问题,如治疗费用高昂、治疗机制仍不明确;无明确的适应证和禁忌证;无统一规范的刺激参数;神经调控对神经生长、神经保护的影响以及电极插入过程中带来的并发症等。

(薛朝霞 刘立伟)

第十一章

慢性原发性疼痛的药物治疗

第一节 概 述

疼痛治疗强调的是"多模式"的方法,药物治疗因其使用简便、有效,是慢性原发性疼痛首选的、基础的治疗方法。目前提倡以循证医学为基础的疾病机制导向性的个体化药物治疗,而非仅仅强调经验性治疗和以疼痛程度为单一目标的泛化治疗。

临床医生在使用药物治疗原发性疼痛时首先要对药物的作用机制、药物代谢动力学、不良反应及成瘾性等做到了如指掌,这也是药物合理性、规范化使用的前提。临床实践中切勿认为只有微创介入治疗才能解决疼痛,而忽略了药物治疗疼痛性疾病的重要性,尤其是在药物作用机制引导下或在循证医学证据支持下的合理规范的药物治疗。

一、慢性原发性疼痛常用药物类型

(一)阿片类及中枢性镇痛药

阿片类药物(opiates)严格的定义是专指天然的阿片生物碱及其半合成的衍生物;而将与阿片有关的所有化合物称为阿片样物质(opioid)。临床上经常将阿片类药物和阿片样物质这两个名词混淆。阿片类药物是抑制中、重度癌痛的首选药物,在慢性疼痛的治疗中占据重要地位。国内常用的强阿片类药物是吗啡和羟考酮,推荐使用缓释剂型,因其服用后在体内缓慢匀速释放,可避免血药浓度波动,减少其耐药性的产生。有研究报道低剂量加巴喷丁和缓释吗啡联合治疗 PHN 或糖尿病性周围神经病变(diabetic peripheral neuropathy, DPN),较单一用药疗效更好。联合使用氨酚羟考酮和普瑞巴林,与任何一种单独用药相比,较小剂量就能更好地缓解疼痛和改善生活质量。然而,最新的一项回顾性研究表明阿片类药物和加巴喷丁联合治疗的患者死亡风险明显增加,因此在临床中要严密监测患者的不良反应。此外,在2016年美国疾病控制与预防中心(Centers for Disease Control, CDC)发布的阿片类药物用于慢性疼痛的临床指南中指出:非阿片类药物更适合慢性疼痛的治疗,阿片类药物仅在疼痛和功能的获益超过风险时使用。一些药物除作用于阿片受体外，还可通过其他途径产生镇痛作用，这类药物称为非阿片类中枢性镇痛药，其中在临床上较为广泛使用的是曲马多。曲马多是一种弱的阿片受体激动剂，其镇痛作用主要是通过抑制中枢 5-HT 和 NE 的再摄取，增强中枢对疼痛下行传导的抑制。由于曲马多不产生呼吸抑制作用，尤其适用于老年人、心肺功能差的患者及日间手术患者的疼痛管理。

（二）非甾体类消炎镇痛药

非甾体类消炎镇痛药（NSAIDs）是一类具有解热和镇痛，大多数还有抗炎、抗风湿、抗血小板聚集作用，由于其化学结构和抗炎机制与基本结构为甾体的糖皮质激素抗炎药不同，故称为 NSAIDs。NSAIDs 的作用机制是通过抑制环氧合酶（cyclooxygenase, COX）而阻断前列腺素的合成，具有较为强大的消炎及镇痛作用，临床上常用来缓解骨骼与软组织疼痛等。属于 NSAIDs 的药物名目繁多，美国食品和药物管理局（Food and Drug Administration, FDA）确认的 NSAIDs 分成三类：即乙酰水杨酸盐类，包括阿司匹林；非乙酰基水杨酸类，包括水杨酸镁、氟苯水杨酸等；非水杨酸盐类，包括布洛芬、吲哚美辛等。按照其化学结构分为七大类，包括：① 甲酸类：也称水杨酸类，代表药物是阿司匹林等；② 乙酸类：代表药物为双氯芬酸钠、吲哚美辛等；③ 丙酸类：代表药物为布洛芬、奈普生等；④ 昔康类：吡罗昔康、美洛昔康等，⑤ 昔布类：塞来昔布、罗非昔布等；⑥ 吡唑酮类：氨基比林、保泰松等；⑦ 磺酰丙胺类：尼美舒利等。根据对 COX 抑制特性将 NSAIDs 分为四类：① COX-1 选择性抑制剂：如小剂量肠溶性阿司匹林；② 非选择性 COX 抑制剂：如吲哚美辛、双氯芬酸钠等；③ 选择性 COX-2 抑制剂：如美洛昔康、依托考昔等；④ COX-2 特异性抑制剂：包括塞来昔布、罗非昔布等。NSAIDs 是治疗骨关节炎疼痛的基础用药，来自瑞士伯恩大学的学者对现有的 NSAIDs 缓解骨关节炎疼痛的效果进行了荟萃分析，发现双氯芬酸钠（150 mg/d）的效果最好，而任何剂量的对乙酰氨基酚均不能缓解骨关节炎疼痛或改善关节功能，建议临床医生实践中要结合药物安全性为骨关节炎疼痛患者选择合适的药物和剂量。

（三）中枢性肌肉松弛药

中枢性肌肉松弛药是一类通过不同途径作用于大脑皮质下中枢和脊髓，产生单突触和多突触传递抑制作用，从而使肌肉松弛的药物。关于其作用机制，目前仍未完全阐明，常见的中枢性肌肉松弛药有苯二氮䓬类、乙哌立松、替扎尼定、氯唑沙宗、巴氯芬等。乙哌立松可对 γ 运动神经元产生抑制作用，改善肌肉痉挛症状，阻断疼痛的恶性循环，还可通过对钙离子的抑制作用，松弛血管平滑肌，有效扩张血管，改善肌肉局部血液循环，加速炎性介质的清除。研究显示盐酸度洛西汀联合乙哌立松用于紧张性头痛的治疗，可以明显缓解患者的发作频率及持续时间等。此外乙哌立松在腰椎间盘突出症、骨关节炎、脑卒中肌痉挛等疾病的治疗中也显示出一定的疗效。替扎尼定主要通过激动中枢神经系统 α 受体，减少肌肉运动的阻力，减轻肌肉痉挛状态，缓解疼痛。用于缓解骨骼肌肉疾病和各种病因引起的肌肉痉挛性疼痛。其作用特点是不影响神经和肌肉的传递，且具有良好的耐受性。研究显示替扎尼定还可增加NSAIDs的抗炎作用。一项关于替扎尼定治疗咀嚼肌筋膜炎的随机临床对照研究显示替扎尼定并不比安慰剂组更加有效，这一结论与之前的研究是相悖的。关于替扎尼定在慢性疼痛治疗的有效性方面还需要更多的循证医学证据的支持。

（四）抗焦虑与抗抑郁药

抗焦虑药用于消除慢性疼痛及焦虑症的焦虑状态，以及紧张状态。常见的阿普唑仑具有抗焦虑、抗惊厥、镇静、催眠及中枢性肌肉松弛作用。而谷维素用于疼痛治疗，主要是因其能调整自主神经功能，减少内分泌平衡障碍，减少精神神经失调症状。临床主要用于自主神经功能失调、更年期综合征及月经前期紧张症等。抗抑郁药物对神经病理性疼痛的有效性已被广泛证实。抗抑郁药（antidepressants）包括三环类抗抑郁药（tricyclic antidepressants, TCAs）和非三环类抗抑郁药，后者包括选择性5-羟色胺再摄取抑制剂（selective serotonin reuptake inhibitors, SSRIs）、5-羟色胺与去甲肾上腺素再摄取抑制剂（serotonin-noradrenalin reuptake inhibitors, SNRIs）。TCAs属于非选择性单胺摄取抑制剂，欧洲神经病学协会联合会（European Federation of Neurological Societies, EFNS）推荐TCAs为治疗除三叉神经痛以外的神经病理性疼痛的一线用药。阿米替林是临床上最常用的TCAs，其治疗疼痛的药物剂量要小于其抗抑郁的剂量，在糖尿病相关神经病理性疼痛和带状疱疹后遗神经痛中研究最多且疗效确切。研究认为非三环类抗抑郁药中的SSRIs在疼痛治疗方面与安慰剂作用无差异，而属于SNRIs的度洛西丁和文拉法辛等则推荐作为治疗神经病理性疼痛治疗的一线药物。

（五）细胞膜稳定剂

细胞膜稳定剂能够针对疼痛发生机制中的多个环节，主要包括：① 抑制电压依赖性Na^+通道进而减弱神经元的兴奋性；② 增强GABA介导的抑制性突触传递功能，提高突触前或突触后抑制；③ 抑制电压依赖性T型Ca^{2+}通道的激活，从而减少疼痛的产生和（或）抑制痛觉的形成。常用于疼痛治疗的膜稳定剂包括卡马西平、奥卡西平、加巴喷丁及普瑞巴林等。卡马西平是最早应用于临床的膜稳定剂，对三叉神经痛有特效，卡马西平及奥卡西平被推荐为治疗三叉神经痛的首选用药。加巴喷丁和普瑞巴林为第二代膜稳定剂，其较第一代膜稳定剂的安全性更高，适用范围更广，目前已被推荐作为治疗痛性多神经病变、疱疹性疼痛以及中枢性神经痛的一线用药。有人认为膜稳定剂在临床使用时可遵循以下原则：对于"钝痛"（烧灼感、麻痛），宜选择钙离子通道阻滞剂加巴喷丁和普瑞巴林；而对于"锐痛"（电击感、针刺感），选择钠离子通道阻滞剂卡马西平可能更为有效。

（六）维生素类药物

维生素类药物按其水溶性分为两类：水溶性维生素和脂溶性维生素。与治疗疼痛相关的为水溶性B族维生素、维生素C及脂溶性维生素E。以往维生素类药物主要用于辅助治疗疼痛，已有研究指出B族维生素在短暂性缺血引发的大鼠脊髓损伤模型的发生发展过程中,不仅具有镇痛作用还有神经保护作用。我国学者首先发现较大剂量的B族维生素(B_1/B_6/B_{12})可以通过调节感觉神经元异常钠离子通道的功能状态缓解神经病理性疼痛。临床研究证实与健康志愿者相比PHN患者血浆中维生素C的浓度较低,而PHN患者由于维生素C缺乏所形成的高敏感性可能是形成慢性神经病理性疼痛的高危因素。维生素C对PHN患者的治疗效应仍需要更多高质量的随机安慰剂对照研究来提供更高级别的临床证据。基础研究方面已有动物实验证实维生素C可增强加巴喷丁治疗神经病理性疼痛的疗效,并推测其作用机制可能与抗氧化应激有关。

(七)局部麻醉药

局部麻醉药(又称局麻药,local anesthetics)是一类能够可逆地使钠离子通道关闭,阻止Na^+内流,从而抑制神经冲动的发生和传导,在意识清醒的条件下,使有关神经支配的部位出现暂时性感觉和(或)运动丧失的药物。根据局麻药中间链的不同可将其分为两大类,酯类局麻药,如普鲁卡因、氯普鲁卡因、丁卡因、可卡因等;酰胺类局麻药,如利多卡因、甲哌卡因、布比卡因、依替卡因、丙胺卡因、罗哌卡因等。疼痛治疗中常选用较低浓度的局麻药选择性地阻断感觉神经的传导,达到缓解疼痛或诊断性神经阻滞的目的。2010年IASP和EFNS最新版指南推荐局部利多卡因可作为PHN的一线治疗用药,常用剂型有利多卡因凝胶剂及贴剂,不良反应包括皮肤红斑或皮疹等。最近的一项研究表明,利多卡因输注疗法(1 h内输注3 mg/kg利多卡因)可在短期内缓解带状疱疹及复杂性区域疼痛综合征相关的神经病理性疼痛,而重复输注镇痛效果更为显著。

(八)糖皮质激素类药物

糖皮质激素(glucocorticoid, GC)具有抗炎、抗毒素、抗休克及免疫抑制作用,临床应用极其广泛。GC强大的抗炎作用是其治疗疼痛的药理学基础。疼痛治疗中GC主要通过微创介入或局部注射技术精确地作用于病灶中心,减轻局部炎症反应、缓解或消除疼痛,较其他给药途径具有剂量小、全身不良反应少、治疗效果好的优点。根据作用时间,GC可分为短效、中效和长效三类。根据抗炎作用强度,GC可分为弱效、中效和强效三类。而根据剂型不同,GC可分为水溶剂型、混悬剂性、乳糜剂型及粉针剂型。临床实践中合理选择适应证、药物剂型、给药剂量和用药方法是使用GC安全有效的关键。2017年GC在疼痛微创介入治疗中的应用——中国专家共识中指出GC使用原则:① 颈段、胸段硬膜外腔及神经根阻滞中如不具备影像监测,不推荐使用GC混悬制剂;② 药物配伍不推荐使用除生理盐水、局麻药和GC以外的其他药物;③ 硬膜外腔、选择性神经根阻滞治疗中,中长效GC的使用6个月内不超过3次,短效不超过5次;④ 关节腔内GC注射治疗3个月1次,最长可连续2年;⑤ 交感神经阻滞不推荐使用GC。

(九)中药制剂

中药制剂是指在中医理论指导下,用中药制成的汤剂、丸剂及酊剂等不同剂型的药物。根据痛症不同的病因病机,临床治疗中辨证施治,选择最佳方剂及剂型分而治之。有关疼痛治疗方面的中药制剂的种类、选用原则及其注意事项可参考本书的相关章节。

二、给药途径及应用注意事项

药物治疗可通过不同的给药途径达到全身或局部用药的目的。在癌痛的治疗中，WHO三阶梯镇痛原则首推无创途径给药，美国国立综合癌症网（The National Comprehensive Cancer Network, NCCN）癌痛治疗指南强调非静脉阿片类药物的维持治疗的重要地位。然而，在临床实践中给药途径和方法的选择还要结合以下一些方面，包括病因、疼痛程度、类型及部位、患者的全身状况、使用的方便程度以及镇痛的确切性等。而根据患者疼痛强度及治疗效果，及时调整给药间隔和剂量，是成功进行个体化治疗的首要因素。

口服给药是全身给药方法中简单、经济、非侵入性且患者易于接受的方法。除重度疼痛和伴有恶心呕吐、胃排空延迟、胃吸收不良等特殊情况外，口服给药途径的禁忌证很少。此外要注意在通过口服给药治疗急性疼痛、爆发痛及滴定疼痛剂量时要选择即释剂型，治疗慢性疼痛时可选择缓释剂型。此外，研究表明，癌痛的规范化治疗策略，可以有效地提高患者对阿片类药物口服给药途径的依从性，同时减少爆发痛的发生率。国内一项关于慢性疼痛患者口服镇痛药依从性的调查研究结果表明，患者的年龄、受教育程度、疾病种类及药物不良反应和医护人员的医疗知识、指导方式均会对口服药物的依从性造成显著的影响。

静脉给药包括静脉间断给药、持续静脉给药及患者自控静脉镇痛（patient controlled intravenous analgesia, PCIA）。静脉给药途径可使药物直接进入血液循环，起效迅速、首过消除作用小、生物利用度高。当患者无法选择无创给药途径时可以选择静脉给药。静脉给药途径中PCIA是实现个体化给药最有效的给药方式，可用于阿片类药物的剂量滴定和中重度癌痛的缓解。研究表明与PCIA相比，持续静脉给药的呼吸抑制发生率要高出3～4倍。有研究比较了硫酸吗啡控释片经口服给药、直肠给药和吗啡持续静脉给药对癌症晚期爆发痛患者疼痛干预的效果，结果表明静脉给药，能明显缓解疼痛，同时不增加不良反应。分析原因可能是静脉给药方式的生物利用度高，血清吗啡浓度维持在一定的有效水平，同时避免了波峰和波谷现象，可随时根据患者的疼痛情况调节吗啡剂量，提高了患者的依从性。

皮下注射吗啡是治疗中重度疼痛常用的选择，主要适用于不宜或不能耐受胃肠道给药，以及对口服给药依从性差的癌痛患者，但局部循环不佳时可影响药物的吸收及疗效。研究表明无论是皮下注射还是经鼻给药，鲑鱼降钙素对骨质疏松骨折后的疼痛都具有很好的止痛作用。肌肉注射在治疗急性疼痛时疗效不如静脉给药，而在慢性疼痛时不易维持稳定的止痛，故肌肉注射镇痛药物的方法日趋减少。

自1979年王等首次采用吗啡鞘内给药控制癌痛以来，鞘内镇痛逐渐成为治疗晚期顽固性癌痛的有效手段，并在全世界范围内得到广泛认可。2016年多学科鞘内镇痛专家小组会议（the polyanalgesic consensus conference, PACC）针对神经病理性疼痛和伤害性疼痛不同的鞘内药物方案进行了改良,不再将其列为大剂量全身使用阿片类药物无效后的补救措施,并推荐其为难治性疼痛的首选治疗方案之一,拓宽了植入性药物输注系统(implantable drug delivery system, IDDS)的适应证,更多地推荐IDDS用于非癌性疼痛(局限性/弥散性/全身性的伤害性或神经病理性疼痛)的治疗,而对于其适应证的选择、终末期患者的管理策略、导管尖端水平与局部疼痛等方面的问题则成了目前关注的热点。

在其他途径不能采用时也可寻求直肠给药,其可避免肝脏的首过消除,但主要缺陷是吸收率不够稳定且有直肠刺激症状。此外,研究显示,对中重度癌痛患者使用盐酸羟考酮缓释片经直肠途径给药与口服给药相比,具有相同的镇痛效果,但恶心呕吐及便秘的发生率明显减少。

由于芬太尼和丁丙诺啡均为小分子量,脂溶性高的阿片类药物,是目前仅有两种经皮给药的镇痛药剂型。与口服给药途径相比,透皮贴具有胃肠道不良反应发生率低、作用时间长及无创的优点,其使用率也在逐年增加,缺点是起效较慢、有效剂量难以迅速确定,不良反应出现后逆转缓慢等。局部使用氟比洛芬酯、洛索洛芬钠可治疗局部软组织疼痛,辣椒素、利多卡因等经皮给药也越来越多的用于治疗带状疱疹性疼痛等神经病理性疼痛。

此外还有经鼻黏膜、舌下、肺或阴道给药,药物可快速吸收进入血液循环,而无肝脏首过消除效应。

三、介入性疼痛治疗相关药物

介入性疼痛治疗的定义是指采用微创技术将药物注射至目标区域或对目标神经进行消融/调节,以治疗疼痛,尤其是神经病理性疼痛。介入性疼痛治疗常用的药物是局麻药、糖皮质激素,此外还包括三氧、PRP、玻璃酸钠、胶原酶、干扰素(interferon, IFN)及神经毁损药(如酒精、苯酚、亚甲蓝及阿霉素)等。

多项随机对照试验(randomized controlled trial, RCT)研究结果表明,硬膜外或椎旁注射局麻药联合糖皮质激素治疗急性带状疱疹性神经痛的疗效要优于标准治疗组,且部分研究还显示带状疱疹急性期重复治疗具有预防PHN的作用。我国学者首次建立了CT引导下以椎旁注射三氧(20 μg/mL,每节段6 mL)为主的规范化的PHN综合治疗方案,可以快速控制顽固性PHN的疼痛程度,在长达5年左右的随访期间内其疗效仍比较稳定。

PRP是通过离心自体全血后获得的血小板浓聚物,激活后能释放多种丰富的生长因子,其活性物质具有促进细胞增殖、胶原合成作用,同时可改善局部疼痛。目前临床上已将其作为膝、髋关节及踝关节软骨退行性病变治疗的新方法。

胶原酶又名胶原蛋白水解酶(collagenase),其化学本质是一种蛋白质,在生理pH和温度条件下可以特异性地水解天然胶原蛋白的三维螺旋结构,而不损伤其他蛋白质和组织。自1981年首次报道胶原酶成功用于腰椎间盘突出症治疗以来,胶原酶溶解术已成为治疗腰椎间盘突出症的一种成熟的技术。然而,其作用原理、适应证、疗效及安全性一直是临床关注的焦点。

IFN是多功能细胞因子家族中的一大类,是一类高活性多功能的蛋白质,具有广谱抗病毒、抗细胞增殖和免疫刺激及免疫调节(包括免疫监视、免疫防卫、自身稳定)等作用。早先的研究表明IFN不仅是重要的免疫调节因子,也是中枢神经系统中重要的神经调节因子,且IFN-α的蛋白结构中存在独立的免疫调节与镇痛功能位点。近年来,有研究显示IFN可通过神经元-胶质细胞相互作用而产生镇痛效应。2012年笔者所在的研究团队将IFNα-2b用于椎旁阻滞靶向注射至背根神经节周围治疗急性期带状疱疹及神经痛。结果表明IFNα-2b不仅能有效发挥抗病毒作用,缩短疱疹愈合时间,并且能显著降低患者的疼痛评分及PHN的发生率。然而,有关IFN的镇痛效应及镇痛机制还需要更进一步的观察和研究。

常用的神经破坏药物有乙醇、苯酚制剂、亚甲蓝、阿霉素、高浓度局麻药及甘油等。神经毁损适应于三叉神经痛、晚期癌性疼痛、PHN等顽固性神经病理性疼痛的治疗。其发挥神经毁损作用的机制主要是直接接触并损伤神经,产生蛋白变性、坏死,引起神经脱髓鞘及轴突缺失改变,甚至完全性的破坏作用,进而彻底阻断神经传导,达到缓解疼痛的目的。阿霉素具有嗜神经细胞毒性和轴浆内逆流的特性,临床上通过将其注入神经末梢旁,以逆流方式沿神经扩散,破坏感觉神经元,而运动神经不受影响,达到选择性神经毁损的目的。

(薛朝霞　刘立伟)

第二节　非甾体类抗炎镇痛药

非甾体类抗炎药(NSAIDs)是一类化学结构不同,不含有甾体结构,却有相同临床疗效和类似不良反应的药物,能有效缓解疼痛、减轻炎症、改善机体功能。由于此类药物在抗炎、抗风湿等方面与肾上腺皮质激素及其衍生物具有相似的作用,但其化学结构及作用机制却完全不同,故称为非甾类抗炎药。

研究发现,NSAIDs主要通过抑制前列腺素(PG)生成过程中的环氧合酶(COX),阻断花生四烯酸转化为PG,从而抑制细胞产生和释放PG。而且花生四烯酸除COX途径外,还可以通过5-脂氧合酶生成各种白三烯或通过12-脂氧合酶生成12-HPETE和12-HETE。NSAIDs能够抑制COX,但不抑制5-脂氧合酶和12-脂氧合酶,因此NSAIDs只能抑制PG的生成,而不影响其他代谢通路。COX有两种同工酶即COX-1和COX-2。COX-1属于结构型环氧酶,主要存在于胃肠壁、血小板和肾脏,其催化生成的PG对机体内环境具有生理性保护作用,如维持胃肠道黏膜的完整性,调节血小板的功能和肾脏血流量。COX-2属于诱导型环氧酶,在静息细胞中几乎不表达,而在炎症发生时,细胞因子和其他炎症介质诱导激活炎症部位的COX-2,进而增加PG的合成,从而加剧了炎症反应和组织损伤。大量研究表明,一种较显著的解热、镇痛、抗炎药物,应对COX-2的抑制具有高选择性,而不抑制COX-1或抑制作用弱,这样其肾脏毒性及胃肠道不良反应就越小。

NSAIDs主要药理作用:① 解热作用:NSAIDs对正常体温几乎无影响;而对发热患者,则主要通过抑制下丘脑PG的生成与释放,使体温调定点回移,增加散热反应,从而发挥解热作用。② 镇痛作用:NSAIDs对组织损伤或炎症引起的疼痛尤为有效。机体局部受到伤害性刺激使一些致痛的化学物质生成并释放出来,例如缓激肽、5-HT、组胺及PG等。PG本身具有一定的致痛作用,但致痛作用较弱;其主要是使局部痛觉感受器对缓激肽等致痛物质的敏感性增加,痛阈下降,而使局部组织对疼痛刺激更加明显。NSAIDs通过抑制PG的合成与释放,使局部痛觉感受器对缓激肽等致痛物质的敏感性降低,因此可起到镇痛作用。③ 抗炎、抗风湿作用:PG也是重要的致炎物质,与炎症过程的发生有着密切的关系,其可使炎症局部血管扩张,毛细血管的通透性增加,促使白细胞外渗游走于局部,并且其对其他炎症介质具有增敏作用。NSAIDs同样是通过抑制PG的生成而起到抗炎作用;而NSAIDs的抗风湿作用也是通过解热、镇痛,特别是抗炎作用来实现的,但不能根除病因,也不能阻止病程的发展及并发症的发生,仅仅具有对症治疗作用。

一、非选择性环氧合酶抑制药

非选择性环氧合酶抑制药,从最早人工合成阿司匹林(乙酰水杨酸)以来,已历经百余年,现已发展成为一大类结构各异、种类繁多的药物;其无甾体结构,并且化学结构各异但都具有解热、镇痛及抗炎等作用,然而其抗炎作用差异明显,例如阿司匹林和吲哚美辛,其抗炎作用较强;而对乙酰氨基酚抗炎作用极弱,这可能与药物对机体不同种类酶的敏感性不同有关。

(一)水杨酸类

1. 阿司匹林(aspirin,乙酰水杨酸)

(1)药理作用及临床应用　具有解热、镇痛、抗炎、抗风湿的作用,且均较强。而且低浓度的阿司匹林又能够不可逆地抑制血小板COX,减少体内血栓素 A_2(TXA$_2$)的生成,从而抑制血小板的聚集,延长出血时间,此作用对于防止血栓形成、降低血液黏稠度大有裨益;但高浓度的阿司匹林能够直接抑制血管壁中COX,进而减少了前列环素(prostacyclin,PGI$_2$)的生成,PGI$_2$是TXA$_2$的生理对抗剂,其生成减少可能促进血栓形成,由于血小板无法自身更新COX,因此其对阿司匹林的不可逆抑制作用最为敏感,远较其对血管壁中COX的敏感性高,所以临床上采用小剂量(50 ～ 100 mg)阿司匹林治疗房颤、缺血性心脏病、人工心脏瓣膜及其他术后的血栓形成。主要药理作用:① 解热、镇痛:用于治疗轻中度头痛、牙痛、关节痛、肌肉痛、术后切口痛、痛经及感冒发热等。② 抗炎、抗风湿:用于治疗风湿及类风湿关节炎、急性风湿热等。③ 抑制血小板凝集及抗血栓生成:临床用于预防和治疗房颤、人工心脏瓣膜术后及心脑血管栓塞性疾病等。

(2)用法用量　口服;镇痛:每次0.3 ～ 0.6 g,每日3次;抗风湿:每次1 ～ 1.5 g,每日3次;抗凝:每次50 ～ 100 mg,每日1次。

（3）不良反应及注意事项　小剂量短期内应用不良反应少且较轻，而长期大剂量应用不良反应多且较重，如恶心、呕吐、上腹部不适、胃溃疡、无痛性胃出血及加重出血倾向等。另外，孕妇及哺乳期妇女慎用。此外还有些不良反应虽少见，但其导致的后果相当严重，应引起高度重视。例如，① 过敏反应：某些哮喘患者在服用阿司匹林或其他解热镇痛药之后可诱发哮喘，称为"阿司匹林哮喘"；可能与抑制PG生成有关，PG合成减少，则过剩的花生四烯酸生成白三烯等物质增多，进而诱发哮喘。此类哮喘用肾上腺素治疗无效，但可用糖皮质激素及抗组胺类药物治疗。少数患者可能出现荨麻疹、过敏性休克等过敏反应；因此，有哮喘史及对阿司匹林过敏者应慎用或禁用此药。② 水杨酸反应：服用大剂量水杨酸类药物出现头痛、眩晕、恶心、呕吐、耳鸣、听力减退等中毒表现，总称为水杨酸反应。严重者可出现过度呼吸、酸碱失衡，甚至精神错乱。出现此类表现时，应立即停药，静滴碳酸氢钠以碱化尿液，大量输液及饮水以加速药物自尿液排泄。③ 瑞夷综合征：多发生于感染病毒性疾病的儿童，在使用阿司匹林治疗此类患儿时，可能发生急性肝脂肪变性-脑病综合征（瑞夷综合征），表现为剧烈头痛、频繁呕吐、精神错乱乃至惊厥、昏迷等。虽该综合征少见，但较凶险，预后差。因此，病毒感染的儿童慎用或禁用阿司匹林，可用其他药物替代如对乙酰氨基酚。④ 肝、肾功能损害：少数患者会出现转氨酶升高等肝损伤表现及水肿、多尿等肾功能损伤表现，一般可在停药后可恢复。因此，肝、肾功能异常者慎用。

2. 来比林（aspirin-DL-lysine，赖氨匹林）

（1）药理作用及临床应用　其作用与阿司匹林相似，因具有良好的水溶性和适宜的pH，故可肌内注射和静脉注射，且起效快，解热镇痛效果更好，并减轻了胃肠道不良反应。临床除用于治疗发热外，还用于对术后疼痛、关节痛、神经痛、癌痛等的治疗。

（2）用法用量　口服（宜用凉开水冲服）；解热镇痛：每次 0.45 ～ 0.9 g，每日 2 ～ 3 次；抗风湿：每次 0.9 ～ 1.8 g，每日 4 次；肌内注射或静脉注射：以 4 mL 注射用水或 0.9% 氯化钠注射液溶解后注射；成人：每次 0.9 ～ 1.8 g，每日 2 次；儿童：按体重每日 10 ～ 25 mg/kg，分 2 次给药。

（3）不良反应及注意事项　不良反应同阿司匹林；而其短期应用不良反应少，偶有轻微胃肠道反应如恶心、呕吐及胃肠道不适等。活动性消化性溃疡或其他原因引起的消化道出血，血小板减少症或血友病，有严重肝功能损害、低凝血酶原血症、维生素K缺乏者以及对阿司匹林或其他NSAIDs过敏者禁用。孕妇及哺乳期妇女慎用。不易与其他NSAIDs联合使用；年老体弱或体温超过40℃者应严格掌握给药剂量，以免出汗过多导致虚脱；并且对创伤性剧痛和内脏平滑肌绞痛无效。

（二）苯胺类

对乙酰氨基酚（acetaminophen，扑热息痛、斯耐普、泰诺林、百服宁）

（1）药理作用及临床应用：此类药物解热镇痛效能与阿司匹林相当，但抗炎作用极弱。其通过选择性抑制下丘脑体温调节中枢PG的生成，引起外周血管扩张、散热增加而达到解热作用；通过抑制PG的合成与释放，提高痛阈阈值，从而达到镇痛作用，其属于外周性镇痛药。临床主要用于治疗头痛、发热及多种轻中度疼痛如痛经、术后疼痛、神经痛、关节痛、癌痛等。由于其无明显的胃肠道不良反应及其他不良反应，因此可用于不宜使用阿司匹林者或阿司匹林过敏者。

（2）用法用量　口服；成人：每次0.5～1 g，每日3次，每日用量不超过2 g；6～12岁儿童：按每日1.5 g/m^{2}分次服用；一疗程不超过10日。肌内注射：每次0.15～0.25 g。直肠给药：每次0.3～0.6 g，每日1～2次。

（3）不良反应及注意事项　治疗剂量时，不良反应少且轻，常见恶心、呕吐等，偶见皮疹、药热或其他过敏反应；长期大量用药可能引起肝肾功能损害。

（三）吲哚类

1. 吲哚美辛（indomethacin，消炎痛）

（1）药理作用及临床应用　其是最强的PG合成酶抑制药之一，对COX抑制作用强大且无选择性，有显著的解热、镇痛、抗炎、抗风湿等作用，镇痛方面尤其对炎性疼痛效果最为明显，此作用与中枢和外周机制均有关。临床主要用于治疗急、慢性风湿性关节炎及类风湿关节炎、偏头痛、痛经及胆绞痛等，对于骨关节炎、急性痛风性关节炎及强直性脊柱炎也有较好的疗效，并且对癌性发热及其他不易控制的发热也有效；还可用于抑制先兆流产的子宫收缩来预防早产以及动脉导管未闭的新生儿，促使动脉导管关闭，新生儿应用此药应注意其肾脏毒性。但由于其不良反应多，故仅用于其他药物疗效不显著或不能耐受的患者。

（2）用法用量　口服；成人：解热：每次6.25～12.5 mg，每日1～2次；镇痛：首次25～50 mg，后每次25 mg，每日3次；抗风湿：首次25～50 mg，每日2～3次，日最大量不超过150 mg；儿童：按体重每日1.5～2.5 mg/kg，分3～4次，有效后减至最低量。外用：涂擦患处，每日2～3次。直肠给药：每次50～100 mg，每日1次。

（3）不良反应及注意事项　其不良反应发生率较高，大多数反应与服用剂量过大有关。主要有：① 胃肠道反应：恶心、呕吐、腹痛、食欲减退，严重时可能出现溃疡、出血，甚至引起穿孔，偶见急性胰腺炎，饭后服用可减少不良反应发生率。② 过敏反应：皮肤瘙痒、皮疹等，严重者可引起休克，诱发哮喘等；"阿司匹林哮喘"者禁用。③ 中枢神经系统反应：头痛、眩晕，偶见精神错乱等，出现此反应时及时停药。④ 造血系统的抑制：可引起血小板减少、粒细胞减少及再生障碍性贫血等，此反应虽极少见，但后果严重，若此发生应及时停药。孕妇、哺乳期妇女及有出血倾向、出血性疾病、癫痫、帕金森病、消化道溃疡等患者禁用，儿童慎用或禁用，老年人慎用。

2. 阿西美辛（acemetacin，优妥、顺松）

（1）药理作用及临床应用　其是吲哚美辛的衍生物，在体内经药物代谢转变为吲哚美辛而起作用。通过抑制PG合成，抑制蛋白酶及组胺等炎症介质的释放，稳定溶酶体膜等途径来发挥抗炎、镇痛及解热作用；并且也可抑制血小板聚集，起到抗血栓作用。与吲哚美辛相比,其对生理性PG合成抑制作用弱,故胃肠道不良反应较少,患者耐受性好。临床主要用于治疗腰背痛、扭伤及其他软组织损伤,痛经、牙痛、术后疼痛、坐骨神经痛、急性痛风、类风湿关节炎、骨关节炎、强直性脊柱炎、肩周炎、滑囊炎及肌腱鞘炎等,还可用于预防血栓的发生。

(2)用法用量　口服;成人每次90 mg,每日1次;若病情严重,增加到每次180 mg,每日1次;预防血栓:成人每次30 mg,每日3次。

(3)不良反应及注意事项　常见不良反应是食欲不振、恶心、呕吐、腹痛等,偶见头痛、头晕、耳鸣、消化道溃疡等。儿童、孕妇及哺乳期妇女禁用;消化道溃疡、严重肝肾功能不全、造血功能不全及对吲哚类药物过敏者禁用。与地高辛合用可能增加地高辛的血药浓度;与抗凝血剂合用可能增加出血风险;与激素或其他NSAIDs合用可增加胃肠道出血风险;与抗高血压药合用可减弱其抗高血压作用;与利尿剂合用可减弱利尿抗高血压作用或引起血钾升高;呋塞米可加快其排泄;丙磺舒可减慢其清除;其与阿司匹林呈拮抗作用;另外还可延迟青霉素的清除。

3. 桂美辛(cinmetacin,吲哚新、吲哚拉新)

(1)药理作用及临床应用　其通过抑制COX,减少PG的合成与释放,也可抑制炎症介质的释放;从而达到镇痛作用;由于抑制下丘脑体温调节中枢PG的生成,引起外周血管扩张使散热增加而达到解热作用。其特点是不良反应少,耐受性好,安全性高。临床主要用于治疗急、慢性风湿性关节炎,类风湿关节炎,强直性脊柱炎,骨关节炎及其他炎症性疼痛。

(2)用法用量　口服;每次300 mg,每日3次,必要时可增至每次600 mg。

(3)不良反应及注意事项　不良反应少但常见的是胃肠道反应如恶心、呕吐等,另外在少数患者中表现为粒细胞减少、再生障碍性贫血等造血系统抑制症状。老年人易发生肾脏毒性,应慎用;对此药或其他NSAIDs过敏者、震颤麻痹者、消化道溃疡者、精神病患者、肝肾功能不全者、孕妇及哺乳期妇女禁用。

(四)芳基乙酸类

1. 双氯芬酸钠(diclofenac sodium,扶他林、诺福丁、英太青、格得)

(1)药理作用及临床应用　为强效的解热抗炎镇痛药物,效能强于吲哚美辛、萘普生等,属于外周性镇痛药。另外,还可通过抑制脂肪酸的释放或摄取,降低细胞内花生四烯酸的浓度。其特点:不良反应少,药效强,剂量和个体差异小。临床主要用于治疗骨关节炎、风湿及类风湿关节炎、强直性脊柱炎、肩周炎、滑囊炎、急性痛风、急性肌肉及关节损伤、牙痛、痛经、关节痛、术后疼痛及发热。

(2)用法用量　口服(整片吞服,不可咀嚼或分割);成人:每次75 mg,每日1次,每日限量150 mg,分2次服用;轻度及长期:每日75 mg;夜间及晨起症状重者:傍晚服用75 mg。

(3)不良反应及注意事项　常见的是胃肠道反应如食欲减退、恶心、呕吐等;偶见头痛、眩晕及氨基转移酶升高以及消化道溃疡、出血甚至穿孔、过敏反应等。儿童、孕妇、哺乳期妇女及对其及其他NSAIDs过敏者禁用。

2. 醋氯芬酸（aceclofenac, 济力达、美诺芬、贝速清、爱芬）

（1）药理作用及临床应用　是一种新型COX-2倾向性抑制药，具有强效解热镇痛抗炎作用，其机制主要通过倾向性抑制COX-2，减少PG的合成而发挥作用；口服迅速完全吸收且不受食物影响，其生物利用度几乎达100%，并且蛋白结合率高，在组织中分布广泛。临床主要用于治疗骨关节炎、风湿及类风湿关节炎、强直性脊柱炎等引起的疼痛，亦可用于发热患者。

（2）用法用量　口服；成人：每次50～100 mg，每日2次，每日限量200 mg；轻、中度肝功能不全者：每日100 mg；轻、中度肾功能不全者及老年人：剂量不变但应慎用。

（3）不良反应及注意事项　常见消化不良、腹痛、腹泻、恶心、转氨酶升高等不良反应，偶见头晕、胀气、瘙痒、皮疹、溃疡性口腔黏膜炎、尿素氮及肌酐升高等。应避免与甲氨蝶呤、锂盐、血栓溶解剂、香豆素类口服抗凝药等药物同时服用；严重心力衰竭、肝肾功能不全、有消化道溃疡、溃疡复发史或出血以及其他出凝血障碍者禁用；对此药或其他NSAIDs过敏者及孕妇（特别是妊娠后3个月）禁用，哺乳期妇女慎用或禁用。

（五）芳基丙酸类

1. 布洛芬（ibuprofen, 异丁苯丙酸、异丁洛芬、拔怒风、芬必得、贝乐芬）

（1）药理作用及临床应用　有显著的解热、镇痛、抗炎作用，主要是通过抑制COX来减少PG的合成，从而发挥作用；其不良反应较轻，耐受性好。临床主要用于治疗骨关节炎、强直性脊柱炎、风湿性关节炎、类风湿关节炎、急性痛风、腱鞘炎、发热以及其他原因引起的轻中度疼痛如牙痛、痛经等。

（2）用法用量　口服；成人：每次200 mg，每日1～3次；缓释剂：每次300 mg，每日2次；儿童：4～8岁，每次100 mg；8岁以上，每次200 mg，每日不超过4次。栓剂（纳肛）：1～3岁，每次50 mg，每日1～2次，3岁以上推荐每粒100 mg；外用：涂于患处，每日3～4次。

（3）不良反应及注意事项　少数患者可有胃部不适、恶心、呕吐等症状，偶有头晕、耳鸣、视力模糊、溃疡及出血、转氨酶升高等不良反应。严重肝肾功能不全或心力衰竭者、活动性消化道溃疡伴或不伴有出血或穿孔者、血液病史者、孕妇、哺乳期妇女及对其及其他NSAIDs过敏者禁用。

2. 萘普生（naproxen, 消痛灵、适洛特、佳丹）

（1）药理作用及临床应用　与其他NSAIDs抗炎镇痛药物作用机制基本一致；具有较强的解热、镇痛、抗炎、抗风湿作用，且不良反应较少。临床主要用于治疗骨关节炎、风湿性关节炎、类风湿关节炎、关节痛、软组织损伤引起的疼痛、痛经及痛风等。

（2）用法用量　口服；成人：抗风湿，每次0.25～0.5 g，每日2次；镇痛：首次0.5 g，以后每次0.25 g，每日3～4次；儿童：抗风湿，每次5～10 mg/kg，每日2次；静脉注射；

成人：每次 0.275 g，每日 1 ～ 2 次；儿童：每次 5 mg/kg。

（3）不良反应及注意事项　不良反应与其他 NSAIDs 抗炎镇痛药物相似，但发生概率较低且较轻。活动性消化道溃疡者和对其及其他 NSAIDs 过敏者、孕妇及哺乳期妇女禁用。

3. 酮洛芬（ketoprofen，枢力昂、法斯通）、氟比洛芬（flurbiprofen，凯纷）、洛索洛芬钠（loxoprofen，乐松）等药物在临床上也较常用，临床应用、不良反应及注意事项可参照布洛芬。

（六）烷酮类

萘丁美酮（nabumetone，萘普酮、瑞力芬、科芬汀）

（1）药理作用及临床应用　是一种非酸性、非离子型 NSAIDs 类药物，属于前体药物；口服吸收后经肝脏迅速代谢转化为主要活性物质 6-甲氧基-2-萘乙酸（6-MNA），该代谢产物是强效的 COX 抑制物，通过抑制 PG 的合成而发挥解热、镇痛、抗炎等作用；6-MNA 体内分布广泛，易于扩散入滑液、滑膜组织、纤维囊及炎性渗出物中。临床主要用于治疗急、慢性炎性关节炎如风湿性关节炎、类风湿关节炎、骨关节炎、强直性脊柱炎等，网球肘、肩周炎、滑囊炎、腱鞘炎、运动引起的软组织损伤及扭伤、牙痛、痛经、术后疼痛等。

（2）用法用量　口服（睡前服用）；成人：每次 1 g，每日 1 次，每日限量 2 g；50 kg 以内成人：0.5 g 起始，逐渐上调至有效剂量。

（3）不良反应及注意事项　其不良反应少且较轻，对出血和凝血无明显影响；常见有消化不良、恶心、呕吐、腹泻、皮疹、瘙痒、头晕、耳鸣及多梦等；偶见肝功能异常、眩晕、哮喘等。高血压及心力衰竭者慎用。对其及其他 NSAIDs 过敏者、儿童、孕妇、哺乳期妇女、严重肝肾功能异常、活动性消化道溃疡或出血者禁用。

（七）异丁芬酸类

1. 舒林酸（sulindac，枢力达、奇诺力、硫茚酸、炎必灵、舒达宁）

（1）药理作用及临床应用　化学结构与吲哚美辛相似，是一种前体药，摄入体内后经药物代谢转变为有活性的硫化物，该代谢物能够抑制 COX，减少 PG 的生成，从而发挥解热、镇痛及抗炎作用。舒林酸不改变尿液中 PG 含量，故对肾功能影响较小。临床主要用于治疗类风湿关节炎、骨关节炎、强直性脊柱炎等多种慢性关节炎及急性痛风，尤其是老年人及肾功能不全者。还可用于治疗多种原因引起的疼痛，如牙痛、痛经、术后疼痛及轻中度癌痛等。

（2）用法用量　口服；成人：每次 0.2 g，每日 2 次；2 岁以上儿童每次 2.25 mg/kg，每日 2 次，每日限量 6 mg/kg。

（3）不良反应及注意事项　其不良反应较轻，较易耐受。最常见的是胃肠道症状如食欲不振、恶心、呕吐、腹泻。也可出现头痛、眩晕以及皮疹等过敏反应；极少数患者偶可引起骨髓抑制、心力衰竭、急性肾衰竭、肝损害、无菌性脑膜炎及史-约综合征，上述不良反应较严重且凶险，用药期间一旦有所怀疑，应及时停药。有活动性消化道溃疡及曾有溃疡出血或穿孔史者慎用或禁用；对此药或其他NSAIDs过敏者、出血性疾病、孕妇及哺乳期妇女禁用。

2. 酮咯酸（ketorolac，尼松）

（1）药理作用及临床应用　其属NSAIDs，是吡咯酸的衍生物，主要通过阻断COX，减少PG生成而发挥解热、镇痛、抗炎及抗血小板凝集作用；其体内分布广泛，可通过胎盘。临床上主要用于治疗中、重度疼痛如牙痛、骨折痛、产后痛、术后疼痛及癌痛等，但不适用于轻度或慢性疼痛以及分娩镇痛。

（2）用法用量　成人：肌内注射，65岁以下：首次60 mg，每次30 mg，每6 h 1次，每日限量120 mg；65岁以上、体重小于50 kg或肾功能不全者：首次30 mg，每次25 mg，每6 h 1次，每日限量60 mg；若静注，首次剂量为肌注首次剂量的一半，追加剂量、频次和日限量不变。儿童（2～16岁仅单次给药）：肌内注射，每次1 mg/kg，每日限量30 mg；静脉注射：每次0.5 mg/kg，每日限量15 mg。

（3）不良反应及注意事项　其不良反应发生率稍高，常见有头痛、头晕、嗜睡、腹部疼痛、恶心、消化不良、瘙痒、血压升高等；偶见晕厥、眩晕、呼吸困难、耳鸣、视力模糊等。肝肾功能不全、心力衰竭、原发性高血压、有活动性消化道溃疡或出血者禁用；对此药或其他NSAIDs过敏者、孕妇及哺乳期妇女禁用。

（八）吡唑酮类

1. 非普拉宗（feprazone，戊烯保泰松、依可力）

（1）药理作用及临床应用　属吡唑酮类NSAIDs，其抑制PG合成而起到抗炎、镇痛及一定的解热作用；因化学结构引入异戊烯基，减轻对消化道黏膜的刺激，胃肠道耐受性好并且起效较快。临床主要用于治疗轻、中度疼痛，骨关节炎，风湿性关节炎，类风湿关节炎，强直性脊柱炎等关节痛。

（2）用法用量　口服；首次量：每次200 mg，每日2次；维持量：每日100～200 mg。

（3）不良反应及注意事项　其不良反应较少且轻，常见有食欲不振、恶心、呕吐、头痛、皮疹及瘙痒等，极少数患者可能出现肝肾损害；有出血性疾病者、对此药或其他NSAIDs过敏者、肝肾功能不全者禁用。

2. 保泰松（phenylbutazone，布他酮）、安乃近等药物在临床上亦可用到，临床应用各有偏重，如保泰松主要用于治疗风湿性关节炎、类风湿关节炎、强直性脊柱炎、急性痛风等；安乃近主要用于治疗高热时解热、头痛、肌肉痛等。

（九）邻氨基苯甲酸类

1. 甲芬那酸（mefenamic acid，扑湿痛、甲灭酸）

（1）药理作用及临床应用　具有NSAIDs类药物的解热、镇痛、抗炎作用，且抗炎作用较强。临床主要用于治疗风湿性关节炎、类风湿关节炎、头痛、痛经、软组织损伤性疼痛及术后疼痛等。

（2）用法用量　口服；成人：首次0.5 g，继之每6 h 0.25 g，一疗程用药不超过7 d。

（3）不良反应及注意事项　其不良反应较少且轻,常见有食欲不振、腹部不适、恶心、腹痛、头晕及多汗等。对此药或其他NSAIDs过敏者、炎性肠病及活动性消化道溃疡者禁用。

2. 氨芬酸钠（amfenacnsodium）　临床主要用于治疗慢性类风湿关节炎、骨关节炎、肩周炎、腰痛及术后疼痛等。一般口服用药,每次50 mg,每日4次。偶有消化道不良反应及皮肤过敏反应;有消化道溃疡、严重肝肾功能异常、血象异常、心功能不全者及孕妇禁用。

（十）烯醇酸类

1. 吡罗昔康（piroxicam,炎痛喜康、洛尔定）

（1）药理作用及临床应用　具有解热、镇痛、抗炎、抗风湿作用,主要通过抑制COX,使体内PG合成减少,而且还可抑制白细胞的趋化性和溶酶体酶向外释放而发挥作用;并且还可抑制软骨中胶原酶和黏多糖酶活性,从而减轻炎症反应及对软骨的破坏。临床主要用于治疗风湿及类风湿关节炎、骨关节炎、急性痛风及痛经等。

（2）用法用量　口服（饭后）;成人:每次20 mg,每日1次,或每次10 mg,每日2次;肌内注射:每次10～20 mg,每日1次;外用:涂于患处,每日2～3次;不宜长期服用。

（3）不良反应及注意事项　不良反应发生率高且较严重,主要不良反应是胃肠道症状如食欲不振、恶心、消化不良甚至溃疡或出血等;还可引起头痛、眩晕、皮疹及脱皮等,如不能耐受则及时停药;偶见粒细胞减少、再生障碍性贫血、血尿素氮增高等不良反应,停药后一般可自行恢复。如需长期服用,应严密监测血常规及肝肾功能;若发现肝肾功能及血常规异常,应及时停药。老年人慎用,对此药或其他NSAIDs过敏者、活动性消化道溃疡者、儿童、孕妇、哺乳期妇女禁用。

2. 氯诺昔康（lornoxicam,可塞风、达路）

（1）药理作用及临床应用　通过抑制COX尤其对COX-2具有高度选择性,进而减少PG的合成而发挥较强的抗炎及镇痛作用,但解热作用弱;还可激活中枢性镇痛系统,诱导体内镇痛物质如内啡肽的释放而产生镇痛效应;其在体内分布广泛,半衰期短,多次重复给药不会在体内蓄积。临床主要用于治疗术后急性疼痛、急性腰痛和坐骨神经痛、晚期癌痛,亦可用于类风湿关节炎、骨关节炎、强直性脊柱炎及慢性腰痛等的治疗。

（2）用法用量　口服;慢性疼痛或关节炎:每次8 mg,每日2次;急性疼痛:单次或多次口服,每日限量32 mg。肌内注射或静脉注射:初始剂量8 mg,若不能充分缓解疼痛,可追加一次,当天日限量24 mg;以后每次8 mg,每日2次,每日限量16 mg。

（3）不良反应及注意事项　最常见的不良反应为胃肠道反应如恶心、呕吐、消化不良、胃烧灼感等,极少数患者可能出现消化道溃疡、穿孔或出血等。严重肝肾功能不全或心力衰竭、有活动性消化道溃疡或出血者、出血性疾病者、对此药或其他NSAIDs过敏者、孕妇及哺乳期妇女禁用。

3. 美洛昔康（meloxicam,莫比可、优尼）

（1）药理作用及临床应用　具有解热、镇痛、抗炎作用,其对COX-2的抑制有较高的选择性,故胃肠道反应较少。临床主要用于治疗疼痛性骨关节炎症状加重时的短期对症治疗,风湿性关节炎、类风湿关节炎和强直性脊柱炎的长期对症治疗;也可用于解热镇痛。

(2)用法用量　口服;成人:每次7.5～15 mg,每日1～2次,每日限量15 mg。

(3)不良反应及注意事项　不良反应发生率低,常见的有消化不良、恶心、呕吐、腹痛、轻微头晕、头痛、贫血、皮疹、瘙痒及水肿等,偶见白细胞及血小板减少、肝肾功能异常等。有胃肠道疾病或正在抗凝治疗的患者慎用,严重肝肾功能不全者、有活动性消化道溃疡者、对此药或其他NSAIDs过敏者、孕妇及哺乳期妇女禁用。

4. 替诺昔康(tenoxicam)　临床主要用于治疗强直性脊柱炎、类风湿关节炎、肌腱炎、急性痛风等;不良反应及注意事项可参照吡罗昔康。

二、选择性环氧合酶-2抑制药

解热镇痛抗炎药物发挥作用主要是抑制COX-2活性来完成的,而传统NSAIDs大多数为非选择性COX抑制药,抑制COX-1常出现临床不良反应;随时代进步,近年来相继研制出选择性COX-2抑制药并应用于临床。研究发现,COX-1与COX-2在生物活性上有很大程度上的交叉重叠,选择性COX-2抑制药在减少胃肠道反应的同时,也可能带来循环系统等更为严重的不良反应。在临床用药时应综合考虑药物的利弊,以减少不良反应的发生。

1. 塞来昔布(celebrex,西乐葆)

(1)药理作用及临床应用　通过特异性抑制COX-2,减少PG的生成,达到解热、镇痛及抗炎作用,且在组织中分布广泛。临床主要用于治疗急、慢性疼痛,如类风湿关节炎、骨关节炎、强直性脊柱炎、术后疼痛及癌痛等。

(2)用法用量　口服;每次100～200 mg,每日1～2次。

(3)不良反应及注意事项　不良反应发生率低,常见的有上腹疼痛、消化不良及腹泻;偶见肝肾功能异常及消化道溃疡等;长期大剂量用药,应严密监测其器官毒性。对此药及其他NSAIDs或磺胺类药物过敏者、有活动性消化道溃疡或重度心力衰竭者、哺乳期妇女及未成年人禁用。

2. 帕瑞昔布(dynastat,特耐)

(1)药理作用及临床应用　是一种前体药物,在体内经代谢转变为有生物活性的伐地昔布,其是选择性COX-2抑制剂,从而起到抗炎镇痛作用。临床主要用于术后疼痛的短期治疗。

(2)用法用量　静脉注射或肌内注射;成人:首次40 mg,每6～12 h 20～40 mg,每日限量80 mg。

(3)不良反应及注意事项　不良反应发生率较低;常见不良反应有消化不良、失眠、焦虑、瘙痒、术后贫血和低钾血症等。孕妇、哺乳期妇女及正在接受抗凝治疗者慎用或禁用；严重肝功能不全者、对此药及其他NSAIDs或磺胺类药物过敏者、有炎症性肠病、活动性消化道溃疡或中重度充血性心力衰竭者禁用。

3. 艾瑞昔布（imrecoxib，恒扬）　临床常用于治疗骨关节炎等不良反应及注意事项可参照塞来昔布。

4. 罗非昔布（rofecoxib，万络）　临床用于治疗原发性痛经、骨关节炎等，由于其严重的心血管不良反应，现已退出市场。

5. 尼美舒利（nimesulide，普威、瑞普乐）

（1）药理作用及临床应用　系新型NSAIDs，对COX-2的抑制有高度选择性，减少PG合成而起到解热、镇痛及抗炎作用；体内分布广泛且生物利用度高。临床常用于治疗骨关节炎、类风湿关节炎、腰腿痛、牙痛、痛经术后疼痛及发热等。

（2）用法用量　口服；成人：每次50～200 mg，每日2次，饭后服用；儿童：按体重5 mg/（kg·d），分2～3次服用。

（3）不良反应及注意事项　不良反应少且症状轻微，常见有恶心、胃痛等，极少数可出现头晕、消化道溃疡或出血及过敏性皮疹等。有出血性疾病或接受抗凝治疗的患者慎用；严重肝肾功能不全者、有活动性消化道溃疡或出血者、对此药或其他NSAIDs过敏者及12岁以下的儿童禁用。

6. 依托考昔（etoricoxib，安康信）

（1）药理作用及临床应用　是一种高选择性COX-2抑制剂，主要通过抑制COX，减少PG的合成而发挥解热镇痛抗炎作用；口服吸收良好，平均口服生物利用度接近100%，且血浆蛋白结合率高，组织分布广泛。临床主要用于治疗骨关节炎、类风湿关节炎、急性痛风性关节炎；对原发性痛经、拔牙术后疼痛、慢性肌肉骨骼疼痛等也有一定的缓解作用。

（2）用法用量　口服；成人：骨关节炎：每次30 mg，每日1次；不能缓解者每次60 mg，每日1次；急性痛风性关节炎：每次120 mg，每日1次，只适用于急性发作期且最长用药期限8 d。

（3）不良反应及注意事项　其不良反应发生率低，常见有腹痛、口腔溃疡、消化道溃疡包括穿孔与出血（主要发生在老年人）、瘙痒等，偶见过敏反应、血小板减少症、高钾血症、意识错乱、味觉障碍等。肝肾功能不全者、孕妇及哺乳期妇女慎用或禁用，充血性心衰、缺血性心脏病、脑血管疾病、有活动性消化道溃疡或出血者以及对此药或其他NSAIDs过敏者禁用。

（樊肖冲　徐富兴）

第三节　糖皮质激素

糖皮质激素（glucocorticoid, GC）是由肾上腺皮质束状带分泌的一类甾体激素，主要为皮质醇（cortisol），具有调节糖类、脂肪和蛋白质的生物合成和代谢的作用，还具有抑制免疫应答、抗炎、抗毒、抗休克作用。称其为"糖皮质激素"是因为其调节糖类代谢的活性最早为人们所认识。

疼痛是机体对组织损伤和潜在组织损伤所引起的不愉快的感觉和情绪体验。如果疼痛持续存在，程度为中到重度，在特定情况下不能缓解，可能伴有睡眠紊乱、食欲缺乏、抑郁、焦虑等改变，则成为慢性疼痛。

临床上慢性疼痛的治疗用药包括NSAIDs、阿片类药物及镇痛辅助药等，其中GC的消炎和镇痛作用不容忽视，而且随着其镇痛机制的进一步阐明及新制剂的开发，GC在疼痛治疗中的应用越来越受到人们的关注。GC慢性疼痛治疗中的适应证：GC属于类固醇激素（甾体激素），生理剂量GC在体内作用广泛，不仅为糖、蛋白质、脂肪代谢的调控所必需，且具有调节钾、钠和水代谢的作用，对维持机体内外环境平衡起重要作用。药理剂量GC主要有抗炎、免疫抑制、抗毒和抗休克等作用。

一、糖皮质激素的药理作用

内源性GC由肾上腺皮质束状带分泌，通过与受体结合介导基因表达从而发挥药理学效应。GC为脂溶性激素，穿过细胞膜后与胞质内的糖皮质激素受体（glucocorticoid receptor, GR）结合，后者是由90 KD的热休克蛋白（hsp90）和p59蛋白组成的大分子复合体。随后hsp90从复合物上解离下来，而活化的糖皮质激素受体复合体（GC-GR）迅速进入细胞核内，以二聚集体形式与靶基因启动子上的GC反应成分或称反应元件（glucocorticoid response element, GRE）结合，促进或抑制靶基因的转录，通过调控基因产物最终产生药理学效应或毒性反应。此外糖皮质激素受体复合物体（GC-GR复合物复合体）和其他转录因子，如NF-κB、活化蛋白（AP-1）等转录因子相互作用，抑制炎性基因的表达，起到间接的基因调控作用。GC和GR结合后还可通过非基因机制启动一系列细胞内抗炎转导过程发生级联反应。研究表明，除了胞质内GR外，细胞膜还可能存在GC的特异性受体mGR，作用与诱导淋巴细胞凋亡有关。大剂量GC若溶解在细胞膜中，可影响膜的理化性质及膜离子通道的蛋白功能，降低胞质内的钙离子浓度，阻断免疫细胞的活化。GC的基因调控作用的特点是起效缓慢，作用持久。GC的不良反应主要源于基因调控作用。

GC在慢性疼痛治疗中主要起抗炎和镇痛两方面的作用，是其治疗炎性疼痛的主要药理依据。GC的抗炎机制包括：① 通过稳定白细胞溶酶体膜防止白细胞释放有害的酸性水解酶；② 抑制巨噬细胞、中性粒细胞及单核细胞向炎性部位趋化聚集和移至血管外，减轻组织炎性反应；③ 减弱白细胞对毛细血管内皮细胞的黏附；④ 增加血管张力，降低毛细血管通透性，减轻渗出以及抑制水肿形成；⑤ 减少补体合成，抑制肥大细胞脱颗粒，减少组胺及激肽释放；⑥ 抑制磷脂酶A的活性，减少前列腺素、白三烯、血小板活化因子的合成释放；⑦ 抑制毛细血管和成纤维细胞增生以及胶原的沉积，延缓肉芽组织的生成，防止粘连和"瘢痕发生",从而减少瘢痕形成,减少后遗症。

GC局部注射在神经根病变、神经根损伤、周围神经病变、肌肉韧带损伤等治疗中具有确切而显著的镇痛效果,可能存在以下机制:① 局部注射GC和局部麻醉药可保持注射部位较高的药物浓度,两者都有止痛作用;② 其与局麻药都有稳定细胞膜,减少受损神经纤维或敏化背根神经节异常放电的特性,从而阻滞疼痛神经纤维的传递;③ 能阻断神经肽的合成并抑制磷脂酶活性。通过减轻受损神经根的炎症作用,GC能改善微循环,避免神经的缺血性损伤,同时药液的"冲洗"作用能减少局部炎症介质浓度(例如IL-1、TNF、磷脂酶A),减轻硬膜和周围组织的粘连;④ 能抑制胶质细胞产生的细胞因子和炎症介质(如TNFα、IL-1、NO、活性氧化自由基);⑤ 可抑制前列腺素的合成,从而降低后角神经元敏化和继发的中枢"上发条"(wind-up)现象。

二、糖皮质激素的分类、剂型和制剂

根据作用时间,GC可分为短效、中效和长效三类。根据抗炎作用强度,GC可分为弱效、中效和强效三类。以弱效氢化可的松抗炎强度1为参照,中效GC包括泼尼松龙、甲泼尼龙、曲安奈德,其抗炎强度分别为4、4和5;强效GC地塞米松抗炎强度为30,而倍他米松为25 ~ 30。临床上常用GC制备成不同剂型后其作用特点也会改变。疼痛治疗中常用GC针剂主要包括以下剂型:

(一)水溶剂型

常用药物主要有地塞米松磷酸盐、倍他米松磷酸盐和甲泼尼龙醋酸盐等。该类剂型起效快,易吸收,对组织刺激小,但局部抗炎作用维持有效时间较短,局部注射和硬膜外给药疗效可维持约24 h。

(二)混悬剂型

常用药物主要有曲安奈德和复方倍他米松(得宝松)等,禁用于静脉注射。曲安奈德在组织中缓慢溶解释放,局部作用时间长,可维持2 ~ 3周,但对局部刺激较大,可引起注射部位疼痛,不适用于静脉和硬膜外腔注射,长期大剂量使用会出现结晶体、沉淀物,引起组织粘连,故不宜多次注射。得宝松为倍他米松磷酸钠2 mg和二丙酸倍他米松5 mg组成的一种速效、长效、强效的复方GC,局部注射后倍他米松磷酸钠易溶于水被迅速吸收而起效,1 h后达血浆峰浓度;二丙酸倍他米松则微溶于水,组织吸收缓慢,作用时间可维持4周以上。其制剂为0.2 u半球状微晶混悬液,局部刺激小,可用于肌肉内或硬膜外腔注射,但不用于静脉或皮下注射,与曲安奈德等制剂相比,可多次应用。

(三)乳糜剂型

常用药物为地塞米松棕榈酸酯(利美达松),为长效缓释剂。作用时间可维持2周以上。可静脉注射,不良反应少。

(四)粉针剂型

目前主要有甲泼尼龙琥珀酸钠(甲强龙)和曲安奈德,溶解后用法及其疗效特点同相应的水溶剂型。

与氢化可的松相比,甲强龙、曲安奈德、地塞米松和倍他米松的盐皮质激素作用微弱,对下丘脑—垂体—肾上腺皮质(hypothalamic-pituitary-adrenal axis, HPA)轴抑制作用轻微(地塞米松除外),不良反应均较轻。倍他米松和地塞米松因其作用时间长,对生长的抑制作用较弱,对HPA轴的抑制作用较短效者明显。

临床上选用GC治疗疼痛时应正确选择适应证,注意药物种类及剂型,例如中效的甲强龙可用于癌痛的治疗,曲安奈德在关节痛、肩周炎、慢性腰腿痛、腱鞘炎及多种皮肤病的治疗中能发挥较好疗效,得宝松的局部注射对神经根病变引起的疼痛、风湿病引起的疼痛、软组织或骨关节无菌性炎症引起的疼痛和复杂性区域疼痛综合征等都有一定的镇痛效果,应用比较广泛。

三、糖皮质激素适应证和禁忌证

1. 适应证　① 肌肉韧带劳损;② 无菌性炎症及创伤后遗症;③ 癌痛;④ 神经根病变引起的疼痛;⑤ 风湿病引起的疼痛;⑥ 软组织、骨关节无菌性炎症引起的疼痛;⑦ 神经病理性疼痛;⑧ 复杂性区域疼痛综合征等。

2. 禁忌证　① 全身真菌感染;② 对GC类药物过敏;③ 注射部位感染;④ 活动期结核。

3. 合并下列情况慎用　① 严重的精神疾病;② 活动期消化性溃疡;③ 妊娠初期;④ 严重的高血压;⑤ 血糖控制不佳;⑥ 皮质醇增多症;⑦ 其他不适合使用的情况。

四、糖皮质激素的给药途径

由于病变部位药物浓度较低或不确定性,口服、静脉或肌内注射GC等全身给药途径主要用于治疗适用于全身给药的疾病,如慢性结缔组织病口服给药是主要途径,一般而言静脉或肌内注射多用于大剂量冲击疗法或用于急性抗炎消肿,而口服给药用于维持治疗。

关节腔内(如肩关节、膝关节)、关节周围、肌腱和韧带周围、软组织激痛点(myofascial trigger points, MTrPs)局部注射、神经(节、丛、干、末梢)周围注射、硬膜外腔注射等是慢性疼痛治疗的有效给药途径。

硬膜外腔激素注射在临床上应用比较广泛,主要治疗各种脊柱病变引起的背痛,因为它能选择性作用于病变部位,并持续较高的药物浓度,而且比鞘内给药更加安全。临床上硬膜外腔注射激素对下列背痛综合征有一定效果:局部椎间盘突出或环撕裂引起的轴痛;髓核脱出或脊髓硬化等压迫引起的神经根病变;非压迫性炎症引起的脊神经根炎;带状疱疹引起的疼痛。

GC鞘内给药仍有争议。有文献指出若将激素注入蛛网膜下隙,则目前市场上销售的所有GC都可能有潜在的不良反应。在大鼠等动物模型中也证明神经内或神经周围注射GC都能产生神经毒性作用,神经内给药毒性反应更明显。神经受损程度与不同药物类型也有关:地塞米松毒性最小,甲泼尼松龙和曲安奈德次之,乙曲安奈德和氢化可的松毒性最大,可造成严重轴突变性。

五、常用配伍及疗程

(一)配伍原则

1. 颈段、胸段硬膜外腔及神经根阻滞中如不具备影像监测,不推荐使用GC混悬制剂。

2. 药物配伍不推荐使用除生理盐水、局麻药和GC以外的其他药物。

3. 硬膜外腔、选择性神经根阻滞治疗中,中长效GC的使用6个月内不超过3次,短效不超过5次。

4. 关节腔内GC注射治疗3个月1次,最长可连续2年。

5. 交感神经阻滞不推荐使用GC。

(二)不同部位疼痛微创介入治疗方法的推荐药物配伍

1. 皮内(皮下)注射,不推荐用于头面部暴露部位

配伍:0.5%利多卡因或0.15%罗哌卡因+得宝松1 mL或地塞米松3～5 mg;容量:每点0.5～1 mL,共10～40 mL;疗程:每2～4周1次,共3～5次。

2. 肌肉起止点及滑囊注射治疗

配伍:0.5%利多卡因或0.15%罗哌卡因+地塞米松1～2 mg或得宝松0.2～1 mL;容量:1～5 mL;疗程:每2～4周1次,共2～4次。

3. MTrPs注射治疗

配伍:0.5%利多卡因或0.15%罗哌卡因;容量:0.5～2 mL;疗程:不定。不推荐使用激素。

4. 关节腔注射

配伍:1%利多卡因或0.15%罗哌卡因+得宝松0.5～1 mL或曲安奈德10～40 mg(因个体差异及关节不同剂量可增减,下同);容量:0.5～10 mL;疗程:3个月不超过1次,间隔3～4个月。

5. 颈胸段硬膜外腔及选择性颈、胸神经根阻滞

配伍:1%利多卡因或0.15%罗哌卡因+甲强龙40～80 mg或地塞米松5～10 mg;容量:2～4 mL;疗程:每2～4周1次,不超过3次。

6. 腰段硬膜外腔及选择性腰神经根阻滞

配伍:1%利多卡因或0.2%罗哌卡因+得宝松1 mL或曲安奈德10～40 mg;容量:2～10 mL;疗程:每2～4周1次,不超过3次。

7. 骶管注射

配伍:0.5%利多卡因或0.1%罗哌卡因+得宝松1 mL或曲安奈德10～40 mg或甲泼尼龙40～80 mg;容量:10～20 mL;疗程:每2～4周1次,不超过3次。

六、糖皮质激素的毒不良反应

荟萃分析显示GC用于疼痛治疗引发局部和全身不良反应较少,其发生率、类型和程度与用药品种、剂量、剂型及用法等相关。推荐在影像引导下穿刺,注射时反复回吸,可有效减少不良反应发生率。硬膜外腔注射治疗时(尤其是颈部),鉴于混悬剂型鞘内或血管内注射后有报道出现脊髓损伤、梗死甚至中风等严重并发症,建议不用或慎重。必需使用混悬剂型硬膜外腔注射治疗时(尤其是颈部),务必做好使用较钝针头的穿刺针、实时影像监测下注入造影剂和小剂量局麻药预先测试等防范措施。

(一)GC可能引起的局部不良反应及并发症防治如下

1. 注射部位出血、感染　规范无菌操作。如果出现感染症状,及时规范抗感染治疗。

2. 误入血管或蛛网膜下腔　注射前及注射过程中务必回吸,以免进入血管或蛛网膜下腔,一旦发现异常,应立即停止注射,同时严密观察病情,并及时处理。动脉内注射GC混悬制剂引起的血管栓塞事件也会引起严重的并发症,包括脊髓梗死、截瘫和死亡(罕见)。

3. 肌腱和韧带损伤/断裂软组织钙化　肌腱和韧带周围注射过程中注意注射阻力,避免肌腱内注射。

(二)规范、合理的疼痛治疗中,GC局部注射导致全身不良反应罕见。长期不合理或大范围使用可能会引起以下不良反应

1. 内分泌系统　肾上腺功能抑制、肾上腺皮质功能亢进、库欣综合征、高糖血症、免疫抑制、低钾血症、闭经、月经失调、生长迟缓。

2. 心血管系统　高血压、液体潴留、充血性心力衰竭、深静脉血栓。

3. 骨骼肌系统　骨质疏松、骨缺血性坏死、病理性骨折、肌营养不良及萎缩、肌痛、关节痛。

4. 心理影响　情绪波动、欣快、失眠、焦虑、抑郁。

5. 消化系统　溃疡性食管炎、胃溃疡、胃出血、腹泻、便秘。

6. 眼　视网膜出血、后囊下白内障、眼内压增高、眼球突出、青光眼、视神经受损,继发性真菌脓肿。

7. 皮肤系统　面部潮红、创面愈合迟缓、色素沉着过度或不足、皮炎、多毛、皮肤萎缩、无菌性脓肿。

8. 代谢和免疫　高糖血症、脂肪重分布、水钠潴留、免疫力低下易继发感染。

9. 神经系统　头痛、眩晕、躁动、多动症。

10. 心理影响　情绪波动、失眠、精神病、焦虑、欣快、抑郁。

11. 嗅觉丧失　多见于倍他米松局部注射。

12. 偶见发热、硬膜外脂肪增生。

13. 过敏反应　主要是制剂中添加剂所致。

临床上 GC 长期大量使用的不良反应和停药后反跳效应是造成不良反应的两个主要方面。为保证药物的安全使用应遵循下列原则：① 尽量使用最低有效浓度，疾病允许时即停药；② 尽量进行物理治疗，避免制动，预防肌肉疾病；③ 防止反跳现象出现；④ 补钙剂量最低每日 1 500 mg；⑤ 补充维生素 D；最低每日 400 ～ 800 u；⑥ 双磷酸盐治疗每日 7.5 mg，最少 3 个月；⑦ 对患者进行药物不良反应的教育，医患共同预防并发症发生。

（蒋文臣　孙晓华）

第四节　麻醉性镇痛药物

广义的镇痛药，包括麻醉性镇痛药和非麻醉性镇痛药。麻醉性镇痛药是指通过激动中枢神经系统特定部位的阿片受体，产生镇痛作用，并且同时缓解疼痛引起的不愉快的情绪，也叫阿片类镇痛药。

本类药物镇痛作用强大，可选择性抑制痛觉，而对其他感觉无影响，并保持意识清醒，在临床治疗中具有至关重要的作用，是麻醉与镇痛不可或缺的药物。麻醉医生最常采用此类镇痛药物抑制手术期间及手术后的疼痛，让患者安全舒适地度过围术期，所以统称为麻醉性镇痛药。除手术之外，主要用于晚期癌症患者的"三阶梯止痛"。代表性药物主要有吗啡、可待因、哌替啶、美沙酮、芬太尼、喷他佐辛、布托啡诺、丁丙诺啡等。

阿片类镇痛药的不良反应包括呼吸抑制、镇静等，最明显的是成瘾性。需要特别指出的是，连续使用、滥用或者不合理使用该类药物，易产生身体依赖和精神依赖，甚至引发严重的社会问题，属麻醉药品管理范围。临床上，应对麻醉性镇痛药物进行规范化管理，以防止药物滥用。

一、阿片类化合物的分类

（一）按来源及制作过程

可分为天然型、半合成型和合成型三类。天然型阿片类药物可分为两个化学类型：烷基菲类（吗啡和可待因）和苄基异喹啉类（罂粟碱）。半合成阿片类药物是吗啡的衍生物，包括海洛因、二氢吗啡酮和二甲基吗啡衍生物，如丁丙诺啡等。合成的阿片类药物又分为四类：吗啡喃类衍生物（羟甲左吗喃、丁啡喃）、二苯基类或美沙酮衍生物（美沙酮、右旋丙氧酚）、苯基吗啡类（喷他佐辛）和苯基哌啶类（哌替啶、芬太尼、舒芬太尼、阿芬太尼及瑞芬太尼）。

（二）按镇痛药及其拮抗药与受体的作用类型

分为四类，纯受体激动药，如吗啡、哌替啶、苯哌利啶及芬太尼等；部分激动药，如丁丙诺啡、布托啡诺等；混合型激动–拮抗药，如纳布啡；纯拮抗药，如纳洛酮、纳屈酮。临床上多采用这种分类。

二、常用麻醉性镇痛药物

（一）吗啡

1. 吗啡　在阿片中的含量约为10%,是阿片受体典型的纯激动药,其他的阿片类药物都与该药的等效镇痛强度进行比较。可以通过口服、静脉注射、硬膜外或蛛网膜下腔途径给药,口服用药为最佳给药途径,可以减少患者的药物依赖性,方便而无创伤性,费用相对低廉。

2. 硫酸或盐酸吗啡　口服剂型有即释片、缓释(控释)片及水剂。水剂的止痛效能与普通即释片类似。硫酸或盐酸吗啡即释片和缓释(控释)片的区别是在体内维持的时间不同,因此服药间隔不同,一般普通吗啡即释片间隔时间是4～6 h,吗啡缓释片间隔是8～12 h。两种药的效能比较无明显差异。吗啡缓释片可以间隔12 h服药,服药后血药浓度相对平稳,无明显的血药峰值和血药浓度波动,减少了服药的次数,更符合患者镇痛的要求,故推荐作为临床首选镇痛药物。

3. 吗啡的使用方法　初始剂量可以为普通吗啡即释片5～10 mg,吗啡缓释片10～30 mg。其清除依赖于肝内机制,对于身体虚弱、合并呼吸或肝肾衰竭的患者应谨慎使用,对于高龄和体弱的患者注意减少用药量和延长用药间隔的时间。服用剂量增加的幅度可参考以下标准:普通吗啡即释片5～10 mg,增加幅度为100%;10～40 mg增加幅度为50%～100%;40～60 mg以上增加幅度应在25%～50%。

4. 适应证

（1）镇痛　急性锐痛、严重创伤、烧伤等造成的剧烈疼痛;术后疼痛;心肌梗死引起的心绞痛如果患者的血压正常,但疼痛剧烈,亦可用吗啡镇痛;癌症患者常伴有严重的持续性疼痛。

（2）镇静　调整患者的情绪,可作为术前用药。

（3）急性肺水肿。

5. 不良反应及注意事项　常见不良反应是皮肤瘙痒、恶心呕吐、尿潴留、呼吸抑制等。大剂量急性中毒时表现严重的呼吸抑制、发绀、昏迷、血压降低、心率减慢及针尖样瞳孔。出现不良反应时,应吸氧并采用机械通气,同时可用纳洛酮或其他拮抗药拮抗。

6. 禁忌证　支气管哮喘;上呼吸道梗阻;颅内高压如颅内占位病变或颅脑外伤等;严重肝功能障碍;待产妇;1岁以内幼儿。

（二）哌替啶

1. 哌替啶又称美吡利啶,商品名是杜冷丁。其镇痛效价约为吗啡的1/10,除镇痛作用外,还有镇静安眠及解除平滑肌痉挛的作用。用药后的欣快感和反复使用后的成瘾及药物依赖均比吗啡要低。

2. 所有给药途径均可吸收,口服给药的效力是肌内注射的1/3～1/2,但口服吸收的变异性较吗啡更大,口服用药的可靠性差,临床基本不作为常规口服镇痛药物。作用时间较吗啡短，对各种疼痛都有效，尤其是对内脏痛的效果更好。肌内注射哌替啶 50 mg，痛阈可提高 50%，如注射 75 mg，使痛阈提高 75%，与注射 15 mg 吗啡的效应相同。

3. 哌替啶具有刺激性，一般不能用于皮下注射，反复肌内注射可在局部形成硬结影响药物的吸收。持续注射用药容易产生耐药和药物依赖，只可用于短时的急性疼痛，对需要长期连续应用的慢性疼痛或癌症疼痛应属禁忌。治疗急性疼痛一般 100 ～ 150 mg 肌内注射，或 50 ～ 100 mg 静脉注射，每 2 ～ 4 h 1 次。

4. 适应证

（1）急性创伤性疼痛。

（2）术后疼痛。

（3）麻醉前用药。

5. 禁忌证

（1）哌替啶与单胺氧化酶抑制药物（如异丙烟肼、苯乙肼等）同时使用时，能引起严重高血压、抽搐、呼吸抑制、大汗、昏迷甚或死亡，原因可能为体内单胺氧化酶遭到抑制后，致使 5-HT、去甲肾上腺素代谢不能正常进行而在体内蓄积，同时也可能与哌替啶降解过程受阻引起毒性反应有关，注意避免同时使用。

（2）不推荐用于癌症疼痛的治疗。

6. 不良反应及注意事项　治疗剂量的哌替啶有时引起轻度不良反应，如眩晕、出汗、恶心、呕吐等，而严重反应偶见，可发生血压下降或虚脱。大剂量中毒时表现为中枢神经系统兴奋症状，如谵妄、抽搐、瞳孔散大等，肾功能障碍者发生率较高，可能与代谢产物去甲哌替啶大量积蓄有关。持续注射用药容易产生耐药和药物依赖。

（三）美沙酮

1. 美沙酮是一种合成的阿片类镇痛药，由于空间结构上的相似，可以产生与吗啡相似的作用。

2. 美沙酮是脂溶性药物，生物利用度高，在体内的分布广泛，在各种组织内如肝、脾、肾、肺均有分布。分布容积高，只有 1% 的药物在血中。在偏碱的环境下可以明显增加药物的吸收，当患者不能口服用药时，可以选择美沙酮口含或直肠给药。重复给药，应注意药物蓄积中毒的危险。美沙酮的半衰期个体差异大，13 ～ 48 h（平均 25 h）。用药后需 30 ～ 60 min 产生镇痛效应，不适合急性暴发痛。长期使用美沙酮每 8 ～ 12 h 服药 1 次。

3. 美沙酮是 NMDA 受体的拮抗剂，可以用于肿瘤引起的神经源性痛。患者产生吗啡耐受时，可以尝试改用美沙酮，使用过程中注意患者的转换剂量，应从小剂量开始给药，根据患者疼痛的变化调整药量。

4. 禁忌证

（1）年龄较大或伴精神症状者。

（2）患者处于神经昏迷状态。

（3）颅内高压者。

（4）有呼吸、肝肾衰竭者。

5. 注意事项

（1）美沙酮的不良反应存在个体差异，便秘是常见的主诉之一。较为严重的不良反应是呼吸抑制，正确用药很少出现呼吸抑制表现。

（2）美沙酮的药物代谢半衰期较长，药物在体内分布广泛，长期服药可以导致美沙酮蓄积。

（3）美沙酮有导致心律失常（QTc间期延长导致尖端扭转型室性心动过速）的可能，指南建议用药期间周期性监视QTc间期。

（4）最近的研究表明，美沙酮与吗啡的剂量比率变化范围很大，为防止药物过量，建议阿片耐受患者起始剂量不高于每日30 ～ 40 mg。

（5）美沙酮缺乏大剂量使用的经验，不建议用于需要大剂量镇痛药物的患者。

（四）羟考酮

1. 羟考酮是阿片受体的纯激动剂，药理作用与吗啡相似，等效止痛作用强度是吗啡的2倍镇痛作用无封顶效应，是强阿片类药物的有效替代药。

2. 药效作用个体间差异较小，年龄及性别对药效作用影响不大，血药浓度与药效作用之间相关性好。羟考酮口服的生物利用度达60% ～ 80%，为吗啡的2 ～ 3倍。羟考酮的清除半衰期短，约4.5 h。临床重复给药，未发现羟考酮或其代谢产物积蓄现象。代谢物主要经肾脏排泄，肾功能不全患者需调整剂量。

3. 羟考酮主要作用于中枢神经系统和平滑肌，发挥阿片类激动剂的作用，镇痛效果确切可靠，适用于各种中重度癌症疼痛，还具有抗焦虑和精神放松等治疗作用。根据阿片类止痛药服药史及疼痛程度决定起始剂量。未使用过强阿片类药物的患者初始剂量为每12 h 10 mg。

4. 禁忌证

（1）已知对羟考酮过敏或是禁用阿片类药物的患者，包括明显的呼吸抑制的患者。

（2）有急性或严重支气管哮喘或高碳酸血症的患者。

（3）已知或怀疑麻痹性肠梗阻的患者。

5. 注意事项

（1）常见不良反应包括便秘、恶心、呕吐、嗜睡、眩晕、瘙痒、头痛、口干、出汗和虚弱。

（2）急性酒精中毒、肾上腺皮质功能不全、昏迷、妄想、体质虚弱、脊柱后侧凸、呼吸抑制、甲状腺功能低下、前列腺肥大或尿道狭窄，严重的肝、肺、肾功能损伤、中毒性精神错乱者，慎用或禁用羟考酮。

（3）羟考酮会加重惊厥患者的症状，所有阿片类药物都可能导致或加重癫痫症状。

（五）丁丙诺啡

1. 丁丙诺啡为混合型激动-拮抗剂，与μ受体亲和力强，镇痛强度是吗啡的50倍，从μ受体释出慢，加之脂溶性是吗啡的5倍，因此，其作用时间较吗啡长，可维持7 ～ 8 h。

2. 舌下含服吸收良好，生物利用度为50%，30 min 显效，1～2 h 达到作用高峰，持续时间为6～8 h，舌下含化是方便有效的给药途径，适合需长期用药的患者。注射用药起效快，15 min 显效，30～40 min 达作用高峰，维持4～6 h。丁丙诺啡主要在肝脏代谢，首过效应明显，生物利用度低，口服没有临床价值。

3. 丁丙诺啡与μ受体的高亲和力阻止了其他阿片类药物的结合，导致正在使用丁丙诺啡制剂的患者再使用完全的μ受体激动剂时需要更高的剂量；反之，给正在使用其他阿片类药物的患者使用丁丙诺啡时可能会引起阿片戒断症状。

4. 丁丙诺啡主要用于手术后镇痛和中重度癌痛；对心、肝、肾等重要脏器功能无明显损伤，被认为是心肌梗死患者使用的安全镇痛药。

5. 禁忌证

（1）不能用于呼吸抑制、呼吸道阻塞性疾病、瘫痪患者、胃排空迟缓、急性肝炎和对吗啡过敏的患者。

（2）本品不能用于孕妇、老年患者。

（3）轻微疼痛和疼痛病因不明的患者不宜使用。

6. 注意事项

（1）临床镇痛剂量下不良反应有头晕、恶心呕吐等，但比吗啡、哌替啶轻。

（2）丁丙诺啡一般不能与吗啡联合使用，否则可以降低吗啡的镇痛效价。

（3）呼吸抑制轻，用药安全。丁丙诺啡过量产生的呼吸抑制，不需要大剂量纳洛酮（10倍常规量）拮抗，必要时使用呼吸兴奋剂。

（六）可待因

1. 可待因是吗啡的甲基衍生物。其镇痛效价仅为吗啡的1/6，而且镇痛效果达到一定程度后，再增加药物剂量，其镇痛效果也不增加。但镇咳作用较强，因此，临床中主要用于镇咳。

2. 可待因口服吸收良好，生物利用率大约为40%，与吗啡相仿。其止痛作用主要通过部分在体内生物转化成包括吗啡在内的阿片类药物而产生，临床主要使用口服片剂，一般不主张大剂量使用。

3. 可待因常用剂量30～90 mg，每4～6 h 1次。治疗肺癌引起的咳嗽应控制剂量在30～60 mg，每4～6 h 1次。临床剂量引起呼吸抑制、呕吐及产生依赖性的作用均较弱。过量使用可待因可以引起神经中枢系统的兴奋，甚至引起惊厥。

4. 常与对乙酰氨基酚、咖啡因等联合使用治疗头痛。可短时间用于中度非癌性疼痛的治疗。用于治疗严重咳嗽，尤其是肺癌引起的干咳，对于痰多的患者要慎重使用。

5. 注意事项

（1）可待因的生理依赖性较吗啡弱，在临床上癌痛患者基本无身体依赖或成瘾现象。

（2）可待因是一种弱阿片类药物，值得注意的是应加用NSAIDs如对乙酰氨基酚、阿司匹林和布洛芬等，而并不是使用可待因代替NSAIDs。

（3）有资料表明，可待因的中毒剂量为500～1 000 mg，过量使用可待因可以引起神经中枢系统的兴奋，甚至引起惊厥。

（七）纳洛酮

1. 纳洛酮为阿片受体的拮抗剂，与阿片类受体结合后能置换与受体结合的阿片激动剂，但本身无激动效果。拮抗作用的效价是烯丙吗啡的30倍，不但可拮抗纯阿片受体激动药，还可拮抗激动-拮抗药，但对丁丙诺啡的拮抗作用较弱。

2. 静脉注射2～3 min达到峰效，持续45 min。肌内注射10 min达到峰效，持续2.5～3 h。此药亲脂性很强，约为吗啡的30倍，易透过血脑屏障，脑内浓度是血浆浓度的4.6倍。因此，纳洛酮具有起效快、拮抗阿片类药物作用强的特点。与血浆蛋白结合率为46%。主要经肝脏葡萄糖醛酸化后随尿排出。清除半衰期30～78 min。

3. 纳洛酮是临床上应用最广的阿片受体拮抗药，常用于如下情况：

（1）解救阿片类镇痛药急性中毒及它们引起的呼吸抑制等，并有催醒作用。

（2）用于拮抗阿片类药物引起的过度镇静。

（3）逆转脊髓使用阿片后所发生的呼吸抑制。

（4）缓解阿片类药物引起的严重便秘。

（5）缓解阿片类药物引起的瘙痒、尿潴留等。

（6）可以逆转昏迷和缺氧性脑血管病变。

（7）可利用其激发戒断症状的特性，对可疑的阿片药成瘾者作诊断。静脉注射首次剂量为0.3～0.4 mg，根据病情15 min后可肌内注射0.6 mg，或按5 μg/（kg·h）继续静脉注射。

4. 禁忌证　慎用于高血压、嗜铬细胞瘤、心血管和脑血管病变的患者。

5. 注意事项

（1）由于其作用时间短暂，单次剂量拮抗成功后，待作用消失有可能再度陷入呼吸抑制和昏睡。

（2）拮抗术后麻醉性镇痛药时，痛觉的突然恢复可使交感系统活性骤然增强，发生血压升高、心率增快，甚或心律失常、肺水肿，特别在心功能异常或容量已相对过量的患者中更易出现，需引起注意。

（3）纳洛酮可以逆转椎管内使用阿片类药物引起的呼吸抑制、瘙痒、尿潴留、恶心呕吐等不良反应，合理用药一般不会影响镇痛效果。

（八）曲马多

1. 曲马多是一种人工合成的中枢性镇痛剂，有多个作用机制，包括μ受体激动活性和对NE、5-HT再摄取的抑制作用。近年来，有许多临床研究使用曲马多椎管内给药治疗疼痛，其作用于脊髓上的吗啡受体而发挥镇痛作用。

2. 曲马多口服后20～30 min起效，2 h达到血药浓度高峰，维持时间约6 h。肌内注射后1～2 h到达血药高峰，镇痛时间维持5～6 h。

3. 曲马多的生物半衰期约为6 h, 曲马多的使用剂量为50 ～ 100 mg, 每4 ～ 6 h 1次, 大剂量使用缺乏确切的研究和经验, 每日的总剂量不宜超过400 mg。

4. 曲马多主要用于中度疼痛的治疗, 包括癌痛、慢性疼痛、急性疼痛和术后疼痛。另外, 曲马多在小儿术后疼痛的治疗有一定价值, 小儿术后镇痛常用剂量为1 ～ 2 mg/kg。

5. 禁忌证

（1）对阿片类药物过敏者慎用。

（2）与酒精、镇静剂、镇痛剂或中枢神经系统药物联合使用容易出现药物中毒。

（3）不能与单胺氧化酶抑制剂同时使用。

（4）孕妇和哺乳期妇女谨慎使用。

6. 注意事项

（1）曲马多主要用于急慢性疼痛, 由于该药很少出现身体依赖, 广泛用于良性急慢性疼痛。临床上可以用于轻中度癌症疼痛, 其尚不能替代吗啡用于严重的癌症疼痛。

（2）曲马多的不良反应与吗啡类似, 但较吗啡轻些和少些。

（3）曲马多在临床治疗剂量无呼吸抑制, 也无明显的心血管系统不良反应, 对老年人和患有呼吸道疾病的患者尤为适合。

（九）氯胺酮

1. 氯胺酮为环乙哌啶衍生物, 应用临床至今已有30多年的历史。是目前唯一的非巴比妥类静脉麻醉药中具有确切镇痛作用的麻醉药。近年来的研究进展表明, 氯胺酮是可以用于临床的NMDA受体拮抗剂, 可用于神经病理性疼痛, 及癌症等慢性顽固性疼痛的治疗。

2. 氯胺酮的镇痛作用强、呼吸循环抑制轻, 小剂量氯胺酮对循环有轻度兴奋, 阈下剂量氯胺酮镇痛作用显著, 在麻醉领域广泛使用的同时逐步应用于疼痛治疗。氯胺酮剂量达到1 mg/kg以上几乎均有升压反应。氯胺酮具有精神不良反应, 可以引起梦感、漂浮感、幻觉、谵妄等。

3. 氯胺酮的使用方法较多, 包括静脉、肌内、皮下、硬膜外腔、蛛网膜下腔、黏膜和口服等。静脉注射最为常用, 一般采取持续小剂量滴注的方法, 滴数根据患者疼痛缓解的程度调整。单纯使用氯胺酮镇痛常常需要较大的剂量, 在临床上常与吗啡联合应用, 采用PCIA的方法, 根据疼痛的程度患者自己给药。

4. 适应证

（1）神经源性疼痛。

（2）与阿片类镇痛药物联合用于对阿片类药物镇痛不敏感的内脏痛。

（3）难治性癌痛。

5. 禁忌证

（1）各种原因导致的高血压、严重的心血管病变。

（2）慎用于急慢性酒精中毒、颅内压增高、眼内压增高者。

（3）慎用于甲状腺危象、甲状腺功能亢进、精神异常（精神分裂或错乱）。

6. 注意事项 近年来，利用氯胺酮进行毒品犯罪的社会问题受到国家高度重视，国家食药监局在2001年通过的《关于氯胺酮管理问题的通知》规定，该药应严格管控，处方药以外的任何形式药店均不得销售。滥用氯胺酮会致幻觉、惊厥狂躁、精神状态异常、呕吐流涎、失明、颅压和血压升高，甚至气管痉挛，无法呼吸等。

（十）布桂嗪

1. 布桂嗪为中等强度的镇痛药，镇痛作用为吗啡的1/3，但比解热镇痛药强，为氨基比林的4～20倍。与吗啡相比，本品不易成瘾，但有不同程度的耐受性。

2. 对皮肤、黏膜、运动器官（包括关节、肌肉、肌腱等）的疼痛有明显的抑制作用，对内脏器官疼痛的镇痛效果较差。无抑制肠蠕动作用，对平滑肌痉挛的镇痛效果差。

3. 本品口服后，易由胃肠道吸收，口服后10～30 min起效，镇痛效果维持3～6 h。成人，每次30～60 mg，每日90～180 mg；小儿，每次1 mg/kg；疼痛剧烈时用量可适当增加。

4. 适应证 适用于偏头痛、三叉神经痛、牙痛、炎症性疼痛、神经痛、关节病、外伤性疼痛、手术后疼痛，以及癌症痛等。

5. 注意事项

（1）布桂嗪的不良反应一般不严重，少数患者可见有恶心、眩晕或困倦、黄视、全身发麻感等，停药后可消失。

（2）本品引起依赖性的倾向与吗啡类药相比为低，据临床报道，连续使用本品，可发生耐受和成瘾，故不可滥用。

（3）本品为国家特殊管理的麻醉药品，必须严格遵守国家对麻醉药的管理条例，按规定开写麻醉药品处方和供应、管理本类药品，防止滥用。

（4）因对孕妇及哺乳期妇女用药的影响尚不明确，应审慎使用。

（陈 超 樊龙昌）

第五节 局部麻醉药物

局部麻醉药是指在人体的限定范围内能暂时、完全、可逆地阻断神经传导，即在意识未消失的状况下使人体的某一部分失去感觉，以便于外科手术进行的药物。

局部麻醉药和全身麻醉药根本区别在于：局部麻醉药与神经膜上的钠离子通道上的某些特定部位结合后，通过钠离子通道的钠离子减少从而改变神经膜电位，导致神经冲动的传导被阻断，最终实现麻醉效果。而全身麻醉剂则是通过影响神经膜的物理性状，比如膜的流体性质、通透性等起到麻醉作用。

局部麻醉的临床应用，需要具有不同麻醉药药理学特性的相关知识，还需要具备神经阻滞的操作技能。局部麻醉要求各不相同,决定因素包括阻滞类型、手术操作以及患者的生理学状态等。

一、局麻药的分类

1. 根据作用时效长短可分为三类:短效(如普鲁卡因和氯普鲁卡因)、中效(如利多卡因)和长效(如罗哌卡因和丁卡因)。

2. 根据化学结构可分为两类:① 脂类:其酯键可被血浆胆碱酯酶裂解,代谢为对氨基苯甲酸,包括普鲁卡因、氯普鲁卡因和丁卡因;② 酰胺类:肝内代谢,肝功能不良影响其代谢,包括利多卡因、甲哌卡因、布比卡因和罗哌卡因。

二、常用局麻药的浓度、剂量、作用时间

局麻药的临床阻滞效果与脂溶性蛋白结合率、药物浓度、解离常数(pKa)等相关。局麻药脂溶性越高,其透过神经轴突膜的能力越强;与血浆蛋白(α_1-酸性糖蛋白)结合率越高,作用时间越长;增加局麻药浓度能加快其起效速度,并增强阻滞效果;pKa接近生理pH的局麻药因为非解离状态的药物浓度高,更易于穿透神经细胞膜,起效更快。

(一)普鲁卡因

一种弱效、短时效但较安全的常用局麻药。它的麻醉效能较弱,黏膜穿透力很差,故不用于表面麻醉和硬膜外阻滞。由于它毒性较小,适用于局部浸润麻醉。成人一次限量为1 g。

(二)丁卡因

一种强效、长时效的局麻药。此药的黏膜穿透力强,适用于表面麻醉、神经阻滞、腰麻(蛛网膜下腔麻醉和脊椎麻醉)及硬膜外阻滞。一般不用于局部浸润麻醉。成人一次限量表面麻醉40 mg,神经阻滞为80 mg。

(三)利多卡因

中等效能和时效的局麻药。它的组织弥散性能和黏膜穿透力都很好,可用于各种局麻方法,但使用的浓度不同。最适用于神经阻滞和硬膜外阻滞。成人一次限量表面麻醉为100 mg,局部浸润麻醉和神经阻滞为400 mg。但反复用药可产生快速耐药性。

(四)布比卡因

一种强效和长时效局麻药。常用于神经阻滞、腰麻及硬膜外阻滞,很少用于局部浸润麻醉。它与血浆蛋白结合率高,故透过胎盘的量少,较适用于分娩镇痛。成人每次限量为150 mg。使用时应注意其心脏毒性。左旋布比卡因的基本药理性能和临床使用与布比卡因相似,但其心脏毒性弱于布比卡因。

(五)罗哌卡因

一种新的酰胺类局麻药,通过阻断钠离子流入神经纤维细胞膜内对沿神经纤维的冲动传导产生可逆性的阻滞。其结构为布比卡因哌啶环的第三位氮原子被丙基所代替的产

物,为不对称结构的单镜像体,即S-镜像体。它是纯左旋式异构体,较右旋式异构体毒性低,作用时间长。其pKa为8.1,分配系数为2.9。其作用强度和药代动力学与布比卡因类似,但它的心脏毒性较低。使用低浓度、小剂量时几乎只阻滞感觉神经。成人一次限量为200 mg。罗哌卡因的皮肤镇痛时间平均4.4 h,较布比卡因长,可能与罗哌卡因能引起血管收缩有关,而局部浸润麻醉作用时间较同浓度布比卡因长2～3倍。在猪皮下注射0.25%～0.5%罗哌卡因1 mL后皮肤血流减少,但同等剂量和浓度的布比卡因使皮肤血流量增加,这有利于减少手术创面出血。

三、局麻药在慢性疼痛治疗中的伍用

(一)常用的药物

有局部麻醉药、GC、维生素和神经破坏药。局麻药具有诊断和治疗作用,注射神经破坏药之前,先给少量局麻药可判断穿刺针的位置是否正确,治疗性神经阻滞则以用时效长的布比卡因或罗哌卡因为好。GC对于炎症反应有明显的抑制作用,可改善病变组织的渗出和水肿,从而使疼痛症状减轻。局麻药中是否加入GC的问题,一般认为在有慢性炎症的情况下适量应用有好处,否则无必要。此类药物中,得宝松、泼尼龙、康宁克通-A都是较好的选择。局部注射用,每周1次。周围神经炎局部注射常加用维生素B_6或维生素B_{12}。另外,神经破坏药多用80%～100%乙醇(酒精)和5%～10%酚甘油溶液,可使神经产生退行性变,感觉消失有时运动神经也受累,隔一定时间神经再生,疼痛恢复。常用的阻滞方法为:痛点阻滞、周围神经阻滞和交感神经阻滞。

(二)与其他药物的伍用

最常见的是与肾上腺素的配伍使用,肾上腺素作用于中枢神经轴突时,能引起血管收缩且激动脊髓受体,从而延长局麻药的作用时间和减少不良反应。伍用右美托咪定可加强局麻药的镇痛效果。

四、局麻药的毒性反应

(一)发生原因

局麻药超量使用、误入血管、局部麻醉药吸收入血过快、个体差异。

(二)临床表现

1. 变态反应 局部(红斑、荨麻疹或皮炎)和(或)全身(广泛荨麻疹,支气管痉挛、低血压或心血管虚脱)。应立即停药、对症处理。

2. 全身毒性反应

(1)中枢神经系统毒性常早于心血管毒性反应,最初表现为头晕、耳鸣、目眩、口舌麻木,进一步出现肌肉抽搐、意识消失、惊厥和深度昏迷。

(2)心血管系统毒性:心肌收缩力下降、难治性心律失常和周围血管张力下降,最终导致循环衰竭。高碳酸血症和缺氧能加重心血管毒性反应。

（三）处理原则

1. 立即停药。

2. 保持呼吸道通畅（吸氧、面罩通气、气管插管和机械通气）。

3. 抗惊厥。

4. 维持循环稳定（输液和血管活性药物）。

5. 治疗室性心律失常（电复律、胺碘酮或20%脂肪乳剂）。

6. 肾上腺素。

（四）预防措施

1. 开放静脉通路。

2. 术中常规监测。

3. 局部麻醉药限量。

4. 注药前回抽，避免血管内注射。

5. 分次小量注射。

6. 必要时可加用肾上腺素，减缓吸收。

（樊龙昌　陈　超）

第六节　镇静催眠药及抗惊厥抗癫痫类药物

镇静催眠药是一类中枢神经系统抑制药，产生镇静、催眠和抗惊厥、抗癫痫等效应。凡能引起中枢神经系统轻度抑制，使患者精神状态由兴奋、激动和躁动转为安静的药物称为镇静药；凡能引起近似生理睡眠的药物称为催眠药。镇静药和催眠药并无明显界限，同一种药物小剂量表现为镇静作用，随剂量加大可出现催眠作用。

按照化学结构，本类药品可分为五类：① 巴比妥类；② 苯二氮䓬类；③ 非苯二氮䓬类；④ 醛类，如水合氯醛；⑤ 其他，包括氨基甲酸类：甲丙氨酯；溴化物：溴化钠、溴化钾。临床应用较多为前三类药物。

一、巴比妥类药物

本类药物是巴比妥酸的衍生物，作用机制基本相同，系作用于中枢神经系统的不同层面，具有非特异性抑制作用。其镇静催眠作用机制对脑干网状结构上行激活系统（ARAS）有选择性的抑制作用，从而阻断兴奋向大脑皮质传导有关。其抗惊厥作用则是通过抑制中枢神经系统的突触传递，提高大脑皮质运动区的电刺激阈值来实现。近年来经动物试验提示对巴比妥类催眠机制的新认识是：其小剂量有促进GABA的作用，提高脑内GABA浓度，可延长催眠时间。

巴比妥类药根据用药后睡眠时间长短而分为四类，即长效类（巴比妥，苯巴比妥，

6～8 h），中效类（异戊巴比妥、戊巴比妥，4～6 h），短效类（司可巴比妥，2～3 h），超短效类（硫喷妥钠，15 min左右）。由于这类药物的中枢抑制作用过强，耐受性和成瘾性作用高，吞服过量药物常能致死等缺点，已逐渐淘汰。现临床仍在应用的有苯巴比妥片，苯巴比妥钠注射液，司可巴比妥胶囊（速可眠），注射用硫喷妥钠。

（一）苯巴比妥

1. 药理及应用　为长效巴比妥类，其中枢抑制性作用随剂量而异，具有镇静、催眠、抗惊厥、抗癫痫作用。口服及注射其钠盐均易被吸收。可分布于各组织与体液，虽进入人脑组织慢，但脑组织内浓度最高。口服需0.5～1 h，静脉注射亦需15 min才起效。2～18 h血药浓度达峰值。有效血药10～40 μg/mL。作用维持时间平均为10～12 h，血浆蛋白结合率平均40%，$t_{1/2}$成人为50～144 h，小儿为40～70 h。65%在肝脏代谢，代谢物及部分原形（约30%）经肾排出体外。肾小管有再吸收作用，使作用持续时间延长。

2. 用法　口服常用剂量：每次15～150 mg，每日30～200 mg；极量：每次250 mg，每日500 mg。镇静，抗癫痫：每次15～30 mg，每日3次。催眠：每次30～90 mg，睡前服用。

3. 注意

（1）用药后可出现头昏、困倦等后遗反应，久用可产生耐受性及依赖性。多次连用应警惕蓄积中毒。

（2）少数患者可出现皮疹、剥脱性皮炎等过敏反应。长期用药，偶见叶酸缺乏和低钙血症。罕见巨幼红细胞性贫血和骨软化。大剂量时可产生眼球震颤、共济失调和严重的呼吸抑制。

（二）司可巴比妥

1. 药理及应用　为短效巴比妥类催眠药，口服易由消化道吸收，脂溶性比较高，易通过血脑屏障，服后15 min生效，持续2～3 h，本品与血浆蛋白结合率为46%～70%。成人$t_{1/2}$为20～28 h。在肝脏代谢，与葡萄糖醛酸结合由肾排出，仅少量（约5%）以原形由肾排出。主要用于不易入睡的患者，也用于抗惊厥。

2. 用法　口服给药；催眠：50～200 mg，睡前1次顿服；镇静，每次30～50 mg，每日3～4次；麻醉前用药200～300 mg，术前1 h服。

3. 注意　可致依赖性，长期服用成瘾，严重的肝功能不全者禁用。

（三）异戊巴比妥

1. 药理及应用　作用与苯巴比妥相似，但作用快而持续较短，持续时间为3～6 h，为中效类催眠药。口服易由胃肠道吸收，服后15～30 min起效。本品在肝脏内代谢，约有50%转化成羟基异戊巴比妥。本品约61%与血浆蛋白结合。

2. 用法　常用量：催眠，100～200 mg，晚上1次顿服；镇静，每次30～50 mg，每日2～3次。成人极量每次0.2 g，每日0.6 g。

3. 注意　老年人或虚弱患者，即使是常用量也可产生兴奋、精神错乱或抑郁，需减量。

二、苯二氮䓬类药物

苯二氮䓬类（BZD）药物主要药理特性是抗焦虑、镇静、催眠、中枢性肌肉松弛及抗震颤作用，其药理作用机制主要是通过激动中枢苯二氮䓬受体来提高GABA传递起作用，此外，当激动GABA受体时，所在神经元5-HT、NE和DA也释放减少，该效应在边缘系统协同产生抗焦虑作用。与巴比妥类药物相比，BZD与BZD受体结合没有选择性，它们吸收迅速，起效快、作用强、毒性低，可小剂量、间断或短期治疗慢性失眠。但是BZD具有耐药性、停药后反跳现象、依赖性、精神运动损害、残余效应等不良反应。

本类药物一般均为口服给药，吸收速度随制剂而异。这类药都有两相半衰期，前相由于吸收分布，后相由于代谢释出。根据药物的血浆半衰期，BZD类药可分为三类：快作用类如三唑仑、阿普唑仑、咪哒唑仑，半衰期为2～12 h；中作用类如氯硝西泮、硝基西泮，半衰期为20～40 h；慢作用类如地西泮、氟西泮，半衰期最长，前者可达90 h。

（一）地西泮

1. 药理及应用　本品为长效苯二氮䓬类药。苯二氮䓬类为中枢神经系统抑制药，可引起中枢神经系统不同部位的抑制，随着用量的加大，临床表现可自轻度的镇静到催眠甚至昏迷。本类药的作用部位与机制尚未完全阐明，认为可以加强或易化GABA的抑制性神经递质的作用，GABA在苯二氮䓬受体相互作用下，主要在中枢神经各个部位，起突触前和突触后的抑制作用。

本品口服吸收快而完全，生物利用度约76%。0.5～2 h血药浓度达峰值，4～10 d血药浓度达稳态，$t_{1/2}$为20～70 h。血浆蛋白结合率高达99%。地西泮及其代谢物脂溶性高，容易穿透血脑屏障；可通过胎盘，可分泌入乳汁。本品主要在肝脏代谢，代谢产物去甲地西泮和去甲羟地西泮等，亦有不同程度的药理活性，去甲地西泮的$t_{1/2}$可达30～100 h。本品有肠肝循环，长期用药有蓄积作用。代谢产物可滞留在血液中数天甚至数周，停药后消除较慢。地西泮主要以代谢物的游离或结合形式经肾排泄。

2. 用法　成人常用量：抗焦虑，每次2.5～10 mg，每日2～4次；镇静，每次2.5～5 mg，每日3次；催眠，5～10 mg睡前服。

3. 注意　本品可致嗜睡、轻微头痛、乏力、运动失调，与剂量有关。老年患者更易出现以上反应。长期应用可致耐受与依赖性，突然停药有戒断症状出现。宜从小剂量用起。青光眼、重症肌无力、粒细胞减少、肝肾功能不全者慎用。驾驶机动车和高空作业人员、老年人、婴儿及体弱患者慎用。老年人剂量减半。

（二）咪达唑仑

1. 药理及应用　本品具有典型的苯二氮䓬类药理活性，可产生抗焦虑、镇静、催眠、抗惊厥及肌肉松弛作用。肌内注射或静脉注射后，可产生短暂的顺行性记忆缺失，使患者不能回忆起在药物高峰期间所发生的事情。本品作用特点为起效快而持续时间短。服药后可缩短入睡时间（一般自服药到入睡只需20 min），延长总睡眠时间，而对快波睡眠无影响,次晨醒后,患者可感到精力充沛、轻松愉快。无耐药性、戒断症状或反跳。毒性小,安全范围大。本品口服与肌内注射均吸收迅速而完全,可分布于全身,分布容积为 1 ～ 2 L/kg,充血性心力衰竭的患者,分布容积会增加 2 ～ 3 倍,肥胖患者也会增加。本品的血浆蛋白结合率为 97%,经肝脏代谢或与葡萄糖醛酸结合而失活,最后自肾脏排出。血浆浓度可分为两个时相,分布时相为 10 min,消除时相 $t_{1/2}$ 为 1.5 ～ 2.5 h,充血性心力衰竭的患者 $t_{1/2}$ 可延长 2 ～ 3 倍。长期用药无蓄积作用,药动学数据及代谢保持不变。

2. 用法　由于剂型及规格不同,用法用量请仔细阅读药品说明书或遵医嘱。

3. 注意　常见的不良反应有低血压、谵妄、幻觉、心悸、皮疹、过度换气,少见不良反应有视物模糊、头痛、头晕、手脚无力、麻刺感。此外,还有心率加快、血栓性静脉炎、皮肤红肿、呼吸抑制等。

（三）劳拉西泮

1. 药理及应用　本品有很强的抗焦虑、镇静、催眠作用。抗焦虑作用约为地西泮的 5 倍。有顺行性遗忘、中枢性肌肉松弛和加强其他中枢神经抑制药的作用。对血压、心率和外周阻力无明显影响。对呼吸无抑制作用。本品口服,肌内注射吸收迅速,在 45 ～ 60 min 出现最大效应。口服 2 ～ 4 h 血药浓度达峰值。血浆半衰期为 10 ～ 18 h。本品经肝脏转化,经肾脏排出。透过血脑屏障较慢,可通过胎盘。

2. 用法　焦虑症:每日 2 ～ 6 mg,分 2 ～ 4 次服。失眠:睡前服 2 ～ 4 mg。

3. 注意　有头晕、嗜睡等症状,药效过后可自行消失患者不必惊慌;大剂量服药时可能会出现呼吸道阻塞的情况。

（四）氟硝西泮

1. 药理及应用　本药有催眠、遗忘、镇静、抗焦虑、肌肉松弛和抗惊厥作用,其中催眠和遗忘的作用更显著。其药理作用与其他苯二氮䓬类药物相似,镇静催眠作用比硝西泮、地西泮强。其毒性小,安全界限为地西泮的 4 倍。对心血管的影响很小,对呼吸有轻度抑制作用。肌内注射和舌下给药吸收良好,口服约吸收 80% ～ 90%。食物可降低吸收的速度和程度。口服或肌内注射后 20 ～ 30 min 出现镇静作用,1 ～ 2 h 达最大效应,口服的镇静作用持续 8 h。药物的蛋白结合率为 78% ～ 80%,可分布于组织和脑脊液中,并能透过胎盘。主要在肝脏中代谢。可分泌入乳汁,但浓度低于母体血浆浓度。大部分通过尿以代谢产物的形式排出,约 10% 经粪便排泄。

2. 用法　口服给药,催眠:常用量 0.5 ～ 1 mg,睡前服,亦可增加到 2 mg。

3. 注意　本药的不良反应与其他苯二氮䓬类药物相似,在正常剂量下较轻微。可出现口渴、畏食、腹泻、腹痛、便秘等胃肠道反应,有时也会出现皮疹、面红等过敏反应;有时出现兴奋、错乱、头晕、头痛等反应。

（五）氟西泮

1. 药理及应用　本品具有较好的催眠作用,可缩短入睡时间,延长总睡眠时间及减少觉醒次数。作用时间段,催眠效果突出,停药后无反跳作用,目前常作为催眠药的首先药物。本品口服后自胃肠道迅速吸收,分布广泛。在体内迅速代谢,主要自肾脏排出。尿中主要代谢产物为结合型N1-羟乙基氟西洋(占给药总量的22%～55%)。临床用于难以入睡、夜间屡醒及早醒的各型失眠。

2. 用法　口服:每次15～30 mg,睡前服。年老体弱者应从15 mg开始,以后按需调整剂量。15岁以下儿童不宜使用。

3. 注意　最常见的不良反应有眩晕、嗜睡、头昏、共济失调。后者多发生于年老、体弱者。亦可出现胃烧灼、恶心、呕吐、腹泻、便秘、胃肠痛等反应以及神经质、多语、不安、发抖、胸痛、关节痛、定向不清以及昏迷等反应。

三、非苯二氮䓬类药物

起效迅速、睡眠时间延长、吸收完全、高效、高选择性、不良反应小、无宿醉作用的非苯二氮䓬类药物逐渐发展,以唑吡坦、佐匹克隆、艾司佐匹克隆、扎来普隆、茚地普隆为其代表药。

(一)唑吡坦

1. 药理及应用　唑吡坦一种与苯二氮䓬类有关的咪唑吡啶类催眠药物,其催眠作用是通过选择性地作用于BZD受体,氨基丁酸A(GABAA)受体的一部分,以增加GABA的传递,从而导致氯离子通道开放,使氯离子流入神经细胞内,引起细胞膜超极化而抑制神经元激动。

本品具有明显的镇静作用,有轻微的抗焦虑、肌松和抗癫痫作用,其代谢产物经胆汁从粪便中排泄。动物实验显示其可以通过血脑屏障,脑脊液浓度为血药浓度的30%～50%,乳汁中分泌极少。在体内无蓄积,故无残余效应,进食可延迟吸收。唑吡坦缩短入睡所需的时间,减少夜间醒来的次数,增加总的睡眠持续时间并改善睡眠质量。

2. 用法　应用本品治疗通常应使用最低有效剂量,不得超过最大治疗剂量。成人常用剂量:10 mg/片/日。本品应在临睡前或上床后服用。老年人或体质虚弱者,起始量应从5 mg开始,每日不超过10 mg。

3. 注意　服药后少数患者可能产生以下不适症状:眩晕、嗜睡、恶心、呕吐、头痛、记忆减退、夜寝不安、腹泻、摔倒、麻醉感觉和肌痛。

(二)佐匹克隆

1. 药理及应用　佐匹克隆是一种非BZD吡咯环酮类的第三代催眠药,系抑制性神经递质GABA受体激动剂,其结构与苯二氮䓬类不同,为环吡酮化物,与苯二氮䓬类结合于相同的受体,但作用于不同区域。本品作用迅速,与苯二氮䓬类相比作用更强。本品口服吸收迅速,用药后1.5～2 h后可达血药浓度峰值。通过肝脏代谢,主要代谢产物为无药理活性的N-甲基佐匹克隆,N-氧化产物有一定的药理活性,大多数药物(约80%)以代谢物的形式由肾脏排泄,消除半衰期为5～6 h。

2. 用法　睡前7.5 mg口服,老年人,肝功能不全者,睡前服3.75 mg,必要时可增加至

7.5 mg。

3. 注意　禁用于对本品过敏者,呼吸代偿功能不全者及严重肝功能不全者。孕妇、哺乳期妇女及 15 岁以下儿童不宜使用。

（三）扎来普隆

1. 药理及应用　扎来普隆作为催眠药,其化学结构不同于苯二氮䓬类、巴比妥类及其他已知的催眠药,可能通过作用于 γ 氨基丁酸-苯二氮䓬(GABA-BZ)受体复合物而发挥其药理作用。扎来普隆口服后,吸收迅速且完全,1 h 左右达到血浆峰浓度。其绝对生物利用度大约为30%,有显著的首过效应。分布容积大约是1.4 L/kg。体外血浆蛋白结合率大约是60% ± 15%,清除半衰期($t_{1/2}$)大约为 1 h,在尿中,仅有不超过剂量的1%是原药,扎来普隆主要被醛氧化酶转化为5-氧脱乙基扎来普隆,扎来普隆很少被CYP3A4代谢为脱乙基扎来普隆,并很快被醛氧化酶转化为5-氧脱乙基扎来普隆,这些代谢产物然后被转化为葡萄糖醛酸化合物,并在尿中清除。该药主要用于入睡困难,使睡眠时间延长的作用不明显。

2. 用法　成人口服每次5 ～ 10 mg,睡前服用或入睡困难时服用。体重较轻的患者,推荐剂量为每次5 mg。老年患者、糖尿病患者和轻、中度肝功能不全的患者,推荐剂量为每次5 mg。每晚只服用1次。持续用药时间限制在7 ～ 10 d。如果服用7 ～ 10 d后失眠仍未减轻,医生应对患者失眠的病因重新进行评估。

3. 注意　主要不良反应可见较轻的头痛、嗜睡、眩晕、口干、出汗及厌食、腹痛、恶心呕吐、乏力、记忆困难、多梦、情绪低落、震颤、站立不稳、复视其他视力问题,精神错乱等不良反应。

（四）美乐托宁

1. 药理及应用　美乐托宁又称褪黑素,在人体和动物体内,主要在松果体和视网膜中形成,具有多方面的调节作用,对睡眠的调节作用显得尤为突出。具有镇静催眠、调节睡眠觉醒周期、改善时差反应等综合作用。美乐托宁对轻度失眠者能减少睡眠潜伏期,可以增加睡眠时间。对慢性失眠患者或严重失眠者,反复低剂量治疗一段时间后方可提高治疗效果,停止治疗后,睡眠潜伏期逐渐缩短,而与治疗前不同。

2. 用法　每晚睡前30 min服,剂量个体化。推荐剂量,16 ～ 40岁,0.3 ～ 1 mg;40 ～ 45岁,1 ～ 2 mg;46 ～ 55岁,2 ～ 3 mg;56 ～ 65岁,3 ～ 4 mg;65岁以上4 ～ 6 mg。

3. 注意　16岁以前、孕妇及哺乳期妇女不宜服用,驾车前或操作用机器时不宜服用。

四、抗惊厥抗癫痫药

抗惊厥抗癫痫药用于慢性疼痛治疗已有数年,并取得了不同程度的成功。最初用于治疗神经病理性疼痛,现在治疗范围已经扩大到大量的疼痛综合征/疾病。既然疼痛和癫痫有共同的神经生理学过程,既有共同的抑制性氨基酸和兴奋性氨基酸或电压依赖性通道的参与,这就提示了选择性抗癫痫药物治疗疼痛的合理性。很多研究显示,抗癫痫药物对不同类型的慢性疼痛患者都有效。为了提高疗效或由于不良反应的存在而不能应用到最大剂量时,其可以与抗抑郁药、肌松药、NSAIDs、镇静药等合用。

(一) 苯妥英钠

1. 药理及应用　苯妥英钠对大脑皮质运动区有高度选择性抑制作用,可抑制异常高频放电的发生和异常放电的扩散。苯妥英钠抑制了 Na^+ 内流,从而使细胞静息电位负值增大,加大与阈电位的距离,提高了脑细胞的兴奋阈,稳定膜电位,从而阻止了病灶放电的扩散。还能使脑中抑制性递质 GABA 的含量升高,这也与其抗癫痫作用有一定关系。治疗浓度的苯妥英钠还能选择性阻断 L 和 N 型 Ca^{2+} 通道,抑制 Ca^{2+} 内流,也呈现使用依赖性阻滞。较高浓度的苯妥英钠还能抑制 K^+ 外流,使动作电位时程延长。此外苯妥英钠还能通过抑制神经末梢对 GABA 的摄取,使 GABA 受体上调,而间接增强 GABA 的作用,使 Cl^- 内流增加,神经细胞膜超极化。苯妥英钠呈强碱性(pH 为 10.4),刺激性大,故不宜肌内注射。口服吸收慢而不规则,连续服药每日 0.3 ～ 0.6 g,须经 6 ～ 10 d 才达到有效血浆浓度(10 ～ 20 μg/mL)。血浆蛋白结合率 90%。易通过血脑屏障,脑中浓度高。主要经肝药酶羟化代谢,再和葡萄糖醛酸结合经肾排出。以原形经尿排出者不足 5%。常用剂量时个体差异较大,注意药物相互作用,应进行血药浓度监测。

本品是治疗大发作和局限性发作的首选药物,但对小发作(失神发作)无效,有时甚至使病情恶化。常用于治疗三叉神经痛、舌咽神经痛等中枢疼痛和糖尿病性神经痛。对洋地黄中毒所致室性心律失常的疗效较佳。

2. 用法　口服:每日 250 ～ 300 mg,分 2 ～ 3 次服用,极量每次 300 mg,每日 500 mg;静脉注射:每次 100 ～ 250 mg(不超过 50 mg/min),总量不超过每日 500 mg。

3. 注意　不良反应有:① 儿童长期服用可导致齿龈增生;② 长期服用可致佝偻病和骨质软化;③ 久服骤停可引起发作,甚至诱发持续状态;④ 过敏反应:可见皮肤瘙痒、皮疹、粒细胞缺乏、血小板减少、再生障碍性贫血等;⑤ 致畸反应:妊娠早期治疗偶致畸胎,如小头症、智能障碍、斜视、眼距过宽、腭裂等,被称为胎儿妥因综合征,故孕妇慎用。禁用于对乙内酰脲类药有过敏史者及有阿斯综合征、Ⅱ ～ Ⅲ度房室传导阻滞、窦房结阻滞、窦性心动过缓者。

(二) 丙戊酸钠(二丙二乙酸钠)

1. 药理及应用　丙戊酸钠为一种广谱抗癫痫药。丙戊酸钠的抗癫痫作用与 GABA 有关。它是脑内 GABA 转氨酶抑制剂,能减慢 GABA 的分解代谢;同时提高谷氨酸脱羧酶活性,使 GABA 生成增多,进而使脑内抑制性突触的 GABA 含量增高,并能提高突触后膜对于 GABA 的反应性,从而增强 GABA 能神经突触后抑制。它不抑制癫痫病灶放电,但能阻止病灶异常放电的扩散。此外丙戊酸钠也能抑制钠通道和 L 型钙通道。丙戊酸钠口服吸收迅速,生物利用度在 80% 以上,1 ～ 4 h 血药浓度达高峰,有效血药浓度为 30 ～ 100 μg/mL,约有 90% 与血浆蛋白结合。血浆 $t_{1/2}$ 约为 8 ～ 15 h。在体内主要代谢为丙戊二酸后,与葡萄糖醛酸结合由肾排泄。

丙戊酸钠对各种类型的癫痫发作均有一定疗效。特别是对小发作效果好，疗效优于乙琥胺，但因有肝毒性，临床仍常选用乙琥胺。在小发作合并大发作时作为首选药使用。对大发作的疗效不如苯妥英钠和苯巴比妥，但当这两药无效时，丙戊酸钠仍有效。对精神运动性发作的疗效与卡马西平相似。对其他药物不能控制的顽固性癫痫丙戊酸钠仍可能有效。

2. 用法　按体重15 mg/(kg·d)或每日600～1 200 mg分2～3次服。开始时按5～10 mg/kg，1周后递增，至能控制发作为止。当每日用量超过2 500 mg时应分次服用，以减少胃肠刺激。最大量为按体重不超过30 mg/(kg·d)，或每日1.8～2.4 g。

3. 注意　丙戊酸钠的不良反应较轻，约15%的患者有恶心、呕吐、食欲减退等胃肠反应，饭后服用或逐渐加量可以减轻。偶见嗜睡、共济失调、精神不集中、不安和震颤等中枢神经系统方面的反应；严重毒性为肝功能损害，约有25%的患者服药数日后出现肝功能异常，尤其是在开始用药的前几个月常见，故在用药期间应定期检查肝功能。严重凝血机制障碍者禁用。孕妇慎用。

（三）卡马西平

1. 药理及应用　卡马西平，广谱抗癫痫药，阻滞Na^+通道，降低神经细胞膜对Na^+的通透性，降低神经元的兴奋性和延长不应期；亦可能与增强GABA能神经元的突触传递功能有关；卡马西平尚能增大蓝斑核去甲肾上腺素能神经的电活动，被认为与其抗惊厥作用有关。口服后吸收缓慢且不规则，2～4 h血药浓度达高峰，有效血药浓度为4～10 pg/mL，血浆蛋白结合率为75%～80%。经肝脏代谢生成10、11-环氧卡马西平仍有抗癫痫作用，效果与母药相似。脑脊液中浓度可达血药浓度的50%。单次给药半衰期可缩短至15～20 h。

是治疗单纯性局限性发作和大发作的首选药物之一，同时还有抗复合性局限性发作和小发作作用。对癫痫并发的精神症状亦有效。治疗神经痛效果优于苯妥英钠，已证实对三叉神经痛和糖尿病性神经痛有确切疗效，还可以复合抗抑郁药物氯丙咪嗪用来治疗疱疹后神经痛。还用于治疗尿崩症。

2. 用法

（1）用于抗惊厥　开始每次0.1 g，每日2～3次；第二日后每日增加0.1 g，直到出现疗效为止；维持量根据疗效调整至最低有效量，分次服用；最高量每日不超过2 g。

（2）镇痛　开始每次0.1 g，每日2次；第二日后每隔1日增加0.1～0.2 g，直到疼痛缓解，维持量每日0.4～0.8 g，分次服用；最高量不超过每日1.2 g。

3. 注意　常见的不良反应有：眩晕、视力模糊、恶心呕吐、共济失调、手指震颤、水钠潴留、皮疹和心血管反应。不需中断治疗，1周左右逐渐消退。少见而严重的不良反应有骨髓抑制（再生障碍性贫血、粒细胞缺乏、血小板减少）、肝损害等。故在治疗期间应定期检查血常规。大剂量可引起房室传导阻滞等心血管反应，应控制剂量。妊娠癫痫妇女服用后新生儿发生致畸的比率为0～2%。

（四）奥卡西平

1. 药理及应用　奥卡西平主要是通过阻断电压依赖性钠通道，从而稳定过度兴奋的神经细胞膜,抑制神经元重复放电,减少神经冲动的突触传递。奥卡西平首选转换为其活性代谢产物10-羟基奥卡西平,其半衰期为8～10 h,大部分羟基奥卡西平以原形经尿液排出,在肝脏以糖脂化作用代谢,不存在自身诱导作用。与卡马西平相比,奥卡西平有更少的药物间相互作用,较少的蛋白结合,药动学有更好的线性关系。奥卡西平口服吸收迅速,与食物同用时,可增加生物利用度16%。奥卡西平在肝脏中快速而广泛地代谢为MND(主要抗癫痫活性成分),母药的半衰期为2 h,MND的半衰期为9 h。代谢物在体内分布广泛,表观分布容积为0.7～0.8 L/kg,蛋白结合率为40%,易透过胎盘和血-脑脊液屏障,乳汁中药物浓度为血药浓度的50%。奥卡西平主要经肾脏排出(94%～97.7%),仅少量(1.9%～4.3%)由消化道排泄。

奥卡西平用于癫痫复杂部分性发作和全身强直阵挛性发作。还可作为难治型癫痫的辅助治疗。奥卡西平对三叉神经痛的治疗有效,对糖尿病性神经痛也有较好的疗效,还能用来治疗疱疹后神经痛及其他神经源性疼痛。

2. 用法　开始剂量为每日300 mg,以后可逐渐增量至每日900～3 000 mg,分3次服用,以达到满意的疗效。

3. 注意　常见头晕、头痛、复视。过量后可出现共济失调。少见视力模糊、恶心、嗜睡、鼻炎、感冒样综合征、消化不良、皮疹和协调障碍等。

(五)加巴喷丁

1. 药理及应用　加巴喷丁在中枢神经系统中主要与突触前神经元背角电压门控钙离子通道的N及PQ上的亚基相结合,抑制活性钙离子的兴奋串联;另外,加巴喷丁能增加中枢神经系统中的GABA的容量,并且可能通过抑制AMPA受体从而间接地抑制NMDA受体。加巴喷丁口服吸收迅速,通过可饱和的机制从胃肠道吸收,通常3 h可达血药峰值。1～2 d可达稳态血药浓度。广泛分布全身,与血浆蛋白结合很少,脑内及脑脊液内浓度分别是血浆80%和20%。$t_{1/2}$约为5～7 h。基本不在体内代谢,剂量的大部分以原药随尿排出,其余随粪便排出。

加巴喷丁用于各种类型的难治性癫痫和癫痫综合征、三叉神经痛、PHN等各种类型的病理性神经痛。

2. 用法　成人和12岁以上青少年的开始剂量,第1日300 mg,睡前服用;随后每日增加300 mg,分次服用,直至发作被控制。推荐剂量为每日900～1 200 mg,3次分服;必要时每日可达2.4 g。

3. 注意　常见的为嗜睡、眩晕、运动失调、疲劳、眼球震颤、头痛、震颤、复视、鼻炎及恶心与呕吐。一般继续用药后这些反应可见减轻。偶有惊厥、咽炎、发音不良、体重增加、消化不良、遗忘、神经过敏等。

(六)普瑞巴林

1. 药理及应用　普瑞巴林为GABA类似物,结构和作用与加巴喷丁相似,具有抗癫痫、镇痛和抗焦虑活性。普瑞巴林的抗癫痫作用机制尚不明确。在实验室研究中,普瑞巴林对各种癫痫模型均有抗惊厥活性；动物模型的活性谱与加巴喷丁的活性谱相似，但普瑞巴林的活性为加巴喷丁的 3～10 倍。普瑞巴林口服后，用于急性牙痛时 30 min 内起效，持续时间约 5 h，用于糖尿病性神经病变时 1 周起效。达峰时间约 1 h，生物利用度为90%。较少在肝脏代谢，92%～99% 以原形经肾排泄，低于口服量的 0.1% 随粪便排泄，半衰期为 5～6.5 h。普瑞巴林应用于糖尿病周围神经病变的神经痛和疱疹后遗神经痛。癫痫部分发作的辅助治疗。还可用于焦虑症、社交恐惧症、关节炎。

2. 用法

（1）癫痫治疗　每次 75 mg，每日 2 次或每次 50 mg，每日 3 次。根据个体反应和耐受性，可增至最大量每日 600 mg，分 2～3 次服用。

（2）糖尿病周围神经病变的神经痛　初始剂量每次 50 mg，每日 3 次；根据疗效和耐受性可在 1 周内增至每次 100 mg，每日 3 次。

（3）疱疹后遗神经痛　初始剂量每次 75 mg，每日 2 次或每次 50 mg，每日 3 次；根据治疗效果和耐受性可在 1 周内增至每日 300 mg。维持量为每次 75～150 mg，每日 2 次或每次 50～100 mg，每日 3 次。

3. 注意　可见周围性水肿、PR 间期延长。可出现头晕、嗜睡、共济失调、头痛、衰弱、体重增加等不适。

（七）拉莫三嗪

1. 药理及应用　拉莫三嗪是一种较新的抗惊厥药，和传统的药物相比具有较轻的镇静作用和精神运动性效应。能抑制谷氨酸释放，抑制 Na^+ 通道；鞘内给药具有剂量依赖性持续抗痛觉过敏作用；大鼠坐骨神经横切后立即给予拉莫三嗪能明显减轻神经性疼痛的加剧。对各种慢性疼痛的动物试验显示，拉莫三嗪能逆转冷诱发的异常疼痛，但不能使触觉异常疼痛逆转。临床研究表明，拉莫三嗪能预防和缓解疼痛，缩短病程。本品口服后吸收完全，蛋白结合率为 55%，$t_{1/2}$ 为 29 h。本品适用于各种类型难治性癫痫和癫痫综合征。对慢性疼痛和顽固性疼痛，如冷诱发的异常疼痛、三叉神经痛、糖尿病神经痛、多发性硬化引起的疼痛等有效。其中对三叉神经痛，在用苯妥英等药物治疗无效时，用拉莫三嗪，每日剂量 50～400 mg，能有效缓解疼痛，且有较好的耐受性。

2. 用法　第 1～2 周 25 mg 每日 1 次口服，第 3～4 周 50 mg 每日 1 次口服，以后每日维持剂量 100～200 mg 每日 1 次或每日 2 次口服。

3. 注意　最常见的不良反应有头昏、便秘、恶心、嗜睡和复视等。

（八）托吡酯

1. 药理及应用　托吡酯是氨基磺酸酯取代的 D-果糖衍生物，具有抗癫痫作用，通过 Na^+ 通道阻断作用及增加 GABA 活性而起作用。抑制兴奋性氨基酸受体红藻酸和 AMPA 受体，阻断 Na^+ 通道的作用，同时还具有阻断 Ca^{2+} 通道的作用。对神经性疼痛的患者进行的临床试验表明，托吡酯能使患者疼痛减轻。对开胸术后疼痛综合征，使用抗抑郁药、阿片类药物及其他抗惊厥药均无效，但用托吡酯后疼痛缓解率 80%。本品口服后 2 h 血药浓度达峰值,生物利用度80%,蛋白结合率13%～17%,呈线性药代动力学关系。该药无活性代谢产物,$t_{1/2}$为20～30 h,用药4 d后可达稳态血药浓度。

本品主要作为其他抗癫痫药的辅助治疗,用于单纯部分性发作、复杂部分性发作和全身强直阵挛性发作,也用于面肌痉挛和周围神经痛等各种类型的疼痛疾病。本品远期疗效好,无明显耐受性,大剂量可用作单药治疗。

2. 用法　口服:开始每日25 mg,1周后开始每周增加1次,每次增加25～50 mg至每日200～400 mg,分2次服用;最大剂量每日1 600 mg。

3. 注意　托吡酯一般具有较好的耐药性,较为常见的不良反应是:嗜睡、眩晕、发音困难、运动迟缓、紧张、视力改变、记忆障碍。

(九)左乙拉西坦

1. 药理及应用　左乙拉西坦为吡咯烷衍生物,是一种具有全新抗癫痫机制的药物,长期使用,耐受性和安全性均较好。左乙拉西坦的作用机制独特,不作用于兴奋,抑制性递质或受体,对神经元钠离子和T型钙通道亦无影响。左乙拉西坦确切的抗癫痫作用机制尚不完全清楚,可能为:① 与脑内突触囊泡蛋白SV2A结合。② 抑制海马CA1区锥体神经元高电压激活的N-型钙通道。③ 解除负性变构剂对GABA能和甘氨酸能神经元的抑制,间接增强了中枢抑制作用。④ 阻断大脑皮质GABA受体下调,并将下调的受体滞留于海马而增强GABA对神经元回路的抑制作用。左乙拉西坦口服后很快吸收,且吸收完全(>95%)。能很快达到稳态血药浓度,其药代动力学呈线性,生物利用度高(近100%),且不受食物影响,蛋白结合率低(<10%)。66%以原形经肾脏排出,24%经酶水解乙酰胺基而代谢,与肝脏细胞色素P450无关,也不诱导或抑制肝药酶活性,故临床上药物相互作用小。血浆半衰期约为6～8 h,疗效与剂型无关。左乙拉西坦是一种新型抗癫痫药物,作为辅助治疗或单药治疗均可降低癫痫部分性发作。

2. 用法　成人(>18岁)和青少年(12～17岁)(体重≥50 kg者):起始治疗剂量为每次500 mg,每日2次。根据临床效果及耐受性,每日剂量可增加至每次1 500 mg,每日2次。剂量的变化应每2～4周增加或减少每次500 mg,每日2次。

3. 注意　最常见的不良反应有嗜睡、乏力和头晕,常发生在治疗的开始阶段。随着时间的推移,中枢神经系统相关的不良反应发生率和严重程度会随之降低。左乙拉西坦片不良反应没有明显的剂量相关性。

(魏　兴)

第七节　抗精神病、抗焦虑和抗抑郁药物

一、疼痛和抑郁的关系

慢性疼痛是一种疾病,是第五生命体征。疼痛症状与抑郁情绪在神经解剖、神经递质

以及神经内分泌等方面均有着紧密的关联,它们之间会彼此影响、相互发展,造成对两种疾病的治疗抗性。

（一）概况

抑郁症在慢性疼痛人群中的发生率比在慢性内科疾病患者中高3倍以上。在慢性疼痛患者中,临床上可诊断为抑郁症的发生率是30% ~ 60%,若仅考虑重性抑郁症时,其发生率为8% ~ 50%。而一些研究者认为所有的慢性疼痛患者均是抑郁症患者。及时有效的抑郁症治疗可以优化缓解疼痛的机会,并最大限度地降低抑郁症和慢性疼痛中持续结构性大脑变化的风险。同时,解决疼痛症状对抑郁症的治疗也具有重要作用。

有研究指出,疼痛减轻超过50%的患者中,其抑郁症的缓解率更高;而疼痛减轻不足50%的患者,其抑郁症的缓解率仅为17.8%。临床上长期慢性疼痛患者可以表现为抑郁症状,抑郁症患者也往往伴发躯体不适主诉,尤以疼痛为最常见的表现,且负性情绪可以使患者疼痛感知更加敏感,甚至躯体化障碍。有研究显示,慢性疼痛的患病率约为19% ~ 52%,而这些慢性疼痛患者中抑郁症的发病率占52%,且主诉疼痛部位越多,抑郁的发病率越高。患有严重头痛患者中首发抑郁的风险较其他人群高3.6倍。另外有研究认为,高达34% ~ 66%的抑郁症患者伴有疼痛症状,包括头痛、胸痛、腹痛、腰痛或全身疼痛等,综合医院就诊的伴有躯体疼痛的抑郁症患者常常被非精神科医生误诊。一项3年的纵向研究显示,疼痛症状显著降低了抑郁症患者的好转机会,抑郁患者组缓解率为47%,而抑郁和疼痛共病患者中仅有9%缓解。由此可见,慢性疼痛和抑郁症共病现象是非常常见,且相互影响形成恶性循环,延长治疗时间,降低治疗效果,影响患者日常功能和生活质量。

（二）疼痛与抑郁两者间相互影响的机制

1. 神经解剖学机制　感受器感知疼痛刺激后,疼痛信号经过脊髓到达丘脑,丘脑是将感觉信息由脊髓传入大脑皮质的重要中转站,是痛觉的感受、整合和再传递的中枢。痛知觉由辨识部分（丘脑皮质）和情感部分（丘脑边缘系统）两部分组成。丘脑的外侧区域接受并处理疼痛的辨识部分,通过外侧丘脑向大脑的躯体感觉皮质中枢及其他脑区传递信息,这称为外侧痛系统;丘脑的内侧区域接受并处理痛觉的情感部分,通过内侧丘脑核向前扣带皮质、岛叶皮质以及其他脑区传递信息,称为内侧痛系统。疼痛感受的传导通路和大脑的情感脑区有着密切的联系,同时参与抑郁的病理生理学过程。脑结构及功能影像学研究显示额叶-丘脑-边缘系统环路是主要参与调控情绪的神经环路结构,主要涉及杏仁核、海马、丘脑、下丘脑、内侧前额叶皮质、扣带回前部等脑区。疼痛和抑郁共病现象除了涉及的域解剖位置相邻、激活传导通路相似外,在神经递质、神经内分泌等方面也存在相关之处。

2. 神经递质机制　大量研究证实,存在很多种神经递质和疼痛、抑郁发病相关。

（1）单胺类物质　5-HT、NE均在疼痛的调节和抑郁的发生中起着重要作用。5-HT主要在脑干神经递质中枢一些相对分散的脑干核内合成,上行投射至大多数脑区,主要参与心境、精神和情感活动的调节，抑郁障碍的发生与中缝核的5-HT释放功能减弱密切相关，而中缝核5-HT释放同时下行参与对疼痛的抑制。NE主要在脑干的蓝斑核内合成，部分在脑干外侧盖区合成，功能为调节心境、觉醒、认知等，脑干底部的NE能下行向脊髓神经传出，主要参与睡眠、觉醒、疼痛调节。在正常条件下，它们由下行通路到脊髓背角的投射处于抑制状态，在有疼痛刺激时抑制痛觉的产生；当5-HT、NE释放减少时，内源性止痛作用减弱，外周疼痛信号传至中枢，引起疼痛。这可能是抑郁障碍与慢性疼痛共病常见的机制之一。

（2）多巴胺与奖赏系统　激活中脑边缘多巴胺能可降低痛觉，损害富含多巴胺的中脑腹侧被盖区（ventral tegmental area, VTA）功能可导致痛觉敏感，激活可导致痛觉消失。另外，中脑多巴胺的失衡与抑郁的发病也存在关系。长期处于应激状态下可促使中枢多巴胺水平升高，导致与奖赏有关的伏核D_2受体功能改变，导致抑郁情绪产生。因此，多巴胺在疼痛和抑郁共病的发生和发展中也发挥着重要作用。

（3）细胞因子　细胞因子是一类由细胞分泌释放的在细胞之间起着信息交流作用的小分子蛋白质，比如白细胞介素（IL），肿瘤坏死因子（tumor necrosis factor-α, TNF-α）等。炎症反应时，炎症通路被激活，释放的细胞因子可进入脑部，导致5-HT和多巴胺代谢变化，产生疼痛和抑郁情绪。另外，细胞因子可以激活促肾上腺皮质激素释放因子（corticotropin-releasing factor, CRF），从而提高血清糖皮质激素的水平。在生理条件下，血清糖皮质激素水平的升高可以诱导HPA轴的抑制，导致HPA轴负反馈机制被破坏，出现疼痛、抑郁不适情绪（具体见神经内分泌机制）。

（4）神经营养因子　脑源性神经营养因子（brain derived neurotrophic factor, BDNF）是海马突触和形态可塑性的主要调节分子，在神经元生长、分化、存活及损伤后修复中起着重要作用，而且与长时程增强、学习、记忆有关。在正常成年人中，BDNF有维持神经可塑性的作用，可以辅助大脑及时对刺激做出反应。抑郁症患者的BDNF水平下降，严重妨碍了海马神经元的修复和重塑，导致大脑不能耐受刺激，引起疼痛。BDNF广泛分布于痛觉传导通路和中枢边缘系统，可能参与疼痛-情感调节。中枢神经系统疼痛调节环路表现为突触可塑性，BDNF可促进兴奋性突触递质释放和突触可塑性。外周神经损伤后神经病理性疼痛激活BDNF-TrkB通路，过表达BDNF可以抑制神经病理性疼痛。

（5）其他　谷氨酸、色氨酸、SP、催产素等也都可能参与慢性疼痛和抑郁共病的发生。

3. 神经内分泌机制　HPA轴：HPA轴的作用主要包括整合疼痛、记忆及情绪感受。疼痛和抑郁障碍患者均存在HPA轴的异常调节，当机体遭受压力或者出现抑郁情绪时，HPA轴就会被激活。在脑区中，海马以及杏仁核是调控HPA轴活性的两个主要部分。下丘脑神经元分泌CRF，海马对此过程起抑制作用，而杏仁核则对此过程起直接兴奋作用。生理条件下，糖皮质激素可以增强海马对HPA轴活性的抑制作用，而在疼痛或应激状态下，海马糖皮质激素受体下调，HPA轴功能亢进，糖皮质激素水平升高，使海马神经元受损，HPA轴脱抑制，进一步升高的糖皮质激素水平和HPA轴之间的负反馈调节机制被破坏,引起对HPA轴调节的不适应,表现出疼痛、抑郁情绪。

二、抗抑郁和抗焦虑药物及其治疗疼痛的机制

对于抑郁症伴发疼痛症状的患者,首选抗抑郁药治疗——部分抗抑郁药不仅能够很好地缓解抑郁情绪,还能够减轻疼痛症状,原因是前文提及的共病机制,这部分患者不需要止痛药物治疗。至于慢性疼痛伴发抑郁症的患者,则应在查找疼痛原因、减轻疼痛的同时进行抗抑郁治疗。对于无法判断源头是疼痛还是抑郁的患者来说,应首先缓解抑郁情绪、增强患者对治疗的信心,建立患者就医依从性。

抗抑郁药物是通过一种或多种途径发挥抗抑郁和止痛作用的。目前,治疗主要包括以下几类:

(一)单胺氧化酶抑制剂(monoamine oxidase inhibitor, MAOI)

较早应用于临床的一类抗抑郁药,早期有异丙肼、苯乙肼等药。但不良反应较多且疗效欠佳,现多不作首选。近几年研制出新型选择性的单胺氧化酶A(monoamine oxidase-A, MAO-A)抑制剂,代表药物为吗氯贝胺。该类药物有钠通道阻滞作用,并具有神经递质效应,选择性抑制MAO-A,提高中枢神经系统内神经递质NE和5-HT的水平,也可改变脊髓的单胺类物质的调控,如SP、GABA、甲状腺素释放激素,还可增加阿片受体镇痛作用。镇痛作用与镇静、抗焦虑、肌松、恢复睡眠有关。抑郁患者以及抑郁超前或与慢性疼痛同时发生者用三环类抗抑郁药和单胺氧化酶抑制药,效果较好。

(二)三环类抗抑郁药(tricyclic antidepressive agents, TCA)

三环类抗抑郁药主要有阿米替林、去甲替林、多塞平、丙咪嗪等,它们不仅具有抗抑郁作用而且对慢性疼痛也有较好的治疗效果,且三环类抗抑郁药的镇痛作用与抗抑郁作用可能是相互独立的。在剂量明显低于发挥抗抑郁疗效所需剂量时即可产生镇痛作用。即用于某些慢性疼痛时,镇痛效应快于抗抑郁效应,无抑郁者疼痛也可改善。其镇痛药理作用可能有以下几种机制:阻断神经末梢突触前膜对NE和5-HT的再摄取,增加突触间隙单胺递质的浓度,提高疼痛阈值;改善抑郁情绪,增强对疼痛的耐受、应对;对前列腺合成酶的轻微抑制作用;对色氨酸代谢的正性作用;其抗胆碱能及抗组胺作用;包括钠钾通道的阻断;GABAβ的作用及对腺苷的作用等。TCA为脂溶性,口服吸收快,与血浆蛋白结合率高,药物在机体内分布广泛。但其血浆半衰期较长,一般口服2～4周后起效。TCA与中枢受体乙酰胆碱M受体、组胺H_1受体和去甲肾上腺素α_1受体有较高的亲和力,故在用药期间易出现不良反应。

(三)选择性5-羟色胺再摄取抑制剂(selective serotonin reuptake inhibitors, SSRIs)

常见药物为"五朵金花",即氟西汀、帕罗西汀、舍曲林、氟伏沙明、西酞普兰。与三环类相比具有高度安全性和耐受性,老年患者安全性高,是全球公认的一线抗抑郁药物。SSRIs属于第二代新型抗抑郁药物,该药物对急性期和长期治疗的疗效与三环类药物相当,但与三环类药物相比具有更高度的安全性和耐受性,不良反应小,已成为全球公认的一线抗抑郁药物。SSRIs的作用机制是选择性抑制中枢神经突触前膜对5-HT的再摄取，增加突触间隙5-HT的浓度，达到抗抑郁目的，而缓解疼痛的机制则可能是5-HT水平的升高迅速地促进阿片酶的作用，提高患者的疼痛阈值而达到缓解疼痛的效果。对肾上腺素能受体、M胆碱受体和组胺H_1受体等无影响。

（四）选择性5-羟色胺去甲肾上腺素再摄取抑制剂（serotonin and norepinephrine reuptake inhibitors, SNRIs）

常用药物有文拉法辛（分为速效和缓释剂）和度洛西汀。SNRIs为一类不同于其他抗抑郁药的具有独特化学结构和神经药理学作用的新型抗抑郁药。正如前文所述，抑郁症伴发躯体疼痛与5-HT能及NE能的下降有关联，从这一点出发，SNRIs类药物理论上更有优势。本类药物通过阻断突触前膜对5-HT和NE选择性的再摄取而发挥抗抑郁作用，对多巴胺的重摄取也有轻微的抑制作用，对M_1、H_1、$α_1$受体作用轻微。Brannan等研究认为度洛西汀能有效治疗抑郁症伴发的疼痛症状，在两项Meta分析中记录了SNRIs在神经病变引起的慢性疼痛中的疗效。SNRIs药物度洛西汀、米那普仑和文拉法辛似乎也能有效治疗纤维肌痛，这是一种功能性躯体综合征，伴有不明原因的疼痛，这种综合征常伴有抑郁症状。但是Peter研究认为文拉法辛在治愈率、缓解率等方面优于度洛西汀。然而，SNRIs是否真的优于SSRIs，目前研究结论并不一致。事实上，两项汇总分析显示，度洛西汀40～120 mg/d与帕罗西汀20 mg/d在改善抑郁症患者痛性躯体症状方面并无显著差异。此外，SNRIs是否优于以NE能为主的抗抑郁药，如去甲替林，目前也不明确。

（五）去甲肾上腺素和特异性5-羟色胺能药物

常用药物为米氮平，其抗抑郁主要通过增强NE、5-HT能的传递及特异性阻滞5-HT第2类和第3类受体，拮抗中期NE能神经元突出$α_2$自身受体及异质受体，同时对外周NE能神经元$α_2$受体具有中等程度拮抗作用；缓解疼痛则是通过增强了脊髓下行抑制系统的功能。药物耐受性较好，无明显抗胆碱能作用和胃肠道症状。

（六）5-羟色胺受体拮抗和再摄取抑制剂

代表药物是曲唑酮，主要通过对5-HTl受体拮抗作用和对5-HT再摄取的抑制作用，最终促进5-HT受体调控的神经递质传递。有研究证实能够显著改善纤维肌痛患者的相关疼痛评分。同时该药与其他5-HT类药物合用可引起5-羟色胺综合征，禁止与单胺氧化酶药物联用。

（七）氟哌噻吨美利曲辛（黛力新）

是由氟哌噻吨和四甲蒽丙胺的复合物，是一种抗精神病药，为突触后D_1、D_2的受体抑制剂，主要通过D_2受体发挥作用，美利曲辛是一种三环类抗抑郁药。不仅具有抗抑郁、抗焦虑组作用，而且有抑制中枢和外周5-HT突出前膜再摄取而具有镇痛作用。有研究证实，黛力新对抑郁症患者的P物质有一定的下调作用，而该物质是一种重要的疼痛介质，与抑郁症患者的疼痛密切相关，从侧面证实了其镇痛作用。但长期使用可能产生锥体外系反应，尤其是老年患者更应该密切观察不良反应。

疼痛和抑郁的共患降低了易感人群的整体疗效,使得他们必须接受更久的治疗,忍受更严重的症状,并且其得到完全缓解的可能性降低。选择性增加中枢神经系统内NE的水平对于此类患者疗效较好。有越来越多的证据表明,2倍有效剂量的抗抑郁药(选择性NE再摄取抑制剂SNRIs)对抑郁症患者的疼痛症状具有缓解作用。在它们当中,SNRIs(杜洛西丁、阿普唑仑、米氮平、米那普仑),四环类抗抑郁药以及单胺氧化酶抑制剂都被推荐使用。此类物质可能正是通过对NE衍生物以及髓质中5-HT通路的竞争作用达到镇痛效果,具体机制可能为阻碍上升的疼痛信号(前痛物质如谷氨酸盐以及SP的阻滞)。

总之,抗抑郁药物种类众多,由于疼痛和抑郁的病理生理学机制有着许多的重叠,相互影响、相互作用。经验性证据表明在疼痛和抑郁的发生发展中,涉及了共同的大脑结构,相同的神经环路以及激活了相同的神经化学物质。因此解释了为何大多数抗抑郁药物具有显著的镇痛作用,而部分镇痛药也能显著改善患者的抑郁情绪。比如,SSRIs类抗抑郁剂能有效改善抑郁情绪;SNRIs类抗抑郁剂既能有效改善抑郁情绪,又能有效缓解抑郁症伴有的疼痛性躯体症状。

(黄树其　沈　雷)

第八节　神经破坏性阻滞药物

一、概述

神经破坏性阻滞药物,是治疗顽固性癌性疼痛及某些难治性非恶性疼痛的一种有效的神经毁损药物。依据其性质、浓度与剂量对神经元或神经纤维产生程度不等的直接损伤作用,如蛋白质变性、广泛的凝固性坏死、完全性轴突缺失、脱髓鞘变性及出现郎飞节及雪旺细胞结节等,使神经组织的传导功能不同程度的中断,从而获得镇痛效果。

(一)神经破坏性阻滞的适应证

1. 癌性疼痛　恶性肿瘤患者预期寿命有限,良性肿瘤侵及神经根或压迫神经干,用药物或其他各种无创镇痛方法难以缓解者。

2. 常规方法难以控制的顽固性剧烈疼痛,如三叉神经痛、PHN、顽固性腰神经后支痛等。

3. 需要多次重复进行神经阻滞的疾病,如交感神经持续性疼痛或严重的血栓闭塞性脉管炎等。

(二)神经破坏性阻滞的禁忌证

1. 能用常规药物或方法缓解或治愈的疼痛性疾病。

2. 穿刺部位及邻近部位有感染。

3. 有出血性疾病或出凝血功能异常。

4. 不能配合治疗或有精神异常。

5. 对神经破坏性阻滞药物过敏。

（三）神经破坏性阻滞注意事项

1. 应用神经破坏性药物往往有并发症，如触觉消失，去传入神经痛，运动麻痹或截瘫，必须严格掌握适应证。

2. 神经破坏性阻滞需有经验的医生操作，以使治疗安全准确。

3. 神经破坏性阻滞尽可能在X线、CT、超声、神经刺激仪引导下操作。

4. 神经破坏性阻滞要严格按照操作规程实施。

5. 神经破坏性药物对神经有强烈的刺激性，注射前应先用局麻药减轻疼痛症状，又可了解阻滞范围。

6. 双侧顽固性疼痛治疗时，建议先阻滞/破坏一侧，隔3～5 d后，待药效与身体反应稳定后，再阻滞/破坏另一侧。

7. 治疗前，要和患者及家属充分沟通，告知治疗内容、疗效和可能的不良反应及并发症，签署知情同意书。

8. 有其他系统器质性病变时，要充分评估和纠正，在治疗中严密监测，必要时停止操作。

（四）神经破坏阻滞操作注意点

1. 注入神经破坏性药物后拔针时应特别注意，应先插入针芯后拔除，以避免针腔内的残留神经破坏性药物溢出而引起其他部位的顽固性神经炎，甚至形成反射性交感神经萎缩症，造成严重后果。

2. 阻滞结束后应保持原体位1～2 h，并在病床上卧位2～3 h，禁忌站立或坐位。

3. 镇痛效果的确认一般在术后第2天，评估患者症状的改善及不良反应的发生情况。若术后48 h镇痛效果完全，则表明阻滞成功，可望获得长期的止痛效果。

4. 神经破坏性阻滞临床往往非永久性破坏，许多神经破坏阻滞只能持续几天到几个月，过后疼痛复发，必须进行重复性阻滞；也存在由于神经再生带来神经瘤和神经性疼痛的可能，使重复阻滞无效。

二、常用神经破坏性药物

常用的神经破坏性药物有乙醇和苯酚制剂，亚甲蓝和阿霉素近年来也在临床上应用，其他药物如单纯甘油、铵化合物、高张溶液和低张溶液亦有暂时止痛作用，但临床报道少。

（一）乙醇

乙醇又名酒精，是临床常用的神经破坏性阻滞药物，此种神经破坏阻滞也被称为"化学性神经切断术""神经松解术"或"持久性神经阻滞术"。将乙醇内的水分除去，便成为无水乙醇。药典规定无水乙醇纯度应在99.5%以上，含甲醇不得超过0.1%，比重0.789，分子量46.05。无水乙醇的吸水性很强，短暂与空气接触，便可吸收其中的水分，使浓度下降。因此，应将无水乙醇以3 mL为单位分别装入小瓶内，可保存2年。使用时，应尽量避免与空气接触。

1. 作用机制　乙醇与生物组织细胞接触,可引起细胞脱水、变性、硬化,丧失功能。乙醇对神经破坏作用是通过脱水,萃出胆固醇,磷脂、脑苷脂和黏蛋白。此过程作用在神经纤维节和髓磷脂鞘上,产生脱髓鞘及并发的填充恶化。在神经干内注射乙醇。由于其脱水作用,末梢神经纤维产生Waller(远心性)变性和逆行性变性(向心性变性),这种变性与神经切断后产生的改变是相同的。神经细胞受损后,胞质膨胀,神经元纤维断裂、消失。人体有髓神经纤维2～12个月后可再生,无髓神经纤维不易再生。神经细胞坏死后,神经纤维也消失,且不能再生。在神经节内注射乙醇,神经细胞破坏后不会再生,可达到永久性止痛。但注药后不会破坏所有的神经细胞。乙醇阻滞后产生的神经纤维变性,经过数月后可以再生,疼痛可以复发。

乙醇阻滞后的镇痛效果约持续6～18个月,伴随的触、温觉及运动障碍约持续2～6个月。通常乙醇浓度在95%以上时,可使所有的神经纤维(交感神经,感觉神经和运动神经)变性坏死,浓度低于80%,则破坏作用很不确切。一般认为50%以下浓度的乙醇不引起运动神经麻痹。酒精在组织中的溶解速度较快,注入时可引起短暂的剧痛,判断其组织效果,一般在注入后12～24 h时进行。乙醇引起神经阻滞作用,约1周后作用达高峰,此时神经纤维变性最显著。因此在临床治疗时,如需要反复乙醇阻滞,需间隔1周。

2. 适用范围　无水乙醇常用于腹腔神经丛毁损、脑下垂体的毁损、肋间神经毁损、蛛网膜下腔阻滞、交感神经阻滞等等,在上述阻滞时一般作为首选药物来应用。蛛网膜下腔脊神经破坏时,多选用乙醇。95%～99%的浓度为轻比重液。需阻滞侧向上45°,目的阻滞脊神经后根。一般用量2 mL,注射速度0.1 mL/min,镇痛时间可持续2～12个月。

3. 不良反应　注射酒精常引起局部疼痛,还可以引起恶心、呕吐,大约15%的患者发生注射后神经炎。系感觉神经不完全性破坏所致,最常见胸部交感神经节阻滞,其次为腰交感神经节阻滞。注射后神经炎与注射部位及乙醇剂量有关,但乙醇的发生率远远高于其他神经破坏药。腰骶部椎管内注射时,出现尿潴留和大便失禁,一般持续1～2天。阻滞部位麻木感或感觉异常;如影响运动神经则会出现肌无力、运动功能受损。

4. 药物浓度选择　按注入部位的不同,乙醇的浓度和体积应有所不同。① 蛛网膜下腔阻滞用100%乙醇(无水乙醇);② 硬膜外阻滞用30%～50%乙醇;③ 腹腔神经丛阻滞用50%～100%乙醇;④ 交感神经节阻滞用50%～100%乙醇;⑤ 神经根阻滞用30%～100%乙醇;⑥ 末梢及周围神经阻滞用30%～50%乙醇;⑦ 垂体阻滞用100%乙醇。

(二)苯酚及苯酚制剂

苯酚,简称酚或石炭酸,也是临床上常用的神经破坏性阻滞药。苯酚为无色结晶,具有特殊气味,沸点182℃,熔点41℃。易溶于乙醚、乙醇、苯、氯仿等有机溶剂中。在25℃时100 g水仅能溶解6.7 g苯酚,68℃以上时可完全溶于水,故苯酚水溶液难以配置成高浓度。如果需要强效制剂应以50%水和甘油作为溶媒配成合剂,以加速溶解。临床制剂有

5%和8%苯酚水溶液,为延缓其吸收,亦可配制成5%、10%、15%苯酚甘油溶液,其效果亦相应增强。苯酚在甘油内溶解缓慢,需要加温以加快溶解。注药后苯酚从甘油中逐渐释放出来,然后发挥作用。5%～7%苯酚甘油溶液比重约为1.068,7.5%～10%苯酚甘油溶液比重约为1.25。苯酚易被氧化,应分装于棕色瓶内,并注意避光保存。酚有剧毒,不可口服。进入人体内的剂量超过8 g可出现痉挛、中枢神经抑制、心脏毒性等临床表现。100 mg以下时毒性反应发生率大大降低。此药在肝脏及其他组织中代谢,经肾脏排出体外。

1. 作用机制 1%～2%苯酚溶液具有局麻作用,浓度低于5%时,仅能使细胞内蛋白变性,但不凝固,虽然浸透性强,但破坏力小;浓度高于5%则可凝固蛋白,破坏神经,此时破坏力大,但浸透性减弱。苯酚甘油具有选择性阻滞特性,即只破坏感觉神经而对运动神经影响小。动物实验表明,1%～7%苯酚注入蛛网膜下腔后,即使1%的浓度也可使所有的神经纤维,包括有髓鞘与无髓鞘纤维变性,但脊髓不受损伤,脑脊液无改变。对肿瘤晚期患者鞘内注射苯酚后的组织学研究结果显示:后根神经纤维产生脱髓鞘作用和退行性改变,脊髓后柱亦呈退行性变化,脑脊液压力升高,白细胞与白蛋白稍增加,10 d左右恢复正常,后根的轴突亦出现变性,靠近注射点的后根神经节呈中度肿胀和染色质溶解。浓度过高时可能出现神经根的大面积变性及脊髓损伤,从而导致运动麻痹与瘫痪。靶向给药后,苯酚再缓慢从甘油中释放,阻断神经传导,甘油本身也有神经脱髓鞘、轴突缺失、神经纤维受损等作用。

2. 适用范围 蛛网膜下腔、腰部交感神经、内脏神经、腹腔神经及外周神经的阻滞。硬膜外腔脊神经破坏术,多选用5%～10%的苯酚甘油,尤其高位镇痛、双侧镇痛,并发症较少,一般注射5～10 min疼痛减轻,48 h内可有疼痛加剧,然后疼痛消失。持续时间3～12个月不等。

3. 不良反应 酚对血管组织的亲和力明显高于脑神经磷脂,提示其破坏血管的作用可能是导致神经病理改变的主因,也提示在大血管附近注射较大剂量的酚时应特别慎重。

4. 使用方法 可通过局部注射,选择性神经阻滞,也可从硬膜外腔、蛛网膜下腔注药,选取浓度一般为7%～10%苯酚甘油,根据部位单次用量在0.3～2 mL,椎管内容量不超过0.6 mL。苯酚甘油与无水乙醇的镇痛作用维持时间基本一致。① 蛛网膜下腔阻滞根据部位的不同,用5%～10%酚甘油溶液;② 硬膜外腔阻滞根据部位的不同,用10%～15%酚甘油溶液或7%酚水溶液;③ 交感神经节阻滞用10%酚甘油溶液或5%～7%酚水溶液;④ 神经根阻滞用10%～15%酚甘油溶液或5%～8%酚水溶液;⑤ 末梢神经阻滞用5%酚甘油溶液或3%～5%酚水溶液。

(三)阿霉素

通用名盐酸多柔比星,为橙红色疏松块状或粉末,分子量579.99。一种细胞毒性很强的抗恶性肿瘤药,其机制是干扰细胞内DNA的复制及RNA的合成,抑制线粒体氧化酶和腺苷三磷酸的合成,抑制细胞的代谢。阿霉素主要在肝脏代谢,经胆汁排泄,50%以原形排出,23%以具活性的多柔比星代谢物阿霉醇排出,在6 h内仅5%～10%从尿液中排出。

1. 作用机制　临床上利用阿霉素选择性嗜细胞毒性和轴浆内逆流原理,将其注入神经末梢旁,以逆流方式快速上升,可导致周围运动神经元和中枢神经内各级神经细胞的变性。因运动神经粗大,所以不受影响,而使感觉神经功能永久丧失,造成神经节化学性永久毁损。随着感觉纤维的阻断,痛觉的消失,毁损区域出现麻木为正常反应。浓度 > 0.5%阿霉素对神经组织有强烈破坏作用,可直接使神经组织变性坏死、阻滞神经信号的传导,从而达到缓解疼痛的目的。

2. 适用范围　目前阿霉素常用于椎体旁神经阻滞、半月神经节阻滞、三叉神经干的阻滞。近代药理学观点认为,阿霉素的累积用量不宜超过450 ～ 550 mg/m²(体表面积),否则会引起心肌毒性和全身毒性。

3. 不良反应　由于阿霉素毒性大,临床力求以最小剂量(容量)达到最大毁损效果,因而浓度、剂量及注药方式和速度都要严格把关,否则会破坏周围血管、神经,严重时药物沿解剖结构扩散会破坏正常组织影响功能,引起严重并发症,如局部肌肉组织坏死导致剧痛,通常结合高清的影像学准确定位。在外周注射阿霉素后,其神经毒性作用会引起DRG的神经元缺失,而且,其功能的缺失与神经元类型不绝对相关。

4. 使用方法　自20世纪90年代就有文献报道,阿霉素用于开放性神经毁损治疗三叉神经痛,并证实有一定效果。一般选取1%浓度0.2 ～ 0.3 mL/支注射治疗三叉神经痛。也可将阿霉素稀释成浓度为0.5%或0.33%,作用于眶下神经、下颌神经阻滞治疗三叉神经痛,剂量为0.5 ～ 1 mL,用量小于20 mg为安全有效。有报道在超声引导下,2%阿霉素肋间神经毁损阻滞,50%有效容量、95%有效容量分别为0.3 mL和0.36 mL。通常临床使用0.5%阿霉素分多次缓慢注入(约30 min完成),每次0.2 mL,总量不超过0.5 mL。用作神经破坏药时,由于用量甚微,所以一般无不良反应。

（四）亚甲蓝

即美兰,是一种氰化物中毒的解毒药,绿色结晶或深褐色粉末,溶于水,不溶于乙醚、苯。可与碘化物、重铬酸盐等发生化学变化。

1. 作用机制　亚甲蓝与乙醇和苯酚不同,此药不使蛋白质凝固,不引起细胞膜损害,神经纤维仅有轻度脂滴形成,神经细胞内有小空泡变,轻度间质性炎症。提示亚甲蓝不是神经破坏药,仅影响神经细胞的代谢,与局麻药的作用类似。对神经组织亲和力强,故应用于神经毁损治疗。2%亚甲蓝溶液阻滞神经即可引起神经及神经髓鞘损坏,约1个月后慢慢修复,再生的髓质又恢复了神经原有功能。

2. 适用范围　临床可用于肢端疼痛、肋间神经痛等。

3. 使用方法　神经阻滞采用局麻药复合液,亚甲蓝含量为0.05%。用于硬膜外注药、三叉神经阻滞、痛点阻滞。注意事项:注射量大于600 mg,偶有恶心、眩晕、头痛、出汗等不良反应。本药经泌尿系统排泄,尿液呈蓝色,需对患者提前告知,以免焦虑。

（五）甘油

一种简单的三碳化合物,可引起部分神经纤维的破坏,减少神经冲动传导,还可阻止神经纤维由内因或外因导致异常改变而引起异位冲动的发放，通过渗透作用破坏神经脱髓鞘纤维，阻止其自发性放电，使痛觉传导相关 A$_\delta$ 及 C 纤维变性、退化，兴奋性降低。甘油选择性作用于神经组织轴突部分，转复异常的诱发电位。甘油黏度高，可致三叉神经周围支毁损破坏，病理上神经纤维呈 Waller 变性，即神经元轴突与胞体间部位轴突和髓鞘断裂和崩解，这种改变减少了伤害性刺激向中枢的传导，下调中枢神经的兴奋度，从而缓解疼痛。

1. 适用范围及使用方法　甘油适用于三叉神经痛的治疗，于眶下孔或下颌孔处用药量为 1 mL；眶上孔或颏孔注药量为 0.5 mL，注射完毕，患者保持坐位 0.5 h。

2. 注意事项　注射时应使用结核菌素蓝芯注射器，每次 0.05 mL，分次注射，直至疼痛消失，总量为 0.5 mL 为限，需要在影像引导下进行。术后偶发面部肿胀，面部痛觉减退（发生率 14.3%），0.5 ~ 1 年后恢复，无痛感缺失症状等。由于甘油对神经元非永久性破坏，轴索仍可继续再生，因此成为三叉神经痛复发的重要原因。本操作可重复进行，但不会增加并发症发生率。

（六）铵化合物

巴特和乔多维奇应用铵盐（氯化铵、硫酸铵）作为神经破坏药物，治疗顽固性疼痛，其优点为对感觉神经纤维有选择性，而运动功能及皮肤感觉无改变，治疗后不造成神经炎。但后继的临床试验却表明其镇痛效果不可预测，也是不可靠的。10% 硫酸铵或氯化铵用于外周神经阻滞如肋间神经阻滞，相对安全，近期效果良好，疼痛减轻的持续时间相对较短（数天~数周）。在周围神经附近注射铵盐会导致累及所有纤维的急性退行性神经病变。

（魏　兴）

第九节　抗代谢药物

抗代谢药是指能与体内代谢物发生特异性结合，从而影响或拮抗代谢功能的药物，通常它们的化学结构与体内的核酸或蛋白质代谢物相似。临床疼痛治疗中常用的抗代谢药物主要包括抗痛风药、抗骨质疏松药以及抗肿瘤药物等，其中抗骨质疏松药物将在后续章节详细介绍，本章节主要针对抗痛风药物进行阐述。

一、痛风概述

痛风是由于嘌呤类物质代谢紊乱，产生尿酸过多和（或）尿酸排泄减少，致过量的尿酸出现在血液中所致。由于尿酸溶解度极低，因而会在关节腔、结缔组织和肾脏等处结晶、沉积，引起吞噬细胞脱颗粒，溶酶体释放各种水解酶，局部产生组胺、缓激肽等致炎物质，以致引起痛风性关节炎和肾结石等疾病的发生。痛风的治疗除控制饮食、减少高嘌呤类食物摄入、增加碱性食物摄取以外,尚需要必要的药物治疗以控制症状,这也是痛风临床管理中较为重要的举措。

(一)痛风的药物治疗

应坚持按照痛风的分期给药:主要包括急性发作期治疗、间歇期和慢性期降尿酸治疗以及预防药物治疗。

1. 痛风急性发作期的药物治疗　大部分患者发生急性痛风之前无明显征兆,好发于夜间,关节剧烈疼痛,主要表现为单个关节的红、肿、热、痛,常见于下肢,其中蹈趾最多见。该期的主要药物治疗措施包括镇痛、碱化尿液及降尿酸治疗:① 镇痛:是痛风急性发作期的主要治疗目的。急性期镇痛药物应用强调足量、足疗程,应用时应起始大剂量,逐渐减量,用药时间10～14 d。其中秋水仙碱(具体用法见下文)和NSAIDs类药物为一线用药,糖皮质激素为二线用药。② 碱化尿液:碱化尿液是痛风急性期的必要治疗手段,在急性期,大量尿酸甚至尿酸盐结晶从肾排泄,对肾脏造成损伤。碱化尿液能够提高尿液中尿酸的溶解度,使结晶物溶解,减轻对肾脏的损伤作用,治疗过程中应严密监测电解质水平。③ 降尿酸:目前多个国家的指南上对痛风急性期是否能够使用降尿酸药物并未达成一致,除美国2012年的美国风湿病学会(American College of Rheumatology, ACR)指南中提到在给予足量镇痛药物的同时可起始降尿酸治疗外,目前其他国家指南均建议痛风急性期禁止使用降尿酸药物(需在镇痛治疗14天以后再使用),我国山东省痛风病临床医学中心就这方面问题进行了初步探讨,该中心目前观点认为是否采用降尿酸治疗主要需参照血尿酸水平,如血尿酸 > 480 μmol/L,则可开始降尿酸治疗,药物可选择别嘌呤醇或者非布司他。

2. 间歇期及慢性期降尿酸治疗　急性痛风发作持续数天缓解后进入间歇期,高尿酸血症是间歇期主要的特点,患者无痛风的临床表现。大部分的患者在1年内可重复发作,之后发作变得频繁,受累关节增多,持续时间延长。间歇期的治疗核心是降尿酸治疗,应将血尿酸水平控制在300 μmol/L以下。但也有部分患者无间歇期,首次发病后就演变为慢性关节炎,慢性期痛风表现为皮下痛风石和慢性痛风石性关节炎。此阶段治疗的目的是使尿酸持续达到标准水平(≤300 μmol/L)以及预防痛风急性发作。这一阶段需使用降尿酸药物实现血尿酸水平的控制,降尿酸药物按作用机制可分为抑制尿酸生成药:别嘌呤醇、氧嘌呤及非布司他等;促尿酸排泄药:丙磺舒、苯溴马隆等;以及促进尿酸分解剂:尿酸氧化酶、肝过氧化氢酶等。痛风慢性期应用秋水仙碱应采用小剂量长时程治疗方案,起始阶段应用0.5 mg,每日2次,直至尿酸≤300 μmol/L以及关节畸形明显改善后,减量为0.5 mg每日1次,待关节症状和体征好转后,可考虑停药。在降尿酸过程中,合并应用碱性药物(如小苏打和枸橼酸钾钠颗粒)可碱化尿液,抑制尿酸盐晶体的形成,促进肾尿酸盐晶体溶解,减轻其对肾脏的损害,促进尿酸排泄。

3. 预防药物治疗　在间歇期以及慢性期降尿酸治疗的同时,应注意采用预防性药物治疗,防止急性痛风复发,具体包括联合使用秋水仙碱或非甾体抗炎药。各指南均认为,降尿酸治疗的初期需使用秋水仙碱预防急性痛风的发作,但对于具体要应用的时间,目前尚未达成统一标准,国内指南认为应用至少3～6个月,ACR指南则认为预防用药不应该少于8周,而欧洲抗风湿病联盟(European League Against Rheumatism, EULAR)则认为在降尿酸治疗的前6个月使用。

(二)痛风治疗目标

1. 预防或减少痛风性关节炎急性发作。

2. 延缓或避免慢性痛风关节损伤,预防关节畸形。

3. 延缓或阻止痛风性肾病的发生、发展,预防慢性肾功能不全的发生。

4. 实现血尿酸的持续长期达标,无痛风石者血尿酸 < 360 μmol/L,有痛风石者 < 300 μmol/L。

5. 尽量促进痛风石的溶解。

6. 使尿酸盐结晶以一定的速度溶解,不促发痛风的急性发作。

二、常用抗痛风药物

(一)别嘌呤醇

1. **药理及应用** 别嘌呤醇为次黄嘌呤的异构体,通过竞争性抑制黄嘌呤氧化酶,使次黄嘌呤不能氧化成黄嘌呤,从而使尿酸生成减少而降低血中尿酸浓度,当血中及尿中的尿酸含量降低到溶解度以下水平,则可防止尿酸结石的形成和沉积,同时也有助于痛风结节及尿酸结晶重新溶解。本品可用于原发和继发性血尿酸增多症,如痛风、肿瘤化疗或放疗而引起的高尿酸血症等。

2. **不良反应及注意事项** 个别患者可出现皮疹(别嘌醇与氨苄西林同用时,皮疹的发生率增多,尤其在高尿酸血症患者)、腹痛、腹泻、低热、暂时性转氨酶升高或粒细胞减少、齿龈出血、唇及口部溃疡等。药物应用期间,应确保摄入充足的水分。用药前及用药期间应定期监测血尿酸及24 h尿酸水平,作为调整剂量的依据,并定期监测血常规及肝肾功能。别嘌醇与抗凝血药如双香豆素、茚满二酮衍生物等同用时,抗凝血药的效应可加强,应注意调整剂量;本品与硫唑嘌呤或巯嘌呤同用时,后者的用量一般要减少 1/4 ～ 1/3。

3. **制剂及用法** 制剂:片剂,每片100 mg;用法:口服,每次100 ～ 200 mg,每日 2 ～ 3次。用药第1周每日0.1 g,第2周每日0.2 g,第2周以后每日0.3 g,分2 ～ 3次口服。小儿限用于恶性肿瘤的继发性高尿酸血症;6岁以内每次50 mg,每日3次;6 ～ 10岁后根据患者反应调整用量。尿酸下降至正常后的维持量,应视血中尿酸下降程度而酌情减药或者停药。

(二)非布司他

1. **药理及应用** 非布司他是一种非嘌呤类选择性黄嘌呤氧化酶抑制剂,在2009年被FDA批准上市,是近40年来FDA批准上市的首个抗痛风新药。非布司他通过紧密结合黄嘌呤氧化酶的钼蝶呤活性位点,并使氧化还原态的钼辅因子保持孤立状态,来抑制黄嘌呤氧化酶和底物结合。非布司他是噻唑类衍生物,结构上与嘌呤或嘧啶不同,不影响体内嘌呤和嘧啶代谢,治疗痛风的应用前景良好。该药主要适用于高尿酸血症合并痛风的长期治疗,包括尿酸生成增多和肾尿酸清除率下降的患者,尤其适合别嘌醇不能耐受或有禁忌、别嘌醇治疗效果不佳的患者,不推荐用于无症状高尿酸血症的治疗。

2. 不良反应及注意事项 非布司他上市时间较短,公开发表的不良反应案例较少,现有临床研究显示其耐受性好,常见不良反应有肝功能异常、恶心、腹泻、头痛、皮疹等,对大多数人群耐受。

3. 制剂及用法 制剂:胶囊或片剂,每粒或片 40 mg,每粒或片 80 mg;用法:推荐起始剂量为 40 mg,每日 1 次;如果 2 周后,血尿酸水平仍不低于 6 mg/dL(约 360 μmol/L),建议剂量增至 80 mg,每日 1 次。非布司他每日 40 mg,疗效与每日别嘌醇 300 mg 相当。

（三）尿酸氧化酶

1. 药理及应用 因体内缺乏此酶,不能将嘌呤代谢产生的尿酸氧化分解为极易溶于水的尿囊素随尿排出体外。通过补充尿酸氧化酶将体内尿酸分解为尿囊素排出体外进而降尿酸,尿酸氧化酶系源于黑曲霉、黄曲霉等发酵液提取的异性蛋白质制剂,降尿酸的作用强于别嘌呤醇,但存在潜在的免疫原性。临床常用于不能口服抑制尿酸生成剂(如别嘌呤醇等)的患者,对尿结石、结节性痛风及肾功能衰竭所致的高尿酸血症有较好的效果。

2. 不良反应及注意事项 可见全身性荨麻疹样发痒,偶可见过敏反应发生、肌内注射局部发红。

3. 制剂及用法 制剂:注射剂,每支 1 000 U;用法:肌内注射或静脉注射,每日 1 000 U。

（四）丙磺舒

1. 药理及应用 本品的作用机制是竞争性抑制近曲肾小管对尿酸重吸收而增加尿酸排泄,使血浆尿酸浓度降低,减少尿酸沉积,促进尿酸沉积物的再吸收。近曲小管不但能重吸收尿酸,也能分泌尿酸。本品小剂量时可抑制肾小管分泌尿酸,使尿酸排出减少,结果使血中尿酸浓度反而有所增加;大剂量时方可缓解或防止尿酸盐结节的生成,减少关节损伤及促进已形成尿酸盐的溶解。因本品缺少消炎镇痛作用,因而不适用于急性痛风发作,本品仅对慢性痛风有效。

2. 不良反应及注意事项 不良反应相对少见,个别患者可存在轻度胃肠反应、发热、皮疹等。偶见溶血性贫血及肾病综合征等,治疗初期可引起痛风发作加重,这是由于尿酸盐由关节移出所致。本品与苯溴马隆同属于磺胺类,故对磺胺类过敏者忌用。痛风急性发作未控制者慎用;伴有肿瘤的高尿酸血症患者禁用;2 岁以下儿童不适用本品。

3. 制剂及用法 制剂:片剂,每片 0.25 g;用法:每次 0.25 g,每日 2 次,1 周后可加倍。2 ～ 14 岁或体重在 50 kg 以下儿童,首剂 0.025 g/kg,以后每次 0.01 g/kg,每日 4 次。

（五）苯溴马隆

1. 药理及应用 苯溴马隆为促进尿酸排泄和抗血中尿酸过高的抗痛风药物,本品具有很强的降血尿酸作用,不仅能缓解疼痛,减轻红肿,还能使痛风结节消散。本品的机理是通过抑制肾小管对尿酸盐的重吸收而促进尿酸排泄,降低血浆尿酸浓度。适用于具痛风史的高尿酸血症、慢性痛风性关节炎或痛风石伴高尿酸血症者。

2. 不良反应及注意事项　服药初期偶可见恶心、腹胀等表现,能自行消失;少数患者用药后 3 ~ 4 个月出现白细胞下降,应定期检查血常规;对肝肾功能无明显影响;苯溴马隆需在痛风性关节炎急性发作症状控制后方能使用,并定期检测肾功能以及血尿酸和尿尿酸变化。同时应用秋水仙碱或 NSAIDs(非阿司匹林或水杨酸类药)预防痛风性关节炎急性发作。

3. 制剂及用法　制剂:片剂,每片 100 mg;用法:口服每次 40 ~ 80 mg,每日 1 次。一般先由小剂量开始,以后逐渐增加,连用 3 ~ 6 个月。可与碳酸钠合用(每日 3 g),以保持尿液呈碱性,有利于尿酸结晶溶解。

(六)秋水仙碱

1. 药理及应用　秋水仙碱是治疗痛风尤其是重症急性发作的特效药物;本品可降低白细胞的活动和吞噬作用及减少乳酸的形成,减少尿酸结晶的沉积,减轻炎症反应,起到止痛作用;本品亦可与纺锤体微小管蛋白结合,影响纺锤体的形成,阻止细胞有丝分裂,使细胞核结构异常导致细胞死亡,对分裂旺盛的细胞作用更强,属于周期特异性药物。临床上可用于抗痛风性关节炎发作以及抗肿瘤治疗。抗痛风时,适用于缓解痛风急性发作时的疼痛及间歇性用药预防痛风急性发作。本品亦可用于治疗乳腺癌、肺癌、食管癌、宫颈癌及霍奇金病;治疗时根据病变性质确定药物剂量以及疗程。

2. 不良反应及注意事项　本品不良反应较多,常见的不良反应有消化道反应,如恶心、呕吐、腹泻、肠麻痹等,其治疗有效剂量与其引起胃肠道症状的剂量相近;本品对肾脏及骨髓具有毒性作用。用本品治疗急性痛风,每一个疗程结束后应停药 3 d,以免发生蓄积中毒,尽量避免静脉注射或长期给药,用药期间应定期检测血常规与肝肾功能。

3. 制剂及用法　制剂:片剂,每片 0.5 mg;用法:抗痛风治疗时,成人首剂量为 1 mg,以后 0.5 mg,每 2 h 1 次,直至疼痛缓解,一般第 1 日服 2 ~ 4 次,最大剂量为每日 6 mg,肾功能不全者不宜超过每日 3 mg,以后改为 0.5 mg,每日 1 次或者每日 2 次。预防痛风发作:1 周 2 ~ 4 次,每日 0.5 mg。

(蒋文臣　孟　莹)

第十节　维生素类药物

维生素是机体维持正常代谢和机体必需的一类低分子有机化合物,大多数为某些酶的辅酶或辅酶的组成部分,多从食物中获得。循证医学证实,部分维生素具有镇痛作用。

一、B族维生素

B族维生素是指在细胞代谢中扮演重要角色的8种水溶性维生素,包括维生素B_1、核黄素、烟酸、泛酸、维生素B_6、生物素、叶酸、维生素B_{12}。除了具有相应的生物学代谢作用外,还有着镇痛作用。本文主要介绍维生素B_1、维生素B_6、维生素B_{12}的镇痛作用。

国内宋学军等首先观察并连续报道了较大剂量的B族维生素($B_1/B_6/B_{12}$)在大鼠的慢性背根节压迫、股神经慢性缩窄性损伤,以及脊髓缺血性损伤模型中可以抑制神经病理性疼痛。大鼠腹腔内注射维生素B_1、维生素B_6、维生素B_{12}可以选择性地抑制热痛过敏现象,揭示了B族维生素在神经病理性疼痛中的重要作用,提示并支持临床上可以使用B族维生素治疗损伤、炎症、变性以及神经系统功能紊乱造成的神经病理性疼痛。周围神经病变是糖尿病患者最常见、最复杂和最严重的并发症之一,多在糖尿病终末期发生。15%~30%糖尿病周围神经病变的患者伴有疼痛。有报道显示,维生素B_1、维生素B_6和维生素B_{12}可以减轻糖尿病周围神经病变的症状。一项长达12周的双盲随机试验显示,采用苯磷硫胺(维生素B_1的脂溶性衍生物)、复合维生素B_6和复合维生素B_{12}的组合治疗糖尿病周围神经病变,可以显著提升患者腓神经的传导速度。研究人员对通过链唑霉素(streptozocin, STZ)化学诱导的糖尿病神经病变模型给予维生素B_1/维生素B_6/维生素B_{12}的混合物,结果显示可以有效减轻糖尿病神经病变大鼠触诱发痛,降低福尔马林诱发的痛觉过敏,逆转糖尿病神经病变中的神经传导速率的降低。

目前B族维生素的镇痛机制仍不明确,可能与以下机制相关:① 维生素B抑制轴突传导,进而产生即刻的镇痛效果;② 维生素B与脊髓受体的相互作用产生持续的镇痛效果;③ 维生素B能显著降低谷氨酸和钙离子水平,抑制钙离子通道,从而阻断或减缓神经传递;④ 对于变性、退化的神经,B族维生素可以通过重建、修复神经功能来缩短痛觉过敏的持续时间;⑤ B族维生素的镇痛效果可能与cGMP信号通路有关。两种镇痛药物混合使用常被作为一种治疗方法,这样既可以提高镇痛效果,又可以减少不良反应。将B族维生素与加巴喷丁合用具有显著的镇痛效果,并证明两者具有协同作用。

二、维生素C

维生素C,又称抗坏血酸,是一种含有6个碳原子的酸性多羟基化合物,是一种有效的抗氧化剂。

复杂性区域疼痛综合征(CRPS)是一类表现为接触性疼痛、痛觉过敏、患肢肿胀、血管舒缩异常、汗液分泌异常、运动功能障碍、关节僵硬、局部骨质疏松、软组织营养不良等综合征,是四肢创伤常见的并发症之一,临床特点为与损伤程度不符合的疼痛,其病因具体不明,其病理生理过程主要表现为炎症反应、氧供不足、慢性缺血以及神经源性炎症反应或交感神经失调4个方面。郝鹏等通过既往文献的meta分析证实,创伤或术后当天开始服用维生素C可以有效预防CRPS的发生。维生素C的抗氧化及有助于清除自由基的功能可能是其预防CRPS发生的作用机制。

国外有研究证实维生素C增强加巴喷丁治疗神经病理性疼痛的疗效,其作用机制可能与抗氧化应激有关。

三、维生素E

维生素E(Vitamin E)是一种脂溶性维生素,其水解产物为生育酚,是最主要的抗氧化剂之一。

乳腺结构不良症的早期乳腺组织增生,引起乳房疼痛,即称为乳痛症。杨维良等通过对100例乳痛症予以维生素E每次200 mg,每日3次,6 ~ 8周的治疗,有效率87%。其可能的机制是通过一方面升高血液中维生素E的水平,同时血清黄体酮/雌二醇比例上升;另一方面改善脂质代谢,从而达到治疗目的。

维生素E在一定程度上也能减轻原发性痛经的疼痛程度和持续时间,减少患者月经期的月经失血量,且使月经期加服镇痛药的人数比例下降。

四、维生素K

维生素K参与肝内凝血酶原等凝血因素的合成。临床上主要用于预防和治疗维生素K缺乏症及低凝血酶原症所引起的出血等。但有研究认为它可以缓解内脏平滑肌引起的胆囊炎、胆石症、胆道痉挛、胃肠道痉挛以及胃肠炎等,亦有局部注射改善腰痛及四肢痛的相关报道。

我国有着巨大数量的慢性疼痛患者,且缺乏有效的治疗措施,这不仅给患者带来了巨大的痛苦,而且也给社会和国家带来了巨大的经济负担和社会负担。维生素类药物由于低毒性、廉价而被广泛应用,是一类极具潜力的治疗或辅助治疗神经病理性疼痛的药物。

(黄树其　沈　雷)

第十一节　抗酸药、抗消化性溃疡药、胃肠动力药、止吐药和导泻药

在疼痛治疗过程中,无论是何种治疗方式,或多或少都可能出现一些消化系统的不良反应,而药物治疗尤甚。此类药物虽与疼痛治疗关系不大,但起着不可替代的作用,因此可称此类药物为疼痛治疗的辅助用药。常用药物主要有:抗酸药、抗消化性溃疡药、胃肠动力药、止吐药、导泻药等。

一、抗酸药

抗酸药为弱碱性物质,口服后在胃内直接中和胃酸,降低胃液酸度以及胃蛋白酶活

性,从而减轻胃酸和胃蛋白酶对胃及十二指肠黏膜的侵袭刺激作用,缓解其疼痛症状。另外,部分抗酸药在胃内可形成胶体,覆盖在黏膜表面起到保护作用,如三硅酸镁、氢氧化铝等;临床上多为含此两种有效成分的复方制剂。此类药可包含于抗消化性溃疡药中,本段详细介绍,后续将不再赘述。

（一）碳酸氢钠（sodium bicarbonate,小苏打）

抗酸作用强,口服后起效快但药效维持时间短;并且可被肠道吸收,使血液和尿液碱化;而中和胃酸时产生 CO_2,可引起腹胀、嗳气、继发性胃酸分泌增加,因此严重溃疡病患者禁用,以避免引起穿孔。一般口服用药,每次 $0.5 \sim 1.0\ g$,每日 3 次。临床主要用于缓解胃酸过多引起的反酸、胃痛、胃灼热感等症状。

（二）三硅酸镁（magnesium trisilicate）

其溶解度低,口服难吸收,起效慢,抗酸作用较弱但维持时间长;药物与胃酸作用生成二氧化硅胶体,覆盖于黏膜表面起保护作用。大剂量服用时,过多的 Mg^{2+} 可引起轻度腹泻;肾功能不全者长期服用可引起高镁血症,表现为腹胀、窦性心动过缓、低血压、中枢抑制及肌无力等。口服用药,每次 $0.3 \sim 0.9\ g$,每日 $3 \sim 4$ 次。临床主要用于缓解胃酸过多引起的胃痛、胃灼热感、反酸等症状。

（三）氢氧化铝（aluminum hydroxide）

其溶解度较低,口服不易吸收,起效较慢,抗酸能力较强且药效持久;口服后形成氢氧化铝胶体,覆盖于黏膜表面从而起到保护作用,并且作用后可产生氧化铝,其具有收敛、止血及致便秘作用。饭前半小时或发病时嚼碎服用,每次 $0.5 \sim 1.0\ g$,每日 3 次。临床主要用于缓解胃酸过多引起的反酸、胃痛、胃灼热感等症状,也可用于治疗慢性胃炎。骨质疏松者不宜长期用药,严重肾功能不全、阑尾炎、急腹症等患者禁用。

二、抗消化性溃疡药

（一）抗酸药

见上文。

（二）抑酸药

胃酸由壁细胞分泌,受神经-体液系统复杂而精细的整合调控;其中迷走神经释放的乙酰胆碱（Ach）、胃窦部 G 细胞分泌的胃泌素、肠嗜铬样细胞（ECL cell）释放的组胺对胃酸的分泌起主要调控作用,它们最终作用于壁细胞顶端分泌小管膜内的质子泵（H^+-K^+-ATP 酶）,从而减少胃酸分泌。研究发现,ECL 细胞释放组胺是促进胃酸分泌最重要的调节径路,另外 Ach 和胃泌素也可直接作用于壁细胞而促进胃酸进一步分泌。因此,H_2 受体拮抗药与 H^+—K^+-ATP 酶抑制药是临床上最常用的抑酸药。

1. H_2 受体拮抗药

（1）西咪替丁（cimetidine,甲氰咪胍、泰胃美）

1）药理作用及临床应用　其竞争性阻断胃壁细胞的 H_2 受体,不仅对基础胃酸分泌具有强大的抑制作用,还对食物、迷走神经兴奋、胃泌素及胰岛素等刺激的胃酸分泌也有抑制作用;另外也可抑制胃蛋白酶原的分泌及应激性溃疡的形成;所以此类药物对基础胃酸分泌及夜间胃酸分泌均有良好的抑制作用。临床主要用于治疗消化道溃疡、应激性溃疡、反流性食管炎、Zolinger-Ellison综合征等。

2) 用法用量　成人:十二指肠溃疡或病理性高分泌状态,每次0.2 ~ 0.4 g,每日2 ~ 4次,餐后或睡前服,或睡前1次服0.8 g;预防溃疡复发,睡前1次服0.4 g;肾功能不全者:每次0.2 g,每日2次;肌内注射:每次0.2 g,每6 h 1次;静脉滴注:稀释后24 h 滴速不超过75 mg/h;静脉推注:以20 mL 0.9%氯化钠注射液溶解后注射,注射时间不少于5 min,每次0.2 g,每6 h 1次。

3) 不良反应及注意事项　较常见的是腹泻、头晕、乏力、皮疹、肌痛等;偶见有男性乳房发育、性欲减退、精神紊乱、心动过速等。西咪替丁可降低肝药酶活性,使药物代谢转化减慢,受其影响的药物有:华法林、普萘洛尔、奎尼丁、苯妥英钠、苯二氮䓬类、钙通道阻滞剂、三环类抗抑郁药、磺酰脲类等;儿童、老年人、肝肾功能不全者慎用,孕妇、哺乳期妇女以及对此药过敏者禁用。

(2) 雷尼替丁(ranitidine,甲硝呋胍)

1) 药理作用及临床应用　其阻断H_2受体的选择性较西咪替丁高,抑酸作用较强而对肝药酶的抑制作用较弱。临床主要用于治疗消化道溃疡、反流性食管炎、Zolinger-Ellison综合征、应激性溃疡及其他高胃酸分泌疾病等。

2) 用法用量　口服;成人:每次0.15 g,每日2次,清晨及睡前服用;缓慢静脉滴注:每次100 mg,每日2次。

3) 不良反应及注意事项　常见有头痛、头晕、恶心、便秘、皮疹等;老年人、肝肾功能不全者慎用,8岁以下儿童、孕妇、哺乳期妇女及对此药过敏者禁用。

(3) 法莫替丁(famotidine)、尼扎替丁(nizatidine)等药物在临床上也较常用,临床应用、不良反应及注意事项可参照西咪替丁。

2. H^+-K^+-ATP酶抑制药(质子泵抑制剂)

(1) 奥美拉唑(omeprazole,奥克、美奥泰)

1) 药理作用及临床应用　此药为第一代质子泵抑制剂,口服后特异地分布于胃壁细胞的分泌小管中,并在酸性环境中转化为其活性形式,然后不可逆地抑制H^+-K^+-ATP酶活性,可降低正常人和溃疡病患者的基础胃酸分泌量以及由胃泌素及进食等刺激的胃酸分泌量,另外还具有抗幽门螺杆菌作用。临床主要用于治疗消化道溃疡、应激性溃疡、NSAIDs所致的溃疡、反流性食管炎、急性胃黏膜出血及Zolinger-Ellison综合征等。

2) 用法用量　口服(不可咀嚼);消化性溃疡:每次20 mg,每日1 ~ 2次,胃溃疡疗程4 ~ 8周,十二指肠溃疡疗程2 ~ 4周;反流性食管炎:每次20 ~ 60 mg,每日1 ~ 2次,疗程4 ~ 8周;Zolinger-Ellison综合征:每次60 mg,每日1次,此后每日总量按病情调整20 ~ 120 mg,当每日总量超过80 mg,分2次服用。静脉滴注:消化性溃疡及反流性食管炎推荐剂量40 mg，每日1次；Zolinger-Ellison综合征：推荐剂量60 mg，每日1次，剂量个体化，每日总量超过60 mg时分2次给药。

3）不良反应及注意事项　此药耐受性良好，常见不良反应是头痛、恶心、腹泻、腹痛、胃肠胀气、便秘等，偶见皮疹、眩晕、嗜睡、肝功能损害等。其延缓经肝脏代谢药物在体内的清除，如华法林、苯妥英钠、地西泮等药物，同时服用时应注意。孕妇一般不用，哺乳期妇女、肝肾功能不全者慎用，对此药过敏者、婴幼儿及严重肾功能不全者禁用。特别在治疗胃溃疡时，应在排除溃疡型胃癌后再服用，以免延误治疗。

（2）兰索拉唑（lansoprazole，奥维加、兰悉多）

1）药理作用及临床应用　此药为第二代质子泵抑制剂，其抑制胃酸分泌的药理作用机制相同，同时也具有保护胃黏膜、增加胃泌素分泌及抗幽门螺杆菌作用；而且其抑制胃酸分泌作用及抗幽门螺杆菌作用较奥美拉唑强。临床主要用于治疗消化道溃疡、反流性食管炎、吻合口溃疡及Zolinger-Ellison综合征等。

2）用法用量　口服（不可咀嚼）；每次15 ～ 30 mg，每日1次，十二指肠溃疡疗程4 ～ 6周；胃溃疡、反流性食管炎及Zolinger-Ellison综合征疗程6 ～ 8周；静脉滴注：每次30 mg，每日2次，100 mL生理盐水溶解后推荐静滴时间30 min，疗程不超过7 d。

3）不良反应及注意事项　不良反应发生率较低，常见有腹泻、味觉异常、头晕、头痛、恶心等；偶见皮疹、瘙痒、白细胞减少、肝脏氨基转移酶升高等，如有异常发现，应停药并进行适当处理。老年人、肝功能不全者慎用，孕妇、哺乳期妇女慎用或禁用，正在服用硫酸阿扎那韦的患者及对此药过敏者禁用。

（3）埃索美拉唑（esomeprazole，耐信、莱美舒）

1）药理作用及临床应用　此药为奥美拉唑的左旋体，其抑制胃酸分泌的药理作用机制相同，但抗酸作用较奥美拉唑强；而且首过消除较奥美拉唑低，血药浓度及血浆蛋白结合率高；并且可延缓华法林、苯妥英钠、地西泮、硝苯地平等药物的代谢。临床主要用于治疗胃食管反流性疾病（GERD）、幽门螺杆菌感染相关的消化道溃疡以及需持续NSAIDs治疗的患者。

2）用法用量　口服（不可咀嚼）；反流性食管炎：每次40 mg，每日1次，连续服药4周，若未治愈胡持续有症状者建议再服药4周；已治愈的食管炎患者预防复发的长期治疗：每次20 mg，每日1次；GERD症状控制：无食管炎者每次20 mg，每日1次；与适当的抗菌疗法联合用药根除幽门螺杆菌以治疗消化道溃疡及预防溃疡复发；NSAIDs治疗相关的胃溃疡治疗：每次20 mg，每日1次，4 ～ 8周；静脉推注或静脉滴注：胃食管反流病不能口服用药者，每次20 ～ 40 mg，每日1次，用药不超过7 d，一旦可能则转为口服用药。

3）不良反应及注意事项　其不良反应大多轻微，常见不良反应有腹泻、腹痛、头痛、恶心等，偶见口干、头晕、感觉异常、转氨酶一过性升高、皮疹及瘙痒等，罕见白细胞减少、血小板减少及男性乳房发育等。严重肝肾功能不全者应减量，儿童、孕妇及哺乳期妇女慎用或禁用，正在服用硫酸阿扎那韦的患者、对此药及其他苯并咪唑类药物过敏者禁用。

（4）雷贝拉唑（rabeprazole，安斯菲、济诺）、泮托拉唑（pantoprazole，泮立苏、韦迪）属于第三代质子泵抑制药，并且在临床上也较常用，其临床应用、不良反应及注意事项可参照奥美拉唑。

3. 胃黏膜保护药　胃黏膜屏障包括黏液-HCO_3^-盐屏障和细胞屏障，起到抗酸和抗胃蛋白酶消化的作用。胃黏膜保护药旨在通过增强胃黏膜的细胞屏障或（和）黏液-HCO_3^-盐屏障而发挥抗溃疡功能。

（1）米索前列醇（misoprostol，喜克馈）

1）药理作用及临床应用　为人工合成的PGE1衍生物，通过抑制腺苷酸环化酶（AC）的活性，使壁细胞内cAMP的浓度降低，对基础胃酸分泌以及由胃泌素及进食等刺激的胃酸分泌均有抑制作用，此外还可抑制胃蛋白酶的分泌；若血药浓度低于有效抑酸的浓度时，可促进黏液和HCO_3^-盐分泌从而增强黏液-HCO_3^-盐屏障作用。临床主要用于治疗消化道溃疡、预防NSAIDs所致的溃疡等，亦可用于产后出血及药物流产等治疗。

2）用法用量　口服；治疗：每日0.8 mg，分4次服用，疗程4～8周；预防：每次0.2 mg，每日2～4次。

3）不良反应及注意事项　不良反应发生率较高，常见表现为腹痛、腹泻、恶心、腹部不适、头晕等；哺乳期妇女不宜使用，脑血管及冠脉疾病者慎用，孕妇及对此药或其他前列腺素过敏者禁用。

（2）硫糖铝（sucralfate，迪先、舒克菲）

1）药理作用及临床应用　其在酸性胃液中形成不溶性的且带负电的黏稠多聚体，覆盖于胃黏膜表面，阻止H^+反向渗透；也可使胃蛋白酶失活，减少胃黏膜损伤。临床主要用于治疗消化道溃疡、反流性食管炎以及幽门螺杆菌感染对胃黏膜的损害等。

2）用法用量　口服（餐前1 h，喝前摇匀）；每次1～2 g，每日2～4次，疗程4～6周。

3）不良反应及注意事项　常见有便秘或腹泻等，偶见口干、恶心、皮疹、瘙痒等。不宜与碱性药物及抑酸药合用；可降低地高辛、苯妥英钠、氨茶碱、布洛芬、氟喹诺酮、脂溶性维生素及甲状腺素等药物的生物利用度；孕妇、哺乳期妇女慎用，习惯性便秘、肝肾功能不全或透析者慎用或禁用。

（3）枸橼酸铋钾（bismuth potassium citrate，先瑞）、替普瑞酮（teprenone，施维舒）等药物在临床上也常可用到，但临床应用稍有侧重；枸橼酸铋钾主要用于治疗消化道溃疡、慢性胃炎、十二指肠炎等，而替普瑞酮临床主要用于治疗胃溃疡及急、慢性胃炎等。

三、胃肠动力药

（一）甲氧氯普胺（metoclopramide，胃复安）

1. 药理作用及临床应用　其具有中枢及外周双重作用，在中枢阻断延髓催吐化学感受区（CTZ）的多巴胺（D_2）受体发挥镇吐作用，剂量较大时也可作用于$5-HT_3$受体产生止吐作用；在外周阻断胃肠道多巴胺受体，增加胃肠运动，加速胃排空。临床用于治疗颅脑损伤、手术、药物及肿瘤放疗、化疗引起的呕吐，消化不良及急性胃肠炎等引起的恶心、呕吐，亦可用于诊断性十二指肠插管前。

2. 用法用量　口服；成人：每次 5 ～ 10 mg，每日 3 次，按体重限量 0.5 mg/（kg·d）；5 ～ 14 岁儿童：每次 2.5 ～ 5 mg，每日 3 次，餐前 30 min 服用，按体重限量 0.1 mg/（kg·d）。肌内注射或静脉注射；成人：每次 10 ～ 20 mg，按体重限量 0.5 mg/（kg·d）；儿童：6 岁以下每次 0.1 mg/kg，6 ～ 14 岁每次 2.5 ～ 5 mg；肾功能不全者，剂量减半。

3. 不良反应及注意事项　较常见的不良反应有烦躁不安、疲怠无力、昏睡；少见的有腹泻、恶心、便秘、头痛、眩晕等，注射给药可引起直立性低血压，用药期间刺激催乳素分泌可能出现溢乳、男性乳房发育等，停药即可恢复；用药时应注意与其他药物的相互作用。小儿、老年人及哺乳期妇女不宜长期应用；严重肝肾功能不全者慎用；对普鲁卡因或普鲁卡因胺过敏者、癫痫、嗜铬细胞瘤、放化疗的乳腺癌患者、机械性肠梗阻者及孕妇禁用。

（二）多潘立酮（domperidone，吗丁啉）

1. 药理作用及临床应用　系外周多巴胺受体阻断剂，其通过阻断胃肠道多巴胺（D_2）受体，增加胃肠运动，加速胃肠排空，防止食物反流。临床主要用于治疗特发性、药物性、糖尿病性及手术等原因引起的胃轻瘫，对化疗药引起的呕吐、功能性消化不良、胃食管反流病等也有良好的疗效。

2. 用法用量　口服；每次 10 mg，每日 3 次，饭前 15 ～ 30 min 服用。

3. 不良反应及注意事项　不良反应少，偶见有头痛、腹泻、口干、皮疹、轻度腹部痉挛等；用药期间刺激催乳素分泌可能出现溢乳、男性乳房发育等，停药后即可恢复正常；用药时应注意与其他药物的相互作用。孕妇、哺乳期妇女慎用，胃肠道出血、机械性肠梗阻者、嗜铬细胞瘤、乳腺癌患者及对此药过敏者禁用。

四、止吐药

（一）昂丹司琼（ondansetron，枢复宁、枢丹）

1. 药理作用及临床应用　是一种强效的、高选择性的 5-HT$_3$ 受体拮抗剂，选择性阻断中枢及外周神经突出前的 5-HT$_3$ 受体而发挥止吐作用；能有效地抑制放化疗导致的呕吐，但对晕动症及多巴胺受体激动剂如阿扑吗啡引起的呕吐无效。临床用于治疗癌症放化疗引起的恶心、呕吐，也适用于预防和治疗术后恶心、呕吐。

2. 用法用量　对于高度催吐化疗药物引起的呕吐：化疗前 15 min、化疗后 4 h、8 h 各静脉注射 8 mg，停止化疗后改为口服，每 8 ～ 12 h 8 mg，连用 5 d；对于催吐不强的化疗药物引起的呕吐：化疗前 15 min 静脉注射 8 mg，后改为口服，每 8 ～ 12 h 8 mg，连用 5 d；对于放疗引起的呕吐：放疗前 1 ～ 2 h 口服 8 mg，以后每 8 h 8 mg，疗程随放疗；对于预防和治疗术后恶心呕吐：麻醉前 1 h 口服 8 mg，随后每 8 h 8 mg，连用 2 次。

3. 不良反应及注意事项　常见有头痛、口干、腹部不适、便秘、皮疹等，偶见过敏反应或支气管哮喘、暂时性氨基转移酶升高等。与地塞米松同时应用可加强止吐效果；中重度肝功能损害患者每日限量 8 mg，腹部手术后不宜使用，儿童、孕妇、哺乳期妇女慎用或禁用，胃肠道梗阻者及对此药过敏者禁用。

（二）格拉司琼（granisetron，欧智宁）、托烷司琼（tropisetron，赛格恩）等药物

在临床上也较常用，临床应用、不良反应及注意事项可参照昂丹司琼。

（三）氯丙嗪（chlorpromazine）

具有阻断延髓催吐化学感受区（CTZ）的多巴胺（D_2）受体作用，发挥中枢性镇吐作用，但不能有效控制强催吐化疗药引起的恶心、呕吐。临床用于治疗多种原因引起的呕吐或顽固性呃逆，也用于治疗躁狂症、精神分裂症或其他精神性障碍等。

五、导泻药

疼痛患者多为中老年人，便秘发生率较高，泻药在疼痛治疗中也是必不可少的。此类药主要通过刺激肠蠕动、润滑肠道、软化粪便而促进排泄。

临床上主要有三类：① 刺激性泻药：比沙可啶；② 渗透性泻药：硫酸钠、乳果糖、甲基纤维素；③ 润滑性泻药：液状石蜡、甘油。应根据患者情况选择合适药物。

（樊肖冲　徐富兴）

第十二节　抗骨质疏松药物

骨质疏松症是一种因骨量减少导致骨微结构破坏、引起骨脆性增加、易发生骨折为特征的全身代谢性疾病。随着人类寿命延长、老龄化社会的到来，骨质疏松症已成为影响人们健康的常见病症，其发病率已跃居多发病的第七位，因其导致的压缩性骨折住院天数甚至超过了糖尿病、冠状动脉粥样硬化性心脏病，加重了社会卫生资源及家庭经济的负担。而钙离子参与肌肉的收缩、神经的传导、血管的收缩与扩张以及激素的分泌，对于疼痛的发生发展及其转归，有着密切关系。

一、骨质疏松症概述

（一）骨质疏松症的高危因素

主要包括人种、绝经女性、高龄、低体重、饮食差、家族史、不良生活方式及继发因素等。

1. 人种因素　白种人及黄种人骨质疏松症的发病率较其他人种高，其中，尤以亚洲、拉丁美洲最高，60岁以上白种人妇女的发病率约占25% ～ 50%。

2. 年龄因素及绝经期妇女　骨质疏松症随着年龄的增长，其发病率也会随之增加，马立旭等对159例不同年龄及绝经期妇女桡骨远端，进行超声骨密度监测表明，随着年龄增长,绝经年限延长,超声骨密度呈明显下降趋势。

3.遗传史　临床评估骨质疏松症,通常应结合相关的家族史信息,如果父母或其中一方出现骨质疏松致骨折,则子女的致病风险将增加3倍,这一发现为骨质疏松症的遗传性提供了有利的证据。

4.低体重　体重指数(body mass index, BMI)是国际上目前常用的衡量人体胖瘦程度的一个标准,当BMI值高于正常值,提示骨组织承受较多脂肪组织引起的机械负荷,促使雄激素向雌激素转换,从而提高骨细胞的分化及其活性,而低体重者则更易出现骨质疏松的风险。

5.不良生活习惯　缺乏运动、长期饮用咖啡、过量饮用碳酸饮料、长期吸烟、大量饮酒、长期饮食中缺少钙剂及维生素D,以及日光照射减少等因素,均有导致骨质疏松的风险。

6.继发性骨质疏松症

(1)疾病因素　临床上许多疾病都可继发骨质疏松,如糖尿病会损害成骨细胞的功能,对甲状旁腺激素及1, 25-$(OH)_2$-D_3反应下降,增加渗透性利尿,排出尿钙增多,血钙下降,从而刺激甲状旁腺激素分泌增加,增加了破骨细胞数量,引起骨量降低。此外,结缔组织疾病、慢性阻塞性肺气肿、甲状腺功能亢进、慢性肾功能不全、卵巢功能减退等疾病,均可能诱发骨质疏松。

(2)药物因素　长期使用糖皮质激素、甲状腺激素、抗癫痫药物、抗凝剂、化疗药、抗病毒药(如阿德福韦酯片)及长期锂治疗等药物因素,均可增加骨质疏松患病风险。

(二)骨质疏松的发病机制

骨是人体的器官之一,主要由骨组织(包括骨细胞、胶原纤维、基质)构成,骨代谢包括骨重构及骨吸收两部分,经过3个过程:① 破骨细胞吸附于骨退变或骨损伤部位的骨表面,吸收骨质,形成凹陷,当破骨细胞活性增强时,形成的凹陷就会增加;② 成骨细胞进入凹陷,形成新骨,如成骨细胞活性减弱时,骨形成就会减少;③ 骨基质矿化时,如钙剂减少,则出现骨软化。发生骨代谢负平衡后,出现总骨量丢失,导致骨质疏松症发生。

(三)骨质疏松症的临床表现

1.疼痛　骨质疏松症起病隐匿,68%～80%患者会出现腰背部疼痛,以及全周性疼痛,约10%伴四肢放射性麻木感。其引起疼痛具有多种原因,其中包括:① 在破骨细胞溶骨时会引发疼痛,尤以夜间为甚;② 患者椎体楔形骨折,易致肌肉疲劳甚至痉挛,进而产生疼痛;③ 患者出现椎体压缩时,椎体附件位置改变,出现慢性软组织疼痛等;④ 胸腰椎压缩性骨折亦可引发急性疼痛症状。

2.身高缩短、驼背　其常出现于疼痛发生之后,脊椎椎体前1/3多由松质骨组成,且为身体负重量最高的部位,容易发生压缩变形,使脊柱前倾,背曲加剧,形成驼背。

3.骨折　骨质疏松性骨折具有"四高一低"的特点,即高发病率、高死亡率、高致残率、高费用和低生活质量,吕良庆等发现60岁以下的女性骨质疏松性骨折的患病率约为3%,70岁以上者为19%,以单处骨折多见,2处以上骨折约占30%,骨折后死亡率高于普通人群。

（四）骨质疏松的辅助检查

1. 骨密度检查 评价骨量的两项指标是指骨矿物质含量（bone mineral content, BMC）及骨矿物质密度（bone mineral density, BMD），而BMD减少是发生骨折的一个重要决定性因素，因此，应用双能X线吸收测定仪（dualenergy X-ray absorptiometry, DXA）的骨密度检查结果成为目前骨质疏松症的诊断金标准。目前广泛应用于临床中，它具有扫描时间短、精密度与准确度高、患者受照剂量低等优势，但DXA所测量的骨密度是区域骨矿密度，不是全身骨密度，所得T值是皮质骨及松质骨总和，并未将两者区分开。此外，大部分老年骨质疏松患者同时会出现骨质增生、骨赘形成、小关节退变或硬化、终板硬化等退行性改变，均会对DXA测量的BMD值造成影响。

2. 实验室检查 完善红细胞沉降率、肿瘤标志物、血糖、甲状腺功能、甲状腺旁腺激素、女性激素、尿钙、尿磷、骨形成标志物、骨吸收标志物、骨转换标志物等实验室检查，结合DXA骨密度检查，对于骨质疏松症的早期诊断及治疗具有一定临床意义。

（五）骨质疏松症的治疗

抗骨质疏松临床用药方案的拟定，由单一到序贯、联合用药转变，从多方面进行骨保护，有效延长骨保护期及减少不良反应事件。

二、抗骨质疏松药物

治疗骨质疏松症的药物主要有三类：① 骨矿化药物；② 抑制骨吸收药物；③ 促进骨形成药物。

（一）骨矿化药物

主要包括：钙剂、维生素D_3、阿法骨化醇及骨化三醇。

1. 钙剂 有片剂、冲剂、粉剂、溶液等不同剂型，可按钙含量、吸收率、不良反应等不同情况进行选择。美国国立卫生研究院（National Institutes of Health, NIH）推荐50～70岁男性的钙摄入量为每日1 000 mg，以及70岁以上男性或50岁女性的钙摄入量为每日1 200 mg。

2. 维生素D_3、阿法骨化醇及骨化三醇 当体内25-（OH）D水平在20～30 ng/mL，会损害胃肠道对钙吸收和骨矿化，导致骨质疏松症的发生。此外，通过补充维生素D可增加肌肉力量，减少老年人的跌倒风险。因此，维生素D具有增强骨密度及肌肉力量的双重作用。维生素D_3要经过肝脏25-羟化酶及肾脏1α-羟化酶形成1, 25-$(OH)_2$-D_3后，方能具有生理活性，其储存于脂肪组织中，半衰期长，只对肾功能正常并出现维生素D_3缺乏者具有疗效。维生素D_3充足者继续补充，则不会进一步增加1, 25-$(OH)_2$-D_3。阿法骨化醇口服后全部在肠道吸收，在肝脏中被25-羟化酶羟基化形成1, 25-$(OH)_2$-D_3，不需再经肾脏羟基化，具有平稳的D-激素血浆曲线，减低高血钙、高尿钙的风险，治疗效果不受年龄、肾功能及维生素D摄入情况影响。骨化三醇在肾脏内25-（OH）D_3经1α-羟化酶羟基化成

1, 25-(OH)$_2$-D$_3$,而骨化三醇是外源性补充的1, 25-(OH)$_2$-D$_3$,其既是脂溶性维生素,也是激素,能增加骨骼肌肌肉纤维面积,增强肌肉神经协调性,促进肠道中钙吸收,调节甲状腺旁腺激素水平,所以,当体内1, 25-(OH)$_2$-D$_3$减少时,会引起肌无力,钙吸收减少,甲状腺旁腺激素升高,增加骨转换,引起骨质疏松症。

（二）抑制骨吸收药物

1. 降钙素类药物　主要包括鲑鱼降钙素、鳗鱼降钙素。降钙素能抑制破骨细胞生物活性、减少破骨细胞数量,能显著减少骨钙向血钙迁徙,减少骨钙释放,从而减轻骨痛。此外,张炜认为其止痛机制为降钙素与大脑中枢感受区特异性受体相结合,进而促进内源性镇痛物质释放及抑制前列腺素释放,产生镇痛效果。适合有疼痛症状的骨质疏松症患者。欧盟及美国分别对降钙素的长期安全性进行了重新评估,认为长期使用降钙素鼻喷剂（≥6个月）与增加恶性肿瘤风险有轻微相关性,目前降钙素鼻喷剂仅限于其他药物治疗无效的骨质疏松患者。

2. 激素类药物　雌激素替代疗法能预防女性绝经后因雌激素缺乏所引起的骨质疏松症,并能减轻围绝经期引起的面部潮热、出汗等自主神经功能紊乱症状,此类药物包括：雌激素、雌二醇、替勃龙等,治疗期限可根据患者情况个体化治疗。选择性雌激素受体调节剂（如雷洛昔芬）,是一类人工合成的非激素制剂,化学结构类似于雌激素,选择性地与不同组织的雌激素受体结合,产生类雌激素或抗雌激素作用,其特点是对骨骼和心血管系统有雌激素激活作用,而对子宫、乳腺少或无刺激作用。

3. 双膦酸盐　是治疗骨质疏松症最常用的药物,可提高脊柱骨和股骨颈的骨矿物质密度,可预防椎骨骨质丢失而不改变骨的性质和成分,且停药后药效仍能维持时日,其主要包括阿仑膦酸钠、唑来膦酸,作用机制主要是：① 抑制破骨细胞前体的分化、募集和破骨细胞形成；② 其被破骨细胞吞噬后,可致破骨细胞凋亡；③ 附着于骨表面,影响破骨细胞活性。

（三）促骨形成药物

代表药物为特立帕肽,是甲状旁腺激素衍生物,既能增加成骨细胞数量,又能防止成骨细胞凋亡,从而促进骨形成。一支是28天的量,每天皮下注射20 μg,每次使用完毕后应保存在冷藏环境（2 ~ 8℃）,患者在使用特立帕肽的同时,应当补充足量的钙和维生素D。注意肝肾功能不全,高钙血症,甲状旁腺功能亢进,碱性磷酸酶升高,骨转移及骨肿瘤者禁用该药。常见的不良反应是恶心、肢体疼痛、头痛和眩晕,总体耐受性良好。

（四）抗骨质疏松药物联合应用

钙剂及维生素D作为基础治疗药物,可以与骨吸收抑制剂或骨形成促进剂联合使用。不建议联合应用相同作用机制的药物。个别情况为防止快速骨丢失,可考虑两种骨吸收抑制剂短期联合使用,如绝经后妇女短期使用小剂量雌/孕激素替代与雷洛昔芬,降钙素与双膦酸盐短期联合使用。联合使用甲状旁腺素类似物等骨形成促进剂和骨吸收抑制剂,可增加骨密度,改善骨转换水平,但缺少对骨折疗效的证据,考虑到治疗的成本和获益,通常不推荐。仅用于骨吸收抑制剂治疗失败,或多次骨折需积极给予强有效治疗时。

(五)骨水泥

主要用于骨质疏松椎体压缩性骨折的支撑治疗左右。椎体压缩性骨折临床表现主要有腰背部急慢性疼痛、相应神经分布区域的放射痛、后凸畸形、身高下降等,其中以胸腰背部疼痛为主要临床表现,常发展为慢性疼痛,尽早控制疼痛,避免长时间卧床,有利于提高患者生活能力及生存质量、降低死亡率、减少并发症,如肺部感染、压疮、肌肉力量丢失等。尽管经皮椎体成形术已成为治疗急性椎体压缩性骨折疼痛方面疗效确切的流行术式,在缓解疼痛和改善生活质量方面存在明显优势。但在中国,医疗资源的分布、对疾病的认识程度及医疗费用等因素,保守治疗仍为主要的治疗方式,如卧床休息、药物镇痛、支具外固定、物理治疗等。虽然在有症状的压缩性骨折患者中,多数患者经保守治疗可以获得较好疗效,但其在较多研究中,显示保守治疗对于部分患者的疼痛控制方面存在着局限。神经阻滞技术是疼痛管理的常用治疗方法之一,目前国内外神经阻滞用于椎体压缩性骨折疼痛治疗主要有以下几种方式,腰椎背根内侧支神经阻滞和射频消融、脊神经后支阻滞和射频治疗、背根神经节阻滞、选择性神经根阻滞、关节突关节阻滞等治疗措施,有较好疗效。

(高巍巍　耿宝梁)

第十二章

慢性原发性疼痛的患者自控镇痛

第一节 患者自控镇痛概述

慢性疼痛是一种常见病、多发病，且伴随着人口老龄化趋势而迅速增加。但即使在发达国家，慢性疼痛仍未得到充分解决，即使是密切接受过医疗护理的患者也可能会出现疼痛的治疗不足。

患者自控镇痛（patient controlled analgesia, PCA）是经医护人员根据患者疼痛程度和身体情况，预先设置镇痛药物的剂量，由患者自我管理的一种疼痛管理技术。PCA 是近 20 年发展的新型镇痛方法，已经成为疼痛治疗的标准技术；它的最大特色是让患者自己参与控制自身的疼痛，比较客观地满足了不同个体对镇痛药的要求，使镇痛效果趋于完善。PCA 允许在有或没有连续背景输注的情况下按需向患者施用镇痛药物，阿片类镇痛药物的使用很常见。在临床上既可达到消除或明显缓解患者剧烈疼痛的目的，也避免由于剧烈疼痛所产生的一系列对患者不利的生理影响和并发症，显著改善患者的生活或生存质量。

PCA 是术后疼痛治疗和院内急性疼痛管理的主要方法，然而它在慢性原发性疼痛患者的应用，临床尚无足够的经验和数据。目前对 PCA 的理解，更多的是指术后 PCIA、患者硬膜外自控镇痛（patient controlled epidural analgesia, PCEA）、患者周围神经自控镇痛（patient controlled nerve analgesia, PCNA）。随着慢性疼痛性疾病发病率的日益增加以及慢性疼痛患者通常未得到充分治疗或完全未获治疗，人们越来越关注应用 PCA 来治疗慢性疼痛。但用于慢性疼痛的 PCA 是一个新的概念，这个领域的研究应该还包括其他镇痛药（包括非阿片类药物），更多给药途径（包括经皮下、吸入、口腔和经黏膜、鞘内和脑刺激技术），以及不断发展的新型镇痛设备。

PCA 在术后环境中的显著益处也表明其在慢性疼痛治疗中的潜在效用。手术后 PCA 应用经验为慢性 PCA 系统的发展提供了有价值的见解，将 PCA 从急性疼痛转为慢性疼痛管理需要进行大量的临床实践与重新思考，包括功效、安全性、成本效益和患者依从性等。PCA 系统用于治疗慢性疼痛（包括但不限于癌症疼痛），看起来很有希望，但尚未被充分研究。

在某种程度上,允许长期PCA治疗慢性疼痛的技术已经存在或正在研发中。目前该领域的发展正着力于规模、多样性和复杂性上扩展,一些用于治疗慢性疼痛的新兴的PCA技术,包括经黏膜和透皮递送系统、用于口服新型分配制剂,以及新型治疗设备如植入系统和外部经脑刺激装置等正在加速临床应用中。慢性疼痛患者使用的PCA系统,应该可以在家庭环境中自由使用、容易使用、长期使用,患者能够正确、有信心和合理地使用。慢性疼痛患者不是同质群体,涉及儿科患者、老年患者、门诊和活动患者以及姑息治疗患者,这个庞大且不断增长的人群包括癌症和非癌症患者,共病和多病态患者以及患有精神健康问题的患者,因此,慢性疼痛的PCA很可能适用于某些但不是所有的慢性疼痛亚群。

第二节　PCA的安全性

PCA技术将传统的一次性口服、肌注和静注用药方式改为小剂量持续使用和分次追加剂量,使得临床用药合理化,克服了传统用药不及时、起效慢、镇痛不全和不良反应明显的缺点,使患者能主动地面对疼痛。因为每次单次量都容易给,所以疼痛能轻松地得到快速缓解,不需要护士也不需要等待。如果使用合理,经过3～4 h镇痛药物滴定理论上可以产生稳定的血药浓度,可以避免过高的药物峰浓度导致的呼吸抑制和镇静状态。在很多情况下,PCA是达到治疗目的的最好方法。

慢性疼痛患者使用PCA系统时需特别关注与阿片类药物长期治疗有关的安全性问题,必须将以安全为中心的患者教育纳入整个过程。长期使用阿片类药物时要关注患者过量、戒断或中断、耐受、成瘾、假成瘾、滥用(药物滥用、出售PCA设备给娱乐用户或成瘾者)。一些慢性疼痛患者存在药物代谢紊乱,药物滥用的家族史或主动成瘾的历史,对于这种慢性疼痛患者的适当止痛治疗仍然存在争议。如果为这类慢性疼痛亚群使用PCA系统,则此类系统必须具有防止篡改参数功能,并且在密切的医学监督下实施,最好是由在治疗药物滥用方面具有经验和专长的临床团队共同完成。从疼痛的最佳管理角度认识,PCA是慢性疼痛治疗的选项之一;但是,从药物的滥用、PCA设备换作他用的角度来看,也可能产生潜在的负面影响和后果。

与PCA系统相关的药物使用错误涉及设备故障、操作者使用不当等。来自美国FDA、制造商和使用机构器械使用经历(Manufacturer and User Facility Device Experience, MAUDE)数据库的数据表明,76%的药物使用错误是由于设备故障(例如接线损坏,药盒破裂等)引起的,而7%可归因于操作者使用不当;但这些类型的错误中只有8%会对患者造成伤害。在一项大型回顾性研究中,护士对急性PCA培训不足占PCA误用的12.9%,其中77.4%是使用剂量不正确,主要是增加了剂量(从2倍到50倍)。护理人员和家庭成员都必须理解这个观点，只能患者按压自控键。理想情况是患者、护士、家庭成员应该接受PCA使用的教育。PCA的安全使用要求患者能自己控制镇痛装置，反复过度使用PCA（患者不理解镇痛目标）、家人、访客或没有护士资格的人按压自控键可导致过度镇静；随之使患者面临阿片类药物导致的呼吸抑制风险。对PCA安全性特别关注的是"代理PCA"（PCA by Proxy），是指患者以外的人激活控制按钮以获得更多镇痛药。联合委员会（The Joint Commission）发布了代理人错误使用PCA的哨点警报，提出对患者安全教育，预防此类错误的发生，未来可能会采用高科技安全措施（如指纹读取器或语音识别）来阻止此类滥用。

人为因素是PCA错误使用的另一个主要原因。对院内急性PCA的回顾性研究发现，虽然总的错误率很低（<1%），但是大约1/3的错误对患者有负面影响；其中对PCA系统不适当编程仍然是常见错误，包括单次量设置错误、浓度设置错误、背景输注量或非计划的背景输注量设置错误等。PCA装置用户界面设计不佳也可能造成PCA安全问题，因此，用户界面设计必须充分考虑到易用性，减少编程时间和编程错误的发生率，开发新型"智能PCA装备"并设置安全功能以降低风险。

慢性疼痛患者使用PCA系统时安全性相关问题研究甚少，但随着PCA从急性术后环境迁移到长期护理或家庭环境，这一领域正日益受到关注。在一项对168名患者使用带有PCA系统的植入式输液泵研究中发现，出现的69%故障为存储器错误，16例为控制器问题。一例植入鞘内吗啡泵PCA的妇女病例报告发现，泵延迟再充盈与意识丧失有关，慢性疼痛患者使用阿片类PCA后，可能会受益于阿片类药物环境。目前很少有研究来评估药物辅助行为治疗（medication-assisted behavioral treatment, MAT）群体常规治疗基础上增加各种疼痛治疗的有效性和安全性。

不是每个患者都适合使用PCA，患者必须合作并理解PCA的使用，必须有能力按自控键。PCA可能不适合很年轻的孩子、精神病患者或身体有缺陷的患者。如果使用PCA的能力与患者的年龄、发育水平、肌肉力量有关的话，护士控制镇痛（nurse-controlled analgesia, NCA）的方式将被使用。

第三节　PCA基本装置和常用术语

一、基本装置

随着PCA理念的不断发展，PCA装置已不仅仅限于通常意义上的微电脑控制输液泵。但经典的PCA系统包括：控制器、储药池、输注设备、自控按钮。

（一）控制器

随着临床医学中计算机技术的普遍应用，微电脑程序驱动PCA控制器临床上普遍应用，可以精确设置药物使用量，显示使用情况并带有故障报警功能。控制面板可以设置并显示患者PCA参数,包括预定的注药速度和剂量、两次给药的间隔时间、按钮有效启动输液泵的次数和已使用的总药量等。理想的控制器应该界面设置人性化,参数设置简单易学,具有误用或滥用警戒功能及防篡改功能等。

(二)储药池

多为硅化材料制作而成的一次性使用储药盒,根据临床病情和患者的需要选择不同的容量。硅化材料对镇痛药的吸附作用方面与塑料材料相似,使用3 h内吸附率可达10%,随后的时间内吸收不明显。

(三)输注设备

包括输注管道、单向阀和过滤器。输注管道要求硬壁、不易扭折、内容积小且不易阻塞,以便减少系统的膨胀性。单向阀具有防反流功能,要求内腔容积小、材质顺应性低,防止患者反复给药时药液在输液管道中累积并反流回输注管道的情况。

(四)自控按钮

患者需要额外追加剂量时,自己控制给药的按钮。要求触手可及,操作方便。

二、常用术语

(一)负荷量(loading dose, LD)

是指PCA装置使用之初首次用药的剂量。负荷量的目的是让患者迅速达到明显缓解疼痛或无痛状态。负荷量的注射速度需控制,其剂量设置范围因使用的药物种类、方法、病情需要和年龄等不同因素而异,应避免注速过快导致一过性血药浓度过高。某种药物的LD和LD泵入速度是由其药理学特性决定的,负荷量等于最小有效镇痛浓度与初始分布容积的乘积。

(二)追加剂量(bolus)

患者在使用医师设定的剂量下,不能有效缓解疼痛或疼痛复发时追加的药物剂量。其目的是维持一定的血药浓度,又不产生过度镇静。Bolus是PCA调节镇痛药物个体差异的主要手段,是决定PCA疼痛治疗效果的重要参数之一。Bolus剂量设置过大,血药浓度过高,不良反应发生概率增加;设置剂量过小,增加患者用药的次数,降低患者的依从性。Bolus每次增加血药浓度为Bolus剂量除以药物初始分布容积。

(三)锁定时间(lockout time, LT)

又称用药间隔时间,是医护人员设置允许患者自己再次用药而设定的间隔时间,它的设定因使用的镇痛方法或药物不同而异。锁定时间的目的是防止前次单次剂量尚未起效患者再次给药,预防药物过量中毒,是PCA的安全保护方式之一。锁定时间由药物的起效速度、PCA的用药途径决定。

(四)背景输注速度(background infusion rate)

又称持续输注速度(continuous infusion rate),是医护人员设定的持续注入的药物流量。其剂量设置范围因使用的药物种类、方法、病情需要和年龄等不同因素而异,目的是维持相对稳定的血药浓度，减少指令用药的次数。背景输注时的稳态血药浓度等于泵注速度除以药物清除率。理论上PCA的最小泵注速度等于血色指数（color index, CI）与最小有效镇痛浓度（minimum effective analgesic concentration, MEAC）的乘积。

（五）最大用药量（maximal dose）

是PCA的另一安全保护设置，是基于时间的累计剂量限制。有1 h剂量限制（1-hour limit）和4 h剂量限制（4-hour limit）。其目的是对超过平均用药量的情况引起注意并加以限制。例如某些患者除了疼痛加剧显著（比如物理治疗或换药时）以外很少需要药物，4 h剂量限制是个很好的选择，可以限制4 h内患者获得的药物总剂量。最大用药量的限制可以允许一次爆发性的药物输注并且只有短暂的锁定时间，并限制药物的总量，可以保证患者的镇痛药物剂量在安全范围内。

第四节　常见 PCA 种类

一、患者静脉自控镇痛（patient controlled intravenous analgesia, PCIA）

PCIA是患者根据自己的需要经静脉泵入一定量的镇痛药物进行自我镇痛，迅速滴定出最低有效浓度，达到最佳镇痛效果，此方法简单、起效快、适应证广。PCIA理想的阿片类药物应该是起效快、效果好、间隔时间内没有明显的药物和代谢产物蓄积，μ受体激动剂是PCIA首选，吗啡、氢吗啡酮、芬太尼非常接近以上标准，并且已在以阿片类药物为基础的PCIA中广泛应用。患者的临床病史和住院情况影响静脉PCA阿片类药物的选择。使用不同的阿片类药物疼痛评分和不良反应没有明显的差异。因此，不管用哪个阿片类药物，患者对静脉PCA都是满意的。

PCIA在一定程度上会限制患者的活动能力，故PCIA更适合卧床不起的慢性疼痛患者，例如姑息性癌症患者，但不适合患有慢性神经性疼痛或骨关节炎疼痛的非卧床患者。静脉自控给药会快速出现药物血浆浓度峰值，随后是血浆浓度的谷值，这需要频繁给药。对于阿片类药物耐受而用量大的患者，可以设定相当于患者通常要求量的背景输注量，对于阿片类药物敏感的患者背景输注量应该谨慎使用。通常认为，持续输注阿片药物提供了稳定的血药浓度，并改善了镇痛效果；然而，也有研究认为增加背景输注不能减轻疼痛、焦虑，也不能改善患者的睡眠质量，而且背景输注的呼吸抑制发生率较高。由于程序设计错误导致了不良反应的发生，大多数发生在设有背景输注期间。因此，PCIA背景输注的使用需要高度警惕，并加强监护。

PCIA配方中增加氯胺酮（NMDA受体拮抗剂）或者可乐定（α_2-肾上腺素受体激动剂）可以加强镇痛效果。然而，有研究显示氯胺酮、可乐定作为PCIA的辅助用药没有改善疼痛，或氯胺酮的潜在药效被其高发的不良反应（引起幻觉和损害认知功能）所掩盖。

二、患者硬膜外自控镇痛（patient controlled epidural analgesia, PCEA）

PCEA是利用PCA装置将药物用于硬膜外腔进行患者自控给药镇痛的方法，主要适用于胸背部及其以下区域疼痛的治疗。由于经硬膜外给药，脑脊液中的镇痛药浓度更为稳定，避免血药浓度的较大波动，最大限度地减少了药物使用剂量，减轻镇静作用。PCEA用于术后急性疼痛的治疗技术成熟，在癌性疼痛的治疗经常被使用，在慢性原发性疼痛的治疗临床数据不多。

术后PCEA可控性强、镇痛效果确切，不良反应相对较少，患者满意程度高以及其他潜在的益处，如早期可恢复消化功能、减少血栓栓塞、精神状态好、提高功能性运动能力。PCEA必须权衡硬膜外导管放置的潜在风险，有可能出现严重的并发症，如硬膜外血肿、感染或神经损伤，特别是需要用有效抗凝药预防血栓形成而可能限制PCEA的使用。

PCEA常把局部麻醉药与阿片类药物联合使用，可减少每种药物的剂量，降低药物的不良反应。虽然理想的PCEA镇痛药解决方案或理想的输注参数仍然有争论。PCEA使用阿片类药物与全身给药一样出现相关并发症，如呼吸抑制、瘙痒、恶心、呕吐等。与单次给药一样，连续硬膜外输注脂溶性阿片类药物（芬太尼、舒芬太尼）和水溶性阿片类药物（吗啡、氢吗啡酮）间也存在着重要的临床差异，脂溶性阿片类药物起效快、作用时间短；而水溶性阿片类药物效较慢、作用时间长，同样迟发性呼吸抑制等并发症时间也相应延长。慢性疼痛患者使用PCEA时，必须综合考虑脂溶性和水溶性阿片类药物的镇痛效果和不良反应，避免长效水溶性阿片类药物，制订个体化治疗方案。最新开发的硬膜外缓释吗啡（extended-release-epidural morphine, EREM）单次给药后可能产生48 h镇痛。目前临床上剂型为内部含有大量吗啡囊泡的脂微球，与PCIA相比，患者满意度好，但瘙痒、呼吸抑制等并发症发生率较高。

PCEA实施时，经硬膜外穿刺置管后注入试验量的局麻药，一般2%利多卡因3 mL，以证实导管位置正确；若使用吗啡，负荷量的2～3 mg，背景输注浓度为0.02%、速率为0.4 mg/h。在开始PCEA之前给予较高浓度的负荷剂量能迅速达到最低有效血药浓度，满足患者的镇痛要求。锁定时间的最佳设定是确保患者在接受下次自控剂量之前，体内镇痛药物正好达到最低有效血药浓度，这是PCA安全用药的重要环节。PCEA锁定间期为5～30 min，但是若单次用药量过小则难以达到最低有效血药浓度，频繁地按压PCA给药可能使患者失去耐心。临床已证实，小剂量的PCEA和较短的锁定时间是安全的，不会导致药物"堆积"。与PCIA比较，PCEA常规使用背景输注量，通过计算每小时的单次给药次数，以1 h内用药量的一半作为以后每小时的背景输注剂量。PCEA背景输注可避免脑脊液中的药物浓度波动过大，从而使镇痛水平更趋一致，减少药物不良反应的发生率；PCEA背景输注应用于术后患者镇痛，未发现对吗啡产生耐受性的现象。背景输注量可维持持续的部分感觉神经阻滞，但可能增加低血压和运动阻滞等并发症的发生率，需要监测及时发现处理。

三、鞘内PCA（patient controlled intrathecal analgesia, intrathecal-PCA）

自1979年王等首次将吗啡用于蛛网膜下腔控制疼痛以来，鞘内镇痛用于治疗慢性顽固性疼痛在全世界范围得到了广泛认可。鞘内药物输注系统（intrathecal drug delivery systems, IDDS）已广泛应用于各种癌性、非癌性难治性疼痛的治疗，有关鞘内药物输注系统研究的重点也正在偏向于非癌痛的应用。目前IDDS已经引入了新的患者自控管理装置，该装置可以与植入IDDS输注泵一起使用，在对这项新的患者自控管理装置研究中，85%的患者感到满意，没有观察到严重的不良事件。鞘内给药允许以比口服、肌肉内或静脉内施用更低剂量的镇痛药物进行镇痛。由于IDDS的靶位置在蛛网膜下腔，药物在蛛网膜下腔分布受多重因素影响且不是均质分布的，因此导管尖端位置与产生疼痛的相对应的神经节段一致就成为鞘内治疗的关键因素。全身和鞘内使用吗啡之间存在交叉耐受，在鞘内治疗前已经大剂量使用阿片类药物的患者，单一鞘内治疗效果不佳的可能性很大，因此，鞘内镇痛早做早受益而且效果更佳。IDDS药物的选择需要考虑因素包括：疼痛诊断和预期生存时间、年龄、疼痛部位、疼痛类型、慢性疼痛患者的心理状态、鞘内维持治疗计划、既往阿片类药物使用情况、药物的脂溶性和生化特性、鞘内给药的动力系统等。除非用药禁忌，齐考诺肽是非癌性疼痛患者的首选用药。鞘内药物起始剂量范围和最大剂量的原则依然是从有效镇痛的最小剂量开始。

随着IDDS临床应用的越来越广泛，IDDS用于镇痛的理念、适应证及药物的选择不断更新。鞘内PACC经三次修改并制定2016年版"鞘内镇痛管理的专家共识"，其在提高安全性和有效性的基础上对诸多内容做了补充和修改。PACC制定的2016年版"鞘内镇痛管理的专家共识"推荐：IDDS不能再将其列为大剂量全身使用阿片类药物无效后的补救措施，应作为难治性疼痛的首选治疗方案之一。相对于全身性使用阿片类药物，鞘内给药更为安全，并发症和死亡率更低，更改治疗方案的可能更小。在难治性疼痛治疗方案规划上，该专家共识提出，鞘内镇痛与脊髓等神经电刺激植入术属于同一层次的选择方案，虽然两者在长期应用方面存在争议。在IDDS适应证上，原来美国FDA批准鞘内镇痛用于各种保守治疗均无效的中至重度的躯干和四肢的难治性疼痛，而该版本更多地推荐IDDS用于非癌性顽固性疼痛。在鞘内药物选择的建议上，FDA批准允许鞘内镇痛的药物仅为吗啡和齐考诺肽，镇痛无效或存在明确的禁忌证时候才考虑单独或者联合使用其他药物；而该专家共识采用了美国预防服务工作组（U.S. preventive services task force, USPSTF）证据水平分级和推荐级别，鞘内药物选择方案更为细化。

目前尚无研究表明IDDS能有效控制所有的非癌性难治性疼痛，其用于控制全身性疼痛的证据尚不够充分；IDDS在测试阶段或植入之前，最佳适应证的选择非常重要。IDDS是一种侵入性手术，需要定期（每月）监测并且可能使一些患者后续护理复杂化，包括IDDS植入后可能禁止磁共振成像检查。

四、患者经皮自控镇痛（patient controlled transdermal system, PCTS）

经皮给药系统（transdermal drug delivery system, TDDS）是当今药物传输系统研究的热点。由浓度差推动的被动扩散，是经皮给药的最基本方式，这一过程一般可用Fick扩散定律来描述。若将皮肤看作是一个均质膜，药物通过皮肤很快被毛细血管吸收进入体循环，因此药物在皮肤内表面的浓度很低，即符合扩散的漏槽条件。局部用药后的药物动力学，与其他用药途径完全不同。经皮给药与传统的给药方式相比，可以避免肝脏的"首过效应"及胃肠道的不良反应；它的吸收不属于一级动力学，血药浓度不会出现明显的峰谷现象。药物透皮吸收后，由于角质层有很大的贮库作用和较低的运输能力，在低血药浓度峰值之后，维持着一个长时期的非常低的血药浓度扩散期，这一扩散期可持续数日之久，因此，长期局部用药后有蓄积作用。

芬太尼具备高效、低分子量、高脂溶性和对皮肤无刺激性作用等优势，使其能透过皮肤发挥镇痛作用，因此透皮给药是极好的选择。但芬太尼透皮贴剂起效较慢，其达到有效浓度需12～16 h的潜伏期；消除半衰期较长而缺乏给药剂量的可调控性，因不良反应而停药者，需延长监护和处理时间。一种新型的芬太尼透皮PCA系统通过离子导入技术进行患者自控镇痛。患者可以通过按压贴剂上的发光二极管按钮，快速释放芬太尼，递送剂量为约16 µg，并且在约10 h内达到40 µg的预期剂量，Ⅲ期临床研究证实其可以达到与PCIA相似的镇痛效果。离子导入技术是利用电流将离子化的药物经由电极定位导入皮肤或者黏膜，进入局部组织或血液循环的一种方法，其药物进入体内的速度可以通过电流的大小来控制，离子导入法能够显著提高药物的传递速度和透过量。另一种芬太尼透皮PCA系统涉及非侵入性电转运系统，患者自控镇痛时，根据需要在10 min内递送40 µg芬太尼，此类系统专为短期疼痛管理而设计，经过评估，发现对术后患者安全有效。虽然透皮PCA系统对慢性疼痛患者的作用尚未完全肯定，然而，该技术对于频发的慢性疼痛患者自控镇痛具有很好的应用前景。

近期对盐酸芬太尼透皮PCA系统的一系列研究认为，患者的年龄、性别差异对芬太尼药代动力学参数的影响无统计学意义；但也有研究中发现老年人的经皮吸收会被延迟，尤其是水溶性的药物，这可能与在老年人体内脂溶性的药物分布更广有关。芬太尼透皮PCA自控多次给药时，并没有影响芬太尼的药代动力学参数，但是，其他药物的重复给药是否会影响到其经皮吸收的药代动力学，未见相关报道。

药物经皮吸收有一个重要因素就是给药部位，芬太尼透皮PCA系统使用于下臂内侧的药代动力学的特征优于上臂外侧和胸部，其可能与皮肤血流量、脂质含量和角质层的水合作用的皮肤渗透性局部差异有关。此外，皮肤局部受热显著缩短了芬太尼贴片经皮吸收达到临床芬太尼浓度所需的时间。

五、患者经皮下自控镇痛（patient controlled subcutaneous analgesia, PCSA）

PCSA是使用PCA装置行持续皮下注射给药的镇痛方法。持续皮下注射给药技术最初发明于英国，自1979年开始应用于晚期癌症疼痛治疗以来，该技术在英国广泛应用于肿瘤的姑息治疗。PCSA在硬膜外腔、静脉穿刺困难的患者及长期需要PCA治疗的疼痛患者有其优点，可避免其他PCA方法穿刺和导管留置引起的并发症；皮下穿刺操作简单，胸、腹壁及四肢等部位均可穿刺，易于固定且患者的行动不受限制；可以临时拔针，然后自己再置入，PCA在家治疗成为可能。皮下给药无药物的首过效应，吸收的时间较口服用药明显缩短，生物利用度高，药物的血药浓度稳定。与PCIA相比，皮下给药具有静脉给药80%的效能，不良反应相似。

目前PCSA常用药物有吗啡、丁丙诺啡和氯胺酮，哌替啶具有组织刺激性不宜用于PCSA。若使用吗啡，一般在前臂近肘关节处皮下留置22 G套管针外套管，连接PCA装置，吗啡浓度为1 mg/mL，每次按压给药2.5 mL（吗啡2.5 mg），锁定时间20 min。

PCSA置管时要强调针头刺入皮下，泵注剂量以0.5～2.5 mL/h范围比较适宜，否则会导致局部肿胀。穿刺局部用透明薄膜粘贴，有助于观察局部皮肤异常变化。常见并发症是穿刺部位出现肿胀、硬结、疼痛，更换穿刺部位后即可解决。

PCSA是一种镇痛效果稳定持久、操作简单、实用易行、经济安全、易被患者接受的镇痛方法，目前国内外PCSA在晚期癌痛治疗方面已经很成熟，但用于慢性顽固性疼痛治疗方面，缺乏充分的临床数据。至今，非静脉途径PCA技术的诊疗指南或确切标准也尚未制定。

六、患者周围神经自控镇痛（patient controlled nerve analgesia, PCNA）

患者周围神经自控镇痛（patient controlled nerve analgesia, PCNA），即自控区域镇痛，是利用PCA装置在神经丛或外周神经使用药物进行疼痛治疗。PCNA在术后镇痛积累了丰富经验。但是，用于慢性疼痛的治疗，PCNA的适应证及居家管理仍存在诸多需要探索的问题。

许多常见的神经阻滞适合留置导管行PCNA，包括臂丛神经、坐骨神经、股神经阻滞。PCNA时，低剂量的局部麻醉药持续输注辅以患者自控，达到相同镇痛效果且减少了局部麻醉剂的消耗，患者满意度高。常用药物是局麻药布比卡因（0.12%～0.25%）和罗哌卡因（0.2%～0.3%），和布比卡因比较，罗哌卡因很少引起完全的运动神经阻滞。大多数研究不支持在局麻药中加入麻醉性镇痛药，认为外周神经用阿片类药物可能增加不良反应而未提高镇痛效果。和椎管内阻滞比较，不必太担心抗凝药和外周神经阻滞间的相互影响，但是，感染和神经并发症需要关注。

七、其他形式的PCA

各种其他形式（包括吸入、口腔和黏膜途径）的PCA系统正加速临床研究。用于PCA的吸入系统，例如阿片类鼻腔喷雾剂仍在试验阶段；用于口腔和黏膜PCA系统包括片剂分配系统（tablet dispensing systems）和类似锭（糖）剂的设备（lozenge like apparatuses）已应用于临床,但目前的用途可能仅限于没有吞咽困难的患者。

神经电刺激技术在慢性疼痛的治疗中占有重要地位。神经电刺激常被推荐用于持续6个月以上且对现有的一线和二线镇痛疗法没有反应或产生了难以接受的不良反应的慢性神经病理性疼痛患者。神经电刺激对药物疗效不佳的慢性疼痛患者已展现出特别的功效,虽然现阶段只有在其他方法无效时才会选择,但可以想象在不久的将来,神经电刺激法有可能成为一线的疼痛治疗方法。具有智能化管理的神经电刺激技术正在研发中,并最终可能发展成PCA系统。

八、PCA理念的发展

PCA的理念正在不断更新中,适于慢性疼痛的PCA治疗方法,其内涵也在延伸。最近有研究表明,"在线疼痛自我管理计划"是可被接受且具有成本效益的另一种PCA策略,可以提供基于证据的疼痛管理内容,对于慢性非癌性疼痛接受药物辅助行为治疗(medication-assisted behavioral treatment, MAT)的阿片类药物使用障碍(opioid use disorder, OUD)患者可以减轻疼痛,改善情感症状和阿片类药物误用行为。在线疼痛自我管理干预措施可能有助于管理OUD合并慢性疼痛的患者所经历的身体和情绪症状。美国国家指南主张将疼痛自我管理作为持续疼痛患者的护理标准(美国卫生和公众服务部,2016)。

另一项研究是专门用于自我管理慢性疼痛的一款手机APP应用软件,这个名为"My Behavior CBP"手机应用软件是第一个在慢性疼痛背景下自动生成数据给患者并推荐运动建议的移动应用程序。从某种意义上讲,这是PCA概念的另一种理解。在某些慢性疼痛性疾病中,如肌肉骨骼慢性疼痛的情况下,积极的身体活动是有益的;然而,由于运动和疼痛之间的负面心理联想,患者通常不愿过多活动。"My Behavior CBP"是基于"自我效能"理论基础上,鼓励、支持特定的疼痛患者进行身体活动而自我控制疼痛解决方案,它是一个没有第二人参与的自动化系统(如,物理治疗师)。其他的慢性疼痛自我管理的应用程序有"mHealth""WebMD Pain Coach"等正在越来越受到关注。

第五节 与PCA相关的药物

理论上PCA系统可以使用任何镇痛药物,但临床医生最熟悉的是阿片类药物。如果PCA系统使用的是阿片类药物,与传统静脉内和肌内注射阿片药物比较,其不良反应没有差异,但最近一些研究认为PCA的不良反应发生率非常低,因此,对于不同患者药物代谢动力学和药效学的可变性,传统PCA设置需要个体化调整。

因为放宽了对阿片类药物的使用和监管,阿片类药物过量死亡率在过去20年中增加了2倍多,现在是美国意外死亡的第二大原因(CDC,2017)。越来越多的研究者开始重新审视阿片类药物的应用,对其滥用的现况与长期使用的安全性进行了广泛的评估。对五类常见的普外科手术研究发现,实际只有28%的阿片类药物处方药被服用,多数患者可能保留药物或是随址坂丢弃。术后慢性疼痛(chronic post-surgical pain, CPSP)患者,特别是男性、年龄>50岁、药物滥用、酗酒、抑郁、苯二氮䓬类药物使用患者,存在阿片类药物的滥用。2000年至2014年间,包括CPSP长期使用阿片类药物的患者在内,美国过量使用阿片类药物和吸食海洛因造成的死亡率上升了3.4倍。美国CDC 2016年新发布的阿片类药物治疗慢性非癌痛的指南强调,阿片类药物并非慢性疼痛常规或一线治疗方法,只有确定对疼痛和功能影响的预期收益大于风险时,临床医生才应该考虑阿片类药物;急性疼痛用药一般3 d,不超过7 d,尽量避免和苯二氮䓬类合用;医生在开具处方之前应该充分考虑药物的成瘾性以及对患者行为的影响,鼓励采用国家处方药物监测项目对患者进行监控。

慢性疼痛患者长期使用PCA系统考虑的一个重要问题是阿片类药物耐受性。接受任何类型的阿片类药物治疗的患者最终都会变得对阿片类药物耐受,因而需要更多的阿片类药物。阿片类药物耐受导致滥用的风险增加,但这也是长期阿片类药物治疗普遍存在的问题,并不是慢性疼痛PCA独有。慢性疼痛PCA长期使用阿片类药物与传统使用阿片类药物疗法相比,是否导致更多(更少)耐受性及误用(滥用)的风险目前仍待进一步阐明。

阿片类药物虽然是强效中枢镇痛药,但对于神经损伤和炎症引起的疼痛效果不佳。另外,阿片类药物相关的不良反应,如恶心呕吐、瘙痒、便秘、过度镇静、呼吸抑制等是阿片类药物应用的主要担忧。2016年美国疼痛学会、美国区域麻醉和疼痛医学学会(American Society of Regional Anesthesia and Pain Medicine, ASRA)和美国麻醉医师协会(American Society of Anesthesiology, ASA)共同推出的指南中,推荐了术后多模式镇痛(multimodal analgesia, MMA)技术,包括单独或联合应用神经阻滞镇痛、NSAID(以及对乙酰氨基酚)和阿片类药物,以期通过不同作用机制的镇痛药物或技术相协同,阻断疼痛病理生理的不同时相和靶位,减少药物整体用量,最小的不良反应而获得最佳的疗效。但是,MMA应用于PCA系统治疗慢性疼痛性疾病,目前尚未见相关报道。

所有常见的纯μ阿片类激动剂(如吗啡、芬太尼、氢吗啡酮等)都已用于PCA且没有封顶效应。如果考虑剂量依赖性的不良反应,则存在所谓的"临床上限"。哌替啶不应用于PCA,因为它的代谢产物去甲哌替啶没有镇痛作用并可导致累积的神经毒性损伤。阿片类药物激动-拮抗剂(如布托啡诺、纳布啡和喷他佐辛)具有镇痛封顶效应,故而并未广泛用于急性PCA。曲马多是一种具有阿片类和非阿片类两种镇痛机制的中枢镇痛药,在欧洲广泛用于术后PCA,在慢性疼痛PCA中,曲马多可能会有更多应用。

NSAIDs类药物(如对乙酰氨基酚、双氯芬酸钠、塞来昔布、帕瑞考昔)具有抗炎和镇痛的双重作用,是术后镇痛最常用的药物之一,同时可以预防术后炎症相关的痛敏反应;与阿片类药物联合应用可以减轻术后疼痛强度,减少阿片类药物的消耗,但对于是否能减轻阿片类药物相关不良反应尚没有统一的结论。α_2受体激动剂右美托咪定,能够激活神经元的G1蛋白依赖性K^+通道,从而阻断神经元的放电和局部信号传导,但能否减轻术后的疼痛、减少阿片类药物的用量结论尚不一致。加巴喷丁主要作用于神经突触前膜Ca^{2+}通道从而抑制神经或组织损伤后的神经元兴奋,术前应用加巴喷丁可减少术后24 h内阿片类的用量,但增加了术后嗜睡的发生率。普瑞巴林是一种新型的Ca^{2+}通道调节剂,广泛应用于神经病理性疼痛的治疗,术后合用普瑞巴林减少了住院和院后1周阿片类药物的消耗,改善疼痛评分,但对6周或3个月时的疼痛或物理功能没有显著影响。

目前,正在加速新型阿片类药物研发,理想的阿片类药应具有良好镇痛作用、最少的不良反应。曼格里克等通过计算机算法在"虚拟的药用化合物库"中对300万种合成化合物进行筛选,最终发现一种"完美"化合物PZM21,动物实验证实PZM21不但镇痛效果好,同时呼吸抑制和成瘾行为大大减轻。另一种以喹啉为基本结构的化合物——4-羟基喹啉-2-酮及其结构类似物正在实验研究中,这种新型强效镇痛药具有显著的镇痛活性、几乎无不良反应、治疗剂量不引发溃疡,这些优点远远超过了目前已知的镇痛药物。新药的研发,使得慢性疼痛PCA有着美好的应用前景。

第六节　与PCA相关的心理因素

疼痛(尤其是剧烈而持续的疼痛)往往伴随有强烈的情绪应激,快速耗竭机体的适应性,导致机体的重要机能严重失调。慢性疼痛常由慢性病理改变促发,并可能源于中枢神经系统的功能障碍。神经系统进入一种高度警惕状态,依次激活中枢神经系统的各个部分,许多疼痛通路与边缘系统及原脑结构密切相关,引发心理疾病和抑郁状态。

影响疼痛治疗的心理因素复杂多样。疾病和疼痛使患者往往感到自己失去了活动权、隐私权甚至对身体功能的控制权,伴随的失眠、焦虑,甚至无助的感觉,也使疼痛治疗过程复杂化。超过25%的患者相信他们的疼痛将一直存在并且没办法解决,超过33%的慢性疼痛患者认为,疼痛即使治疗有用,对疼痛的缓解作用也很有限。把Bandura的自我效能认知理论运用到疼痛控制中,赋予患者PCA治疗方面的知识并纠正患者对镇痛药的错误观点,能够增加患者自己控制疼痛的能力,提升满意度。

使用PCA治疗术后急性疼痛与慢性疼痛相比,患者对镇痛效果有着不同的期待。由于慢性疼痛患者已经适应一定程度的疼痛,在他们觉得尚且满意的疼痛水平,急性疼痛患者却认为难以忍受。慢性疼痛患者术后疼痛治疗通常比没有慢性疼痛综合征的患者需要更高剂量的镇痛药,但慢性疼痛患者使用PCA进行慢性疼痛治疗时,是否需要类似的大剂量镇痛药,目前尚不清楚。可以肯定的是,慢性疼痛患者使用PCA系统之前,必须考虑患者的疼痛病程及其对疼痛治疗的期望。慢性疼痛如何影响患者自发地对阿片类药物的摄入需求尚未得到彻底阐明,需要进行更多的研究。

第七节　癌症疼痛的 PCA

多达 50% 接受癌症治疗的患者和多达 90% 的癌症晚期患者经历明显的疼痛。癌症患者的疼痛管理尤为重要。WHO 推荐三阶梯镇痛用于癌痛治疗,这是目前治疗癌痛的金标准和指南。值得注意的是,阿片类药物是治疗癌痛的核心,指南对各阶梯的药物和剂量没有明确规定。近年来,随着镇痛理念的不断发展,癌痛管理在临床不仅要求能有效控制疼痛,而且更要"及早"控制疼痛。癌痛治疗迅速稳定的滴定不但可以减轻患者的疼痛症状,还可以增加患者对后续治疗的信心和对医务人员的信任度,进而增加患者对肿瘤治疗的依从性。

癌症疼痛明显不同于非癌症疼痛,就像癌症患者与非癌症患者本质上不同一样。癌症疼痛患者通常具有较差的预后,对完全功能恢复和运动的需要较少,并且可能在多个部位同时经历癌症疼痛,同时伴有非癌性疼痛综合征以及抑郁、焦虑十分常见。癌症疼痛的特征在于爆发性疼痛,可能是特发性的,或与活动有关,或可归因于镇痛失败。

在癌症疼痛治疗的高级选择上,PCA 是癌症疼痛治疗的重要进展。大量研究表明,阿片类 PCA 系统用于治疗癌症疼痛,患者普遍愿意接受,不仅疼痛控制良好,而且能减少癌症患者的焦虑和抑郁,增加活动度。尽管有这些良好的结果,PCA 对癌症患者的不良反应仍然需要关注,文献报道晚期癌症患者慢性阿片类 PCA 可引起或加重谵妄。此外,晚期癌症患者可能发展成脑病或其他无法理解和使用 PCA 的情况,表明 PCA 可能适用于癌症疼痛的某些阶段而非所有阶段。目前已经提出了基于 PCA 的癌症疼痛治疗模型,根据PCA 初始剂量滴定镇痛需求(基于按需剂量),然后可以由临床工作人员施用并监测。

(张邓新)

第十三章

神经阻滞技术

利用麻醉学的神经阻滞方法,达到解除疼痛、改善血液循环、治疗疾病的目的者称为神经阻滞疗法(nerve block therapy)。神经阻滞疗法具有效果确切、见效快、无胃肠道不良反应、安全等优点。

神经阻滞疗法的部位:神经节、神经根、神经干、神经支,媒介:局部麻醉药、温生理盐水、激素、酚甘油、无水乙醇、阿霉素,对象:神经传导,性质:暂时性和永久性。

特殊技术:射频热凝技术、射频脉冲神经调节技术、冷冻技术。

神经阻滞的作用机制:阻断疼痛的传导、阻断疼痛的恶性循环、改善局部的血液循环、抗炎作用。

神经阻滞的适应证:急性痛、慢性非癌性痛、癌性痛、非疼痛性疾病。禁忌证:阻滞部位的感染、炎症或全身性感染者、有出血倾向、对所用的药物有过敏史、条件不足、患者不能合作。

神经阻滞的并发症及处理办法:① 局麻药中毒或神经性休克:建议初学者用盐水注射,局麻药浓度 <0.25%,头面部每点 <0.5 mL,颈胸部每点 <2 mL,腰部 <5 mL,四肢 <10 mL,建议在操作中不断回吸,无血及脑脊液再行注药。② 出血及血肿:术前应检查血常规及出凝血时间,询问是否长期服用抗凝药物,尤其是华法林,建议停药 2 周后再行治疗,治疗中进针操作一定要缓慢,并且不断回吸,如患者感到难以忍受的疼痛并无放电现象,可能是穿刺到神经周围的血管,应立即停止操作,调整进针方向,术后按压 3 ~ 5 min,如有血肿用纱布袋放入芒硝 100 ~ 200 g 贴皮外敷 24 h,其上再放冰袋,间断冷敷 4 ~ 6 h,敷 20 min 停 20 min,减轻肿胀。禁止热敷,以免加重肿胀。③ 神经或周围组织损伤:建议在影像监视下或带神经电刺激操作,注重操作细节,认真体会操作手感,除三叉神经半月节需要进入神经节内,其他操作不要靠神经太近,尤其面神经,容易引起面瘫,穿刺损伤神经会出现支配区域麻木,一般 15 d 至半年内自行恢复,无须特殊处理。④ 感染:术前询问是否有感染史、发热史,检查血常规及出凝血时间,在无菌环境下操作,遇有异常情况应及时处理。

第一节　头面部神经阻滞术

一、三叉神经节半月节阻滞术

（一）应用解剖

三叉神经半月节，含感觉和运动两种神经元，三叉神经由脑桥发出，其中大量感觉纤维为躯体传入纤维，起源于三叉神经节内的假单极神经元，传导面部的运动觉、位置觉、精细触觉和痛觉，也是三叉神经的主要神经传导纤维。小部分运动纤维起于脑桥的三叉神经运动核，主要支配咀嚼肌的本体感觉。三叉神经出颅前形似半月或扁圆形，故又称为半月神经节，其位于颅中窝颞骨岩部近尖端的 Meckel 氏窝，由此分别发出的眼神经支经眶上裂、上颌神经支经圆孔和下颌神经支经卵圆孔出颅（图 13-1-1）。

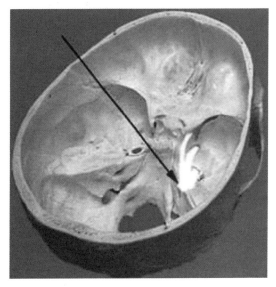

图 13-1-1　半月神经节

（二）适应证

治疗早期三叉神经痛、该区域癌性疼痛、外周支组织无效的疼痛、面部带状疱疹、PHN、面部外伤痛、放疗后面部疼痛以及咬肌痉挛痛。

（三）操作技术

1. 体位摆放　患者取仰卧位，头后仰使下颌缘与床面垂直。

2. 体表穿刺点　口裂延长线与咬肌内侧缘相交点，即酒窝（图 13-1-2、图 13-1-3）。

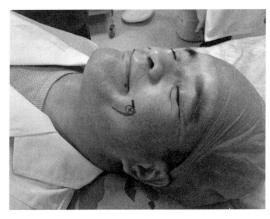

图 13-1-2　体表穿刺点

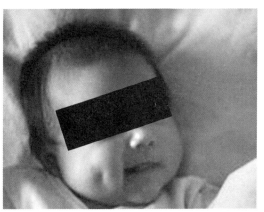

图 13-1-3　酒窝

3. 体表穿刺方向　穿刺点至同侧瞳孔为正位内外线,至同侧耳尖为侧位前后线(图 13-1-4、图13-1-5)。

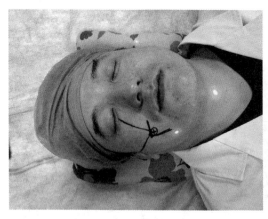

图13-1-4　正位内外线

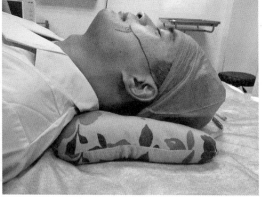

图13-1-5　侧位前后线

4. 操作方法　常规消毒铺巾,用左手示指将穿刺点推至颧弓下越过口腔黏膜,将长 10 cm、22G穿刺针皮下注射1%利多卡因0.5 ～ 1 mL,进入 2 cm后双手持针按既定穿刺 方向进针至颅底进针深度一般达到5 ～ 6 cm,C型臂X线机影像显示器投照角度与穿刺 针平行,找到卵圆孔,调整针尖方向进入卵圆孔,患者诉有向下唇部电击样感觉,说明针 尖刺中卵圆孔附近的下颌神经,将C型臂X线机调整为侧位,继续进针0.5 ～ 1 cm,针尖 完全进入卵圆孔(图13-1-6、图13-1-7)。再次经影像监视器确认针尖在卵圆孔内,回吸 无血和脑脊液,注射1%利多卡因0.3 ～ 0.5 mL,观察 10 min,无蛛网膜下腔麻醉现象,并 且患者出现下颌神经分布区感觉减退,检查患者视觉、眼球运动无异常,即可注射得宝松 0.3 ～ 0.5 mL,或神经毁损药物,注药后出针,轻压穿刺点3 ～ 5 min,创可贴贴敷。用于毁 损治疗注射酚甘油、无水乙醇0.5 ～ 1 mL或神经毁损药。

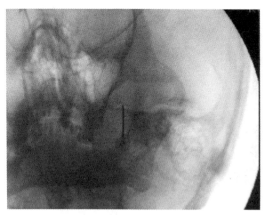

图13-1-6　卵圆孔正斜位

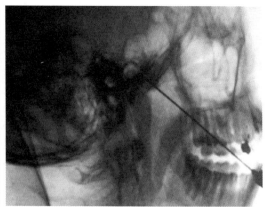

图13-1-7　卵圆孔侧位

（四）注意事项

操作必须在可视化中进行才能保障安全。神经定位刺激器或影像显示器引导操作下更精确可靠，可以有效避免并发症并明显提高治疗效果。应用神经定位刺激器时将电压调到1.0 mV，边进针，边观察患者是否出现面部肌肉收缩，一旦出现即停止进针，用影像进行核实。随后注射局麻药0.3～0.5 mL，疼痛即刻消失，证明穿刺成功，即可注射药物。熟练掌握颅底的解剖与影像。影像支持，电生理测试，局麻药试验三统一。

（五）卵圆孔影像辨析总结

1. 体表定位很简单，掌握三点是关键：酒窝作为穿刺点，外倾、足倾20°，瞳孔耳尖两条线（图13-1-8）。

2. 影像辨析很重要，正位找到卵圆孔，侧位看深度，安全才可靠。

3. 正位有四法找到卵圆孔：

（1）清晰地看到为第一（图13-1-9）。

（2）第二磨牙根部和下颌骨的髁突连线的中点（图13-1-10）。

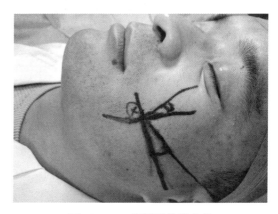

图13-1-8　卵圆孔体表定位

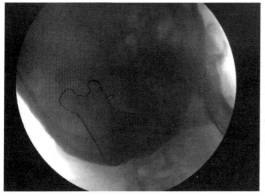

图13-1-9　正斜位X线片卵圆孔定位1

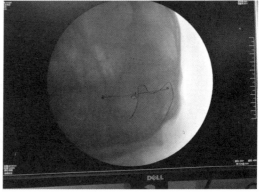

图13-1-10　正斜位X线片卵圆孔定位2

（3）上颌窦的垂直切线和颅底的相交点（图13-1-11）。

（4）翼骨外板三角的顶点外上方（图13-1-12）。

4. 侧位要看清四部位　小辣椒的根部，斜坡，下颌骨要重叠，岩骨尖部清晰是关键，Ⅰ、Ⅱ、Ⅲ支深度才准确（图13-1-13）。

（六）并发症及处理办法

术前应告知患者和家属可能发生的并发症，常规与患者本人或委托人（委托人必须提交患者签字的委托书）签署知情同意书等有效法律文件。

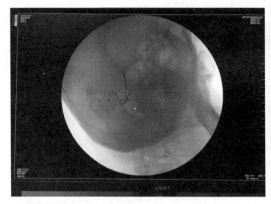

图 13-1-11　正斜位 X 线片卵圆孔定位 3

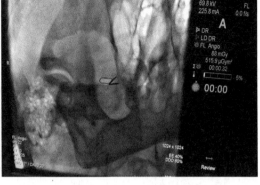

图 13-1-12　正斜位 X 线片卵圆孔定位 4

1. 去痛不完善、穿刺针尖未完全进入半月神经节内。

2. 出血、肿胀，卵圆孔下方有丰富的静脉丛，最容易被损伤。另外棘孔位于卵圆孔的后外侧（图 13-1-14），最常见的是穿刺期间误伤经棘孔进入颅内的脑膜中动脉，治疗期间反复穿刺可造成脑膜中动脉损伤、出血。用纱布袋放入芒硝 100 g 贴皮外敷 24 h，其上再放冰袋，间断冷敷 4 ～ 6 h，敷 20 min 停 20 min，减轻肿胀。禁止热敷，以免加重肿胀。

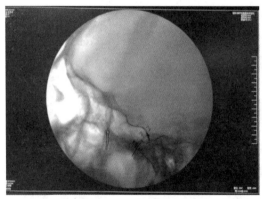

图 13-1-13　头颅侧位 X 线片

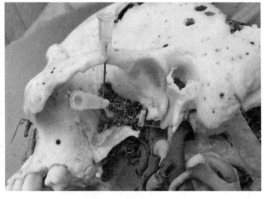

图 13-1-14　卵圆孔颅底血管

3. 高血压反应、精神紧张、神经刺激疼痛反应引起，麻醉后会迅速恢复正常，尤其术前发现有颈动脉斑块的老年人，围术期要控制血压，保持平稳，避免术后脑栓塞的发生。

4. 患侧麻木及痕迹反应、蚁走感，毁损温度过高伴毁损不全。可行二次毁损。

5. 脑膜刺激症状、毁损药物进入蛛网膜下腔，尽快镇静、脱水、神经营养治疗。

6. 角膜炎、出血、溃疡、失明。如进针颅内诱发出上颌神经异感后仍继续进针，有可能损伤眼神经。严重的并发症是当整个神经节被长期阻滞后可能发生角膜感觉丧失，导致角膜溃疡甚至失明。控制感染，早期缝合眼睑，3 个月。

7. 咀嚼肌功能减弱、颞肌、咬肌萎缩。损伤三叉神经运动支所致。尽早康复治疗，功能锻炼。

8. 全脊髓麻醉, 由于该部位硬脑膜的内陷包绕着该神经节的后2/3, 并硬脑膜内有直接从脑部蛛网膜下间隙延续来的脑脊液, 因此即便误注入少量局麻药也可能引起患者意识丧失和心跳呼吸停止。首先出现低血压反应, 进而出现恶心、呕吐、心率增快、呼吸困难, 如果处理不及时会导致心跳呼吸停止。尽快升压处理, 多巴胺10 mg静脉推注, 20～40 mg静脉滴注, 根据血压调整滴速, 保持呼吸道通畅, 面罩加压给氧, 或使用喉罩, 必要时气管插管。穿刺后要应反复抽吸, 观察是否有脑脊液, 防止穿刺过深, 切记过深之后退针回吸无脑脊液而实际已刺破硬脑膜, 注入局麻药因有压力而进入蛛网膜下腔引起全脊髓麻醉。

9. 疱疹、无水乙醇、酚甘油毁损后并发症、局部注射PRP, 可使疱疹快速消失并防止色素沉着。

10. 复发快、复发率高、针尖未完全在神经内, 或穿刺出血。1周后重新穿刺。

11. 海绵窦损伤、穿刺过深、针尖靠内所致。如果形成颈内动脉海绵窦瘘, 造成颅内血管杂音, 眼球运动障碍和复视, 可行经动脉途径弹簧圈栓塞。切忌反复暴力穿刺, 以免造成颅内出血引起严重后果(图13-1-15～图13-1-17)。

12. 术后颅内感染和局部感染。

13. 动眼神经、滑车神经和展神经麻痹。药物误入蛛网膜下腔所致。

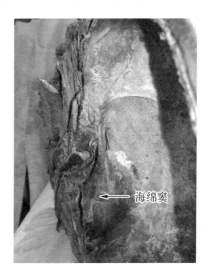

图13-1-15　海绵窦

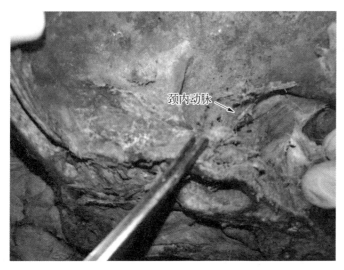

图13-1-16　海绵窦内颈内动脉

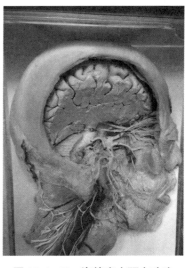

图13-1-17　海绵窦内颈内动脉

（七）原因分析

1. 解剖不熟悉；

2. 问诊不仔细；

3. 查体不认真；

4. 诊断不明确；

5. 影像看不清，知识储备不够；

6. 术前交代不清；

7. 暴力反复穿刺、穿刺过深；

8. 术中未按流程操作；

9. 药物用量过大，浓度过高；

10. 毁损温度过高、过低；穿刺定位不准确；发现问题不及时处理；解剖变异。

二、上颌神经阻滞术

（一）应用解剖

上颌神经是三叉神经第二支，由感觉神经纤维组成，由三叉神经节前部经海绵窦外侧壁下部穿圆孔出颅，入翼腭窝，在其上部斜向前外侧穿眶下裂入眶，终支为眶下神经。上颌神经在出颅前发出脑脊膜支，出颅后在翼腭窝内发出分支包括：神经节支或称之翼腭神经，颧神经（与泪腺神经交通），眶下神经和上牙槽后支。在眶下沟的分支包括：上牙槽中支和上牙槽前支。神经节支在翼腭窝内发出 2～3 支，与蝶腭神经节连接，直接加入神经节的眶支、鼻支和腭支。翼腭窝内颧神经自上颌神经上部分出，经眶下裂入眶，沿眶内侧壁向前又分为颧面支，分布于颊部皮肤；颧颞支沿眶外壁向上行，入颧眶孔进颞窝，在颧弓上 2.5 cm 处穿出至皮下，分布于颞区前部皮肤，上牙槽神经后支自上颌神经在翼腭窝发出单支或 2～3 分支，循上颌骨的颞下面到牙槽孔入牙槽管，分布于上颌窦、后磨牙及其颊侧的牙龈以及上颌神经在眶下沟及管内的分支（包括上牙槽中支和上牙槽前支）。

与上颌神经相关的颜面部疼痛包括：下睑支分布于下睑的皮肤及黏膜；鼻外支分布于鼻外侧区后部皮肤；鼻内支分布于鼻前庭皮肤；上唇支分布于上唇及附近颊部皮肤和黏膜。

（二）适应证

治疗过敏性鼻炎、丛集性偏头痛、上颌神经痛、急性带状疱疹、PHN、癌性痛、创伤痛、放疗后疼痛。

（三）操作技术

1. 侧位法　此法安全，容易操作。取平卧位，体表定位：患者微张口下颌骨（乙状切迹）中点，此处有一软坑。常规消毒，将治疗巾铺在穿刺点上缘，在穿刺点皮下注射1%利多卡因1 mL。用带有深度标记的长10 cm、7号穿刺针垂直进针3.5～4.4 cm到翼突外板，将针体标记置于距离皮肤1 cm处。将穿刺针退至皮下，调整穿刺针角度对准同侧瞳孔方向进针。重新进针不超过设定的深度标记,如果患者未出现电击样反应,可用针尖做扇形寻找直至上牙或上唇出现电击样反应,表明针尖刺中上颌神经根。患者证实有向原疼痛部位放电样异感后,仔细回吸无血,注射1%利多卡因1 mL,观察患者3 ~ 5 min,疼痛区域疼痛减退,且无其他不适,即可注射治疗药物。注药后轻压穿刺部位3 ~ 5 min,用创可贴贴敷。如果患者翼突外板较大,未引出上述反应,应放弃侧入路法改为旁正中入路穿刺法。为避免反复穿刺,用神经定位刺激器可以更准确确定穿刺针到达神经干的部位(图13-1-18 ~图13-1-21)。

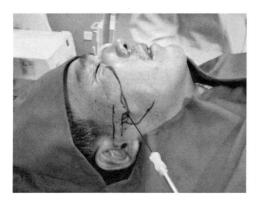

图13-1-18 侧位体表定点

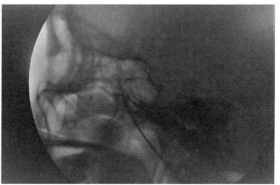

图13-1-19 侧位穿刺片

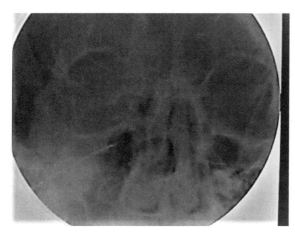

图13-1-20 正位穿刺片

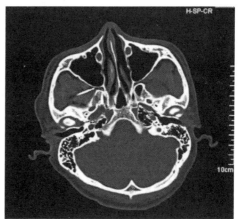

图13-1-21 穿刺CT片

2. 旁正中入路法 此法易损伤上颌动脉,引起出血及血肿。取平卧位,咬肌内测缘颧弓下1 cm处作为穿刺点,按压此处为一软坑。穿刺方向为同侧眼内眦。出现上牙及上唇放电感即到位。穿刺深度控制在1 cm以内,避免穿刺过深,以免进入眶内及颅内,一定要影像或神经电刺激进行核实。注药后持续按压3 ~ 5 min也可以避免血肿(图13-1-22 ~图13-1-24)。

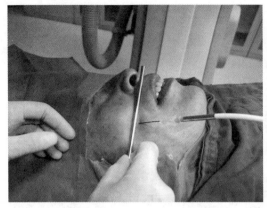

图13-1-22　颧弓下线

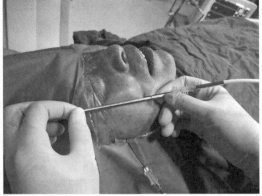

图13-1-23　颧弓外线

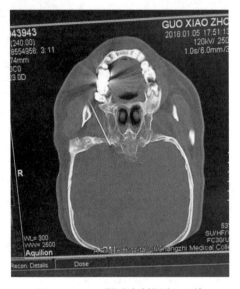

图13-1-24　圆孔穿刺颅底CT片

三、眶下神经阻滞术

（一）应用解剖

眶下神经为上颌神经直接延续的主支或最大的终支经眶下裂入眶穿过眶下沟和眶下管出眶下孔,分为下睑支,鼻支上唇支和颊支,为终末支,分布于下眼睑,一侧鼻背,上唇和颊支,为终末支,分布于下眼睑、一侧鼻背、上唇和颊部。这是三叉神经第2支疼痛的常见部位。

眶下神经痛可以合并下牙槽分支神经痛,其解剖学特点为:上牙槽前支在眶下管发出,经上颌窦前壁的压槽管下降,加入上牙丛。其前部分支至尖牙、切牙、牙龈及上颌窦黏膜;上牙槽中支从眶下管发出,沿上颌窦的侧壁下降,加入上牙丛,并分布于前磨牙、牙龈及上颌窦黏膜;而上牙槽神经后支自上颌神经进入眶下沟之前发出3～4个分支。走行于外下方,经翼突上颌裂进入颞下窝。分布于磨牙的牙龈、磨牙根部、牙髓腔、颊黏膜和上颌窦内黏膜。

（二）适应证

用于眶下神经痛、带状疱疹痛、PHN以及癌性疼痛。

（三）操作技术

1. **体表定位**　一种是确定眶下缘正下方1 cm处，距鼻中线唇角连线上的眶下嵴下方可触及一凹陷处，即眶下孔，用左手示指触及并重压凹陷处患者有酸胀感（图13-1-25、图13-1-26）。

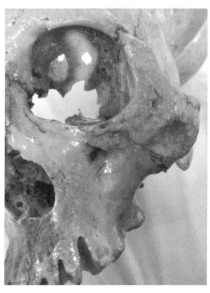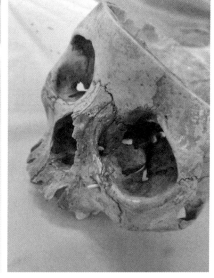

图13-1-25　眶下孔　　　　　　　图13-1-26　眶下神经管

2. 常规消毒皮肤，术者左手示指压住眶下缘保护眼球。在上述部位之内下方0.5 cm为穿刺点，用长3.5 cm、5号穿刺针，进针向外上方，刺入1～1.5 cm深，即可进入眶下孔。感觉针尖出现落空感，即表明针尖进入眶下孔，部分患者上唇会出现放射性异感。术者用左手固定针柄，即可注射1%利多卡因0.5～1 mL后3～5 min，确认患者眶下区痛觉消失伴麻木，再注入治疗药物。拔针后轻压穿刺处3～5 min，用创可贴粘敷。

3. 如果进行上颌神经痛治疗，可以注射乙醇或神经毁损药。为防止注射后肿胀，可以注射得宝松0.5 mL或曲安奈德5 mg。

4. 避免消毒液进入眼内。注药后持续轻压3～5 min，可以避免局部出现血肿。注射神经毁损药部分患者会出现面部肿胀或疱疹，操作前一定要告知患者，如出现疱疹可在局部注射PRP。穿刺时易损伤眶下静脉，如出现肿胀或出血应间断冷敷加芒硝外敷，直至肿胀消失。防止穿刺到眼内眦动脉，会非常快速引起眼周围血肿，及时按压。

四、下颌神经阻滞术

（一）应用解剖

下颌神经是由三叉神经节发出的最大支，由大部分次级分支感神经纤维和一个细长的运动神经根融合而成。其自卵圆孔出颅，入颞下窝。下颌神经干位于翼外肌和腭帆张肌之间，前侧临近翼内肌后缘，后侧临脑膜中动脉，内侧与目神经节相连。进一步发出分支有：脑膜支、翼内肌神经支、下颌神经前股（含颞深神经、咬肌神经翼外肌神经）、颊神经、下额神经后股（含舌神经、下牙槽神经和耳颞神经）。

（二）适应证

治疗下颌神经干与各分支神经分布区域神经疼痛、癌性疼痛、外伤性疼痛、放疗后疼痛、带状疱疹及PHN。

（三）操作技术

1. 患者取侧卧位。

2. 体表定位　确定颧弓中点下缘与下颌切迹（乙状切迹）中点之间为进针点，患者稍微张口，局麻下用长10 cm、7号穿刺针垂直刺入3～4 cm，触及翼突外侧板，退针至皮下，再向外耳道方向或外后方重新进针达标记处，使针尖抵达翼突外侧板后侧的卵圆孔外口，此时患者会出现下唇、下牙槽或舌部电击样感觉，提示针尖已触及下颌神经干。注射药物同上颌神经阻滞术。施行外科手术时注入5～8 mL局麻药。用神经刺激器可以准确地确定神经干位置。

3. 由于棘孔位于卵圆孔的后外侧最常见的并发症是穿刺期间误伤经棘孔进入颅内的脑膜中动脉，注射药液前一定要充分回吸，其余同上颌神经阻滞技术。

五、蝶腭神经节阻滞术

（一）应用解剖

蝶腭神经节亦称翼腭神经节，位于上颌神经下方翼腭窝内，在蝶腭孔外侧，翼管前端，呈三角形，直径约5 mm，副交感神经节，有三根：副交感根、交感根、感觉根，含感觉纤维、血管运动纤维、腺体分泌纤维。

（二）适应证

过敏性鼻炎、丛集性头痛、偏头痛、颈源性头痛治疗后残余前额部痛、非典型面痛分布在上颌神经区域痛、副交感神经表现、定位不清头面痛、头面部肿瘤痛、诊断性阻滞阳性。

（三）操作技术

1. 颧弓下穿刺　患者取平卧位，测量穿刺点至鼻梁旁的垂直距离为预定深度，用5 mm作用端的100 mm射频穿刺针穿刺针从下颌骨乙状切迹软坑处对着同侧眼内眦下1 cm处，X线侧面透视下所见的蝶腭窝中央/中上1/3处，慢慢向内侧推进，反复调整方向，直至到达蝶腭窝，穿刺过程中经过上颌神经旁经常引起异感，可继续进针，X线转为前后位，调整针尖向着中鼻甲继续向前穿刺针继续向内侧推进至贴近鼻骨外侧壁，再推进1～2 mm，使穿刺针进入蝶腭沟，患者有鼻部或腭部异感，如果穿刺针有阻力，把X线转为侧位，稍为改变针尖方向探进，通常是向上向小辣椒上1/3方向探，滑进蝶腭沟（图13-1-27～图13-1-29）。注入2%利多卡因0.5 mL+得宝松0.5 mL。

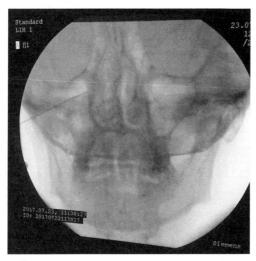
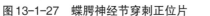
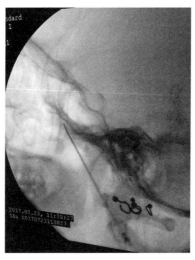

图 13-1-27　蝶腭神经节穿刺正位片　　　图 13-1-28　蝶腭神经节穿刺侧位片

2. 颧弓上穿刺　患者取平卧位,去枕,头偏向健侧,在颧弓中点上触压软坑处即为穿刺点(图 13-1-30),局部麻醉后垂直刺入,遇到骨质(即为蝶骨大翼颞面),退针少许,调针向下划过骨面,约进针 1 cm 即达蝶腭窝。回抽无血无气,注入阻滞液 0.5 ～ 1 mL。一般 1 周 1 次,3 ～ 4 次为 1 个疗程。必要时可加用 15% ～ 20% 的乙醇 0.5 ～ 1 mL。

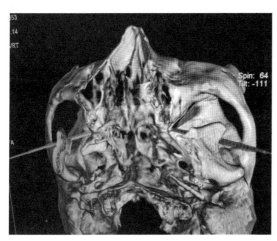
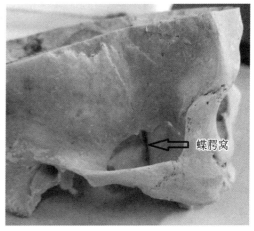

图 13-1-29　蝶腭神经节穿刺 CT 片　　　　图 13-1-30　蝶腭窝颧弓上观

3. 过敏性鼻炎要双侧同时处理。穿刺过程中患者如有难以忍受的胀痛,可能刺中上颌动脉,需要调整针尖方向,如损伤上颌动脉可引起快速出血,术中压迫 5 ～ 10 min,应用止血药,再重新穿刺,术后外敷芒硝 100 g 及间断冷敷直至血肿消失。刺入鼻腔,初学者容易出现,所以需要影像支持,穿刺前先测量穿刺点到眼内眦下 1 cm 两点之间的距离。

六、眶上神经阻滞

（一）适应证

用于偏头痛、眶上神经痛、额部带状疱疹痛、PHN以及癌性疼痛。眶内阻滞不宜做神经毁损术。治疗偏头痛需要眶上神经、耳颞神经、枕大神经同时阻滞，尤其适合急性发作期。

（二）操作方法

1. 患者平卧位，于患侧眶上缘内1/3处至眉中间可能触及眶上切迹，或用手指尖容易诱发出疼痛扳机点。常规消毒后，用长3.5 cm、5号短针沿着眶下孔或切迹刺入0.5 cm深度即可注药。

2. 由于眶上孔变异较大，以往做眶上孔阻滞仅有20%左右能刺进眶孔内，改做眶内阻滞操作可以大大提高成功率。注射2%利多卡因0.5 mL+得宝松0.5 mL或曲安奈德5 mg。

3. 如果注射局麻药1 mL可以同时阻滞额神经及滑车上神经。消毒液不要蘸得过多，避免消毒时造成球结膜或角膜损伤。穿刺时术者左手示指注意保护患者眼球。穿刺针抵达骨面即可注射药液。治疗当天不要洗脸，避免针眼感染。如注射后出现局部肿胀，用冰袋冷敷有助于迅速消除局部肿胀。

七、耳颞神经阻滞术

（一）应用解剖

耳颞神经起自下颌神经的后根，出卵圆孔后分出，在颞下窝内向下斜越过下颌关节突颈部的后内侧，继之在外耳道和颞下颌关节之间穿过腮腺，上行过颧弓，并与颞浅动脉伴行，耳颞神经分布于颞区和头外侧皮肤，走行中发出小分支到外耳道、鼓膜、耳郭的大部和颞下颌关节、腮腺、颞部以及顶部的皮肤。此外还支配汗腺分泌、小血管运动和腮腺分泌功能。

（二）适应证

偏头痛，一侧耳颞神经痛、带状疱疹痛或疱疹后遗神经痛。治疗偏头痛需要眶上神经、耳颞神经、枕大神经同时阻滞，尤其适合急性发作期。

（三）操作技术

患者取坐位或仰卧位，头转向健侧。体表定位：确定外耳道与下颌关节之间为穿刺点，或确定近耳颧弓端后侧，此处可触及颞动脉的搏动。常规消毒后，用长3.5 cm、5号短针刺入0.5 cm，用0.5%～1%利多卡因2 mL浸润皮下至颧弓根部，这种阻滞方法同时阻滞耳颞神经的小分支，包括耳前神经、颞浅神经和颞神经。可用神经定位刺激器确定神经部位，以免损伤或误入颞动脉。

八、枕大、枕小神经阻滞术

（一）应用解剖

枕大神经是由C_2神经后内侧支及C_3神经后内侧支的小分支发出的感觉神经纤维，共同组成枕后神经感觉区。经寰枢关节后侧出椎管,绕过头下斜肌外缘,与C_1和C_3神经后内侧支连接,在半棘肌下侧形成颈后神经丛。枕大神经分布于头皮后部靠中线部分。枕小神经则来自C_2和C_3前支浅丛神经,沿胸锁乳突肌后缘向后上方行走,分布于枕外侧皮肤、耳郭后部及乳突皮肤。

(二)适应证

治疗颈源性偏头痛、其他原因引起的偏头痛、枕后手术麻醉。治疗偏头痛需要眶上神经、耳颞神经、枕大神经同时阻滞,尤其适合急性发作期。

(三)操作技术

枕大或枕小阻滞时患者取坐位,面对治疗床,头稍前屈,双肘部支撑在床面上,长发患者用治疗巾从后向前包住枕后头发用布巾钳固定,或让患者双手固定治疗巾时用手掌托住前额,下颌尽量接近患者的前胸。定位方法:确定乳突与寰枢椎后结节连线较大的C_2棘突与乳突后缘连线内1/3点,向上1 cm作为枕大神经穿刺点,外1/3作为枕小神经穿刺点。或沿发际做乳突与枕骨隆突(lnion)连线,内1/3处为枕大神经、外1/3为枕小神经的穿刺点。无须注射局麻药,用长3.5 cm、5号短针垂直触及枕骨,患者一般无异感,回吸无血注射局麻药3～5 mL,轻压3～5 min后不再出血即可。

九、颏神经阻滞术

(一)应用解剖

颏神经是下牙槽神经最终的两分支之一,它从颏孔发出。下颌骨管起自下颌骨的深部向后向上,终止于前磨牙下方或第二尖牙下方的颏孔,这使得颏神经有一个急转弯。颏孔纵径为4.58～4.78 mm,横径为3.16～3.45 mm。颏神经由此走出分布于下唇以及相应的从嘴角至中线的牙龈。

(二)适应证

用于治疗颏神经痛、颏部或下唇部手术镇痛。如需做神经毁损术,必须将穿刺针刺入颏管内再注入神经毁损药0.5 mL即可。注射神经毁损药物时剂量不宜超过0.5 mL。反复注射皮质激素会引起局部肌肉萎缩。

(三)操作技术

患者取仰卧位,头直视位。体表定位:该神经位于第一磨牙前下方或第一磨牙与第二尖牙之间下方,嘴角稍下可触及颏孔(图13-1-31)。常规消毒后,用长3.5 cm、5号短针穿刺。垂直进针,当针尖触及骨面,改变穿刺针角度与皮肤成45°向颏联合方向进针,向后下或正中方向寻找颏孔。当针尖

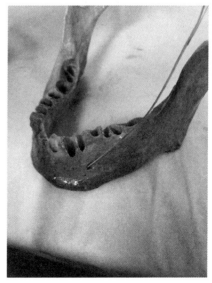

图13-1-31　颏孔

刺进孔内,大多数患者出现感觉异常。注入局麻药1 mL或神经毁损药0.5 mL,轻压3～5 min,用创可贴粘敷。

十、面神经阻滞术

(一)应用解剖

面神经由粗大的运动神经根和细小的感觉神经根以及副交感神经组成,又称中间神经。面神经起自脑桥下缘的脑干,于脑干腹侧面,沿脑桥延沟外侧出脑,穿过蛛网膜下隙,又与前庭蜗神经一起穿过颞骨岩部内耳道底,经过内耳门进入内耳道,穿过颞骨岩部,从茎乳孔出颅(图13-1-32、图13-1-33),然后向下、向前、向外侧至茎乳孔外口进入腮腺并在腮腺内分出的终末支分别为:

1.颞支分布于额肌、眼轮匝肌、皱眉肌、耳前肌、耳上肌和耳外侧面的固有肌,并与颧颞神经、耳颞神经、眶上神经和泪腺神经等交通。

2.颧支分布于眼轮匝肌、上下睑肌和颧肌,并与面神经颊支、颧面神经、眶上神经和泪腺神经等交通。

3.颊支为上下两支,分布于眶下侧和口裂周围。

4.下颌缘支经下颌角分布于颈阔肌深面、下唇及颏肌,并与颏神经交通。

5.颈支分布于颈阔肌,并与耳大神经和颈皮神经交通。

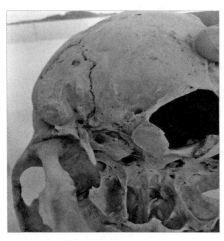
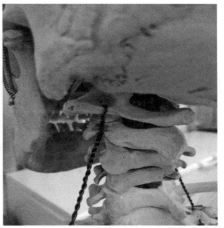

图13-1-32 茎乳孔　　　　　图13-1-33 枕骨乳突沟

(二)适应证

治疗面部肌肉痉挛、抽搐。

(三)操作技术

1. 侧方入路　患者取仰卧位,头转向对侧。在乳突前缘外耳道下方做一皮丘,大约与下颌支后缘中点相对(图13-1-34～图13-1-36)。用长3 cm、7号短针刺入至触及乳突

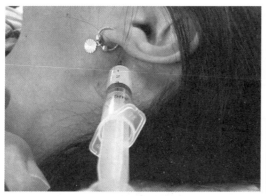
图 13-1-34　面神经侧位穿刺

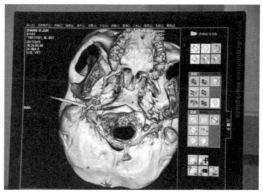
图 13-1-35　面神经穿刺 CT 成像

前缘,然后滑过乳突,再进针 1 cm 左右,使针尖位于茎乳孔下方,即可注入 0.25% 利多卡因 1 ~ 3 mL,至患者出现一侧面神经运动功能减退或丧失。注射无水乙醇浓度应由低至高,每次注射 0.5 ~ 1 mL,直至面肌痉挛停止而又不出现面神经麻痹。用神经刺激器穿刺定位更容易确定其准确位置。

2. 改良乳突后入路　这是笔者团队自主研发的穿刺方法,安全性高,用弯针穿刺,通过调整针尖方向可以阻滞面神经、副神经、迷走神经、舌咽神经、舌下神经:患者取患侧在上侧卧位,或坐位以方便观察。穿刺点:找到乳突尖,在患侧耳后皮肤上进行标记,向后下沿向后平行约 3 cm 的软坑处(风池穴)即为穿刺点(图 13-1-37)。

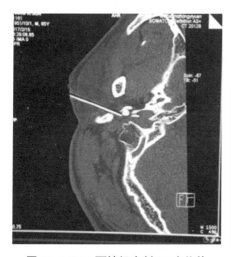
图 13-1-36　面神经穿刺 CT 定位片

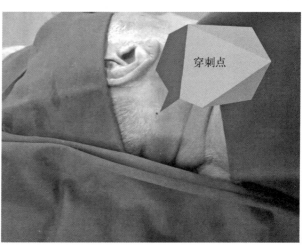
图 13-1-37　面神经后路穿刺点

穿刺方向:外耳道下方。穿刺:首先皮下局部麻醉 0.25% ~ 0.5% 利多卡因 1 mL,用长 10 cm、22G 射频弯针穿刺到乳突,调整弯针方向从乳突内侧滑入,带运动模式神经电刺激 2 Hz,1.0 V 进针,面部出现有明显节律的面部抽动即停止进针。注射局麻药 0.25% ~ 0.5%

利多卡因3 mL。或行高电压脉宽脉冲射频:温度45℃,脉宽20 ms,频率4 Hz,电压60 ~ 70 V,时间5 min,每次递增5 V。治疗过程中嘱患者鼓腮,稍有漏气即停止。或行射频热凝模式治疗,温度50℃,时间30 s,5℃一阶升,均为30 s,鼓腮稍有漏气即停止。射频治疗过程中不要刺入面神经,容易造成严重面瘫(图13-1-38 ~ 图13-1-41)。

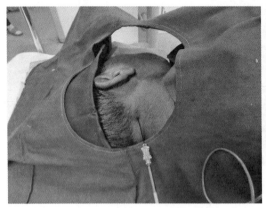

图13-1-38　面神经穿刺

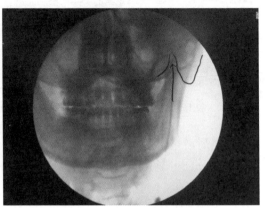

图13-1-39　正位X线片

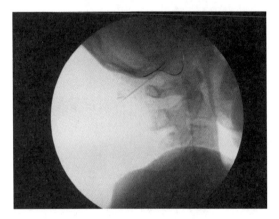

图13-1-40　侧位X线片

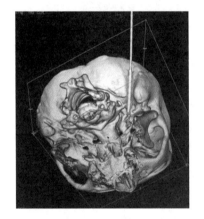

图13-1-41　CT成像

十一、舌咽神经阻滞术

(一)应用解剖

舌咽神经起源于延髓外侧面,于橄榄体后方出脑,经颈静脉孔同迷走神经和副神经出颅,位于迷走神经前外侧,单独穿硬脑膜(迷走神经和副神经一起穿硬脑膜)形成舌咽神经干的上、下神经节,分别位于颈静脉孔上下方。上神经节无分支,下神经节在颈静脉孔下侧分出交通支与交感神经节联系、与迷走神经节和耳支联系、与迷走神经联系、与面神经联系。舌咽神经在颈内动、静脉之间下降,绕颈内动脉向前。走行于茎突的内侧与迷走神经和副神经的外侧,该神经为含运动、感觉和副交感纤维的混合神经。舌咽神经的鼓室神经发出鼓室丛，其鼓室支分布于鼓室黏膜及乳突小房的黏膜；咽鼓管支分布于咽鼓管的黏膜。舌咽神经干的分支包括：鼓室神经、颈动脉窦支、舌支、茎突咽肌支、扁桃体支、咽支。

颈动脉窦神经分布到颈动脉窦内的压力感受器和颈动脉体小球内的化学感受器，这些感受器与血压及呼吸调节反射有关。

咽神经于岩神经节下侧有 3～4 条小分支，自神经干发出，向内下方立即与迷走神经咽支及颈上神经节的分支共同形成咽丛，主要支配咽黏膜感觉。

扁桃体神经为多数小支，在舌咽神经经舌骨舌肌深侧时发出，分布于扁桃体，并与腭中和腭小神经结合，围绕扁桃体呈环状丛。发出小支至硬腭及软腭，分布于腭扁桃体的上部和软腭邻近的部分黏膜。

舌支有两支分布于舌体后 1/3 的味蕾，其中一支分布于轮廓乳头及界沟附近的舌黏膜，另一支分布于舌滤泡及会厌前黏膜。两侧的舌支与三叉神经的舌神经相结合。

（二）适应证

舌咽神经痛、肿瘤转移性疼痛。良性舌根、会厌、咽以及腭扁桃体疼痛。

（三）操作技术

1. 侧颈部阻滞法（图 13-1-42）　患者取坐位或仰卧位，头转向健侧，在乳突和下颌角连线的中点，用长 5 cm、22G 的穿刺针连接注射器进行穿刺。垂直进针，针尖指向茎突，碰到骨质后稍向茎突前上方刺进约 0.5 cm。

2. 口内阻滞法　患者取坐位，在前腭弓下方，其边缘外侧 0.5 cm 处。针刺向扁桃体下极后外侧壁，回抽无血后，注入镇痛液 0.5～1 mL，再由舌根与腭弓交点处进针 1.5 cm，回吸无血注镇痛液 0.5～1 mL。

3. 改良乳突后路穿刺法　这是笔者团队自主研发的穿刺方法，安全性高，弯针穿刺，通过调整针尖方向即可以阻滞面神经、副神经、迷走神经、舌咽神经、舌下神经：患者取患侧在上侧卧位，或坐位以方便观察。穿

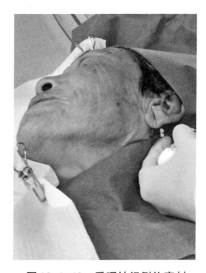

图 13-1-42　舌咽神经侧位穿刺

刺点：找到乳突尖，在患侧耳后皮肤上进行标记，向后下沿向后平行约 3 cm 的软坑处（风池穴）即为穿刺点。穿刺方向：外耳道下方。穿刺：首先皮下局麻 0.25%～0.5% 利多卡因 1 mL，用长 10 cm、22G 射频弯针穿刺到乳突，调整弯针方向从乳突内侧进针，在影像的指引下找到 C_1 横突，从其上缘缓慢进针，神经与横突关系：从外向内分别为横突尖为副神经，外 1/3 处为迷走神经，内 1/3 舌咽神经，横突根部浅部为颈一后根神经，深部为舌下神经，同时要带运动模式神经电刺激 2 Hz，1.0 V 进针，出现有相应神经的放电感或明显节律的肌肉抽动即停止进针（图 13-1-43、图 13-1-44）。穿刺的安全深度控制在横突前 1 cm 内，进

针应缓慢,避免损伤椎动脉。回吸无血,注射局麻药0.25% ～ 0.5%利多卡因1 ～ 3 mL。或行高电压脉宽脉冲射频:温度45℃,脉宽20 ms,频率4 Hz,电压60 ～ 70 V,时间5 min,每次递增5 V。或行射频热凝模式治疗,温度50℃,时间30 s,5℃一阶升,均为30 s,原有症状消失即停止。射频治疗过程中不要刺中神经,容易造成严重神经损伤。注射局麻药可能同时阻滞副神经或迷走神经,致患者出现心动过速。注射局麻药剂量不宜过多。反复穿刺可能误伤椎动脉而发生血肿,进针应缓慢,深度控制在横突前1 cm内以免损伤颈内动脉及颈静脉。

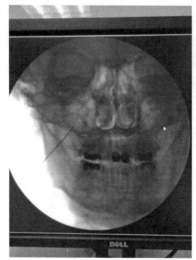 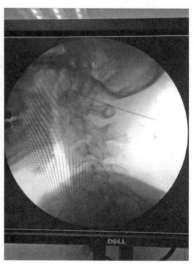

图13-1-43　正位X线片　　　　图13-1-44　侧位X线片

（耿宝梁）

第二节　颈部神经阻滞术

一、颈段副神经阻滞术

（一）应用解剖

副神经由脊髓根和脑根(迷走神经分出)在颅内汇合而成,伴舌咽神经和迷走神经同经颈静脉孔出颅。其中包括起自迷走神经背核的一般内脏传出神经纤维与迷走神经合并,分布于胸腹部脏器平滑肌和腺体。另一特殊内脏传出纤维,包括起自疑核合并于迷走神经,分布于咽喉的横纹肌,与另一起自$C_5 ～ C_6$脊髓前角的脊髓根分布于胸锁乳突肌和斜方肌,因此为运动性神经。

副神经出颅前与脑根汇合,出颅后再与脑根分离为副神经,分布于胸锁乳突肌的上1/3。在锁乳突肌内与C_2神经后支结合,在该肌的后缘中点穿出,斜走向后下方经颈三角跨过肩胛提肌表面,于斜方肌前缘与C_3、C_4分支汇合共同分布于斜方肌。

（二）适应证

1. 腋窝疼痛治疗:带状疱疹、带状疱疹后神经痛、其他腋窝疼痛。

2. 急、慢性颈部疼痛治疗、枕部痛、外伤痛、冻结肩。

3. 斜方肌皮肤层各触痛点治疗。

4. 胸锁乳突肌、斜方肌痉挛的治疗、痉性斜颈(挛缩性斜颈)。

5. 手术或其他原因造成的副神经损伤。

6. 颈丛麻醉不全,如:颈丛下颈动脉手术麻醉镇痛不全。

7. 臂丛麻醉肩部手术时,麻醉不全。

8. 硬膜外麻醉下乳癌根治时,腋窝清扫镇痛不全。

（三）操作技术

颈静脉孔操作舌咽神经。

颈外侧操体位:患者取仰卧位,头朝健侧,暴露胸锁乳突肌。体表定位:自乳突尖与下颌角连线中点,经胸锁乳突肌后缘上、中1/3交点,至斜方肌前缘中、下1/3交点连线为副神经的体表投影,在这条线上任意一点都可以作为穿刺点。操作方法:在乳突尖下方约2.5 cm处,胸锁乳突肌肌束内,用24G齿科注射器刺入,注入1%利多卡因或0.25%布比卡因5～10 mL,或胸锁乳突肌后缘上、中1/3交点为进针点,朝向斜方肌前缘中、下1/3交点的副神经的体表投影线上作阻滞(图13-2-1、图13-2-2),深度约1 cm。效果判定:斜颈性疼痛:头向对侧移动不感疼痛,也无胸锁乳突肌的紧张。耸肩动作时,斜方肌紧张度消失变弱。腋窝疼痛消失。穿刺进针偏下容易损伤颈外静脉,过深容易损伤颈静脉和颈动脉。颈浅丛阻滞引起耳后酸痛,颈上交感神经节被阻滞引起霍纳综合征,喉上神经被阻滞引起声嘶。举肩小于90°,向对侧活动有困难,需在床上休息1～2 h,维持时间与局麻药种类、剂量、浸润程度有关,安静平卧时间长短各不相同。

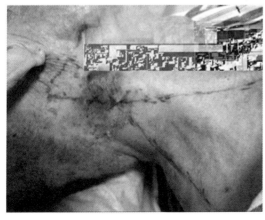

图13-2-1　副神经体表定位

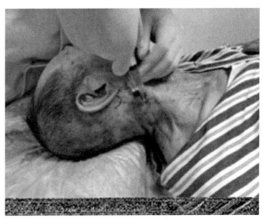

图13-2-2　副神经穿刺

总结：① 副神经位置表浅，容易定位。② 副神经阻滞并发症较少。③ 副神经阻滞操作简单，容易掌握。④ 对腋窝痛，胸锁乳突肌、斜方肌过度紧张状态时，副神经阻滞是一种很好的方法。⑤ 这一技术的掌握，往往会获得出乎意料的效果。

二、星状神经节阻滞术

（一）应用解剖

星状神经节：是由颈下神经节和 T_1 神经节融合而成。长 1.2 ～ 2.5 cm，宽 0.5 ～ 1.2 cm。节前神经纤维始自 T_1 ～ T_{10} 脊髓侧柱。节后纤维与颈上、颈中神经节节后纤维共同分布并支配头、面部、上肢及上胸部血管的收缩、汗腺分泌、瞳孔开大肌以及眼睑和眶内的平滑肌。颈交感干：由颈上、颈中、颈下神经节或其的交通支组成。位于颈椎横突与椎前筋膜之间。颈上神经节：颈部最大，呈梭形，C_1 ～ C_3 水平。分支：颈内动脉神经、颈内静脉神经、颈外动脉神经、心上神经、喉咽支以及支配上部颈脊柱的韧带和骨骼的细小分支。颈中神经节：颈部最小，形态多样，可缺失，C_6 水平。分支：至 C_4 ～ C_6 脊神经的灰交通支、颈总动脉丛、甲状腺下丛和心中神经。颈下神经节：C_7 横突处，椎动脉的始部后方。分支：至 C_6 ～ C_8 颈脊神经的灰交通支、椎动脉丛、锁骨下丛和心下神经。星状神经节毗邻关系：在 C_7 横突与第 1 肋骨颈之间，后方：C_7、T_1 横突、椎动脉；前方：颈动脉；下方：肺尖（胸膜顶）；外侧：斜角肌群；内侧：颈长肌和 C_7、T_1 椎体。

（二）性神经痛

更年期妇女自主神经紊乱或更年期综合征、偏头痛等。也可用于改善上臂血液循环，治疗急性血管栓塞、雷诺病、硬皮病等。治疗急性或慢性心绞痛、脑血管痉挛、反射性交感神经营养障碍症、过敏性鼻炎、突发性耳聋等五官科疾病等。

（三）操作技术

1. 星状神经节阻滞可分为 C_6 星状神经节阻滞（C_6SGB），C_7 星状神经节阻滞（C_7SGB）。

2. 星状神经节阻滞操作要点　患者取仰卧位，头向前视。用一薄枕头垫在双肩部，使颈部尽量伸展。常规消毒铺巾后按七步法操作：一环：在环状软骨旁（锁骨上三横指）标出 C_6 横突体表投影（图 13-2-3）。二分：示、中指将颈总动脉与气管分开（图 13-2-4、图 13-2-5）。三触：触及 C_6 横突前结节（图 13-2-6）。四进：朝 C_6 横突根部垂直进针。五骨：针碰到骨质。六抽：回抽无血无脑脊液，退针 3 ～ 5 mm。七注：缓慢注射 0.5% 利多卡因 8 mL（图 13-2-7、图 13-2-8），将生理盐水 6 ～ 10 mL 注入星状神经节周围也可产生一定的阻滞效果。

3. 星状神经节阻滞成功主要标志——霍纳综合征（图 13-2-9）：① 结膜充血、流泪；② 瞳孔缩小；③ 上睑下垂（眼裂变窄）；④ 眼球内陷；⑤ 面、颈、上肢皮温升高，出汗减少或终止；⑥ 鼻塞。

（四）并发症及其防治

1. 局麻药毒性反应　药液误入椎动脉，颈动脉；

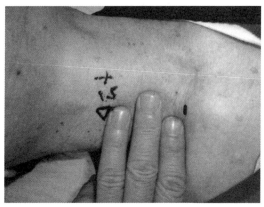

图 13-2-3 星状神经节体表定位

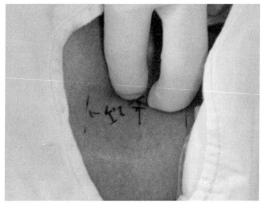

图 13-2-4 星状神经节分离手法

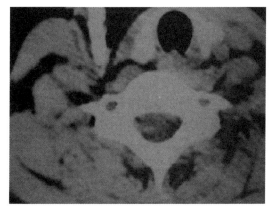

图 13-2-5 星状神经节 C_6 横突 CT 像

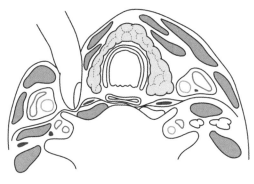

图 13-2-6 星状神经节分离手法轴位

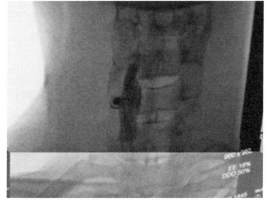

图 13-2-7 星状神经节造影正位 X 线片

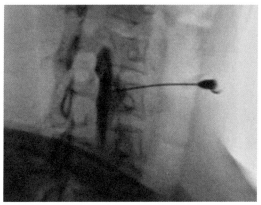

图 13-2-8 星状神经节造影侧位 X 线片

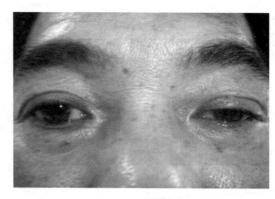

图13-2-9　霍纳综合征

2. 血肿　针尖刺破椎动脉、颈动脉；

3. 臂丛阻滞　针尖滑过横突上下缘阻滞神经根；

4. 膈神经阻滞、颈丛阻滞　进针点过高，药量过大；

5. 硬膜外阻滞　进针过深；

6. 全脊麻　进针过深；

7. 声音嘶哑　针尖偏内偏浅，阻滞了喉返神经；

8. 气胸　针尖偏尾侧；

9. 局部疼痛　在骨面反复穿刺导致；

10. 感染　误入气管。

（五）注意事项

1. 术前向患者说明可能出现霍纳综合征；

2. 局麻药容量：一般不超过10 mL；

3. 勿同时阻滞双侧，如特殊需要，应间隔15 min，观察无不良反应，再行一侧阻滞；

4. 术毕，需观察30 min以上，尤其老年患者不能马上离开，应密切观察，防止意外发生。

三、膈神经阻术

（一）应用解剖

膈神经是混合神经，其大量运动纤维支配膈肌，少量感觉纤维分布于胸膜、心包和膈下中央腹膜。其主要发自C_4神经前支，也接受C_3和C_5的小分支，先沿前斜角肌上端外侧，再沿其前面降至内侧，然后于锁骨下动脉、静脉之间进入胸腔。在胸腔内膈神经与心包膈动脉并行，穿过纵隔区经同侧肺根前方，心包外侧下行，于中心腱附近穿入膈肌。

（二）适应证

适用于治疗顽固性呃逆。有趣的是大多数为左侧多发。

（三）操作技术

1. 患者取去枕仰卧位，头转向健侧。体表定位：令患者抬头，以显露胸锁乳突肌后缘,再确定与前斜角肌的间隙,在此间隙的锁骨上2.5~3 cm处做一穿刺标记。术者用左手拇指、示指轻轻提起胸锁乳突肌,右手持长3 cm、7号短针沿胸锁乳突肌和前斜角肌间沟可不在局麻下穿刺。穿进深约2.5 cm,感觉到针尖刺破浅筋膜并出现注气阻力消失感,即停止进针。回吸无血、无气和脑脊液,扇形注射1%利多卡因8~10 mL,密切观察患者呼吸变化。

2. 膈神经阻滞不用寻找异感,使用神经定位刺激器引导下操作,可以提高成功率。穿刺时如出现半侧膈肌抽搐,表明膈神经被穿刺针中。膈神经阻滞后可出现一侧呼吸动度弱。若同时阻滞喉返神经会出现声音嘶哑。穿刺过深阻滞颈交感神经节可出霍纳综合征。穿刺方向过于偏向内侧可能损伤气管或食管。穿刺过于偏下可能误入胸腔造成气胸。注药前要充分回吸,避免误注入血管内。严禁同时的侧神经阻滞。严禁用于肺功能不良患者。

四、颈椎椎间孔神经阻滞术

(一)应用解剖

C_1、C_2为寰椎和枢椎,属于特殊椎体,不能做椎间孔阻滞,颈椎椎间孔阻滞只有在$C_2 \sim C_7$之间进行。$C_3 \sim C_6$为普通颈椎,其椎体较小,椎孔较大,三角形,横突较宽,且有脊神经根经过脊神经沟。横突末端分裂成前结节和后结节,后结节大且表浅,行后入路颈椎椎间孔阻滞穿刺操作时较前结节容易触及。大部分头晕、头痛的原因可能与颈部脊神经受刺激有关。

(二)适应证

颈源性头痛、交感型颈椎病、颈部根性神经痛及麻木、颈椎关节病和肩周炎、颈部带状疱疹及疱疹后遗痛。注射胶原酶治疗颈椎间突出症。

(三)操作技术

1. 后侧椎间孔外口入路 患者取患侧在上卧位,头下垫枕与肩同高,头前倾,下颌上扬,棘突中点旁开3 cm画一平行线,与颈椎第一颈横纹及第二颈横纹相交点分别为$C_{4/5}$,$C_{5/6}$椎间孔(图13-2-10)。分别向上2.5 cm为$C_{3/4}$,$C_{6/7}$椎间孔。依此标志,确定需阻滞之椎间孔做好标记。以用C_4神经为例:术者用长10 cm、7号针刺入皮肤后沿第一颈横纹方向垂直进针至小关节骨面,退针约1 cm,调整针尖向外从小关节外侧缘突破横突尖韧(此深度约1 cm),有明显落空感,回吸无血及脑脊液,注射空气无阻力,经斜位X线照射,针尖

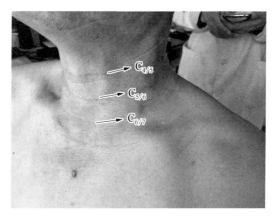

图13-2-10 颈横纹体表定位

在椎间孔处,注射1%利多卡因局麻到2～3 mL(图13-2-11、图13-2-12)。此方法非常安全,不要向下穿刺,以免通过椎板间隙进入蛛网膜下腔。进入穿刺过深容易损伤颈动脉造成出血。为确保患者的安全,最好在影像监视引导下进行,或者治疗前做好应急准备。

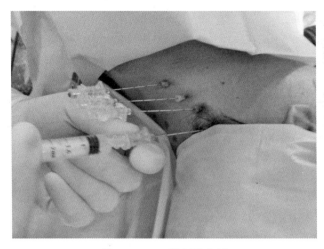 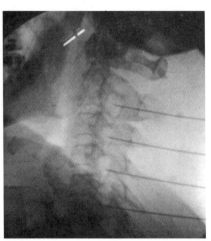

图13-2-11　椎间孔穿刺　　　　　　图13-2-12　椎间孔斜位X线片

2. 前侧椎间孔内口入路　患者平卧,颈下垫薄枕,消毒铺巾。第一颈横纹为$C_{4/5}$,示指中指分离气管鞘与血管鞘,先推后拉,触及隆起的椎间盘后向外移动间盘感消失,术者用长10 cm、7号针刺入皮肤后沿钩椎关节外缘缓慢进针,不脱离骨面,一旦脱离骨面即停止进针,回抽无血及脑脊液,注射造影剂0.5 mL,经正侧位影像核实针尖位置安全,注射1%利多卡因局麻药2～3 mL(疼痛疗效好),或生理盐水5～10 mL(麻木疗效好)。

五、颈椎脊神经后支阻滞术

(一)应用解剖

1. 颈神经后支　除了C_1神经外,每个颈神经后都分成内侧支和外侧支支配肌肉。总之,通常只有C_2～C_4神经的内侧支配皮肤,有的C_5神经的内侧支也支配皮肤。除C_1、C_2神经后支外,每个颈神经后支向后绕过关节突关节到横突根部,至横突间肌内侧并支配该肌。

2. C_1神经后支　C_1神经后支即枕下神经,比前支大。它出现在C_1后弓的上方、椎动脉的下部,进入枕下三角,支配头后大直肌、头后小直肌、头上、下斜肌和头半棘肌。从后支发出细的分支,斜向下行加入C_2神经后支。有的枕下神经发出皮支与枕动脉伴行至头皮,并与枕大、小神经相连,也可与副神经相交通。

3. C_2神经后支　C_2神经后支比其前支及所有其他的颈神经后支都稍大。它走行在枢椎椎板和头下斜肌之间,在头下斜肌下方分为大的内侧支和小的外侧支。内侧支接受C_1神经后支交通支,该交通支穿经和围绕在头下斜肌周围。C_2神经后支下降的交通支通

过 C_2 ～ C_3 关节突关节与 C_3 神经后支连接。

4. 枕大神经　C_2 神经后支的内侧支又称枕大神经,在半棘肌深面横跨并发支支配头下斜肌,在头下斜肌起始部,枕大神经呈喙状弯曲。沿头后大直肌走行,在向后穿过头半棘肌之前与来自 C_3 神经后支的内侧支的交通支连接,在斜方肌和胸锁乳突肌之间穿出斜方肌枕骨附着处附近的腱膜后至枕部皮肤。枕大神经与枕动脉一起上升,分支与枕小神经相连,支配耳后,枕部皮肤,甚至向前可达头顶的皮肤。支配头半棘肌,有的 C_2 神经后支的外侧支支配头夹肌,头长肌以及头半棘肌,并发出交通支与 C_3 神经后支的外侧支相连接。

5. 枕大神经痛　是枕大神经支配区域疼痛和麻木,称疼痛综合征。常由于枕大神经受损伤或刺激所致,很少是因为枕小神经受累所致,二者均受损导致的概率则更小。C_2 关节突关节炎症刺激 C_2 神经根的症状与此很相似。

6. C_3 神经后支　C_3 神经后支的大小介于 C_2、C_4 神经后支之间。它向后走行,绕过 C_3 的关节突关节,在后横突间肌的内侧,分为内侧支和外侧支。外侧支走行在头最长肌和头夹肌表面,穿过头半棘肌后并支配该肌。C_3 神经后支接受 C_2 神经后支外侧支的交通支,并且发出1个相似的交通支汇入 C_4 神经后支外侧支。内侧深支在终止于多裂肌之前围绕着关节突走行,发出关节支支配 C_3 ～ C_4 关节突关节,也有可能发出1支支配头半棘肌。内侧浅支又称第3枕神经,围绕并支配 C_2 ～ C_3 关节突关节的后外侧,持续向深面横向走行,支配半棘肌,并发出1个交通支连接枕大神经。就在 C_2 棘突上方,第3枕神经转向背侧,穿出头半棘肌、头夹肌和斜方肌成为皮支,支配上项线以下的一小部分皮肤;发出交通支连接枕大神经和枕小神经的皮支。

7. 下5个颈神经后支　向后弯曲绕行至颈椎关节突关节后方分为内侧支和外侧支。外侧支支配颈长肌、颈夹肌及颈髂肋肌。颈神经内侧支向后绕行至相应节段的关节突关节的后方至半棘肌深面。它们在进入和支配多裂肌之前发出关节支支配上、下方的关节突关节。终支进入相应节段的棘突之间。皮支通常来自 C_4 ～ C_6 神经和 C_8 神经后支的内侧支,很少有来自 C_7 神经后支的内侧支。这些分支穿过或跨过多裂肌或颈半棘肌后转向背侧,围着头半棘肌内侧缘,进而穿过颈夹肌和斜方肌到达皮肤。

（二）适应证

用于治疗颈源性头痛、头晕、头沉,椎小关节损伤,颈型、交感型颈椎病,后枕部颈肩背痛、根性神经痛、手臂远端麻木、神经分布区域手术麻醉和术后镇痛。

（三）操作技术

1. C_2 背根神经节脉冲射频调控　患者取俯卧位,胸部垫枕,双手放置额头下,平 C_2 棘突上缘与棘突外缘的相交点作为穿刺点,用长 10 cm、22G 射频穿刺针垂直向下,碰到骨面,经X线影像核实,正位在寰枢关节"八"字下角,侧位在"屋脊"中央(图13-2-13)。给予运动模式电刺激,0.5 ～ 1.0 V 以内出现后枕部肌肉跳动,即行高电压脉宽脉冲射频治疗,此神经不可做毁损。

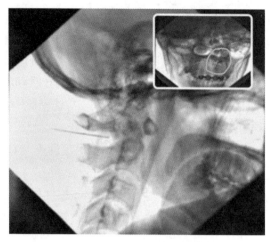

图13-2-13　C_2背根神经节穿刺正侧位X线片

2. 颈椎脊神经神经后支阻滞　患者取俯卧位，胸部垫枕，双手放置额头下。体表定位：正中线确定棘间并标定，旁开1.5～2 cm，为后支穿刺点（图13-2-14），局麻后用长10 cm、22G射频穿刺针垂直向下，碰到骨面，正侧位影像核实，正位针尖位置在上关节突根部（山谷），侧位在横突根部（图13-2-14），斜位在横突根部和上关节突根部的交界点（图13-2-15、图13-2-16），行运动模式电刺激，0.5～1.0 V以内出现肌肉跳动，即行高电压脉宽脉冲射频治疗，此神经尽可能不做热凝毁损，如果行毁损治疗，温度控制在65℃ 30 s。

六、颈部硬膜外间隙神经阻滞术

（一）应用解剖

硬膜外隙位于椎管内壁与硬脊段之间的间隙，其间有脂肪、丰富的小血管和淋巴管等。硬脊膜前间隙有疏松组织连接硬脊膜和椎体间后纵韧带，后间隙有纤维中隔连于椎弓板与硬脊膜后面，有文献介绍这些后间隙的纤维"中隔"可能干扰局麻药扩散。经作者数千例硬膜外间隙造影证实，未见"中隔"影像，将硬膜外导管误置到椎间孔外口是影响

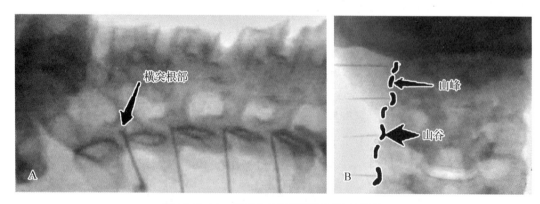

图13-2-14　颈后支神经穿刺正侧位X线片

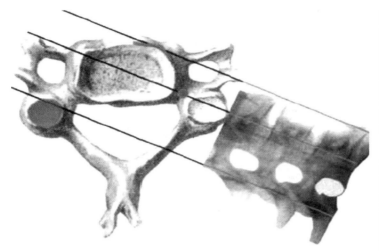

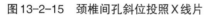

图13-2-15　颈椎间孔斜位投照X线片

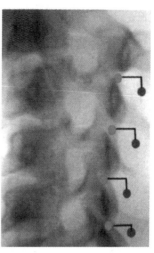

图13-2-16　颈后支神经在斜位片定位

麻醉效果的主要原因。L_2脊髓末端以下部位，黄韧带和硬脊膜间距为5～7 mm，中胸段间距为3～5 mm，下颈段间距为2 mm或以下。体位不同，其间距也不同，患者取坐位，颈部屈曲，在C_7进行蛛网膜或硬膜外穿刺距离约4 mm，硬膜外因呼吸的原因呈负压。从皮肤至硬膜外腔药经过皮肤、皮下脂肪、棘上韧带、棘间韧带、黄韧带。

（二）适应证

用于颈部和上肢手术麻醉及术后镇痛，难治性上肢根性神经痛和血管性疼痛治疗。单次或置入连续硬膜外导管至硬膜外前间隙注射胶原酶，治疗脊髓型和神经根型椎间盘突出症。硬膜外侧间隙注射盐水对神经根粘连引起的麻木效果颇佳。

（三）操作技术

1. 后正中入路　患者取侧卧位，头前屈，通常选择C_6～C_7或C_7～T_1间隙，因这两个间隙活动度小且表浅，容易穿刺成功，用18～20号硬膜外针垂直棘间进针，穿刺针缓慢刺过棘上韧带，再入棘间韧带。退出针芯，针内注满无菌盐水，于针尾连接负压管，管内注入0.1 mL生理盐水。然后术者双手持针柄缓慢进针，当穿刺针刺入黄韧带时，针有被夹住的感觉，这时应集中注意力缓慢进针，仔细体会黄韧带突破的感觉，同时会看见负压管内的液体被"吸"入针内，可确认针尖已达硬膜外间隙（图13-2-17）。轻轻回吸无血、无脑脊

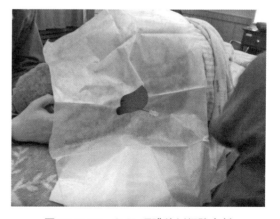

图13-2-17　C_7/T_1硬膜外侧间隙穿刺

液后,缓慢注入0.25%利多卡因2 mL,患者会自诉上肢有发热感,观察15 min无全脊髓麻醉现象,再注入5～8 mL。根据患者的身体情况和年龄,每阻滞一个脊神经节段皮区需1～2 mL局麻药。颈部硬膜外局麻药很容易扩散,注射1 mL造影剂就可以看到其扩散到C_1水平(图13-2-18)。如果进行疼痛治疗,利多卡因浓度应控制在0.2%～0.25%,如果只是麻木就只注射10 mL生理盐水即可,患者也会有上肢发热的感觉。不建议取坐位操作,老年人容易引起体位性低血压。

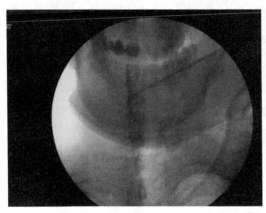 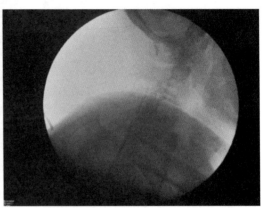

图13-2-18　硬膜外侧间隙造影正位X线片　　　图13-2-19　硬膜外侧间隙造影侧位X线片

2. 连续注药法　患者体位同上,用上述悬滴法穿刺至硬外隙确认无误后,将针斜面朝向头侧,然后置入硬膜外导管超过针尖2～3 cm,并固定之。经反复回吸无血、无脑脊液,注入含1：20万单位肾上腺素的1%利多卡因2～3 mL的试验量。5 min后确认无血管内或脊麻注药反应,依据患者身体条件和年龄注入所需药量即按每阻滞一个皮区节段,需1～2 mL以下的局麻药液。追加给药时间取决于所用局麻药作用时间。一般情况下,间隔45～90 min重复给药1次,给药剂量为首次量的50%。

如果是疼痛治疗,置管成功后,推注0.25%利多卡因5 mL,固定,连接镇痛泵,持续泵入消炎镇痛液2 mL/h,可以保留5～7天。

3. 椎小关节内侧缘入路　患者取俯卧位,胸部垫枕,双手放置额头下,选择C_6棘突下缘,紧靠其外侧缘0.25%利多卡因1 mL局部浸入麻醉,用18～20号硬膜外针,针尖稍向外,双手持针穿刺到骨面,拔出针芯,注入局麻药2 mL,影像核实,调整针尖至下关节突尖部内侧缘,连接注射器,内有2 mL生理盐水,边加压边进针,压力突然消失,回吸无血及脑脊液,注入造影剂1 mL,确认在硬膜外侧间隙,注入0.25%利多卡因10 mL,或生理盐水10 mL,患者自诉上肢发热。此方法药液容易到达硬膜外前间隙,治疗效果优于后正中入路。选择此方法应先阅片,看颈CT,或MRI轴位片,颈椎侧间隙宽大,小关节内侧缘骨面和硬膜囊的距离约3 mm,椎管狭窄者禁用。

硬膜外隙穿刺技术最严重的并发症是全脊麻,本操作必须在手术室内进行。注药后可能出现低血压,应准备好急救药品。因麻醉平面过高可能出现呼吸抑制或窒息,室内必须备有麻醉机或呼吸器。进行颈部硬膜外穿刺时的危险性大于胸腰段。对于颈椎间盘突出巨大者,穿刺易造成出血,颈部硬膜外置管不要带钢丝,以免穿破硬脊膜。穿刺过程中,应有助手固定患者头部,以防穿刺针触及硬膜囊产生过电感时患者突然下意识仰头而损伤脊髓或神经,造成偏瘫、神经脱髓鞘反应。本治疗必须在影像监视器引导下操作,并注射试验剂量的局麻药。

七、臂丛神经阻滞术

(一)应用解剖

臂丛神经由 $C_5 \sim C_8$ 神经前支和 T_1 神经前支的大部分纤维组成。臂丛的五条脊神经根先从椎动脉及前后横突间肌之间向外侧行,再经前、中斜角肌之间的斜角肌间隙穿出。C_5、C_6 于中斜角肌外侧合成上干;C_7 神经延续成中干;C_8 神经和 T_1 神经在斜角肌后面合成下干。这三干向外下行,越过锁骨后面中部,每干又分为前、后两股。外侧束位于腋动脉的外侧,上干与中干的前股合成外侧束。下干的前股延续为内侧束,此束先在腋动脉后面,然后行到它的内侧。上、中、下干的后股合成后束,此束位于腋动脉的后面。

臂丛神经从前斜角肌间隙穿出时,位于锁骨下动脉后面至颈后三角的颈根部的表面被皮肤、颈阔肌、锁骨上神经及颈深筋膜覆盖。当臂丛神经进入腋窝,在锁骨及锁骨下肌的后面时,有肩胛上动脉横过神经丛的前面。臂丛神经入腋窝后,三束包绕腋动脉,在胸小肌下缘,三束分出终末支进入上肢。

臂丛神经发出的部位以锁骨为界,分为锁骨上、下两部分。

锁骨上部分支包括:臂丛根部与交感神经节的交通支;与膈神经的交通支;支配肌支的神经又分为前组和后组;肩胛上神经。其中支配肌支后组的肩胛背神经与疼痛关系密切,该神经主要来自 C_5 神经前支,但常接受 C_4 神经前支分支。该神经刚出椎间孔时发出,向下后方越过中斜角肌表面或穿过该肌,与副神经平行下行至肩提肌前缘,经或穿过该肌和菱形肌的深侧,沿肩胛骨内侧缘下降,分布于肩胛提肌及大、小菱形肌等。胸长神经发自 C_5、C_6、C_7 神经,C_7 神经经过中斜角肌前面,至前斜角肌上部,与 C_5、C_6 神经合为干,经臂丛和腋动脉后面入腋窝。再沿前锯肌的窝面下降,最后分成小分支分布于前锯肌各肌齿。当上肢突然抓举,肩肘及腰部过度背伸,容易引起肩袖和前锯肌伤,由此导致臂丛神经根性损伤,可出现前锯肌功能丧失,表现为双手推墙出现翼状肩胛、伸腕、伸指功能丧失,或伴有腕下垂症状。

锁骨下部分支包括:胸外侧神经、胸内侧神经、前臂外侧皮神经、前臂内侧皮神经、胸背神经和肩胛下神经。

臂丛神经在上肢终末支的神经分布包括:肌皮神经、正中神经、尺神经和桡神经。

(二)适应证

1. 用于上肢手术麻醉、术后镇痛、创伤镇痛和外伤换药,上肢根性疼痛。周围神经损伤的早期恢复。

2. 诊断性阻滞 臂丛阻滞可用于灼痛、CRPS、幻肢痛和其他类型截肢后疼痛的诊断。亦可用于周围神经痛和中枢源性疼痛的鉴别诊断（例如臂丛撕脱伤）。

3. 预防性阻滞 给上肢手术患者实施臂丛阻滞可推迟手术后疼痛发生的时间、推迟手术后首次应用镇痛药物的时间和明显降低手术后疼痛的发生率。在截肢手术前建立连续臂丛阻滞，并使阻滞效应维持3d可降低截肢后幻肢痛的发生率。

4. 治疗性阻滞 臂丛阻滞可暂时缓解创伤或手术引起的急性疼痛和小动脉痉挛或栓塞引起的血管疾病性疼痛。连续臂丛阻滞可有效用于上肢离断部分再植手术患者和肢体血供障碍患者，可产生疼痛缓解和交感神经阻断的双重效果。

（三）操作技术

臂丛阻滞根据入路分别有：肌间沟入路、腋路、锁骨上入路、锁骨下入路、喙突下入路。现介绍临床上常用的前中斜角肌肌间沟法：

患者取仰卧位，头偏向对侧，手臂垂直贴身旁，充分暴露颈部。在实施肌间沟臂丛阻滞技术时，下列体表解剖学标志有助于确定肌间沟的位置。① 胸骨颈静脉切迹；② 锁骨；③ 胸锁乳突肌胸骨头；④ 胸锁乳突肌锁骨头；⑤ 乳突。在实施肌间沟臂丛阻滞时，应采用皮肤记号笔标记出以下三个解剖学标志：① 锁骨；② 胸锁乳突肌锁骨头后缘；③ 颈外静脉。将定位手指牢固地按压在前斜角肌和中斜角肌之间，以缩短皮肤到臂丛之间的距离。定位手指距离锁骨上缘3～4 cm。在定位手的手指之间，将穿刺针刺入皮肤，进针方向几乎与皮肤垂直。缓慢推进穿刺针，进针深度控制在1～2 cm内找寻臂丛神经刺激反应。回抽无血无脑脊液无气，注入1%利多卡因20 mL。

此法对尺神经阻滞出现较晚。向下穿刺不能过深，避免刺破胸膜顶部出现气胸。注药前反复回吸，避免将局麻药注射到血管内。穿刺过深可能会发生全脊麻现象。

除了利用局麻药阻滞镇痛，高电压脉冲射频对臂丛神经的场效应有非常好的镇痛效果，治疗后患者的满意度很高，对周围神经损伤的早期恢复有明显的效果（图13-2-20）。

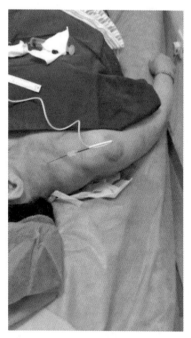

图13-2-20 臂丛神经损伤的脉冲射频治疗

八、肩胛上神经阻滞术

（一）应用解剖

肩胛上神经由C_5～C_6神经纤维前支的锁骨上部分组成，部分患者有C_4神经参与。其起自臂丛上干，向外下行，经斜方肌及肩胛舌骨肌的深侧，至肩胛切迹处，再经肩胛横韧带下侧至冈上窝，绕过肩胛颈切迹至冈下窝。它沿途发出分支分布到冈上肌、肩关节、肩锁关节和冈下肌。

（二）适应证

用于肩关节周围炎疼痛治疗，配合手法治疗冻结肩（肩周炎第3期）。手法治疗肩关节脱臼复位术麻醉。

（三）操作技术

患者取坐位，背朝术者，双肩放松自然下垂。先确定患侧肩胛冈，从脊柱缘至肩峰做一条连线，在连线中点做一标记，再标出肩胛下角，并与肩胛冈中点标记做一连线。在此连线与肩胛冈的外上角做分角线，此分角线至肩胛冈前缘，即为肩胛上神经穿刺点。也可以将患侧肩胛冈分别分为2等分和3等分，其中点与外1/3连线之中点前缘，即为肩胛上神经穿刺点。

常规消毒后，局麻下用长10 cm、带有深度标记的7号穿刺针，垂直进针至冈上窝。将标记推至距离皮1 cm处，退针至皮下。再将针尖向前倾斜5°～10°进针，深至骨质。在此进针过程中如未出现异感，可将针尖做扇形移动寻找肩胛上切迹，直至患者出现向同侧肘部放射性异感，即说明针尖触及肩胛上神经。回吸无血，缓慢注射1%利多卡因8～10 mL后，用创可贴粘敷。用神经定位刺激器引导进针，可提高阻滞成功率。

在做扇形寻找肩胛上神经时，进针深度最好不要超过穿刺针的深度标记，避免将针刺入胸腔。反复穿刺容易引起肩胛上动脉损伤。有的患者在穿刺中未能引出异感，将针尖抵住冈上窝，回吸无血也可以注射药物。

九、腋神经阻滞术

（一）应用解剖

腋神经属于臂丛神经之一，同属于组成桡神经的后束，由C_5～C_6或C_5～C_7神经后束纤维组成，开始位于桡神经外侧，腋动脉的后侧，肩胛下肌的前面，穿四边孔，绕肱骨外髁颈向后分布至三角肌深方，分为上、下两支。上支绕肱骨外科颈至三角肌，并穿过该肌至皮下的细支，分布于三角肌表面皮肤。下支的皮支为臂上外侧皮神经，绕三角肌后缘，穿深筋膜至皮下，分布在三角肌后下部及覆盖肱三头肌长头附近的皮肤。其肌支分布于三角肌的后部；另有一支至小圆肌。

后面观：小圆肌大圆肌肱三头肌长头和肱骨上端之间为四边孔。腋神经和旋肱后动脉一起通过四边孔，在三角肌后缘中点紧靠肱骨外髁颈后面走行。除肌支外，感觉支分布于关节囊下部。腋神经干上发出的关节支，于肩胛下肌下侧进入肩关节等肩背部肌肉。

（二）适应证

用于治疗肩周围关节炎疼痛。配合肩胛上神经阻滞用于肩周炎第三期，即冻结期手法治疗的局部阻滞，三角肌区域的神经性皮炎。

（三）操作技术

患者取坐位，双臂自然垂放。术者位于患者后侧，确定肩峰与大圆肌-肱三头肌长头交点连线中下 1/3 或肩峰下 3 ～ 4 cm 的凹陷处。用长 3.5 cm、7 号短针朝喙突方向刺入 2 ～ 2.5 cm，可以不出现放射异感，注气无阻力，回吸无血、无气，即可注射局麻药 6 ～ 8 mL。如用神经定位刺激器可诱发三角肌和小圆肌收缩。避免将局麻药误入旋肱后动脉内。穿刺方向一定对准喙突方向，不进针要向内，避免穿刺针误入胸腔。

（耿宝梁）

第三节　胸部神经阻滞术

一、肋间神经阻滞术

（一）应用解剖

肋间神经由胸神经前支组成，除 T_1 神经前支和 T_{12} 神经前支分别参与组成臂丛和腰丛外，其余均走行于相应肋间隙，唯 T_{12} 神经前支走行于肋下，称肋下神经。

第 2 ～ 6 肋间神经出椎间孔处，位于壁层胸膜和肋间外肌之间，并通过交通支与交感神经和内脏神经连接。肋间神经肌支走行于肋间肌发出小支支配肋间内、外肌，肋间神经外侧皮支行至肋骨角附近分出，与主干伴行，到达腋中线，向外穿过肋间外肌及前锯肌至皮下，分为前、后两支。前支分布于胸外侧皮肤，发出乳房外侧支至乳房，后支向后分布于肩胛下部的皮肤。肋间神经在胸骨旁穿出支配皮肤称为前皮支，前皮支分布于相应肋间隙胸前皮肤。在女性第 2、3、4 肋间神经前皮支分支至乳房，称乳房内侧支。胸廓肋间神经后支于横突外下缘向后下走行，分布于背部肌肉和皮肤。

T_7 ～ T_{12} 神经在肋间行走与前 6 对肋间神经相同，在腹部，斜向前下进入腹横肌和腹内斜肌之间，再穿腹直肌鞘至皮下。肌支，分布于肋间内肌、肋间外肌、腹横肌、腹内斜肌和腹直肌。外侧皮支穿肋间外肌，沿前锯肌穿至浅筋膜，分为前、后两支，前支支配胸、腹部前外侧壁的皮肤，后支支配背阔肌表面的皮肤。

（二）适应证

作为常规开胸手术麻醉与术后镇痛。胸椎旁 - 肋间神经沟留置导管用于开胸手术后镇痛，还可用于胸壁挫伤、肋骨骨折、肋间神经炎、肋骨软骨炎、带状疱疹及疱疹后神经痛等治疗。传统注射神经损毁药用于治疗胸壁转移性癌痛、带状疱疹后神经痛等，现在认为上述疼痛在影像引导下行背根神经节介入性毁损治疗效果更为确切。

（三）操作技术

肋间神经阻滞定位一般在腋前线或腋后线上，在肋缘下的肋间神经常与肋间动、静脉伴行。操作：患者取患侧在上侧卧位，上肢上举，手置于脑后，常规消毒，在腋前线或腋后线上拇示指摸清肋骨固定皮肤，下缘稍上方垂直进针，直达肋骨外侧面，然后将针尖轻轻移至肋骨下缘，再进入约 0.3 cm，抽吸无血、无气注入镇痛液 3 ～ 5 mL。严重且常见的并发症有气胸。较大范围用局麻药阻滞可能导致过量中毒。严格无菌操作预防感染。

二、胸椎椎间孔神经阻滞术

（一）应用解剖

胸部脊神经,由各相应胸椎椎间孔发出。在椎间孔由内向外依次为神经根、前支、后支、交感神经节,胸交感神经链自上而下搭在肋骨小头上,紧贴椎体后外侧缘,位于壁胸膜外,前后支均包含感觉和运动神经纤维,发出的交通支沿前侧与交感神经链结合。外口紧邻胸腔壁胸膜,空间狭小,在此处注射药物,药物大部分进入椎管内硬膜外腔。可影响感觉、运动和交感神经纤维的功能。

（二）适应证

用于治疗胸椎间盘脱出及产生的根性痛,带状疱疹及PHN,胸椎压缩性骨折,上腹部癌性疼痛、心绞痛、长Q-T综合征、慢性胰腺炎、胰管结石和胰腺囊肿等引起的疼痛。另外,T_5、T_6、T_7神经调节可以降低血糖,也适用于慢性疼痛诊断不明确患者。

（三）技术操作

为了保证本操作技术的安全性和准确性,必须在影像显示器引导下进行操作。患者取俯卧位,双上肢垂放于身体两侧,选择舒适体位,嘱患者放松全身肌肉。

体表定位:确定拟阻滞之棘间隙,并做水平延长线至胸背部肌肉最高点向外1 cm,即肋骨角内1 cm处,距离5～6 cm处为穿刺点,并用记号笔依次做好穿刺标记。消毒范围要包括腰骶部,在$L_{3/4}$,每2～3个间隙分别插入长10 cm、7号穿刺针至小关节面,从S_1开始向上数至病变间隙,确保准确无误,先用短针在穿刺点注射局麻皮丘,改用长15 cm、20G弯针刺入皮下,并朝棘间方向进针。针尖触及骨质,影像核实穿刺针尖位置,穿刺时遵循宁浅勿深的原则,在侧位影像监视下,调整针尖方向,进入椎间孔12点位置,正位核实,针尖不能超过椎弓根内侧缘(图13-3-1和图13-3-2)。多数患者不出现放射性异感,注气无阻力,回吸无血、无脑脊液,每点注射造影剂1 mL,影像正侧位核实,针尖位置安全,再注入局麻药每点3～5 mL或生理盐水5 mL,注射生理盐水后亦可行高电压神经脉冲射频调节,如椎间突出可以注射胶原酶。

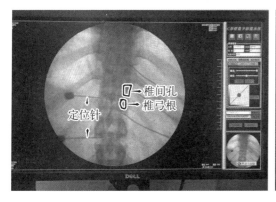

图13-3-1　胸椎间孔穿刺正位X线片

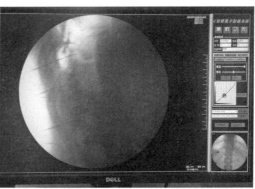

图13-3-2　胸椎间孔穿刺侧位X线片

治疗PHN时针尖位置应在椎间孔外口,肋骨小头下方交感神经节处(图13-3-3～图13-3-6),造影剂沿肋骨下缘扩散的多,进入椎管内的少。此位置治疗效果更佳。上胸段穿刺针不应超过椎体1/3,否则容易刺破胸腔脏胸膜,穿刺点设计时不要太靠中线,旁开距离越短,越容易刺破胸膜。胸椎旁穿刺针最好选择弯针,这样可以在狭小的椎间孔处操作自如。

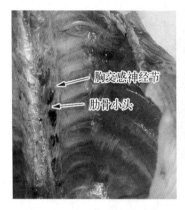 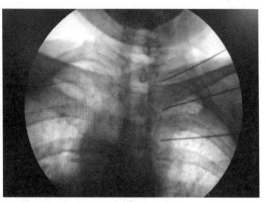

图13-3-3　胸交感神经节　　　图13-3-4　T₁、T₂、T₃交感神经节穿刺正位X线片

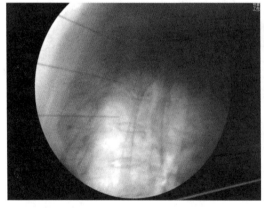 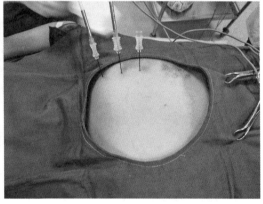

图13-3-5　T₁、T₂、T₃交感神经节穿刺侧位X线片　　图13-3-6　T₁、T₂、T₃交感神经节穿刺手术图片

将局麻药物误入硬膜外隙或蛛网膜下隙,会引起广泛阻滞。不在监视器引导下操作,穿刺针有可能误刺破胸膜,或误入硬膜外隙或蛛网膜下腔。注药前反复回吸,确认无血、脑脊液和空气后方可注药,注药过快、压力过大药量过多,药液能渗入硬膜外隙/蛛网膜下隙,穿刺后常规应检查下肢感觉及运动功能。操作治疗室内应有抢救复苏设备,以便发生意外能及时抢救。

三、胸椎脊神经后支阻滞术

(一)应用解剖

在每个胸椎节段,胸神经后支向后穿过由上下横突、内侧的关节突关节及外侧的肋横突上韧带围成的孔隙,然后沿着位于前方的肋横突上韧带前层和肋板层韧带,肋横突韧带后方的后层走行。在这个狭窄的空间里,胸神经后支分为外侧支和内侧支。外侧支继续向外侧走行至肋横突关节,然后在肋横突关节上方转向背下方,支配肋提肌进而进入胸最长肌和髂肋肌。来自上6个节段的胸神经后支外侧支终止于肌肉。来自下6个节段的胸神经后支外侧支从腰髂肋肌穿出,在肋角线上进入下后锯肌和背阔肌。在浅出前下降至少4个肋骨节段。T_{12}神经后支外侧支发出一个细支向内侧下行,沿着髂嵴到达臀部前侧皮肤。一些上胸神经外侧支也会延续成为皮支。

每个内侧支钩绕肋横突上韧带后板的腹侧缘,距离横突尖上方各异。在$T_1 \sim T_4$及T_9、T_{10}水平,胸神经后支内侧支穿过横突尖上方,转向下内穿过横突后表面,到达内侧的多裂肌附着点和外侧的半棘肌之间。每个神经斜向下走行支配多裂肌和半棘肌。$T_5 \sim T_8$神经内侧支平行于其他水平的神经走行,但是不到达横突而是向后上方走行到横突平面。在T_{11}和T_{12}神经后支,与该节段横突比较短小相适应,其内侧支紧贴着关节突关节上方走行。每个内侧支发出关节支支配上、下关节突关节。上6个节段的胸神经后支内侧支皮支穿过斜方肌和菱形肌到达棘突附近的皮肤。有的下6个节段胸神经后支内侧支上行,也可能形成皮支。

(二)适应证

胸椎小关节炎,棘间韧带炎,胸椎压缩性骨折,胸部外伤疼痛治疗,肩背部软组织慢性疼痛。

(三)操作技术

为了保证本技术的准确性和安全性,必须在影像显示器引导下进行操作。

患者取俯卧位,先确定阻滞范围,向上扩展2 ~ 3个间隙。在胸椎棘突最高点旁开1.5 ~ 2.5 cm处做一标记,常规消毒,做局麻皮丘,用长10 cm的7号穿刺针垂直刺入皮肤,直至针尖触及椎板后缘,将针尖调整到小关节外侧缘,影像正侧位核实,回吸无血、无气、无脑脊液,即可注射局麻药2 mL/点。应说明的是,胸段所穿刺的椎旁间隙定位是上一椎体的棘突。

误刺入胸腔合并气胸。将局麻药误入蛛网膜下隙或硬膜外隙可引起广泛阻滞,因而导致患者呼吸、循环抑制。同时应用神经定位刺激器引导行胸椎旁间隙穿刺,可以避免穿刺并发症,提高穿刺成功率。

四、胸部硬膜外隙神经阻滞术

(一)应用解剖

胸椎基本结构与普通颈椎相同,只是椎体两侧和横突末端有肋凹,棘突较长,斜向后下方,关节突的关节面近额状位,容易发生骨折和不易滑脱。椎管内结构详见颈部硬膜外间隙神经阻滞术。

(二)适应证

用于手术麻醉。手术后连续镇痛。外伤后疼痛治疗。胸壁癌性疼痛、急性带状疱疹或 PHN 治疗。连续硬膜外置管用于慢性、顽固性心绞痛治疗。

(三) 操作技术

正中路穿刺入路方法患者取侧卧位，头部垫枕，胸部尽量向后躬出。由于中胸段椎体棘突斜长、角度较锐，因此椎间隙相对较窄。常用胸部硬膜外穿刺定位方法：较大的 C_7 棘突与 T_1 间隙，肩胛冈连线平对 $T_3 \sim T_4$ 间隙，肩胛骨下缘连线平对 $T_7 \sim T_8$ 间隙，C_7 与尾骨连线 1 中点为 $T_{12} \sim L_1$ 间隙。确定棘突上下缘之间的穿刺间隙后常规消毒铺巾，局麻下用 18 号硬膜外穿刺针，以 $35° \sim 60°$ 在正中线入针。进针 $3 \sim 4$ cm 后，针尖进入棘间韧带中层时拔掉穿刺针针芯，连接带盐水的负压管。术者双手持针，穿过棘间韧带深层及黄韧带时，感觉阻力增加，当进针穿透黄韧带时，突然感觉阻力消失，同时负压管的液体被吸入硬膜外腔，立即停止进针。如连续注药，随即置入连续硬外导管退出穿刺针，回吸无血、无脑脊液，注射含 1∶20 万单位肾上腺素的局麻药 $3 \sim 5$ mL 试验剂量，密切观察 5 min。确定注射的局麻药未误注入血管或未出现全脊麻征，追加注射所需局麻药剂量，一般每阻滞一个胸部皮区需 1 mL 或 1 mL 以下的剂量，注药后患者平卧。并注意监测和调整阻滞平面范围。

旁正中穿刺入路法患者体位同上确定胸部穿刺间隙，可采用从 C_7 向下数，或从 $L_3 \sim L_4$ 向上数的方法。常规消毒后，于棘突间隙旁开 $2 \sim 2.5$ cm 处做局麻皮丘，确定局麻药充分浸润后，用 10 cm 长、18 号硬膜外穿刺针垂直刺入皮肤，调整穿刺针的针尖朝向头侧 $35°$，偏向内侧 $15°$。在上下椎板之间，将针尖刺达韧带表面或刺入黄韧带时，连接充有 2 mL 空气的玻璃注射器。术者左手持针，右手对针芯加压并继续缓慢将针刺经黄韧带时，右手感到进针阻力逐渐加大，继续进针直至阻力突然消失，表明针尖进入硬膜外间隙。

反复回吸无血、无脑脊液后，注射局麻药或用置管连续注药方法同上。由于胸椎间隙较窄，穿刺角度为锐角，正中入路法操作相对旁正中入路法较困难。特别是脊髓与硬脊膜、蛛网膜间距离很窄，操作一定要谨慎，要非常准确地判断穿刺针刺入黄韧带。T_9 以下穿刺操作较上胸段容易，基本与腰部硬外神经阻滞操作相同。

全脊麻是本操作技术最严重的并发症。此项操作必须在手术室内进行。老年或脱水患者注射局麻药后，常出现低血压，应准备好急救药品。注射局麻药用力过大、过快，可能导致局麻药向上扩散范围加大，患者常常出现麻醉平面过高，出现呼吸困难，因此治疗室内必须备有麻醉机或呼吸器。穿刺过于偏外容易误损伤神经根。置管深度不要超过 3 cm，否则有可能经一侧椎间孔进入椎旁间隙，即使反复注射大剂量局麻药，仍不能达到满意麻醉效果，或仅出现一侧不完全性区域阻滞。行胸部硬膜外穿刺的危险性大于腰部。

五、腹腔神经丛阻滞术

(一) 应用解剖

位于膈肌腹主动脉裂孔前下方，椎体、膈肌内侧脚、腹主动脉壁的前面，胰腺上缘与后腹膜的后面。在腹主动脉前面上起腹腔动脉、肠系膜上动脉，下至肾动脉，全长 2.5 ～

4 cm,宽2.5～5 cm;多数平T_{12}～L_1水平,少数可达T_{11}～L_2水平(图13-3-7)。前方:后腹膜覆盖的胰腺的上缘,脾动脉,胃后壁和网膜囊;后面:腹主动脉、膈脚、膈脚后间隙、薄的软组织、膈脚附着端、椎体;左后方:左肾上腺、左肾、左肺、肿大的脾脏等;右后方:胸导管、下腔静脉、肝总动脉、肝脏、右肾上腺、右肾或右肺等。

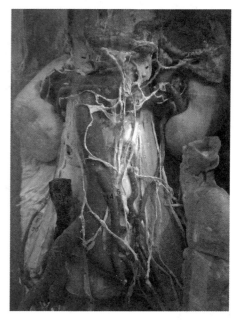

图13-3-7　腹腔神经丛

腹腔神经丛的起源和行经:T_5～T_{10}与T_{10}～T_{11}发出的交感神经节前纤维经过白交通支进入胸部交感神经节,穿过交感神经节后,组成内脏大、小神经。内脏大、小神经经过膈脚间隙,与左侧半奇静脉、右侧奇静脉伴随通过主动脉裂孔,进入腹腔神经丛(节)。腹部交感纤维在交感干内向上与胸部交感干一起参与组成腹腔神经丛及副丛;主要参与肠系膜上、下神经丛和胰下丛,支配小肠和结肠。

腹腔神经丛的组成:① 交感节前纤维;② 腹腔神经节;③ 肠系膜上神经节;④ 肾神经节;⑤ 内脏大小神经;⑥ 迷走神经的副交感纤维;⑦ 腰交感上位神经节;⑧ 交感神经节后纤维及向心性传入纤维;⑨ 副丛。

（二）适应证

慢性胰腺炎的疼痛,上腹部的癌,上腹部癌手术中,估计术后可能疼痛的患者,术后止痛或肝动脉栓塞治疗的疼痛,使用局麻药进行试验性阻滞后,疼痛消失者,区分内脏痛和躯体痛时的诊断性阻滞。

（三）禁忌证

伴有胸椎、腰椎转移者;因肿瘤浸润穿刺针无法进入腹主动脉根部。

（四）操作技术

术前开放静脉,术中连续监测血压、心率、呼吸和血氧。患者取俯卧位,双臂外展稍超过90°,肘关节屈曲,尽可能使患者体位舒适。

首先标出第12肋、T_{12}和L_1棘突的位置,在L_1棘突外侧5 cm和7 cm处分别引两条平行于脊柱正中线的平行线,连接各点,进而在CT和X线监视下找到L_1椎体和横突,作为穿刺目标。

膈脚外侧(腹侧)法(图13-3-8):选择L_2棘突外侧4～5 cm处为穿刺点;在X线透视下,向L_1椎体的侧面进针,针体大约与矢状面的角度为30°,缓慢注入少量(0.2～0.3 mL)造影剂,边调整边进针;造影剂以针尖为中心向上下左右扩散,在侧位像上向后方扩散达到椎体的后缘,证明针尖在膈脚的外侧;CT下可见造影剂自椎体一侧向前扩

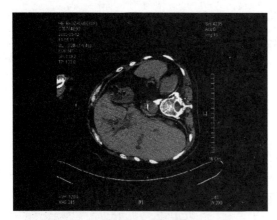

图13-3-8　膈脚外侧（腹侧）穿刺CT下造影

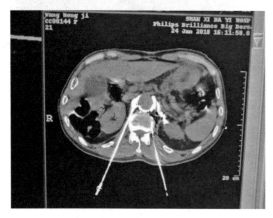

图13-3-9　膈脚内侧法穿刺CT造影

散，环绕腹主动脉或下腔静脉的前侧面，呈不规则片状分布；一侧注入纯酒精约10 mL。有时不一定需要两侧同时进行即可获得两侧阻滞的效果。

膈脚内侧法（图13-3-9）：T_{12}棘突外侧7 cm处与矢状面呈45°～50°，透视下向L_1横突的方向穿刺，碰到L_1横突后，经横突的下缘继续进针，碰到L_1椎体的外侧面后退针，缩小与矢状面的夹角，再进针，使针尖沿椎体的外侧面，慢慢滑入，在侧位透视下，针尖到椎体的前缘，接装5 mL生理盐水的注射器，边进针边注盐水，遇到腹主动脉注盐水有阻力，同时有腹主动脉的搏动感，退针少许，恢复到注盐水无阻力即可。

膈脚内侧法针尖定位指征（图13-3-10和图13-3-11）：侧位透视下针尖的位置大约在椎体的前缘1～1.5 cm处；如果是左侧穿刺，针尖在腹主动脉的后方，椎体的前面，膈脚的椎体侧（即内侧）；如果是右侧穿刺，针尖在腹主动脉的右侧，横膈脚的内侧（椎体侧）；针尖在膈脚的后方，腹主动脉的中线侧，椎体的前方，缓慢注入造影剂5 mL时，造影剂由腹主动脉的中线侧，

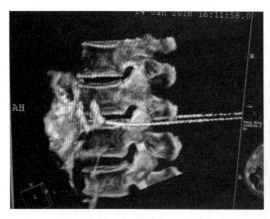

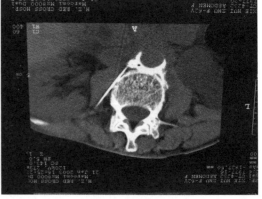

图13-3-10　腹腔神经丛穿刺针尖位置及造影侧位CT片

图13-3-11　腹腔神经丛穿刺针尖位置及造影轴位CT片

向前扩散至腹主动脉前面；造影剂大部分储存于内脏大小神经通过的膈脚后间隙，呈现出底边向上、尖端向下的楔形，楔形阴影的后面是椎体的前缘。造影剂扩散到对侧时，可变成矩形；正位透视下，药液在一侧时，呈一尖端向内的三角形。如果药液扩散到对侧，大致可形成一个蝶形。在CT下可获得更为直观的影像。

CT监视下经椎间盘穿刺：患者取俯卧位，术者在进针的椎间扫描，以腹主动脉前侧端为一点，L_1棘突后端为一点，L_1水平线离中线4 cm处为一点，此三点构成的三角形可准确计算出进针角度及穿刺深度。借助定向定位仪，按照计算结果进针，使针尖位置靠近腹主动脉前侧端，注入造影剂，确认穿刺位置准确无误。

经影像核实造影后针尖位置正确，注入0.5%利多卡因20 mL，确认安全有效后，注入无水乙醇一侧用量10～15 mL，两侧用量：相应浓度酒精20 mL。与此同时，腹痛消失，血压下降，同时有腹部温热感，肠蠕动亢进，且无躯体神经被阻滞的表现，证明穿刺正确，注药部位合适。观察20 min，患者生命体征平稳，注入神经毁损药。

并发症与注意事项：① 局麻药中毒；② 内出血；③ 损伤脏器；④ 椎间盘损伤；⑤ 椎管内阻滞；⑥ 低血压、意识丧失；⑦ 体位性低血压；⑧ 胸背部灼痛综合征；⑨ 酪酊状态；⑩ 排尿、性生活困难；胃肠功能紊乱；医源性低血压和出血。

（耿宝梁）

第四节　腰部神经阻滞术

一、腰交感神经阻滞术

（一）应用解剖

腰交感神经位于脊椎椎体前外侧，一般两侧各有4个神经节，借节间支连成腰交感神经干，上接胸交感神经干，下行于腰椎椎体前外侧与腰大肌之间，经髂总血管的后方入盆腔，与结交感神经干相连。其右侧位于下腔静脉外侧或其部分被下腔静脉覆盖：其左侧位于腹主动脉外侧，腹部交感神经干较胸部更接近正中线。

腹部腰交感神经干分支有：

1. 腰交通支，借灰白交通支相连，并随腰丛神经分布。

2. 腰内脏支，穿经腰交感神经节的节前纤维。L_1～L_2椎旁节参加腹主动脉丛，止于肠系膜下神经节，在此转换神经元发出节后纤维，攀肠系膜下动脉而分布。L_3～L_4椎旁节加入上腹下丛，并在此处的神经节换元，节后纤维分布于结肠左曲以下的消化管及盆腔脏器，并有纤维伴血管分布至下肢。

3. 血管支，由腰交感神经节发出的分支均分布到腹主动脉丛，再向下连接髂总动脉丛，L_3～L_4内脏神经发支到髂总动脉并包绕后，分布于髂外和内动脉、股动脉闭孔动脉以及髂腰动脉。

4.椎骨和韧带支,分布于腰椎及其韧带组织内。

（二）适应证

用于交感性神经疼痛,如灼性神经痛、幻肢痛、慢性腹腔交感神经痛等。用于血管痉挛性疾病,如下肢雷诺病、血栓闭塞性脉管炎、糖尿病末梢神经痛、缺血性病变、疡病、冻伤等治疗,用于扩张下肢血管,增加末梢流量,促进末梢静脉回流,改善下肢水肿。传统上在该处有注射神经毁损药治疗癌性疼痛的报告,目前可以用超选择背根神经节介入治疗替代。现发现对恶性下肢关节积液效果颇佳。

（三）操作技术

该技术操作应在影像监视器引导下进行。通常 T_2、T_3、T_4 交感节同时阻滞。体表定位:患者取俯卧位,平 $L_{2/3}$,$L_{3/4}$,$L_{4/5}$ 棘间旁开6～8 cm。常规消毒后,局麻下用长15 cm、20G号弯针穿刺,与皮肤呈60°,经横突间进针6～8 cm,针尖触及椎体外侧缘。在影像监视器引导下随时调整穿刺针的方向、深度、角度,直至确认针尖到达椎体前外侧的交感神经节或干附近,影像正位针尖在椎弓根外侧缘,侧位在椎体前缘。回抽无血,注射空气阻力消失,每点注射造影剂 3 mL,侧位显示椎体前外侧为线样分布,正位显示在椎体的内测,未进入到腰大肌内(图13-4-3和图13-4-4)。注射1%利多卡因3毫升/点,患者即可感觉腹腔内有发热感。如需毁损,观察10 min,无下肢麻木、无力,注射无水酒精3毫升/点。注射无水酒精后会立刻出现下肢发热感,尤其足跟处变化最明显(图13-4-1～图13-4-7)。

老年患者注射局麻药可能出现血压下降,术中和术后需要全程监测患者的生命体征。如有出血,影响疗效。无水乙醇注射量过大向 L_1 扩散可以引起射精障碍,扩散至腰大肌

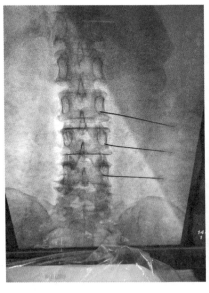 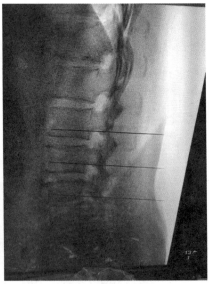

图13-4-1　腰交感神经穿刺正位X线片　图13-4-2　腰交感神经穿刺侧位X线片

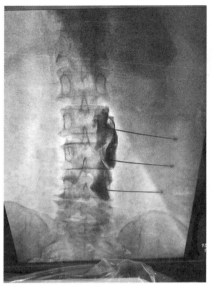 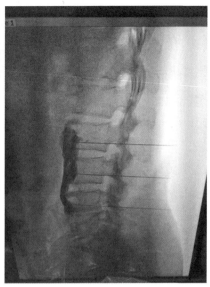

图13-4-3　腰交感神经造影正位X线片　图13-4-4　腰交感神经造影正位X线片

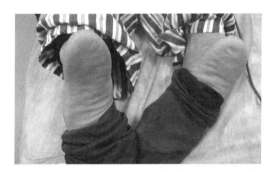

图13-4-5　腰交感神经阻滞后足跟颜色变化

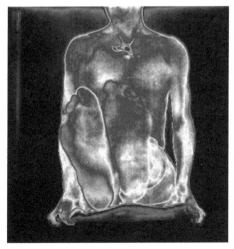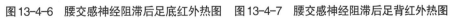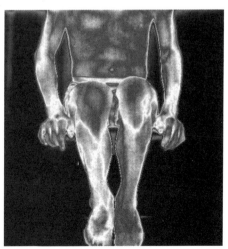

图13-4-6　腰交感神经阻滞后足底红外热图　图13-4-7　腰交感神经阻滞后足背红外热图

前缘影响输尿管收缩引起短暂性尿频,进入腰大肌会引起剧烈疼痛及神经损伤,如出现上述症状,尽快用盐水冲洗。

二、腰椎椎间孔神经阻滞术

(一)应用解剖

腰部脊神经沿椎弓根内侧壁下2/3的侧隐窝穿出椎间孔后,立即分为前支、后支、脊膜支和灰白交通支。

(二)适应证

腰椎间盘突出症、神经根炎、神经损伤、带状疱疹及PHN。因注射的药液更接近受损伤的神经根,本法可以注射神经毁损药物治疗该部位转移性、原发性癌痛。

(三)操作技术

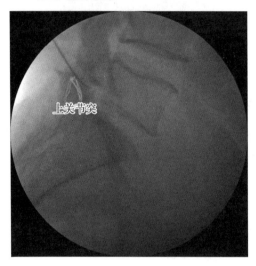

图13-4-8　L_5/S_1椎板外切迹(上关节突顶点)

该操作最好在影像监视器引导下进行,是疼痛治疗中使用频率最高的操作技术。取俯卧位(腹部也可以垫一薄枕)。体表定位:髂后上棘外缘与正中线做平行线,通过棘间做垂直线,相交点即为穿刺点,L_5/S_1穿刺点在髂后上棘内缘。常规消毒后,用长15 cm、20G弯针穿刺,局麻下垂直缓慢刺向上关节突顶点即椎板外切迹(图13-4-8)。影像核实,调整针尖至椎间孔,注射造影剂1 mL,影像核实神经根显影情况,查看针尖与神经根的位置关系,根据需求微调针尖,进针过程中如针尖触及横突,应调整针尖从横突根下缘滑入椎间孔,正位像针尖勿超过椎弓根内侧缘,侧位像针尖抵达椎体后缘(图13-4-9和图13-4-10),回吸无血、无脑脊液,注射局麻药5 ～ 8 mL(解决疼痛症状)缓慢注射或生理盐水5 ～ 10 mL加压注射(解决麻木症状)。

如果穿刺过深针尖触及神经根,患者会出现向同侧神经放电感,如需要阻滞多节脊神经根,可以按照上述方法在各椎间孔分别穿刺注药。治疗后保持穿刺体位卧床30 min。门诊治疗局麻药浓度不宜过高,可以选择0.25%利多卡因为宜,避免患者治疗后下肢无力摔伤。门诊操作治疗根性神经痛,注射药液前不必在影像监视器引导下操作。如果注射神经毁损药,必须在影像监视器引导下操作。注射局麻药浓度过高和剂量过大,患者可出现阻滞侧下肢发热、运动无力感觉,也可以出现药液进入硬膜外间隙出现双侧阻滞现象。本操作应在有急救设备的条件下进行。

经椎间孔置管法:需要长期硬膜外腔给药的治疗,或硬膜外腔前间隙注入胶原酶,可以使用此方法。体表定点:$L_{4/5}$,L_5/S_1椎间孔穿刺点均为背阔肌止于髂骨外缘上1 cm处

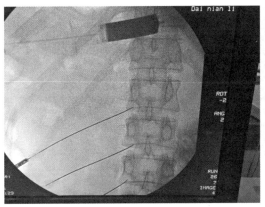

图13-4-9 腰椎间孔神经阻滞正位X线片

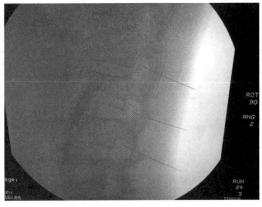

图13-4-10 腰椎间孔神经阻滞侧位X线片

（图13-4-11），$L_{3/4}$椎间孔穿刺点为此点内1 cm上2 cm处，$L_{2/3}$椎间孔穿刺点在$L_{3/4}$椎间孔穿刺点内1 cm上3 cm处，$L_{1/2}$同$L_{2/3}$上移。常规消毒铺巾，局麻，用长15 cm、18G弯针刺入皮肤图（图13-4-12），向棘间方向穿刺到椎板外切记，影像核实（图13-4-13和图13-4-14），调整针尖向下沿小关节外侧缘进针，有落空感即停止进针，再次影像核实针尖位置在

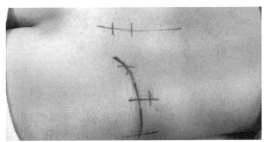

图13-4-11 经椎间孔置管穿刺体表定点

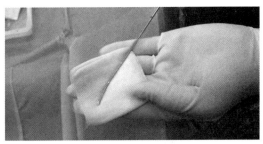

图13-4-12 弯针制作

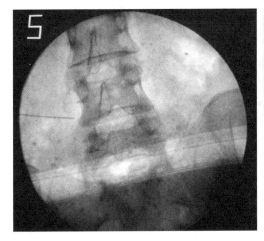

图13-4-13 穿刺针至椎板外切迹正位X线片

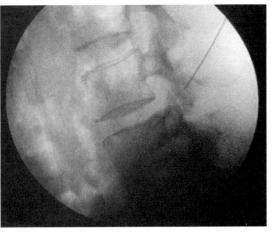

图13-4-14 穿刺针至椎板外迹记侧位X线片

椎间孔外口(图13-4-15和图13-4-16),置入带钢丝硬膜外导管2 cm,影像核实(图13-4-17和图13-4-18),拔出钢丝,连接注射头,回吸无血无脑脊液,注入造影剂3 mL,影像核实正位出现瀑布征,侧位出现画眉征(图13-4-19和图13-4-20),即可注射治疗药物。

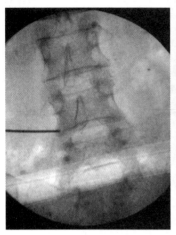 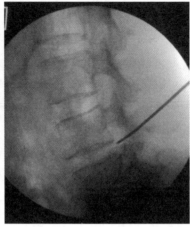 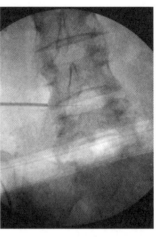

图13-4-15 穿刺针至椎间孔正位X线片　图13-4-16 穿刺针至椎间孔侧位X线片　图13-4-17 置入带钢丝硬膜外导管正位X线片

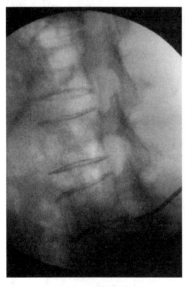 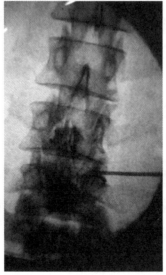 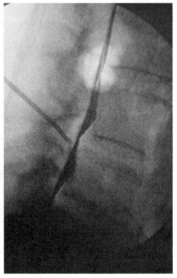

图13-4-18 置入带钢丝硬膜外导管侧位X线片　图13-4-19 经硬膜外导管造影正位X线片　图13-4-20 经硬膜外导管造影侧位X线片

三、腰椎脊神经后支神经阻滞术

(一)应用解剖

从脊神经发出后,L_1~L_4神经后支分别在横突上方的横突间韧带腱膜上的一个小孔穿过（图13-4-21）。每个后支在分为内侧支和外侧支之前支配横突间肌。外侧支支配竖脊肌中的最长肌和髂肋肌。由上三个腰神经后支发出的皮神经在竖脊肌的外侧缘穿出，穿过背阔肌腱膜成为皮支，跨过髂嵴后方到达臀部皮肤。有些皮支甚至可到达大转子水平。内侧支跨过上关节突关节和横突的交界处，在内侧钩绕乳突和副突之间走行在乳突横突副韧带深面。每个内侧支进入并支配多裂肌之前都会发出关节支支配上、下关节突关节。其终末分支终止于各自相应的棘突间。L_5神经后支比其他后支都要长，内侧支在S_1上关节突根部呈拱形骑跨在骶骨翼上。在腰骶关节基底部的后面，发出1个分支进入腰最长肌最下部纤维。在以内侧支作为终末支钩绕着腰骶关节周围，终止于多裂肌之前发出交通支汇入S_1神经后支。

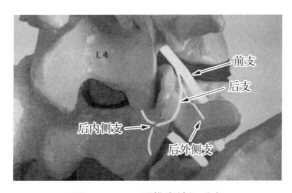

图13-4-21　腰椎脊神经后支

（二）适应证

诊断性脊神经后支阻滞阳性的腰脊神经后支疼痛综合征及腰椎小关节综合征，臀上皮神经卡压综合征，椎体骨挫伤。

（三）操作技术

体表定点：腰椎正中线棘突上缘旁开3 cm为穿刺点。常规消毒，用长10 cm的22G穿刺针垂直进入皮肤，直达横突骨面，调整针尖位置滑过横突根部上缘3～5 mm，即达后支根部，影像核实，正侧位在横突根部上缘，斜位在"苏格兰"狗眼上部（图13-4-22～图13-4-24）。回吸无血无脑脊液，注入镇痛液2～3 mL，或行射频热凝毁损65°30 s。要同时阻滞L_2、L_3、L_4、L_5后支神经。

四、腰椎侧隐窝神经阻滞术

（一）应用解剖

腰椎侧隐窝位于侧椎管，前界为椎体后缘，后

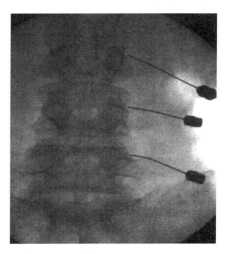

图13-4-22　腰椎脊神经后支穿刺正位X线片

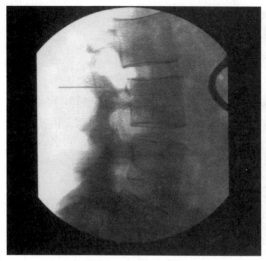

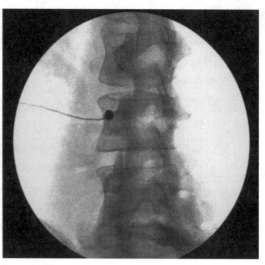

图 13-4-23　腰椎脊神经后支穿刺侧位 X 线片　　　　图 13-4-24　腰椎脊神经后支穿刺斜位 X 线片

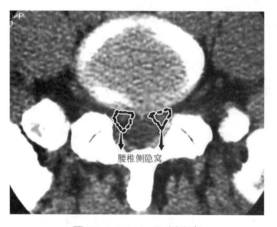

图 13-4-25　L_5/S_1 侧隐窝

面为上关节突前面与椎弓板和椎弓根连接处。

外面为椎弓根的内面，内侧入口相当于上关节突前缘平面（图 13-4-25），侧隐窝向下外续于椎间孔，是神经根管狭窄部分，是椎间孔内口至硬膜囊侧壁的腔隙，是神经根管的起始段，是硬膜外腔向神经根管的过渡部分，邻近椎间盘，此处神经根最易受压和（或）发炎，L_5 椎间孔多呈三叶形，侧隐窝尤为明显，侧隐窝矢径可小至 $2 \sim 3$ mm；男性矢径为 5.0 mm，横径为 3.5 mm；女性矢径为 4.9 mm，横径为 3.8 mm。上关节突增生变形较多。

（二）适应证

腰椎间盘突出症，腰、骶神经根炎，腰椎间盘突出症胶原酶消融术，下肢根性痛，带状疱疹神经痛。

（三）操作技术

该技术操作应在影像监视器引导下进行。非常适合 L_5/S_1 椎板间隙关节突关节内侧缘入路，当 X 线片显示患者 $L_5 \sim S_1$ 两侧关节突距离大于 16 mm，CT 显示硬膜囊与椎管大于 $2 \sim 3$ mm 以上间隙时，可以选择本法（图 13-4-26）。

患者取俯卧位，先在棘中线旁 $0.8 \sim 1.2$ cm 确定下关节突尖部内侧缘为穿刺点，并在监视器下确定无误。常规消毒后，用长 10 cm、22G 穿刺针，注射局麻药，向外倾斜

5°～10°进针,碰到骨质即为关节突,调整针尖方向尽量向内紧靠关节突内缘进针,有刺橡皮样韧感,即为黄韧带。接装有生理盐水的5 mL注射器,边加压(保持正压)边进针,进针至阻力突然消失,从触及黄韧带到穿破两点距离0.5～1 cm(图13-4-27)。回吸无血、无脑脊液,注射造影剂0.5～1 mL。如果硬膜囊较大,造影剂影像显示呈条索状,如果该处硬膜囊较小,造影剂影像显示呈柱状。注射局麻药试验剂量3～5 mL,观察5～10 min未出现脊麻征,或患侧下肢无力(硬膜下腔阻滞现象),只出现患侧肢体痛觉减退、对侧痛觉正常,即可认定穿刺成功。

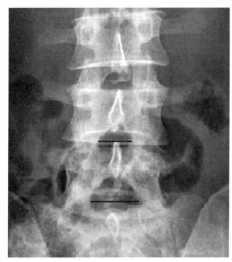

图13-4-26　关节突之间距离　　　　图13-4-27　侧隐窝穿刺CT片

为保证操作安全,不建议做L_4～L_5间隙及其以上的穿刺,$L_{4/5}$很容易刺到神经,腰椎管狭窄者禁用此方法。并发症:蛛网膜下隙阻滞、神经损伤。

五、腰部蛛网膜下间隙神经阻滞术

(一)应用解剖

椎管内的蛛网膜,位于硬脊膜和软脊膜之间,之间为脑脊液,软脊膜薄而透明,与脊髓表面紧密相贴。在蛛网膜下间隙有蛛网膜绒毛突入硬脊膜外隙的静脉内,提供脑脊液回流装置。在脊髓全段的蛛网膜和软脊膜之间还有许多细小的小梁组织分布,可能是阻止药物弥散的又一层屏障。椎管内的齿状韧带,位于脊髓两侧的脊神经前后根之间,从蛛网膜至软脊膜的齿状韧带,增强了脊髓在蛛网膜下间隙内的稳定性。

(二)适应证

适用于神经张力性疼痛及损伤,胶原酶及其他药物误入蛛网膜下隙引起的严重神经系统损伤,其他治疗效果不佳的神经炎性疼痛,手术后神经损伤,颅内感染,下腹部、下肢及会阴部手术麻醉。也用于晚期癌性疼痛患者自控镇痛。

（三）操作技术

该操作应在心电监护下完成全过程。

腰椎穿刺一般选择 $L_2 \sim L_3$ 或 $L_3 \sim L_4$ 间隙，髂嵴连线与 L_4 椎体相交，通过此连线可确认 $L_3 \sim L_4$ 或 $L_4 \sim L_5$ 椎间隙。患者取患侧向下侧卧位，膝盖靠近腹部，低头弓背，头下垫枕。常规消毒后，选用10 cm长、7号穿刺针，穿刺间隙下1 cm处作为穿刺点，做局麻皮丘后，右手持穿刺针朝头侧10°～30°进针，触及骨质，向上调整针尖方向，继续朝中线进针，刺进黄韧带时感到进针阻力加大，当进针阻力突然消失时，表明针尖已进入硬膜外隙。继续进针术者感觉到破膜感，表明针尖刺透硬脊膜进入蛛网膜下隙，嘱患者咳嗽，可见清亮脑脊液缓慢滴出，或进入硬膜外隙后，针尾连接5 mL注射器，带负压进针，见脑脊液即停针。根据手术要求以及患者的身体条件、年龄、体重等，注射含糖地卡因6～10 mg+麻黄碱15 mg。注药后退针，用敷料粘敷。如果进行单侧手术，则保持该体位3～5 min；如果是双侧手术，让患者翻身平卧，并通过调节手术台角度以获得满意的手术麻醉平面。硬膜下置管可以进行连续腰麻或蛛网膜下间隙阻滞。疼痛治疗中此方法可以作为鞘内给药方式，也可作为一些破坏性药物误入蛛网膜下腔行脑脊液置换的路径。

不要选择 $L_5 \sim S_1$ 甚至 $L_4 \sim L_5$ 椎间隙穿刺，部分患者可能会因为该部位硬膜囊位置较高或细小刺不到硬膜囊而导致穿刺操作失败，但对神经张力性疼痛及损伤应首选此处。高龄患者多伴有腰椎小关节肥大而椎管狭窄或黄韧带骨化而穿刺困难，应及时改为更上一间隙穿刺。身体衰竭或老年患者注射局麻药后外周血管扩张，可能出现体液性低血压，在注射局麻药前可以先从静脉输入400～500 mL液体，可有效避免体液性低血压，同时还应进行心电监测，并准备好急救药品。

六、上腹下神经丛阻滞术

（一）应用解剖

上腹下神经丛也称为骶前神经丛，位于 L_5 和 S_1 椎体前上部、腹主动脉末端及其分叉处。其神经纤维来自腹主动脉神经丛、肠系膜下神经丛、腰神经节的第3和第4的内脏神经。向下延入直肠两侧的神经丛，随髂内动脉分成左、右腹下神经丛或神经，分别连接两侧的下腹下神经丛。其发出分支至双侧输尿管丛、精索丛、膀胱丛、子宫阴道丛、直肠下丛及髂丛。

盆神经的副交感神经纤维也经下腹下神经丛加入此神经丛，至上腹下神经丛左侧随乙状结肠血管、降结肠血管及其分支分布。也可单独形成腹膜后神经，支配结肠左曲或横结肠左侧、降结肠以及乙状结肠。上腹下丛位于 $L_5 \sim S_1$ 前侧的腹主动脉末端，随双侧髂总动脉分为左、右腹下神经，在腹膜后外侧结缔组织内向下，在髂内动脉连接下腹下神经丛，在左、右腹下神经起始处附近有最下部的盆腔内脏神经与之连接。

（二）适应证

用于下腹慢性、顽固性盆腔内脏疼痛；用于直肠癌、前列腺癌、卵巢癌、膀胱癌、骶骨转移癌以及下腹腔癌性转移性疼痛。

（三）操作技术

上腹下神经丛阻滞操作需要在影像显示器引导下进行。

旁正中穿刺入路：体表定位：患者取俯卧位，确定 L_5 和 S_1 棘突间隙或 $L_4 \sim L_5$ 间隙，为避免误伤腔静脉，在该间隙中点左侧 5 ~ 7 cm 处做一标记。常规消毒后，做一局麻皮丘。用长 15 cm、20G 穿刺针，连接充满生理盐水的注射器，与皮肤约呈 60° 刺向椎体外缘方向，在影像监视器引导下边加压边缓慢进针。当穿刺针沿椎体外侧进针不会感到明显阻力。此时应继续加压进针，直至出现阻力消失，即表示到达上腹下神经丛附近，并经显示器确认穿刺针位于 L_5 和 S_1 椎体前缘，缓慢注射造影剂碘海醇 2 ~ 3 mL，观察造影剂部位和扩散范围。证实无误后，注射 1% 利多卡因 6 ~ 8 mL，观察 2 ~ 3 min 后，注射无水乙醇 6 ~ 8 mL。退针后用创可贴贴敷穿刺针孔，嘱患者取侧卧位休息 2 ~ 4 h。

正中法穿刺入路：患者体位同上，确定 L_5 和 S_1 棘突间隙，在该间隙中点旁开 1 cm 做一标记。常规消毒后，做局麻皮丘。用长 10 cm、22G 穿刺针，连接充满生理盐水的注射器，与皮肤约成 90° 刺向椎体间隙方向，在影像监视器引导下缓慢进针。当穿刺针进入黄韧带时出现阻力加大，继续进针刺入硬膜外间隙，出现注气阻力消失，继续进针经侧隐窝刺入椎间盘时，再一次感觉阻力明显加大，此时继续进针，直至穿刺针刺过椎间盘前缘出现阻力消失。注射造影剂方法同前，影像监视器证实穿刺针位于 $L_5 \sim S_1$ 前缘，即为上腹下神经丛附近（图 13-4-28 和图 13-4-29）。注射药物同前，完成后患者取俯卧位休息 2 ~ 4 h，术后卧床 5 ~ 7 d。

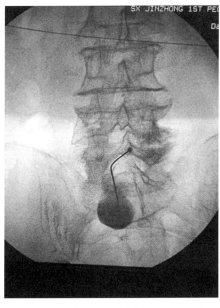
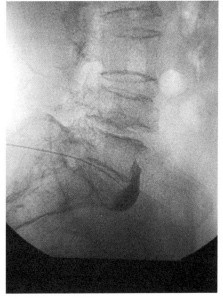

图13-4-28　经 L_5/S_1 椎间盘上腹下神经　图13-4-29　经 L_5/S_1 椎间盘上腹下神经
丛穿刺正位 X 线片　　　　　　　　丛穿刺侧位 X 线片

七、骶管神经阻滞术

（一）应用解剖

骶骨是由5块骶椎融合而成为三角形联结骨，上与L_5连接成关节，下与尾骨连接成关节。骶骨后中嵴由$S_1 \sim S_4$棘突连成，称为骶正中嵴。骶骨裂孔位于下位椎弓根在背面未愈合而成的裂孔，是骶管下口。其变异较大可以完全融合或向一侧偏移。

（二）适应证

低位腰椎间盘突出症，腰椎管狭窄症，下肢循环障碍，坐骨神经痛，骶髂关节炎，腰腿痛，下肢麻木疼痛，直肠、肛门、会阴、骶尾疼痛，腰骶筋膜炎。用于小儿硬膜外穿刺的下肢手术麻醉，可获得腰部硬膜外麻醉效果。用于成人骶神经支配区域手术麻醉，如直肠、肛门、阴道、阴囊、子宫颈和尿道手术。适合门诊疼痛治疗的技术。

（三）操作技术

患者取俯卧位，腹部和四肢放松，双下肢略外展充分暴露骶尾，便于术者触及骶管裂孔。在尾骨尖下部塞一团纱布，防止消毒液流入肛门或会阴部灼伤皮肤。标点穿刺点：两骶角连线的中点，常规消毒后，用5 mL一次性注射器，抽吸2 mL空气，由标定点进针，刺破骶裂孔韧带有落空感后停针进针，回吸无血无脑脊液，注射空气无阻力，皮下无气体，注射局麻药20 mL，每5 mL回吸1次。推注要缓慢并密切观察患者反应。防止误入血管引起局麻药中毒，误入蛛网膜下腔引起脊髓麻醉。如果穿刺困难，可考虑骶后孔入路。做骶管阻滞术前最好有磁共振成像支持，观察是否有骶管囊肿，避免穿刺到囊肿引起脊髓麻醉。尤其椎管狭窄及老年患者，推注速度不要太快、容量太大，这样可以引起短暂性颅高压，引起头痛，视力下降甚至失明，麻醉平面过高引起低血压。激素及局麻药浓度不要过高，这样导致药物吸收过快，循环扩张引起面色潮红，血压下降及呼吸困难。对巨大突出并剧烈疼痛者会引起骶管部静脉怒张，穿刺易出血。骶管阻滞时应反复回吸，回吸没有脑脊液和血不等于没有进入血管或蛛网膜下隙。所以此技术为操作简单，并发症复杂，治疗中应密切关注患者反应。建议骶管镇痛阻滞液配方为：2%利多卡因2 mL+地塞米松5 mg/1 mL（或利美达松1 mL）+生理盐水17 mL。不推荐颗粒性激素。

其他四肢神经可在B超下很清晰地看到，在此不再阐述。

（耿宝梁）

第十四章

慢性原发性疼痛的微创疗法

第一节 射频疗法

射频疗法是目前临床上治疗慢性原发性疼痛的一项非常重要的治疗手段。根据工作模式的不同,可以分为标准射频(热凝)模式和脉冲射频模式。其原理主要是射频治疗仪产生射频电流,此电流在置于患处的工作电极尖端与置于其他部位的弥散电极之间通过身体组织构成回路,射频电流流过组织,产生不断变化的电场,电场对组织中的电解质离子产生作用力,使其以很快的速度前后移动,离子流在组织内的摩擦和撞击产生磁场/热量,在组织内表现为场效应/热效应。在工作当中产生磁场,表现为场效应的是脉冲射频;而产生热量,表现为热效应的是标准射频。

一、常用治疗模式和参数

(一)标准射频

标准射频是一种以能量连续输出,通过电流产生的热效应导致蛋白变性、神经纤维破坏,从而阻断疼痛信号传导的模式。一般情况下,治疗区域温度超过60℃即可导致传导痛温觉的神经纤维毁损,高于85℃则无选择地破坏所有神经纤维。临床上可根据治疗目的选择合适的射频温度。

(二)脉冲射频

脉冲射频是一种以不连续的、脉冲式的电流在神经组织周围形成的高电压、低温度的射频模式。射频仪间断发出脉冲式电流传导至针尖,在神经组织附近通过电压快速波动引起的场效应而起到镇痛效果,而不破坏神经功能。一般情况下,脉冲射频设定电极尖端温度42℃、脉冲频率2 Hz、脉冲宽度20 ms、输出电压45 V、治疗时间120 s。近年来有文献报道高电压长时程脉冲射频(增加脉冲射频中输出电压和脉冲时间等参数)在治疗中取得了更优的临床效果,电极尖端温度可设定为45℃、脉冲频率2 Hz、脉冲宽度20 ms、输出电压50～90 V、治疗时间900 s。

（三）双极射频

由两根电极针形成射频回路,可产生更加广泛的射频治疗范围。可分为双极标准射频和双极脉冲射频。双极标准射频治疗时,两针尖距离通常为4～10 mm。为增加热治疗效应,采用90℃热凝120～150 s可产生范围更大的毁损区域。

二、临床应用原则

1.诊断明确,疼痛严重影响患者日常生活或工作。

2.经物理治疗、药物治疗等保守治疗效果不佳或因不良反应无法耐受。

3.诊断性神经阻滞有效。

4.治疗前应根据病情选择射频的模式、温度、穿刺的部位,治疗中加以选择和控制。

5.应在影像学引导下,电刺激和电阻监测下准确定位神经。

6.疼痛复发时可重复射频治疗。

7.射频治疗时,应注意调控以下参数:

（1）温度　脉冲射频温度为42～45℃,标准射频选择70～90℃。

（2）射频治疗时间　标准射频一般每个周期60～90 s,实施2～3个周期;脉冲射频持续6～8 min。

（3）射频电极的作用范围　取决于电极裸露端的厚度和长度。

（4）测试　在治疗前须进行感觉及运动测试,判断射频针与神经的相对位置。

（5）慎用标准射频治疗(特别是含运动成分的神经),对于疼痛脉冲射频治疗可以早期进行。

（6）进行射频治疗前,局部可以注射局麻药以减轻疼痛。

（7）安装起搏器的患者射频治疗可能会发生心搏骤停,需慎重。

（8）射频治疗前应保证凝血功能正常,穿刺部位及全身无感染,无精神障碍等。

三、临床应用

（一）在神经病理性疼痛中的应用

1.脊神经　应在影像引导下穿刺至脊神经节或神经干,针尖到达靶点后,进行感觉和运动测试,测试时可诱发相应脊神经支配区的麻木、疼痛、异感或相应神经支配区的肌肉跳动。PHN、神经根性疼痛、神经损伤后疼痛、术后切口痛等一般选择脉冲射频,癌性疼痛患者多采用标准射频。

2.三叉神经　包括三叉神经半月节、上颌神经、下颌神经等。一般选择标准射频,60～80℃,60～120 s。目前越来越多的文献认为,脉冲射频治疗原发性三叉神经痛具有和标准射频相似的疗效,常选择42℃,时间120～240 s,脉宽20 ms,频率2 Hz,脉冲射频2～3个周期。

3.舌咽神经　建议优先选择脉冲射频。射频参数同上。

4.脊神经后支　要求穿刺定位要准确,可选择标准射频,也可选择脉冲射频。射频参数同上。

5.其他　如枕神经、肋间神经、阴部神经、残肢末梢神经等,最好在B超引导下进行靶点穿刺,提高治疗准确性。

(二)在椎间盘突出症中的应用

椎间盘的射频应在C型臂或CT引导下完成。颈椎间盘射频治疗一般采用颈前入路,主要治疗颈型颈椎病、神经根型颈椎病,必要时可联合低剂量的胶原酶注射。颈椎间盘的射频消融髓核成形术还可治疗颈源性眩晕、颈源性头痛等。

腰椎间盘突出症的射频热凝包括单针射频、双针射频、水冷射频。其中水冷式双极射频应用水冷系统,在确保安全性的前提下又扩大了作用范围,提高了作用效果。目前有研究认为腰椎间盘的脉冲射频可以治疗椎间盘源性腰痛。

(三)在骨关节疼痛中的应用

1.肩关节　包括肩胛上神经、关节内以及经皮脉冲射频,其中肩胛上神经脉冲射频运用最为广泛。

2.骶髂关节　目前临床尝试比较多的是标准射频;关于脉冲射频的研究报道较少,其效果不确切。

3.膝关节　包括膝关节腔内、隐神经以及内外侧副韧带等射频,标准射频和脉冲射频均有较好的疗效。

(四)在软组织疼痛中的应用

射频治疗软组织疼痛的方法有标准射频和脉冲射频。目前在软组织疼痛的治疗中标准射频较脉冲射频应用更为广泛。标准射频治疗时可在组织产生高温,引起治疗范围内的蛋白凝固,细胞毁损。治疗中射频针到达软组织的相应治疗点,可以产生分离组织粘连、松解挛缩和促进局部组织血流供应的作用。标准射频参数一般选择温度50～80℃,工作时间80～120 s。脉冲射频治疗时参数一般选择温度42℃,工作时间120～900 s,因其针尖的温度维持在42℃,对周围的组织和神经没有任何损伤,因而在软组织疼痛治疗中具有更广阔的前景。

四、并发症及注意事项

(一)并发症

1.神经损伤。

2.血管损伤和出血。

3.低血压。

4.感染。

5.皮肤烧伤。

（二）不同部位射频治疗的并发症

1. 三叉神经痛半月节射频治疗的并发症

（1）面部感觉障碍　在标准射频热凝时，发生率高达94%，大多数患者表现为触觉减退或麻木。这也证明，在射频治疗时相应三叉神经支配区的感觉明显减退或消失时疼痛才能去除。

（2）眼部损害　以角膜反射减退为主，其发生率为3%～27%，而明显的神经性麻痹1%～5%。复视的发生率为0.3%～3%。

（3）三叉神经运动支损害　主要表现为咬肌或翼肌无力，咀嚼障碍。这种情况一般在6～9周后恢复。

（4）颈内动脉损伤　少见但十分危重，一旦发生，立即停止手术，密切观察，出血严重者应手术治疗。

（5）脑脊液漏　很少见，多在腮部形成皮下积液，经穿刺抽吸、加压包扎一般可治愈。

（6）其他　包括脑神经麻痹、动静脉瘘、脑膜炎、唾液分泌异常等。

2. 椎间盘突出症射频治疗的并发症

（1）椎间盘感染　应严格无菌操作，预防性使用抗生素。

（2）椎体终板的热损伤　使穿刺针位于椎间隙中分，针尖正位不超过椎弓内缘，侧位位于椎间隙后3/4。

（3）电极折断　在术前要仔细检查，术中轻柔操作。

（4）血管损伤　可导致腹膜后血肿、腰大肌血肿、纵隔血肿等，发生率1.7%。操作时尽量减少穿刺次数，穿刺针拔除后压迫针道，防止针孔深部渗血形成血肿。

（三）注意事项

1. 实施射频治疗的前提

（1）局限性疼痛，诊断性阻滞有效者。

（2）明确疼痛来源于局部原因，如脊椎小关节、椎间盘、肌筋膜、肿瘤或其他原因引起所在神经支配区域的疼痛。

（3）常规保守治疗无效，或对药物治疗不能产生良好效果，或者因药物或治疗的不良反应不能耐受，或者不愿意应用药物者。

（4）疼痛已经影响患者正常生活或工作，如干扰睡眠，或者患者产生心理异常如焦虑、抑郁、愤怒，需要实施行为治疗者。

（5）经其他保守治疗效果不佳。

（6）没有穿刺治疗的禁忌证，如凝血功能障碍，能予以治疗合作者。

2. 已装了起搏器的患者要注意，射频治疗中可能会发生心搏骤停。装了脊髓电刺激器的患者，需要预防在颈部操作时电流会沿着脊神经刺激器的方向而牵连到脊椎神经索。

3. 老年人血流动力学不稳定，行后根节射频治疗可能会因局部血循环的改变而影响临近脊髓的供血而出现射频部位对侧的不全麻痹,应慎重。

(申文　陈立平)

第二节　三 氧 疗 法

三氧(ozone, O_3)是氧气的同分异构体,性质不稳定,呈暂存状态,当消耗一个氧原子后,还可以形成氧气(O_2)进入稳定状态,其反应式为:$2O_3 \rightarrow 3O_2 + 285\ kJ$。与氧气相比,三氧比重大、呈淡蓝色、易溶于水,三氧具有特殊的刺激气味(鱼腥味)。三氧在医学中应用历史由来已久,特别是随着医学基础理论研究的深入,三氧的作用机制越来越明了,三氧疗法作为一种古老而创新的治疗方法越来越多地被世界各国的医学工作者所认同。

三氧疗法是一种通过将不同浓度与流量的医用三氧气体与血液/液体/油等混合,根据不同的病情,采用静滴、外敷、皮肤浴、肛管吹入、局部注射等方式进行的现代医学治疗,属于自然医学的范畴,无耐药性。目前三氧疗法的主要方式有关节内注射、三氧大自体血疗法、三氧小自体血疗法、直肠灌注疗法、肌内注射、三氧套袋、三氧化水、三氧化油等。

一、三氧疗法药效学基础

(一)氧化和氧饱和作用是三氧的药理效应的基础

氧气具有氧化和氧饱和双重作用。氧气和糖等能量物质发生氧化作用,可以产生供机体生命活动的能量供应。三氧比氧气的氧化能力更强,更易溶于血液和组织液,所以具有更强的氧化和氧饱和作用。三氧可使细胞内2, 3-二磷酸甘油酸含量增加,使氧合血红蛋白解离曲线右移,增加氧气的释放,减轻局部组织的缺氧,增加局部组织的抗炎能力。

(二)抗炎镇痛作用

1. 刺激血管内皮细胞释放NO及血小板衍生生长因子(plateletderived grouth factor, PDGF)等,引起血管扩张,改善回流,减轻神经根周围的水肿,从而达到促进炎症吸收的作用。

2. 直接作用于病变组织内和神经周围的炎性致痛物质,如5-HT、缓激肽、脂质类物质、氢离子等,灭活或氧化分解体内各种致痛物质。

3. 刺激机体释放内啡肽等物质,阻断有害信号向丘脑和皮质传递,从而达到镇痛作用。

(三)免疫与代谢调节作用

1. 三氧通过与机体作用,瞬间增加自由基数量,即氧化应激。诱导抗氧化酶的上调,使超氧化物歧化酶(superoxide dismutase, SOD)、谷胱甘肽过氧化酶(GSH-Px glutathion peroxidase)和还原酶等自由基清除剂大量产生,刺激拮抗炎症反应的细胞因子和(或)免疫抑制细胞因子(如IL-10、TGF-β 等)释放,通过抑制体液免疫水平来抑制超强免疫反应,清除机体生理和病理过程中过多的自由基,从而调节机体的抗氧化能力。

2. 氧代分解机体代谢产生的废物及毒性物质,氧化分解有害菌和病毒产生的有毒物质,在提高机体代谢水平的基础上,促进有害物质的排出。

(四)对椎间盘内蛋白多糖和髓核细胞的氧化作用

正常髓核由蛋白多糖、胶原纤维蛋白和髓核细胞构成。髓核中蛋白多糖的含量最高,达到髓核干重的40%～60%,带有负电荷的蛋白多糖具有很强的亲水性且可吸收正电荷至髓核基质内,因此髓核基质产生高渗透压致髓核水分高达80%～90%。在椎间盘突出症的治疗中,减少突出的椎间盘的容积是治疗的一个目的。医用三氧注入髓核后,直接氧化蛋白多糖,并与基质内的水发生反应,蛋白多糖被破坏后,失去固定电荷密度的特性,渗透压下降导致髓核水分丢失,最终导致突出的髓核发生萎缩,甚至消失,从而减轻压迫及周围静脉瘀血,改善局部微循环。

二、三氧疗法安全性

三氧作为一种强氧化剂,具有潜在的细胞毒性,因此应用三氧治疗时,应考虑三氧的剂量和机体的抗氧化能力等安全问题,对机体抗氧化能力的监测与评估是必要的。机体的抗氧化能力在三氧治疗中至关重要,三氧治疗剂量绝不能超过机体的抗氧化能力。Bocci将临床治疗用的三氧浓度分为三类,即高浓度($50～80$ μg/mL)、中浓度($30～50$ μg/mL)和低浓度($10～30$ μg/mL)。三氧在临床应用中常常采用的浓度是$30～50$ μg/mL。

(一)禁忌证

1. 绝对禁忌证 葡萄糖-6-磷酸脱氢酶缺乏症(蚕豆病、急性溶血性贫血)、毒性弥漫性甲状腺肿(Graves病)、严重的凝血障碍、急性失血和出血倾向性疾病、急性酒精中毒、严重的不稳定性心血管病及急性心肌梗死、抽搐状态、血色素沉着病、接受铜或铁剂治疗的患者、急性肾脏障碍、三氧过敏、怀孕,尤其是怀孕早期、应用血管紧张素转换酶抑制剂治疗的患者。

2. 相对禁忌证 冠状血管梗死、酒精和毒品依赖症、口服维生素或抗氧化剂期间或之后、女性月经期、年龄低于18周岁的未成年人、血管紧张素转化酶抑制药(ACEI)、接受抗凝药物(如香豆素/肝素)治疗的患者。

(二)三氧大自体血疗法安全性

在三氧大自体血疗法中,由于血液稀释作用降低了三氧的氧化能力。血液中存在缓冲盐及抗氧化等各种抗损伤系统,所以人体具有较强的抵抗三氧氧化损伤的能力,在正常治疗剂量范围内不会产生毒性,从而充分发挥三氧治疗的优越性。

(三)三氧局部应用安全性

在进行局部注射治疗时,通常采用50 μg/mL以下的三氧浓度是安全的,应遵循"低剂量、少频次、长间隔"原则。尹常宝等研究发现,30 μg/mL和40 μg/mL三氧2 mL注入硬膜外是安全的，表明30 μg/mL三氧用于治疗椎间盘突出是安全可靠的。国外也报道了30 ～ 50 μg/mL三氧直接注入椎旁腰大肌内治疗腰肌劳损，并没有造成明显损害，从侧面证实30 ～ 50 μg/mL浓度三氧应用于血运丰富的组织也是安全的。膝关节腔内注射20 μg/mL和40 μg/mL三氧可以有效抑制关节软骨退变，对骨性关节炎具有治疗作用，60 μg/mL三氧对关节软骨退变无明显的抑制作用，但可改善血浆自由基变化。

三、三氧疗法在常见原发性疼痛中的应用

（一）偏头痛

偏头痛在人群中发生率高达10% ～ 15%，是常见的原发性头痛类型。女性好发，男女患病比例为1 ∶ 3。60%偏头痛患者有家族史，多于儿童期或青春期起病。头痛多为偏侧，临床表现以发作性中重度、搏动样头痛为主要特征，一般持续4 ～ 72 h，发作时可伴有恶心、呕吐。频繁发作的慢性偏头痛严重扰乱患者的日常生活、工作和睡眠。偏头痛发病机制尚不十分明确，可能与原发性颅内血管病变、脑神经功能紊乱等有关。对于顽固性偏头痛，近年发现三氧大自体血疗法有较好的疗效。克拉沃等报道5例常规药物治疗无效的顽固性慢性偏头痛患者接受三氧大自体血疗法，6个月后，无论头痛发作频率还是疼痛评分均显著下降，认为三氧大自体血疗法具有调节脑内血流，纠正偏头痛患者大脑局部的低代谢状态，抑制兴奋性神经递质谷氨酸的释放，进而缓解疼痛。科托夫等报道了40例偏头痛患者经三氧大自体血疗法后，58%患者疼痛得到缓解，停止治疗后，患者头痛虽有反跳，但仅为轻度头痛。

（二）软组织疼痛（soft tissue pain）

软组织疼痛是指运动系统的软组织中伤害性感受器受到无菌炎症介质刺激，在中枢神经系统的调控下引起的疼痛感受。根据是否存在皮肤破损，将软组织损伤分为开放性和闭合性两种。

开放性软组织损伤包括外伤性、感染性软组织损伤、长期卧床引起的压疮等，治疗的关键在于去除坏死组织及感染源、预防再次感染和促进组织再生愈合。三氧由于良好的杀菌作用和氧化作用导致其是理想的局部冲洗剂。伤口局部加用低浓度的三氧化水负压冲洗有利于防治感染和促进组织快速愈合，缩短患者住院时间。

常见的闭合性软组织疼痛，如肱二头肌肌腱炎、网球肘、肩周炎、三角肌滑囊炎、股骨大转子滑囊炎、棘上棘间韧带炎、腰背肌和臀肌肌筋膜炎、关节及周围滑囊炎等，常因运动损伤或退变劳损引起。

三氧在软组织疼痛治疗中有如下优势：

1. 直接作用于病变软组织内和神经周围的炎性致痛物质和炎症因子，如5-HT、缓激肽、氢离子等，发挥分解、中和、破坏等作用而消除疼痛。

2. 刺激局部组织使体内产生内源性镇痛物质，缓解疼痛。

3. 三氧代谢后生成氧气，促进局部组织氧合，直接改善神经末梢组织缺氧状况。

4. 软组织疼痛治疗方式常采用局部痛点注射、关节腔和滑膜囊注射等,三氧气体所产生的张力能使病变组织内粘连与挛缩得到松解和疏导。

(三)周围神经病理性疼痛

三氧具有氧化、抗炎、解除粘连和镇痛等作用,在周围神经病理性疼痛中使用日益广泛。周围神经病理性疼痛一般有明确神经定位,低浓度三氧的责任神经根、神经干或区域皮内注射甚至中医穴位注射,均被发现对周围神经病理性疼痛有显著疗效。舌咽神经痛、枕神经痛、肋间神经痛、坐骨神经痛等三氧注射治疗,效果均优于常规神经阻滞治疗。大量的临床和基础研究显示,局部三氧治疗或三氧大自体血疗法对PHN和糖尿病周围神经痛疗效较确切,安全性高,可作为常规系统治疗之外的有效辅助治疗手段。

1. 三氧治疗PHN　PHN是带状疱疹常见的并发症,通常是指带状疱疹的皮损愈合3个月以后,受累区域仍然存在针刺样、刀割样、撕裂样、烧灼样等剧烈疼痛,呈间断发作性或持续性,常持续数月至数年,是老年人最常见的顽固性慢性神经病理性疼痛,严重影响睡眠、日常活动和生活质量。大量研究证实,三氧疗法联合药物治疗和(或)神经介入微创治疗在PHN治疗中有显著效果。

(1)三氧大自体血疗法对PHN临床疗效显著,25 ~ 40 µg/mL浓度的三氧大自体血疗法能明显改善患者的疼痛评分,减少爆发痛次数,提高生活质量。

(2)背根神经节阻滞CT引导下背根神经节脉冲射频联合40 µg/mL三氧5 mL治疗,患者症状较对照组明显好转。

(3)椎旁阻滞或椎间孔注射使三氧扩散于神经根周围,一般采用20 ~ 40 µg/mL三氧,每个节段注射6 ~ 8 mL。

(4)皮内或皮下注射沿色素沉着区选择局部痛敏区域为注射区。每点皮内注射0.5%利多卡因约1 mL及20 µg/mL三氧约1 mL,点间距离保持约1 cm。此方法联合药物及神经阻滞等有助于迅速缓解PHN的顽固性疼痛。

2. 三氧治疗糖尿病周围神经痛　糖尿病周围神经痛(diabetic peripheral neuropathic pain, DPNP)是一类常见的神经病理性疼痛类型,其发生机制尚不明确,可能与糖代谢等异常后导致机体细胞DNA损伤、内质网应力增加、线粒体功能障碍、细胞损伤和不可逆转损伤等相关,临床病理可发现受累小直径神经发生节段性脱髓鞘或轴突变性。动物实验研究证实,糖尿病周围神经病变模型大鼠给予50 µg/mL三氧连续腹腔注射15 d,4周后周围神经传导速度和幅度、血清氧化和抗氧化状态都得到明显改善。三氧治疗尤其对糖尿病慢性溃疡或坏疽(如糖尿病足),及其疼痛有显著疗效。干预方法包括患足三氧气浴、三氧化水冲洗及湿敷、三氧大自体血疗法等。

(四)脊柱源性疼痛

腰椎间盘突出症、颈椎病等多种疾病引起的脊柱源性疼痛在临床上较为常见,严重影响着患者的生活质量。经皮三氧髓核消融术治疗腰椎间盘突出症、颈椎病、椎间关节病等引起的脊柱源性疼痛是近年在欧美盛行、新发展起来的一项新技术。适应证应选择腰椎间盘膨出及轻中度突出者,此类患者效果佳。对于病变椎间隙明显变窄、严重椎管狭窄、腰椎滑脱Ⅰ°以上、病变间隙在CT上出现真空状、突出物巨大或伴大面积钙化者,效果不佳。

（五）关节痛

关节腔内三氧注射能够在6～24 h内消除关节肿胀,缓解关节疼痛,达到治疗骨性关节炎,恢复关节功能的目的,是一种绿色、天然的综合性疗法,能够有效克服关节腔药物注射易反弹的难题。根据患者病情,可酌情配合药物同时注射,向关节腔内注射透明质酸钠,增加其润滑和抵抗机械力作用的生物学功能。对于股骨头坏死性疾病三氧具有瞬间强氧化性,增加了血液氧浓度,促使股骨头的血流恢复。同时,三氧能迅速解除局部无菌性炎症,使积液消失,骨质得以修复,改变股骨头骨质因长时间缺血而造成的缺氧状态。

（程志祥　徐　培）

第三节　其他微创疗法

疼痛微创疗法是现代微创医学的一个重要组成部分,其目的是用尽可能小的或者少的损伤来达到治疗疾病、解除病痛的目的。因其具有创伤小、风险低、痛苦小、恢复快、并发症少等优点,被越来越多的医生和患者所喜爱。目前,临床常用疼痛微创技术除上述射频和三氧疗法外还包括:脊椎内镜治疗技术、疼痛神经调制技术、微创介入椎间盘内减压技术、经皮穿刺椎体成形术、针刀疗法、银质针疗法、肌筋膜触发点治疗技术等。

一、脊柱内镜治疗技术

微创、内镜可视下治疗是现代医学发展的重要方向,随着内镜器械的不断成熟,脊柱内镜技术已广泛应用于椎间盘突出症、椎管狭窄症等疾病的治疗,其具有创伤小、出血少、视野清晰、疗效确切、对脊柱稳定性影响小、适应证广等优点,近年来在国内得到较快发展。目前疼痛科常用的脊柱内镜手术主要包括:经皮穿刺椎间孔镜技术（percutaneous transforaminal endoscopic discectomy, PTED）、腰椎硬膜外腔镜技术、后路椎板间隙显微内镜间盘切除术（microendoscopic discectomy, MED）等。

脊柱内窥镜技术目前在疼痛科已广泛地应用于脊柱病变引起的腰腿痛的治疗,由于微创技术带来的快速的恢复,小的创伤等好处,内镜技术越来越多被患者及医生接受,目前在国内及世界上迅速广泛开展,伴随新的影像系统、内镜、内镜器械的迅速发展,经皮椎间孔内镜下的微创腰椎融合、髓核置换和干细胞移植促进椎间盘的修复与再生等手术陆续开展与成熟,脊柱内镜技术必将成为未来最具发展潜力和最微创的内镜技术之一,能为更多的患者带来福音。

（一）经皮穿刺椎间孔镜技术（PTED）

PTED是脊柱微创内镜辅助技术的一种。PTED结合了经皮穿刺技术、内镜辅助技术和射频消融技术的优点,经皮将工作通道经椎间孔置入椎间盘内或椎管内,在可视内镜下通过特殊器械进行突出椎间盘组织的摘除,并可通过特殊的钻孔器和磨钻配合行椎间孔扩大成形术,并结合射频消融行纤维环热成形术。

20世纪80年代末,坎比姆提出"安全三角"的概念,运用经皮内窥镜技术,摘除突出髓核组织。1997年,杨等人首先提出同轴脊柱内镜操作系统(Yeung endoscopic spine system, YESS)技术,通过"安全三角"将工作套筒置于椎间盘内,以"in-out"技术先行盘内减压,间接对椎管内减压。2003年,霍格兰等人在YESS技术的基础上研究出经椎间孔脊柱内镜系统(transforaminal endoscopic spine system, TESSYS)技术,以"out-in"技术直接进行椎管内减压,利用环锯、高速磨钻、咬骨钳等器械,在直视下对椎管骨性狭窄、黄韧带肥厚及椎间孔狭窄等情况进行处理,缓解神经根和硬膜囊的压迫。由此,将椎间孔镜手术的适应证范围扩大。

1. YESS技术

(1) 适应证 主要适用于极外侧性突出、包容性椎间盘突出或部分后纵韧带下型椎间盘脱出的患者。

(2) 禁忌证 对于椎间盘严重脱出、游离性椎间盘突出、突出物较大(超过椎管50%)、中央型突出、椎间盘钙化难以解除。有代谢性疾病未控制者、心理或精神障碍、重要脏器功能不全者、凝血功能障碍者等。

(3) 操作方法

1) 定位穿刺 患者取俯卧位,腰下垫枕,使腰部后正中线平行于床面,必要时可给予术前镇静、镇痛药物。首先,在前后位X线透视下,用克氏针沿腰椎棘突中点标定一条纵线,再沿椎间隙中央标定一条横线,两线交点为正位像椎间盘中点。在上、下椎弓根之间标定纤维环安全穿刺三角区。在侧位X线透视下,沿椎间盘的倾斜方向标定出椎间盘的侧位线,该侧位线与经椎间的横线之间的交点为穿刺点。$L_2 \sim L_3$和$L_3 \sim L_4$的穿刺点位于棘突中线外侧$8 \sim 10$ cm,$L_4 \sim L_5$和$L_5 \sim S_1$穿刺点位于棘突中线外侧$12 \sim 14$ cm。根据患者椎间孔的大小和体形调整穿刺点的位置,椎间孔越小、身体越胖,穿刺点越偏外侧。标准的YESS技术穿刺针尖位置在C型臂正位透视下位于上、下椎弓根中心点的连线上;侧位位于上、下椎体后缘连线上。这表明穿刺针尖正好位于安全三角区纤维环上。将穿刺针逐渐刺入椎间盘内,针尖在C型臂正位透视下位于棘突连线上,侧位片时位于椎间盘中、后1/3连线上。

对于髂嵴过高的$L_5 \sim S_1$间盘突出,或巨大后外侧突出或脱垂者,可采取经椎板间隙入路,定位棘突正中连线,下关节突内侧缘连线,在两者中央划第三条连线,确定穿刺节段之椎孔平面,与第三条线交点为穿刺进针点,可根据突出或脱出物位置微调穿刺点。

对于椎间盘极外侧突出,在椎管外压迫出孔根的患者可采取极外侧入路,定位棘突正中连线,根据术前CT和MRI结果,旁开$5 \sim 7$ cm,确定突出物平面,两者交点为穿刺点。

对于复杂突出或脱垂,有时单一入路并不能达到取出所有突出物的目的,可根据情况采用联合入路。

2）局部麻醉　采用局部麻醉的方法,可减小术中麻醉药物的风险,同时不影响患者感觉神经,可在手术过程中与术者沟通,避免损伤神经根。首先采用0.5%利多卡因在穿刺部位皮下注射,进针后逐层浸润麻醉至上关节突,然后在上关节突注射0.25%利多卡因5 mL。

3）椎间盘造影　经穿刺导针注入造影剂碘海醇和亚甲蓝混合液(3∶1),对椎间盘造影,询问患者是否感到腰痛或根性疼痛,进行疼痛诱发实验,确定责任椎间盘,同时判定椎间盘破损程度、破损类型和渗漏方向。

4）髓核摘除及纤维环成形　造影完毕后用不同大小的经皮软组织扩张管道逐级扩张软组织,对狭窄的椎间孔进行扩大成形;最后置入工作套管,椎间孔镜经工作套管在直视下清除椎管内及椎间盘内的髓椎组织,探查和松解神经根,双极射频辅助下行椎间盘消融减压和纤维环撕裂口的皱缩与成形术。手术结束后缝合切口并外贴敷料。

2. TESSYS技术

(1)适应证　极外侧型突出、侧方型突出、中央型突出、椎间盘脱出、硬膜囊前方的椎间盘游离、椎间孔狭窄及部分骨性椎管狭窄症等。

(2)禁忌证　对于Ⅰ度以上的腰椎滑脱、硬膜囊后方的椎间盘游离等。有代谢性疾病未控制者、心理或精神障碍、重要脏器功能不全者、凝血功能障碍者等。

(3)操作方法

1）术前准备及局部麻醉同Yess技术。

2）定位穿刺　于C型臂正位透视下标定腰椎棘突中线和经椎间盘上缘的水平线,侧位透视下沿椎间隙倾斜方向标定一条经下位椎体后上缘的侧位线,该侧位线与经椎间盘上缘水平线的交点为穿刺点。对于$L_5 \sim S_1$椎间盘,应在正位透视下标定髂嵴最高点连线和经嵴和椎间盘上缘的水平线,侧位透视下标定一条经S_1上关节突到S_1椎体后上缘的侧位线,该侧位线与髂嵴最高点连线的交点为穿刺点。穿刺方向为S_1椎体后上缘,通常$L_4 \sim L_5$的外展穿刺角为$30° \sim 40°$,$L_5 \sim S_1$为$40° \sim 50°$。

3）椎间盘造影　同Yess技术。

4）置入工作套管　沿导丝用扩张器逐级扩张软组织后,放置扩张器时可通过磨钻磨去上关节突外侧缘部分骨质,或在软组织逐级扩张后,置入导杆,采用环锯去除部分上关节突。扩大椎间孔,将导杆紧贴去除部分骨质的上关节突前下缘,经椎间孔置入椎管内。标准TESSYS手术导杆位置正位X线下头端应处于棘突中线上,侧位X线下位于下位椎体后上缘。

5）髓核摘除及椎管减压　沿导杆置入工作套管,在生理盐水灌注下,可直接探查硬膜外间隙、侧隐窝、椎间孔出口神经根和椎管内行走神经根,直视下钳除椎间盘突出物,术中通过双极射频止血及修复纤维环。如果突出物钙化或小关节增生内聚则可通过动力磨钻等工具去除异常骨质,扩大神经根通道。解除造成神经压迫的椎间盘外层纤维环、黄韧带,达到神经根的松解。镜下确认神经根松解完全时可见硬膜囊自主搏动、神经根表面血运改善、神经根复位。观察无出血后,拔除工作套管。缝合切口并外贴敷料。

(4)术后管理　术后常规卧床2 h,起床时需佩戴腰围,术后早期可适当进行腰背肌锻炼,术后12 d左右拆线,3个月内避免体力劳动及剧烈运动。

(5)并发症防治

1)术中出血　经外科止血多可控制,如加大液体灌注压、电极止血、吸收性明胶海绵填塞、注射用蛇毒血凝酶术区注射等。如损伤动脉,必要时可考虑行动脉栓塞术。

2)神经或硬膜囊损伤　神经损伤多为挫伤,出现相应肢体的感觉和运动障碍。术中操作应动作轻柔,熟悉辨认镜下组织,防止造成不可逆损伤。术后可给予营养神经药物,多数经3～6个月可自行恢复,预后良好。硬膜囊损伤可嘱患者去枕平卧、补液处理,多数可自行恢复,如效果欠佳,可考虑行硬膜囊修补术。

3)术后腰痛　常发生于手术后3～5 d内,主要与手术通道、小关节损伤及椎间孔损伤有关,表现为术侧腰痛伴臀部及大腿疼痛,一般不需特殊处理,如疼痛较重,可给予消炎镇痛药或体外冲击波等治疗。

4)突出物残留或复发　术中应尽量保护正常的后纵韧带及纤维环组织结构,仔细检查有无残留突出物。嘱患者术后早期避免负重或剧烈咳嗽。严格把握适应证,必要时二次手术或联合其他治疗。

5)椎间隙感染　预防为主,术中严格遵守无菌操作原则,必要时可给予抗生素预防感染。一旦出现感染,应采取卧床休息和积极抗感染治疗。

（二）后路椎板间隙显微内镜间盘切除术（MED）

MED技术是将传统开放手术和内窥镜微创技术融为一体,即通过后路椎板间的内窥镜通路,在内窥镜下完成与开放手术同样的操作,完成椎间盘的摘除。MED手术于1999年引进我国,曾是我国脊柱外科中发展最快,应用最广的微创技术。由于MED操作步骤更多、更细,因此一般会比常规手术慢,追求速度的结果只能是操作粗暴,导致并发症增多。MED可以进行腰椎间盘摘除,椎板切除,侧隐窝扩大,可以做到更充分切除钙化灶,分离神经根,进行充分减压,但也有其局限性,多节段、游离型、中央型、巨大突出型、复发型等患者则不宜选择MED。

1. 适应证　①腰椎间盘突出症诊断明确且经正规非手术治疗3～6个月,疗效欠佳,反复发作,症状较重,影响工作和日常生活者;②各种类型的手术治疗的腰椎间盘突出症,其中包括突出型、脱出型和游离型;③腰椎间盘突出症合并有神经功能障碍者;④单侧或多间隙突出伴同侧腰椎管狭窄。

2. 禁忌证　除一般手术禁忌证外,还有①腰椎间盘突出症手术后原间隙复发,粘连严重者;②腰椎间盘突出症合并腰椎滑脱,需同时行植骨融合术者;③腰椎间盘突出症合并严重椎管狭窄,椎体后缘存在广泛钙化;④凡探查性手术,腰椎间盘突出诊断不确定者;⑤圆锥及马尾综合征;⑥发育型腰椎椎管狭窄;⑦硬化型椎间盘突出症。

3. 操作方法

（1）术前准备及局部麻醉同 Yess 技术。

（2）定位病变椎间隙后正中线旁开 1 ～ 1.5 cm，穿刺针在 C 型臂正位透视下进针至椎间盘突出间隙的上一椎板的下缘，以导针为中心做一个 1.6 cm 或 1.8 cm 的小切口，逐级扩张软组织，抵达椎板下缘，建立工作通道，将通道管连接到自由臂上，并与手术台相连，扭紧固定，维持通道管位置不动。将内镜放入通道管内，固定于适当位置，调节监视器。

（3）暴露椎板和椎板间隙，切除部分椎板和内侧小关节，切除黄韧带，暴露神经根和椎间盘，找到突出椎间盘后，保护好神经根，用专用小刀切开后纵韧带和纤维环，用髓核钳摘除髓核及变性椎间盘组织，解除神经根的压迫。

（4）因有侧隐窝狭窄，可适当将小关节内侧缘骨质扩大切除范围，予增厚黄韧带，增生内聚的小关节骨质切除，扩大侧隐窝，直至神经根松动。

（5）关闭切口神经根彻底减压后，冲洗创口，止血，拔出通道管，依次缝合深筋膜、皮下、皮肤，根据术中渗血情况，决定引流的放置。

4. 术后处理　术后平卧硬板床休息 6 h，第 2 天可佩带腰围下地行走，腰围需至少佩带 4 周；预防性应用抗生素、类固醇激素、脱水治疗 3 d，术后第 2 天起行直腿抬高功能锻炼、术后 1 周指导患者行腰背肌功能锻炼、减少久坐久立、避免弯腰负重、3 个月内禁止重体力劳动。

5. 术后并发症防治　MED 的手术步骤与传统手术几乎一样，因此理论上常规手术的并发症 MED 技术都会存在，例如，术后残留腰腿痛；硬脊膜、神经根损伤；椎间隙感染等。

（三）腰椎硬膜外腔镜技术

硬膜外腔镜技术是利用微创的影像手段来进行诊断和治疗由硬膜外疾患引起的腰腿痛的内镜操作技术。研究表明硬膜外或神经根粘连是腰腿痛重要原因之一，但 CT 和 MRI 等影像检查却常常难以发现。自 1931 年，迈克尔·伯尔曼等应用关节镜观察椎管内结构，随着内镜技术的不断发展和改良，至今，硬膜外腔镜已成为诊治顽固性腰腿痛的一种有效方法。

作为一种重要的诊断工具，硬膜外腔镜能够通过辨别引起下腰痛、放射性腰腿痛和其他疼痛综合征的可能原因进行确切的诊断。除此之外，硬膜外腔镜可以通过松解硬膜外腔的粘连，冲洗硬膜外腔的炎性致痛物质、放置某些治疗仪器以及靶向注射药物达到治疗的目的。

1. 适应证　① 检查及诊断慢性腰腿痛综合征，包括：难治性腰痛、难治性腰腿痛、与缺血性神经炎有关的硬膜外腔粘连、背部手术失败综合征；② 取标本活检；③ 精确放置某些装置；④ 实施靶向给药，包括甾体类药物、局麻药、透明质酸酶、可乐定以及生理盐水等。

2. 禁忌证　① 局麻药过敏；② 未控制的代谢性疾病、感染及肿瘤；③ 凝血功能障碍；④ 青光眼和视网膜病变；⑤ 未控制的高血压及颅内高压病、脑血管占位病变、神经病变;⑥ 膀胱功能障碍;⑦ 骶裂孔狭小或闭锁畸形;⑧ 妊娠期、重要脏器功能衰竭以及不能配合手术者。

3. 操作方法　入室开放静脉,建立静脉渠道并常规监护。目前多采用经骶孔径路。患者取俯卧位、腹下垫枕,标记定位骶裂孔。常规消毒、铺巾、局麻,皮肤做小切口,并在影像引导下用穿刺针经骶裂孔穿刺入骶管腔。置入导丝,并对骶尾韧带行扩张管扩张后,置入工作导管后行造影剂造影,观察造影剂在硬膜外腔分布。连接硬膜外腔镜光导纤维,调节硬膜外腔镜操作柄和焦距,连接加压生理盐水通道,经导管放置硬膜外腔镜。术中应控制椎管内液体灌注压及剂量,一般控制在150 mL左右。全部操作应在硬膜外腔镜置入后45 min内结束,以防止脊髓受压,退出硬膜外腔镜,小敷料覆盖穿刺口。

4. 并发症及注意事项　患者术中一旦出现头颈部疼痛,应根据情况做出调整或终止操作。其他并发症还包括疼痛、一过性感觉障碍、轻瘫、麻痹、视觉缺失或改变、局部出血、感染、过敏反应等。

二、疼痛神经调控技术

神经调控技术是指在神经科学层面,利用植入性或非植入性技术,采用电刺激或药物手段改变中枢神经、外周神经或自主神经系统活性,从而改善患者症状、提高生命质量的生物工程技术。其主要技术手段包括对脑、脊髓和周围神经进行电刺激以及将药物输注泵植入蛛网膜下腔或脑室进行治疗。神经调控技术涉及生物医学和生物技术等多学科领域,不仅为疼痛患者提供了治疗的新选择和可能性,同时也促进多学科领域专家共同合作研究,被称为21世纪最具有活力的疗法。

现代神经调控技术的临床应用始于20世纪60年代,早期主要采用深部脑刺激(deep brain stimulation, DBS)治疗慢性疼痛。随着临床与基础研究的发展,神经调控技术又相应发展出脊髓电刺激(spinal cord stimulation, SCS)、周围神经刺激(peripheral nerve stimulation, PNS)、运动皮质刺激(motor cortex stimulation, MCS)等治疗技术。随之,治疗范围也逐渐扩展到神经病理性疼痛、内脏痛、运动障碍性疾病、精神性疾病、肠激综合征、周围神经血管病变所致疾病。目前,神经调控技术在欧美已得到较为广泛的应用,在我国,神经调控技术也正在不断地更新和完善,神经调控事业在稳步地向前迈进。

(一)脊髓电刺激疗法(SCS)

1967年希利首先通过开放性手术将电极置于脊髓背柱表面治疗癌痛取得成功。随着植入电极及刺激器的不断改进,脊髓电刺激疗法已成为疼痛临床可靠的治疗手段。SCS方法是近年来国际疼痛学界治疗慢性顽固性疼痛的终极方法之一,对许多其他镇痛方法不能缓解的疼痛,SCS被认为是备选方案,有立竿见影的疗效,具有安全、微创、快速镇痛等特性。此外,SCS不仅能减轻疼痛,还可改善患者心理状态和生活质量,减少药物滥用。目前全球每年大约有3万例慢性疼痛患者选择SCS进行疼痛治疗。随着SCS应用范围的扩大,高频和爆发式等无异常感觉的新型模式以及SCS新的科技形式兴起,势必会进一步推动SCS在慢性疼痛中的应用。SCS在疼痛治疗领域有不可低估的重要地位,但其长期效果尚不明确,且属有创治疗,价格也过于昂贵,尚不属于首选治疗方法。

1. 作用机制　关于脊髓刺激的作用机制有许多理论,包括①门控机制的激活:对A_β纤维进行电刺激,可逆行抑制同节段脊髓对细纤维传递的痛觉信息的接受。② 脊髓丘脑通路的传导阻断:抑制脊髓丘脑束传导并兴奋下行抑制通路(如脊髓延髓束、脊髓皮质束、脊髓丘脑束)的传导。③ 脊髓以上机制的激活。④ 交感传出神经的中枢抑制性机制。⑤ 神经调质的激活或释放等。

2. 适应证　明确病理学改变;非介入性治疗失败;进一步的矫正手术不能缓解者;没有非治疗性药物依赖;无精神障碍;原发性放射性肢端痛;测试成功;没有禁忌证(败血症、凝血障碍等)。其中国内外公认的最佳适应证有:背部手术失败综合征、复杂性局灶性疼痛综合征、末梢血运循环障碍性病变、粘连性蛛网膜炎、幻肢/残肢痛、周围神经病理性疼痛、不能即刻手术的心绞痛等。新近研究认为,脊髓神经电刺激除镇痛外还可试用于某些疾病的神经功能恢复,如多发性硬化、亚急性视神经脊髓病变等,也有学者将其试用于意识障碍、肌痉挛等。

3. 禁忌证　① 心肌梗死在3个月以内;② 不能控制的疾病,如严重高血压或糖尿病等;③ 人格障碍或心理不稳定;④ 妊娠期;⑤ 对植入性心律转复除颤器(ICD)或起搏器依赖者;⑥ 局部感染;⑦ 严重的脊柱解剖异常致电极不能植入;⑧ 用抗凝药患者;⑨ 药物依赖患者。

4. 操作方法　SCS设备系统包括三部分,即电极、电缆线及脉冲发生器。椎管内刺激电极植入部位包括硬膜外腔、硬膜下腔及蛛网膜下腔,操作方法基本一致。

患者俯卧于手术台上,腹部垫薄枕并给予适量镇静药使患者更舒适。一般在局麻下行硬膜外穿刺,定位穿刺点:电极一般植入在与疼痛范围相对应的脊髓节段或上升数个节段。下肢疼痛定位于$T_{12} \sim L_3$,上肢疼痛定位于$C_4 \sim C_5$,心绞痛电极置于$T_1 \sim T_2$脊髓中线或左侧,头面部疼痛和颅内疼痛,电极置于$C_1 \sim C_2$。单侧疼痛,电极放在同侧;双侧疼痛,电极置于脊髓正中或两侧并列放置。疼痛范围广泛的患者,应选择刺激背角神经纤维,若疼痛范围局限,则可选择刺激相应的脊神经背根。

局部皮肤消毒后,将针穿刺入硬膜外间隙,经穿刺针引导植入测试刺激电极,在X线引导下将电极植入到预定位置。电极尾端穿过皮下隧道与脉冲发生器相接,然后给予试验性刺激,观察患者反应。一方面观察电刺激后患者是否出现异感;另一方面观察异感是否覆盖病灶区域,根据患者感觉判断电极位置是否正确,并可进行调整。电极刺激参数选择:脉宽$0 \sim 400 \mu s$、频率$20 \sim 120 Hz$、刺激电流强度$5 \sim 10 V$,以患者感觉无明显不适为宜。应首先进行试验性刺激以观察该方法是否有效,时间一般为$2 \sim 7 d$,其止痛效果可用VAS法进行测定。如果患者疼痛程度减轻$\geq 50\%$,镇痛药物用量明显减少,生活质量显著改善,则可植入永久性神经刺激电极,脉冲发生器埋置于皮下适当位置,继续对患者给予SCS治疗,否则放弃。

5. 并发症防治

（1）电极位置改变，可根据患者感觉或用X线辅助将电极调整至正确位置。

（2）血肿、压疮、局部感染及局部皮肤发红，多发生在皮下隧道及脉冲发生器埋置部位，与其位置表浅有关。感染多由金黄色葡萄球菌引起，可用抗生素治疗。术后应严密观察患者。

（3）电极断裂，患者表现为刺激异感突然消失，通过调整刺激参数仍无反应，原因与穿刺针穿刺时针体与脊柱夹角过大（多>80°）有关，应减小穿刺角度。处理方法是将断裂处重新连接即可。

（4）排斥反应，电极植入部位不适感或疼痛。

（5）脑脊液漏。

（二）植入式鞘内药物输注疗法（IDD）

植入式IDD是一个将导管放置于蛛网膜下腔，将导管与一个特制的输注泵连接，泵内储存镇痛药，泵体埋置于腹部皮下，根据患者评估设置药物输注参数，通过体外遥控装置进行调整的药物输注系统。

20世纪70年代末的动物实验研究显示，脑和脊髓的胶状质内存在阿片受体，这种受体对阿片类药物具有亲和力，阿片类药物与阿片受体结合后，阻止了受体接受SP，从而阻碍伤害信号的传递。同期又有研究，将少量吗啡注入动物蛛网膜下隙，产生强效镇痛。随后王等学者将吗啡注入人蛛网膜下隙，同样使疼痛得到了缓解，并且可以重复给药，停药后神经功能完全恢复。这为鞘内给药镇痛奠定了理论基础，随着临床工作的不断开展与技术的不断发展，用药种类、给药装置不断创新，IDD在临床的应用不断被医生和患者接受和认可。

其基本原理建立在以下两方面：① 鞘内直接给药，即药物直接进入脑脊液，避免药物穿过血-脑屏障；② 与口服、经皮、静脉或硬膜外给药方法相比，鞘内小剂量即可起效。与常规口服药物用量比为1∶100～1∶300，可有效减轻阿片类药物的不良反应。

鞘内的经典用药是吗啡，对阿片类药物无反应的患者可能对其他药物有效，目前可用于鞘内的药物包括局麻药、可乐定、巴氯芬等。局麻药、可乐定和巴氯芬常与阿片类药物联合使用，除了可乐定外，局麻药和巴氯芬单独使用时没有镇痛效应。

1. 适应证 ① 慢性疼痛患者长期保守治疗（口服或静脉给药）仍不能控制疼痛，或不能耐受其不良反应者；② 自愿首选植入式IDD的癌痛患者；③ 经蛛网膜下腔给药测试镇痛有效并无显著不良反应者。一般选择预期寿命长于3个月的患者。最近有研究认为，有效镇痛能不同程度延长晚期癌痛患者的寿命。因此，除了预期寿命为数天外的患者，其余均可考虑使用植入式IDD。但由于患者多半处于癌症晚期，需权衡考虑患者身体状态、外科手术风险、感染风险和鞘内镇痛管理风险及家庭和社会负担等因素。

2. 禁忌证 ① 患者拒绝接受植入式IDD；② 存在感染（穿刺部位、败血症等）；③ 凝血功能异常；④ 脑脊液循环不通畅；⑤ 未经治疗的药物成瘾；⑥ 经植入前药物试验无效者。

3. 操作方法

（1）预实验　硬膜外腔或蛛网膜下腔留置导管，根据患者之前所用的阿片类药物剂量进行换算，计算出合适的输注药物剂量，鞘内吗啡用量约为胃肠外吗啡用量的1/300，一般推荐初始计量为0.5 mg，长期输注最大可达30 mg/d。患者疼痛至少缓解50%，生活质量明显提高，表明预实验成功。一般试验期2～3 d，亦可行单次蛛网膜下腔穿刺注射阿片类药物。

（2）IDD系统植入　患者取侧卧位，可采用镇静＋局麻、全麻或椎管内麻醉进行泵植入，在影像引导下，定位L_2～L_3或L_3～L_4间隙穿刺至蛛网膜下腔，将导管沿头侧方向放置到理想位置。以穿刺针为中心做一纵行切口，达棘上韧带和椎旁肌筋膜，退出穿刺针，拔出导管内引导钢丝，用固定锚将导管缝合固定于棘上韧带。

（3）造泵植入荷包　多选下腹部，深度不超过2.5 cm，切口略小于泵直径，钝性分离形成与泵大小相当的"泵袋"，依靠皮肤弹性将充满药物的镇痛泵植入，用皮下隧道器将导管沿皮下走行与泵连接，术中应多次检查导管中有无脑脊液流出，确保导管通畅。

（4）给药　泵植入完成后可开始给药治疗，首次注药剂量应与试验剂量相同。若患者术前用药剂量较大，可以辅以口服药物预防停药综合征，缓解术后疼痛和突发性疼痛。

4. 并发症防治　包括手术相关并发症、器械相关并发症和药物不良反应。

（1）脊髓或神经损伤、脑脊液漏、感染、椎管内血肿。

（2）泵硬件故障、导管折断、扭曲、导管尖端形成肉芽肿。

（3）药物所致的瘙痒、恶心、呕吐、镇静、呼吸抑制、尿潴留、便秘、低血压等。

（4）药物过量导致的呼吸暂停、昏迷、癫痫发作、高热等。

（三）深部脑刺激（DBS）

深部脑电刺激术，又称脑起搏器治疗手术，是利用微电流手段将电极植入体内，从而改善患者生活质量的生物医学工程技术。该技术利用脑立体定向手术在脑内特定神经核团的位置植入电极，通过高频电刺激可抑制异常电活动的神经元，从而起到治病的作用。临床上常用的靶点有丘脑底核（subthalamic nucleus, STN）、苍白球内侧部（globus pallidus interna, GPi）、丘脑腹内侧核（ventralisintermedius, Vim）、脑桥核等。

该项外科技术最早始于1777年，用于治疗癫痫、瘫痪、舞蹈病、失聪、失眠等疾病；1947年，施皮格尔等推出电刺激和高频电凝方法，尝试治疗帕金森病、癫痫、精神障碍等。

深部脑刺激治疗的作用机制至今尚未阐明。众多研究者提出多种可能，有高频刺激抑制学说：电刺激神经核团，影响电极周围神经细胞、轴突和神经纤维，从而产生突触抑制作用；高频电刺激致神经递质耗竭，阻碍突触信息传递，从而达到了功能性毁损的效果。高频刺激兴奋学说：电流也作用于突触，激发相邻星形胶质细胞释放钙离子，从而促进传出神经元释放神经递质（如腺苷和谷氨酸）；电刺激可以增加脑血流量，从而刺激神经元再生，激活被刺激核团周围的神经纤维。总之，脑深部电刺激术的疗效取决于刺激参数（刺激频率和时间）、刺激靶点生理特性、植入电极结构、周围脑组织特性和疾病进展阶段。脑深部电刺激术的作用机制极其复杂，目前对其了解甚少，尚待进一步研究。

脑深部电刺激术的适应证主要包括：帕金森病及其他运动障碍性疾病、精神障碍（强迫症、抑郁症、抽动-秽语综合征）、慢性疼痛、药物难治性癫痫、药物成瘾、植物状态生存和肥胖症等，均有一定疗效，长期疗效尚待进一步观察。

脑深部电刺激术治疗功能性疾病仅能改善临床症状，不能有效阻止病情进展，更无法治愈疾病，因此仅是提高患者生活质量的有效措施之一。

（四）运动皮质电刺激（MCS）

MCS是利用神经导航技术，确定中央沟和中央前回与颅骨和头皮的体表位置关系，将电极放在中央前回的表面，再用临时刺激器进行刺激，通过调节刺激器发放电刺激的最佳电压、频率和脉宽，以达到治疗疼痛的最佳效果。坪川等人检验了皮质刺激对丘脑痛的治疗作用，意外地发现电刺激中央前回能够有效地抑制疼痛，而非中央后回。事实上，刺激感觉皮质通常会加剧许多患者的疼痛，控制疼痛最强的部位，是那些可诱发疼痛部位肌肉收缩的中央前回区域。

MCS最为有效地适应证是中枢痛，包括丘脑痛、延髓痛等，约有60%～70%的患者疼痛缓解满意。疼痛区域运动功能的状态与疗效有关，肌力正常或基本正常的患者疗效优于中重度肌力丧失的患者。完好的皮质神经元环路和完整的皮质脊髓通路似乎是达到良好疗效的基础。其他适应证还包括：三叉神经痛、面部带状疱疹后遗痛、幻肢痛、残肢痛等，但远期疗效尚不明确，需进一步观察研究。欧洲神经学会关于神经刺激治疗神经病理性疼痛的指南中，提到运动皮质刺激对中枢性脑卒中后疼痛和面部疼痛有效。

操作总的过程一般需要1周左右，先手术植入脉冲发生器，用导线将电极与之相连，测出相应参数，根据患者症状改善程度进行第二次调节，将各项参数调整至达到最佳的临床疗效。对中央沟的精确定位和选择合适的刺激参数是手术成功的关键。最常规的有效刺激参数为：频率50 Hz、波宽200～400 μs、强度3～6 V，持续刺激2 h后，自动关闭2 h。下肢疼痛者电极埋置于硬膜下；上肢和面部疼痛时，电极应埋置于硬膜外。准确放置电极后，应牢固固定，避免移位。

MCS技术的常见并发症主要包括手术相关并发症和器械相关并发症，基本与植入式IDD相同。

三、微创介入椎间盘内减压技术

（一）经皮低温等离子椎间盘减压技术（TCRF）

低温等离子体汽化刀髓核成型即"冷消融"技术是利用离子汽化棒，在电极周围局部组织内形成低温等离子区域，切断组织分子键，在较低温度下（40～70℃）汽化离子层周围1 mm范围内组织，将组织消融去除部分髓核而完成椎间盘内髓核组织重塑，汽化时形成的热凝固区使髓核胶原收缩、固化，迅速降低椎间盘内压力，膨出纤维环回缩，解除神经根压迫而迅速缓解症状,达到治疗目的。低温等离子射频消融术有两大特点:低温和组织穿透力,可达到移除大量病变组织而不引起周围正常组织的不可逆损伤的目的。

20世纪90年代以来,随着高能射频技术的发展,等离子体射频消融汽化技术广泛应用于整形和关节外科。1999年美国FDA正式批准其应用于脊柱微创外科。2002年9月美国实施了第1例椎间盘突出症低温等离子体髓核成型术。其后被广泛应用于间盘源性下腰痛的治疗。

1. 适应证　① 影像学检查示椎间盘膨出或"包容型"突出,纤维环和后纵韧带未见破裂,髓核未脱出纤维环,且与临床表现相符; ② 椎间盘源性颈、腰痛; ③ 保守治疗3个月无效; ④ 椎间盘高度≥75%。

2. 禁忌证　① 颈、腰椎间盘脱出、游离; ② 颈、腰椎间盘突出症伴有中重度骨性椎管狭窄、椎间孔狭窄或双侧侧隐窝狭窄; ③ 突出椎间盘钙化、小关节明显增生; ④ 出现神经卡压,有明显脊髓或马尾神经损伤表现; ⑤ 腰椎滑脱、脊柱不稳; ⑥ 脊柱骨折、肿瘤; ⑦ 椎间盘炎、椎间隙或穿刺部位感染; ⑧ 凝血障碍; ⑨ 有心理或精神障碍者; ⑩ 合并感染及重要脏器功能不全者; ⑪ 孕妇及14周岁以下的儿童。

3. 操作方法

(1) 颈椎间盘等离子消融术　多采用健侧气管旁入路,患者取仰卧位,肩部垫薄枕使颈部稍后伸,常规消毒、铺巾,用0.5%利多卡因术区局部浸润麻醉。C型臂透视定位病变椎间隙,将颈动脉轻柔推向外侧,穿刺针与皮肤呈45°,与椎间隙平行沿横突上缘向内侧穿刺进针,于上关节突侧前方进入椎间隙,调整针尖至合适位置(C型臂正侧位透视下均位于椎间隙中点),如穿刺针触及神经根产生异感时,应略退针,微调进针方向后再缓慢进针。确认穿刺针位置准确后,拔出针芯,插入颈椎专用等离子刀头,透视下调整刀头深度,以刀头刚好露出脊柱穿刺针针尖为宜,不要穿出穿刺针的顶端。连接主机,设置能量为2档(125 Vrms),踩压热凝踏板0.5 s测试,询问患者神经根支配区是否有刺激症状,如有刺激症状则需重新放置刀头。如无刺激症状,踩压消融踏板持续5～10 s,同时前后旋转180°。如需另外的消融程序,退出刀头2 mm,重复操作。术后穿刺点贴敷料,冰敷20 min,术后卧床休息,常规给予抗感染、脱水对症治疗3 d,下床后颈托保护3个月。

(2) 腰椎间盘等离子消融术　多采用安全三角入路,患者取俯卧位,腹部垫枕,常规消毒、铺巾,用0.5%利多卡因术区局部浸润麻醉。C型臂透视定位病变椎间隙,取该椎间隙水平线与正中线交点旁开8～10 cm为穿刺点,穿刺针与皮肤呈35°～45°穿刺,C型臂透视下穿刺针尖端应达到纤维环内侧缘,穿刺深度以针尖刚透过纤维环内层进入髓核为宜,置于正确位置(正位在椎弓根内侧缘连线,侧位以椎体后1/3～1/4位标准)后,将穿刺针轻轻向外退出2 mm,拔出针芯,插入腰椎专用等离子刀头,使刀头尖端超出穿刺针5 mm,标记为起点,然后缓慢将刀头沿穿刺方向,达对侧纤维环内层,标记为终点。连接主机,设置能量为2档(125 Vrms),踩压热凝踏板1 s测试,询问患者神经根支配区是否有刺激症状,如有刺激症状则需重新放置刀头。如无刺激症状,踩压消融踏板持续30～60 s,

同时缓慢推进等离子刀头至终点。再踩热凝踏板,以 5 mm/s 的速度原路返回,完成一个方向的消融。同法,分别向 2、4、6、8、10 点方向重复操作。术后穿刺点局部压迫,贴敷料,冰敷 30 min,术后卧床休息,常规给予抗感染、脱水对症治疗 3 d,下床后腰围保护 3 个月,避免剧烈运动及体力劳动,进行适当康复锻炼。

4. 并发症及其防治

(1)神经根损伤　消融刀头和神经根直接接触可能造成神经根损伤,术中需在 C 型臂下精准定位,操作过程中与患者及时交流,如有神经根刺激症状需立即停止操作,调整刀头位置。

(2)终板炎　消融刀头前部带有一定角度,接触终板会损伤终板软骨,导致终板炎。故操作时需使穿刺针与椎间隙平行,保证穿刺针从椎间隙中央进入,避免损伤椎体终板。

(3)此外还有椎间盘炎、硬膜外脓肿、腰椎血肿、脊髓损伤等少见并发症,术中应严格规范操作及无菌操作,避免并发症的发生。

(二)经皮激光椎间盘减压术(PLDD)

经皮激光椎间盘减压术治疗椎间盘突出的设想首先由美国医生乔伊在 1984 年提出,并于 1994 年首次应用于颈椎。其作用主要是利用激光的高能量局部生物效应,即燃烧、汽化、变性和凝固的作用将部分髓核组织切除,从而减低椎间盘的内部压力,使突出的椎间盘回缩,解除其对周围神经组织的压迫,达到缓解因突出物压迫神经而引起的疼痛、麻木及运动功能障碍。同时有研究显示,激光照射后化学因子含量明显降低,可减少炎症因子,从而减轻疼痛。

1. 适应证　① 影像学检查结果与临床表现相符的颈、腰椎间盘突出,经 2 个月保守治疗无效或反复发作者;② 椎间盘源性腰痛,椎间盘造影可以复制症状,麻药注入椎间盘有满意的镇痛效果;③ 腰椎椎管狭窄症。

2. 禁忌证　① 椎间隙明显狭窄小于正常 50% 者,脊柱严重退行性改变;② 游离性椎间盘突出,椎间盘脱出压迫硬膜囊超过 50% 或填塞侧隐窝;③ 骨性椎管狭窄、黄韧带肥厚、侧隐窝狭窄;④ 有严重肌力下降或出现神经根损伤症状者;⑤ 合并椎体滑脱者;⑥ 合并出血性疾病或椎管和椎体肿瘤、感染性病变等;⑦ 心肺等重要脏器功能不全者;⑧ 严重心理障碍者。

3. 操作方法　颈椎治疗时穿刺点多采用病变椎间隙健侧前侧方入路,而腰椎治疗多采用横突上安全三角进路,$L_5 \sim S_1$ 间盘的穿刺如困难可采取经小关节内缘侧隐窝入路穿刺。穿刺成功后拔出针芯,插入光导纤维,光导纤维一端连接三通听筒管,另一端连接激光发射器。颈椎以 10 J/s、腰椎以 13.5 J/s 的预能量向椎间盘发射激光。颈椎间盘治疗时累计激光能量可达 250 ～ 500 J,腰椎间盘治疗时每个椎间盘总激光能量达 800 J 为宜。激光治疗结束后拔出激光穿刺针,按压穿刺部位 3 ～ 5 min。术后卧床休息 1 ～ 2 h,下床活动需佩戴颈托或腰围保护 3 个月。

4. 并发症及注意事项　操作过程中,激光的巨大能量可能会对医护人员造成伤害,要特别注意保护,应对激光工作人员加强技术训练,进行安全教育,佩戴防护镜,同时使用不透明外壳包裹激光器,减少工作场所的镜面反射,并标识"激光危险"警示,提醒相关人员。如患者诉术中剧烈疼痛不适,考虑多与激光和热过敏相关,应及时降低激光功率,将纤维调整至髓核中心。其他常见并发症与其他技术椎间盘减压术相同。

(三)颈、腰椎髓核化学溶解术

颈、腰椎髓核化学溶解术是疼痛临床治疗颈、腰椎间盘突出症的常用方法之一,在影像引导下将化学溶盘药物准确注射到突出椎间盘及其周围,使突出的椎间盘溶解并吸收,从而达到突出椎间盘内减压,解除神经根压迫,治疗椎间盘突出,改善或消除临床症状的目的。目前国内最常用的化学溶核药物是胶原酶,其本质是一种具有催化作用的高度特异性的生物催化剂,它能在生理pH和温度条件下特异性水解天然胶原蛋白的α-链,将其降解为相关的氨基酸,被血浆中和吸收,而不损伤其他蛋白质和组织。另有研究结果表明,胶原酶可对磷脂酶A2的活性有显著的抑制作用,从而对脊神经根炎有很好的治疗作用。

该治疗方法最早于1959年由瑞典学者卡尔希奇提出,1963年史密斯在综合他人和自己动物实验的基础上,首次开创了化学方法溶解治疗椎间盘突出症的先河,1968年美国学者萨斯曼首次证明了胶原酶可以治疗腰椎间盘突出,于1975年进行毒性实验,并于1981年批准了胶原酶的Ⅲ期临床试验。我国上海医药工业研究院从1973年开始进行胶原酶的研究,并于1975年开始胶原酶治疗腰椎间盘突出症的临床研究。由于该治疗方法创伤小、并发症少、疗效可靠,治疗效果优良率可达70%～80%,故在临床应用中迅速普及并广泛应用。

1.适应证 ① 临床诊断明确的急慢性颈、腰椎间盘突出症,临床症状、体征与影像学表现相符,具有典型根性痛和(或)伴有受累神经皮肤节段感觉异常、肌萎缩、肌无力、反射改变;② 病程达2周以上,经3个月以上保守治疗无效,或经保守治疗有效,但每年发作2次以上;③ 经外科手术治疗后再发根性痛,经影像学诊断符合相应节段并具有溶解指征。

2.禁忌证 ① 突出间盘明显钙化;② 颈、腰椎间盘突出症伴有中重度骨性椎管狭窄、椎间孔狭窄或双侧侧隐窝狭窄;③ 出现神经卡压,有明显脊髓或马尾神经损伤表现;④ 突出物脱出并游离于椎管内;⑤ 椎间盘炎或椎间隙感染者;⑥ 脊椎滑脱;⑦ 易过敏体质者;⑧ 有代谢性疾病未控制者如肝硬化失代偿期、活动性结核、重症糖尿病等;⑨ 孕妇及14周岁以下的儿童;⑩ 凝血功能障碍者;⑪ 有心理或精神障碍者;⑫ 合并感染及重要脏器功能不全者。

3.颈、腰椎髓核胶原酶溶解术操作方法

(1)术前准备 完善术前检查,包括血常规、生化、凝血、心电图等;术前谈话并签署知情同意书;准备合适的颈托或腰围,术后保护;为预防过敏反应,可于术前1 d口服开瑞坦或在注射胶原酶之前静注地塞米松5 mg;术前禁食水4～6 h。

（2）注射方法　目前溶盘术主要分为盘内和盘外两种。盘内溶盘是指将胶原酶注射到突出的椎间盘髓核或纤维环内，主要适用于纤维环膨出型或纤维环未破裂的突出型；盘外溶盘是将胶原酶注射到突出椎间盘后缘的硬膜外前间隙，主要适用于纤维环破裂的椎间盘突出症患者。目前国内较为广泛采用盘外溶盘。临床上要根据患者不同的临床表现及椎间盘突出的不同部位或程度来选择注射治疗的方法，以获得良好的疗效。

1）盘内溶盘　颈椎治疗多采用颈椎侧前方入路，患者取仰卧位，C型臂下定位病变间隙，轻轻推开气管，避开颈部血管神经鞘，触及两椎体间高起的椎间隙，由外前向内后穿刺，再次定位，X线下正位显示针尖位于椎间隙中央，侧位显示针尖位于椎体中后1/3处，将胶原酶60～120 U溶于0.2～0.4 mL生理盐水内缓慢注入椎间盘内。

腰椎多采用后外侧安全三角入路，患者取俯卧位，C型臂下定位病变间隙，在病变椎间盘水平向患侧旁开8～10 cm（根据患者体型决定）穿刺进针，沿横突上缘滑入，经椎间孔下1/3刺入椎间盘内，穿刺针刺入椎间盘内有沙砾样感，阻力较大。穿刺成功后将胶原酶120～240 U溶于0.2～0.4 mL生理盐水内缓慢注入椎间盘内，注射速度宜缓慢，防止注药速度过快引起腰痛加重。

2）盘外溶盘　颈椎间盘胶原酶盘外溶盘主要有以下几种入路：① 后入路颈部硬膜外直接注射法：同常规硬膜外腔穿刺及置管。② 后入路硬膜外侧前间隙接近法：常规硬膜外腔穿刺后调整穿刺针针尖方向，使之朝向患侧侧隐窝置管。③ 经颈间孔硬膜外侧前间隙穿刺注射法，患者取侧卧位，C型臂下定位病变间隙，取小关节内侧缘为进针点，进针达小关节突后沿小关节内侧缘垂直进针穿破黄韧带，遇落空感和空气阻力消失即进入硬膜外腔。回抽无血和脑脊液及可行正侧位椎管造影，确认穿刺针位于硬膜外侧前间隙。先注入0.8%利多卡因1 mL，观察15～20 min无全脊麻征象，缓慢注射胶原酶600 U（2～3 mL）。

腰椎间盘胶原酶盘外溶盘主要有以下几种入路：① 旁路法：经椎间孔安全三角区进针至突出髓核。② 后正中法：经后正中棘突间穿刺至病变相应节段的硬膜后间隙，回抽无血液、脑脊液，向患侧侧间隙置入硬膜外导管。操作时需先行局麻药试验，以确保安全及疗效，防止严重并发症发生。局麻药试验时应注意患者的感觉、肌力、反射等，与溶盘前作对比。如若患者的远端肢体运动出现异常，则警惕穿刺针损伤硬膜的可能。③ 硬膜外前侧间隙法（旁正中法）：经椎板外切迹或小关节内缘穿刺至侧隐窝的。④ 骶管裂孔硬膜外前间隙法：患者取俯卧位，定位骶裂孔中心，用长15 cm的18号穿刺针，经骶裂孔穿刺成功后，置入带钢丝内芯的硬膜外导管，深度12～20 cm。拔出钢丝后回抽无血液和脑脊液，注入1.5%～2.0%利多卡因3～5 mL，观察20 min无全脊麻征象，注入复方倍他米松7 mg（1 mL）后，缓慢注射胶原酶600～1 200 IU（2～3 mL）。

（3）术后患者需取患侧朝下侧卧位或俯卧位6 h，盘内注射可取侧卧位或仰卧位，严格卧床3～7天。正确佩戴颈、腰围，防止再次出现神经卡压症状。

4. 并发症的防治　并发症包括致命的变态反应、出血、神经损害、脊髓炎、椎间隙感染、死亡等。如发生全身荨麻疹、严重低血压、支气管痉挛时应给予激素静脉注射。

（四）经皮旋切椎间盘减压技术

经皮旋切椎间盘减压术是使用特殊穿刺针与旋切器切除髓核组织,减轻对周围神经组织的压迫,从而缓解因腰椎间盘突出引起的疼痛。此方法需在影像学设备的引导下进行穿刺,同其他经皮微创椎间盘减压技术一样,具有精确度高、创伤小、效果直观、可以定量、选择性地切除突出的髓核,且不会造成髓核组织和纤维环的过度破坏。但近几年有调查显示此种方法易导致椎间盘严重变窄、萎缩,关节突关节卡压等,而加重腰痛。加上一次性旋切器的费用高达数万元,因此在临床上较少推广。

适应证及并发症同其他经皮微创椎间盘减压术。

操作方法与经皮激光椎间盘减压术基本相同,穿刺部位正确的影像学表现为正位片示针尖在椎间隙的中点、平椎弓根内缘,侧位片示针尖在椎间隙的中点,不超过椎体后1/4。穿刺成功后拔出针芯,置入钻头,将穿刺针与旋切器拧紧,标记旋切最近点与最远点,在此范围内,以0.3～0.5 cm/s的速度反复推进和退出旋切器,进行髓核旋切。根据突出物大小和类型选择旋切的不同方向及通道数量。

（五）椎间盘水刀切吸术

2003年,美国FDA批准Hydyocision公司应用Spinejet行经皮穿刺椎间盘水刀髓核切吸术,这是一种无产热、以液体喷射为基础的髓核切除方法。椎间盘水刀切吸术是利用高能水流经过时产生的强力虹吸作用切除椎间盘髓核,刀头部分高速运行的水流切洗突出的椎间盘部分髓核,在盘内将髓核组织切割成小微粒,回流的水流将切割下的髓核微粒吸出体外,达到椎间盘减容、减量从而减压的目的,缓解椎间盘压迫周围神经引起的疼痛。水刀髓核切吸术属机械切割技术,不必担心物理与化学因素对周围神经组织的热损伤以及椎间盘尤其是软骨板的损伤。且水刀机头特殊设计的回转刀头及影像监测下控制切吸深度避免了穿破椎间盘纤维环所带来的损伤。椎间盘水刀的最佳适应证,是颈椎间盘中小型的包容性突出,并有明确的根性症状。国内有研究报道,对于症状重,突出物较大的病例,椎间盘水刀也能达到理想的减压效果,特别是在CT引导下由术者调整水刀的方向可对椎间盘的两侧底后角突出物进行完善的切吸,这一点也是其他微创技术难以达到的。但任意扩大手术适应证,会增加手术风险以及降低手术疗效。目前国内外关于水刀治疗椎间盘突出症的报道仍较少,其远期治疗效果有待进一步证实。

四、经皮穿刺椎体成形术（PVP）

PVP是一种较新的脊柱微创技术。采用经皮穿刺的方法,通过椎弓根直接向椎体内注入骨水泥,以达到增强椎体强度、防止塌陷、缓解疼痛的目的。PVP可用于治疗骨质疏松性椎体压缩骨折、椎体转移瘤及原发性椎体损害,该手术旨在稳定骨折的椎体,解除上述疾患所导致的骨源性疼痛,改善患者的机体功能。PVP不仅对急性期疼痛有效,而且也可减轻慢性骨不愈合引发的疼痛,同时有助于治愈骨性不愈合。近年来,随着影像学的发展,三维成像检查包括影像引导下的介入诊断和治疗技术、微创脊柱外科技术有了飞速发展,使得PVP正在越来越多地应用于临床。

PVP是由法国介入放射学家赫夫·德拉蒙德及其合作者于1987年最先创立,因其具有操作简单、创伤小、见效快以及并发症发生率低等优点,很快在许多国家推广。1994年美国开始采用PVP技术,由于PVP治疗的有效性而很快成为治疗骨质疏松性椎体压缩骨折的常规技术。随后PVP被欧美及其他地区用来治疗骨质疏松性椎体压缩骨折及椎体肿瘤引起的疼痛。我国2001年开始报告应用PVP治疗骨质疏松性椎体压缩骨折和椎体良恶性肿瘤的病例,均取得良好效果。

目前,欧美国家提倡把PVP作为一线治疗方案,因PVP具有以下优势:① 手术时间短,止痛效果明确(可达90%),可进行椎体重建;② 对高龄患者的全身干扰小,安全性高;③ 术后恢复快,并发症少,住院治疗时间短(一般3 ~ 5 d);④ 可及时缓解疼痛,避免服用药物的不良反应及依赖性;⑤ 可防止椎体继续受压变形和骨折移位,还可杀死肿瘤细胞。

关于PVP的止痛机制,一般认为是:① 骨水泥注入后,其机械作用使局部血管截断,化学毒性作用和聚合时产生的热效应可使周围组织神经末梢坏死;② 骨水泥的注入加强了椎体强度,减少了骨折区对椎体神经的刺激。

1. 适应证 ① 部分脊柱相关肿瘤:椎体血管瘤、溶骨性转移瘤和多发性骨髓瘤、椎体原发性及转移性恶性肿瘤、部分椎体良性肿瘤。② 压缩性骨折:疼痛性椎体压缩骨折(骨质疏松、骨坏死),不稳定压缩性骨折,急、慢性创伤性压缩性骨折。

2. 禁忌证 ① 绝对禁忌证包括急性感染如败血症、骨髓炎、关节盘炎和硬膜外脓肿;合并神经系统损伤的椎体爆裂型骨折;有出血倾向、凝血功能障碍;心、脑、肾功能严重障碍,不能承受手术的弱体质者或高龄患者;椎体压缩性骨折合并小关节脱位或椎间盘脱出;高脂血症合并有栓塞;局部炎症、对造影剂或灌注剂过敏以及不具备急诊椎管减压条件者。② 相对禁忌证有椎体骨折线越过椎体后缘或椎体后缘骨质破坏不完整;椎体压缩>75%;成骨性骨转移瘤;需治疗节段3个或以上者;椎体骨碎片或肿瘤向后进入椎管,引起压迫者。

3. 操作方法

(1)患者取俯卧位,腹部垫枕,常规消毒、铺巾,采用1%利多卡因局部麻醉,穿刺针需谨慎抵达椎弓根,充分麻醉骨膜。

(2)穿刺途径包括:C_1、C_2多采用经口腔入路,C_3及以下采用前外侧入路,胸腰椎可采用经椎弓根或后外侧入路,骶椎一般采用经骶翼入路。均需在C型臂引导下穿刺进针,穿刺针尖位于椎体的前中1/3和椎体高度的1/2处。

(3)注入水泥前可进行椎体造影,判断有无动静脉短路。配制骨水泥,在其最佳时期(可以拔丝,呈液态)以均匀的速度在2 ~ 5 min内快速推注,骨水泥平均注射量为颈椎2.5 mL、胸椎5.5 mL、腰椎7.0 mL。推注过程中,应在C型臂正侧位透视下,观察骨水泥向四周弥散的情况,如发现渗漏,立即停止注射。

(4) 推注完毕后,拔针,局部压迫,无菌敷料包扎。术后平卧20 min后可翻身,24 h后可下床活动,需佩戴腰围保护。

4. 常见并发症的防治　文献报道PVP并发症相对较少且发生率因病变不同而异,如骨质疏松为1%～3%,脊柱血管瘤为2%～5%,恶性转移瘤为10%,但多数并发症仅需保守治疗,仅2%需手术处理。最主要、最严重的并发症为骨水泥渗漏入椎管引起相应脊髓或神经压迫,需急诊手术椎板减压(占2%～3%)。渗入椎旁软组织可引起肋间神经、坐骨神经痛,经神经阻滞治疗可有效缓解,渗入椎静脉丛可能造成肺栓塞。

其他并发症还包括:① 穿刺针插入时导致的皮下血肿、腰大肌血肿、脊柱旁血肿、肋骨骨折、硬膜撕裂、横突骨折、微骨折等;② 骨水泥渗漏导致的全身和局部症状,如骨水泥注射时的一过性恶心、椎管及椎间孔狭窄、神经根病(炎)、椎间盘炎等;③ 其他并发症,如急性支气管痉挛、急性高血压、急性心包炎、注射骨水泥邻近椎体新发骨折等。

上述并发症多数是可以预防的。术前应选择合适的适应证。针对骨水泥渗漏,应注意以下方面:① 术前必须对患椎进行CT检查,以了解椎体后壁完整性及是否有血管与椎管相通;② 最好采取局麻,便于术中观察;③ 椎弓根穿刺针须至椎体的前1/3处,注射时不停变换针尖方向,使骨水泥尽量均匀分布在椎体内;④ 术中须全程在C型臂透视下进行,因此手术人员应注意放射线防护;⑤ 不要过于追求填充剂完全充满椎体。

五、针刀疗法

针刀疗法是一种将针与刀相结合形成的一种闭合性微创手术疗法,是朱汉章教授根据生物力学观点将中医传统针刺疗法与现代手术疗法相结合而发明的一种治疗方法。具有见效快、损伤小、操作简单等优点。针刀治疗主要应用针刀的针刺效应和手术效应,一方面,可以像针灸针一样用来针刺穴位;另一方面,可像手术刀一样针对病变组织进行不切开皮肤的手术治疗,如松解粘连组织、切开压力增高、组织水肿的关节囊、切断挛缩肌纤维或筋膜、切碎瘢痕、钙化组织或硬性结节、削切骨刺等。

1. 适应证　针刀适用于四肢、躯干由于炎症、损伤、退变引起的慢性软组织粘连或骨刺形成而产生的顽固性疼痛。主要包括:滑囊炎、腱鞘炎、部分神经卡压综合征、部分骨刺、骨化性肌炎初期、外伤性肌痉挛和肌紧张、软组织炎症引起的粘连、挛缩、瘢痕、结节、骨干骨折畸形愈合、减压等。

2. 禁忌证　① 病变部位有感染症状或全身感染者;② 操作部位有重要的血管、神经或器官难以避开;③ 重要器官或系统功能不全者;④ 出血倾向或凝血异常者;⑤ 定位、定性不准确者;⑥ 不能配合操作者。

3. 操作方法　准备针刀用具,根据手术需要选择合适体位,常规消毒、铺巾,局麻。准确定位痛点,常定位压痛明显处,或运动、牵拉某肌肉而引起的明显疼痛处。清楚了解该处的病变层次和周围解剖关系。进针时,使针刀的刃线与大血管、神经及肌纤维走向平行,主要应与神经、血管走向一致。左手加压分离(或捏起),使刀口下的血管、神经分离至刀口两侧,右手拇指与示指捏住针柄,其余三指托住针体刺入,刺入一定深度或抵达骨质,接近靶目标后,行疏通剥离(纵行、横向、切开或切碎、瘢痕刮除、剥离、铲削磨平等)等手法。治疗2～5次后即可出针,出针时应注意按压针孔,贴无菌敷料。平卧位观察15 min。每部位治疗1～3次,2次治疗间隔时间5～7 d。

4. 并发症 针刀治疗的常见并发症包括:晕针、断针、神经损伤、感染、出血等。针刀是一种盲探性创伤性治疗方法,为防止以上并发症的发生,应术前明确诊断,严格掌握适应证和禁忌证,熟练掌握解剖知识和操作技术,治疗前认真检查针刀,防止针刀卷刃或折断。术中严格无菌操作,预防感染。术后严密观察,如有不适及时对症处理。

六、银质针疗法

银质针疗法是中国古老的针刺术与现代医学相结合的又一成果。20世纪70年代,我国骨科学家宣蛰人教授在软组织疼痛理论的指导下,结合陆云香医师家传的银质针作密集型针刺疗法治疗软组织疼痛取得了良好的疗效,并在国内迅速推广。银质针有良好的导热性,热能经针体传到组织深部,具有消除软组织炎症反应,松解肌肉痉挛,增加局部血供的功效,从而达到治疗软组织慢性疼痛的目的。银质针治疗具有即时镇痛、远期镇痛和持久的肌肉松弛效应,在腰腿痛、颈臂痛、头面痛、肩关节痛、膝关节痛等慢性疼痛的治疗中收到极为满意的疗效,具有广阔的应用空间。

1. 适应证

(1)由颈椎管或腰椎管外软组织损害所致的慢性疼痛:① 头面部疼痛;② 颈肩臂痛;③ 肩周炎;④ 腰臀及下肢痛;⑤ 骶髂关节痛;⑥ 股骨头缺血性坏死;⑦ 膝关节痛;⑧ 足跟痛。

(2)软组织损害相关的血管神经受累:① 半身麻木、发凉、多汗,上肢或下肢发凉、麻木、肌萎缩;② 头晕、眩晕、耳鸣、视物模糊;③ 猝倒、头部发木、眼胀、张口困难。

(3)与软组织损害相关的脏器功能障碍:① 痛经、阳痿、生殖器痛;② 胸闷、气短、心悸;③ 腹胀、腹痛、便秘;④ 尿频、尿急、排尿无力。

2. 禁忌证 有出血倾向或凝血功能障碍者;心、脑、肾功能严重障碍者;中重度贫血或妊娠期患者;感染性疾病者。

3. 操作方法

(1)定位 根据患者不同部位,采取合适体位。在疼痛软组织病变范围内选取压痛点,一般压痛点之间的针距为1～2 cm。压痛点多为肌肉或肌筋膜与骨膜的连接处、肌筋膜间隔或骨纤维管处,具有严格的解剖学分布。治疗区域常规消毒、铺巾,采用0.5%利多卡因局部麻醉,于每个进针点皮内注射,各作直径5 mm左右的皮丘。对于治疗面积较大的区域,可采用恩纳乳剂(利多卡因与丙胺卡因混合剂)表面麻醉,局部涂抹1 h后起效。

(2)穿刺 选择长度匹配的银质针,对准深层病变区域垂直或斜刺入皮肤,经皮下肌肉或筋膜直达骨膜附着处(压痛点),可引出较强烈的酸麻胀痛感为止。每针刺入组织后,不必用手法提插捻针。

(3)连接巡检仪,加热探头:在每一枚银质针针体尾端,套上竹筒式加热探头。探头下端距离皮肤至少保持5 cm,避免皮肤烫伤,进针处针体温度控制在43 ～ 44℃,银质针导热控温巡检仪加热探头接触针柄的温度一般调节在120 ～ 130℃。

(4)探头加热15 min后关闭,待银质针冷却后方可拔出,于针眼处以2%碘酒消毒、止血,纱布覆盖,治疗区域3 d内不沾水,避免感染。

4.注意事项

(1)同一病变区域通常只做一次治疗,多个病变区域治疗应间隔2周。银质针导热治疗后,软组织会进行一次局部的应力调整,邻近部位通常表现为明显的肌紧张,而针刺部位则往往处于肌松弛状态,所以治疗后患者会感觉到肢体无力。

(2)操作禁止在重要器官、血管、神经组织丰富区域内进行,如颈、胸椎棘突两旁椎板、肩胛骨脊柱缘附着处、锁骨上窝等病变区域。

(3)银质针不需用针刺手法产生补泻作用,也不需强刺激手法产生镇痛作用。

(4)加热过程中应密切观察,如患者感灼痛难忍,应及时调整温度,避免皮肤烫伤。

(5)一般先从原发的、严重的、主要的病变区域着手,向躯干上下或上下肢体延伸,逐个区域治疗。每个疼痛区域的肌肉和筋膜在1个月后才能逐渐出现松弛效应,所以如需重复治疗以增强疗效,应在2个月后进行。

七、肌筋膜触发点疗法

肌筋膜触发点MTrPs疗法是一种基于西医解剖、生理、病理和分子生物学机制等理论,强调骨骼肌的功能紊乱和交感神经系统的失调,注重对于肌筋膜触发点的精准诊断和综合治疗技术。MTrPs的概念最早由美国临床医生珍妮特·特拉维尔教授提出。骨骼肌是人体最大的器官,占人体体重的50%,任何一块肌肉出现问题都会引起局部疼痛和功能失调,同一力学功能的其他骨骼肌和拮抗肌也会受到间接的过用性损伤,甚至引起临近内脏器官的功能异常。

临床上肌筋膜疼痛触发点可分为活化触发点和隐性触发点两种。活化触发点表现为自发性疼痛、局部或远处牵扯性疼痛、关节活动受限、易疲劳和失眠等症状。隐性触发点在没有机械性刺激的情况下,不会产生自发性疼痛。对于触发点的检查,需要了解肌肉相对于相邻其他肌肉的位置和纤维走向。通过触诊定位激痛点的紧张带、结节和点状压痛可以客观判定触发点的存在。活化触发点的诊断建立在压迫激痛点时患者对疼痛识别的基础之上,而如果触诊引发局部抽搐反应,就可以确定触发点的存在。如果神经从触发点的紧张带内或紧张肌带与骨骼之间穿过时受到压迫,就可能发生神经卡压症状。

目前,根据MTrPs的理论体系不仅可治疗各种常规慢性疼痛,还可以处理多种妇科疾病和临床疑难杂症,而对于运动损伤的诊断、治疗和康复等诸多运动医学疾病也具有突出的疗效。其主要适应证包括各种非器质性的疼痛性疾病、中枢及周围神经系统疾病的康复治疗与各种器质性疾病的辅助治疗。

　　基于肌筋膜触发点理论，目前临床上应用物理治疗（冲击波）、电疗法、针刺治疗、小针刀、浮针疗法和注射药物等多种方法以达到缓解临床症状、恢复肌肉弹性、促进康复的治疗目标。

　　进行触发点治疗时，首先要通过触诊准确定位激痛点，再根据针头引发的疼痛和局部抽搐反应确定针头刺入的精确位置。注射时应利用手指的充分压迫来止血。在相对危险的姿势针刺治疗时（如惊吓反应、打喷嚏、咳嗽等），应手持治疗针保持针头随患者移动，避免损伤周围重要器官、血管及神经。为恢复肌肉正常功能，注射后患者应缓慢地进行三次完整的主动范围活动。治疗后，应辅以矫正措施，包括家庭牵拉锻炼计划和持续损伤因素的消除。这些因素通常会决定受累肌肉的功能恢复以及疼痛缓解的持续时间。

（李亦梅　吴菁妍）

第十五章

慢性原发性疼痛的物理疗法

第一节　体外冲击波疗法

冲击波是一种通过振动、高速运动等导致介质极度压缩而聚集产生具有力学特性的能量声波，冲击波可引起介质的压强、温度、密度等物理性质发生跳跃性改变。从临床医学角度，体外冲击波疗法（extracorporeal shock wave therapy, ESWT）可分为聚焦式冲击波疗法和发散式冲击波疗法。

一、体外冲击波疗法的物理特性及生物学效应

（一）物理特性

1. 机械效应　即当冲击波进入人体后，在不同组织的界面处所产生的效应。
2. 空化效应　即存在于组织液体中的微气核空化泡在冲击波作用下发生振动，当冲击波强度超过一定值时，发生的生长和崩溃所产生的效应。
3. 热效应　即冲击波在生物体内传播过程中，其振动能量不断被组织吸收所产生的效应。

（二）生物学特性

冲击波引起组织内的振动，可加强局部微循环和新陈代谢。其引起的生物学特性包括：增强细胞通透性；活化局部微循环（血液、淋巴）；减少无髓鞘神经纤维；释放一氧化氮，从而引起血管舒张。此外，还有抗炎、抑菌、释放（血管、上皮、骨、胶原蛋白等）生长激素、活化干细胞等作用。

二、聚焦式冲击波与发散式冲击波的区别

聚焦式冲击波与发散式冲击波的物理特性、生成技术、组织穿透力存在不同（见表15-1）。聚焦式冲击波用于三种经典适应证的治疗：肩部钙化性肌腱炎、肱骨外上髁炎、跟骨增生。1999年发散式冲击波的出现改变了体外冲击波的适应证范围，发散式冲击波非常适合于浅表肌筋膜病变（见图15-1）。

表15-1　聚焦式冲击波与发散式冲击波的区别

	聚焦式冲击波	发散式冲击波
压　力	100 ～ 1 000 bar	1 ～ 10 bar
脉冲时长	约0.2 μs	0.2 ～ 0.5 ms
压力场	聚焦式	发散式
穿透深度	大	小，表浅
作　用	细　胞	组　织

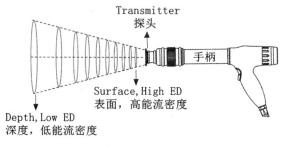

图15-1　发散式冲击波原理示意图

三、体外冲击波疗法参数选择和治疗定位

（一）能量选择

进行冲击波治疗时,选择合适的能量及选择准确的治疗部位尤为重要。能量过低达不到治疗效果,而能量过高会增加患者痛苦甚至产生不良反应。一般按照能量等级将冲击波划分为低、中、高三个能量等级:低能量范围为0.06 ～ 0.11 mJ/mm^2;中能量范围为0.12 ～ 0.25 mJ/mm^2;高能量范围为0.12 ～ 0.25 mJ/mm^2;低能量及中能量冲击波多用于软组织慢性损伤性疾病、软骨损伤性疾病及位置浅表的骨不连等;高能量多用于治疗位置较深的骨不连及骨折延迟愈合和股骨头坏死等成骨障碍性疾病。根据不同深度的肌肉疼痛区,有必要加大手柄的压力以便使用剪切的作用引发冲击波的生物学效应。当治疗痛觉敏感的患者,建议从低频、低压力开始,使患者慢慢适应冲击波的治疗,然后再逐渐地调高参数。每周期脉冲次数的选择取决于肌肉大小和硬化程度,通常在1 200 ～ 2 400次。根据疾病特点,每个疗程一般3 ～ 5次治疗,每次治疗间隔5 ～ 7 d。

（二）治疗定位方法

精准的定位是保障疗效的基础,常用的定位方法包括体表痛点定位、扳机点定位、肌肉筋膜链理论指导下定位、影像指导下定位。

1. 体表解剖标准结合痛点定位　是结合患者痛点及局部解剖标志进行定位的方法,常用于相对表浅、解剖标志明显、局部痛点明确的疾病定位,如止点性跟腱炎。

2. 扳机点定位　又称激痛点或触发点,是珍妮特·特拉维尔和大卫·西蒙斯在《扳机点手册》(Trigger Point Manual)一书中建立的肌筋膜扳机点概念。肌肉内能够激惹疼痛的某一个特定位置,这个位置通常可以触摸到一个疼性结节和绷紧肌纤维痉挛带,触压时有疼痛加重和局部肌肉颤搐以及引起远处牵涉痛的症状。人们发现冲击波可有效治疗几乎所有肌肉中的扳机点,因此背痛和肌筋膜综合征的大范围适应证被加入其中。

3. 肌肉筋膜链理论指导下定位　引发肌肉疼痛的原因,除了损伤、劳损等原因之外,还有一个很主要的引发因素就是"筋膜的粘连"。当筋膜粘连之后,会造成该区域的活动范围降低,筋肉的弹性变差,甚至缩短。而相邻区域的肌肉就会代偿性地被拉长,并且过度拉伸,产生过度劳损。因此在治疗某一区域疼痛时,需考虑与此相联系的筋膜有哪些,然后对与之相关的筋膜进行冲击波松解治疗。例如在治疗足底筋膜炎时,需同时对于小腿后侧筋膜进行冲击波治疗。

4. 影像引导下定位　通过采取X线、B超、MRI等影像学设备,可对于位置比较深、无明显体表标准的病变进行精准定位,如股骨头坏死、骨不连等。

应该注意的是,在具体慢性原发性疼痛治疗时,定位方法不是单一的,而是其中几种方法的综合,这样才能保证临床疗效,使诊断及治疗更"立体化"。定位时,治疗点应避开脑及脊髓组织、大血管及重要神经干、肺组织,避免产生脑、脊髓、神经损伤及其他不良反应。

四、体外冲击波疗法在慢性原发性疼痛的应用范围

(一)适应证

1. 骨组织疾病　骨折延迟愈合及骨不连、成人股骨头坏死、应力性骨折。

2. 软组织慢性损伤性疾病　冈上肌腱炎、肱骨外上髁炎、肱骨内上髁炎、足底筋膜炎、跟腱炎、肱二头肌长头肌腱炎、股骨大转子滑囊炎等。

(二)相对适应证　骨性关节炎、骨髓水肿、胫骨结节骨软骨炎、距骨骨软骨损伤、腱鞘炎、肩峰下滑囊炎、髌前滑囊炎、髌腱炎、弹响髋、肌痉挛肌肉拉伤、腕管综合征、骨坏死性疾病(月骨坏死、距骨坏死、舟状骨坏死)、骨质疏松症等。

五、体外冲击波疗法安全性

(一)整体因素

1. 禁忌证

(1)出血性疾病　凝血功能障碍患者可能引起局部组织出血,未治疗、未治愈或不能治愈的出血性疾病患者不宜行ESWT。

(2)血栓形成患者　该类患者禁止使用ESWT,以免造成血栓栓子脱落,引起严重后果。

（3）生长痛患儿　生长痛患儿疼痛部位多位于骨骺附近，为避免影响骨骺发育，不宜行ESWT。

（4）严重认知障碍和精神疾病患者。

2. 相对禁忌证　下列疾病在使用高能聚焦式冲击波治疗机时为相对禁忌证，而低能量冲击波治疗机不完全受下列禁忌证限制。

（1）严重心律失常患者。

（2）严重高血压且血压控制不佳者。

（3）安装有心脏起搏器患者。

（4）恶性肿瘤已多处转移患者。

（5）妊娠女性。

（6）感觉功能障碍患者。

（7）其他。

（二）局部因素

1. 肌腱、筋膜断裂及严重损伤患者。

2. 体外冲击波焦点位于脑及脊髓组织者、位于大血管及重要神经干走行者、位于肺组织者。

3. 骨缺损 > 2 cm 的骨不连患者。

4. 关节液渗漏患者：易引起关节液渗出加重。

5. 其他。

（三）体外冲击波治疗不良反应

1. 治疗部位局部血肿、瘀血、点状出血。

2. 治疗局部疼痛反应增强。

3. 治疗部位局部麻木、针刺感、感觉减退。

（程志祥　徐　培）

第二节　光　疗　法

随着生活节奏的加快、工作压力的增加，越来越多的人遭受着各种疼痛的困扰，严重影响了生活、工作和学习。世界各国也非常重视疼痛问题，在解决患者疼痛方面卓有成效。我国许多医院近年来成立了疼痛科或疼痛诊疗中心。

光疗法是利用日光或人工光线（红外线、紫外线、可见光线、激光等）防治疾病和促进机体康复的方法。日光疗法已划入疗养学范畴，理疗学中的光疗法是利用人工光辐射能防治疾病的方法。目前认为，红外线、紫外线和激光疗法对于疼痛治疗具有一定的疗效。

一、光疗起源

众所周知,光对生物的生长发育具有重要作用。受日光照射少的植物,不仅生长缓慢,而且还会枯萎;日光照射充足的花木,枝叶繁茂,生长旺盛。动物或人类,如果长期时间在黑暗的环境中生活,抗病能力会下降,骨骼发育不良,从而导致患佝偻病或骨质疏松。

公元前490年我国《墨经》一书,对光学就有精辟的描述。公元前400年希腊医生希波克拉提斯第一个应用日光治病。1666年物理学家牛顿做过一种实验,他把一束平行日光,通过一个狭缝射到暗室光屏上,看到一个白色光条。然后,他又在光束通过的地方,放置一个三棱镜。这时,白色光条就神奇般地变成一条美丽的彩带。这条彩带依次排列着红、橙、黄、绿、蓝、靛、紫7种颜色。1880年英国物理学家赫谢尔,在研究光谱中各色光的热作用时,发现在红光以外热作用更强,说明在红光以外还有一种肉眼不可见的光线,于是称这种射线为红外线或热射线。1801年德国里特尔通过研究证明,在紫色光以外也有一种看不见的射线,经它照射的氯化银立即变成黑色,并富有很强的化学作用,于是称这种射线为紫外线或化学射线。

随着认识的深入,人们开始用光治病。不同颜色的光线具有不同治疗作用。红光使人警觉、神经兴奋,加速神经反应,使肌张力增高,呼吸、脉搏加快,具有兴奋作用;蓝光抑制神经,降低神经反应速度,使呼吸、脉搏减慢,具有镇静作用;蓝紫光能把体内过量的胆红素变成无毒的胆绿素排出体外,临床治疗新生儿黄疸,颇见成效;用不可见红外线治疗冻伤、肌炎、腱鞘炎、关节炎、胃肠痉挛、气管炎等疾病;用不可见紫外线治疗疖肿、丹毒、淋巴结炎、伤口感染或溃疡,以及多种皮肤病,还治疗小儿佝偻、营养不良;用蓝紫光治疗新生儿黄疸等症。

二、光疗的理论基础

光是一种具有电磁波和粒子流二重性的物质,既具有波长、频率、反射、折射、干涉等电磁波特性,也具有能量、吸收、光电效应、光压等量子特性。光量子的能量与光的波长成反比:$E=hf$ 或 $E=h \times C/\lambda$。其中,E为光能量,h为普朗克(Plank)常数($6.62 \cdot 10^{-27}$ erg/s 或 $4.13 \cdot 10^{-15}$ eV/s),f为频率,C为光速,λ 为光波长。

（一）光波单位

光波的波长很短,以微米(μm)、纳米(nm)、埃(Å)为单位。1 μm=1/1 000 mm;1 nm=1/1 000 μm;1 Å=1/10 nm。

（二）光谱

光谱是电磁波谱中的一小部分,位于无线电波和X线之间,波长为1 000 m ～180 nm,依据波长的长短,分为红外线、可见光、紫外线三部分,可见光由红橙黄绿青蓝紫七单色光组成,红外线的波长最长,位于红光之外,紫外线的波长最短,位于紫光之外。红外线与紫外线为不可见光线。光疗的光谱中红外线分为长波和短波两部分,紫外线分为长波、中波、短波三部分。

（三）光的基本物理化学效应

能是物质运动的度量。各种物质对光能的吸收和蓄积必然伴随其运动形式的某种变化，从而产生各种物理化学效应。其基本理化效应如下：

1. 热效应　当吸收波长较长的光线（红外线和可见光）时，由于这部分光线的光子能量较小，主要是使受照射物质的分子或原子核的运动速度加快，因而产生热效应。

2. 光电效应　紫外线及可见光线（短波部分）照射可引起光电效应。产生光电效应的基本条件是每个光子的能量必须足以使电子从电子轨道上逸出。所以，红外线照射无论照射强度多大，因其光子的能量小，均不能引起光电效应。实验证明，紫外线及可见光线照射人体、动植物、金属和某些化学物质时，均可产生光电效应。

3. 光化学效应　物质吸收光子后，可发生各种化学反应，是光的生物学作用的重要基础和原发性反应的一个重要环节。光子被吸收后可发生下列几种情况：① 如果光子能量很大，超过原子或基团之间的键能，使键断开；② 击出电子（光电效应），使原子变成带正电荷的离子；③ 电子跃迁到能量级高的轨道，处于受激状态，使原子或分子获得附加能量。

4. 荧光和磷光　某些物质吸收了波长较短的光能后可发出波长较长的光能（即继发的光能量低于原照射的光能量），荧光和磷光即属之。荧光即外界光线停止照射后，该物质所发的光也随之消失；磷光即外界光线停止照射时，该物质所发的光还持续一定时间。荧光和磷光主要是由于短波光线如紫光、紫外线、X线等照射引起的。

三、红外线疗法

（一）红外线的物理性质

在光谱中波长 0.76 ～ 400 μm 的一段称为红外线，红外线是不可见光线。所有高于绝对零度（−273℃）的物质都可以产生红外线。现代物理学称之为热射线。医用红外线可分为两类：近红外线与远红外线。

近红外线或称短波红外线，波长 0.76 ～ 1.5 μm，穿入人体组织较深，5 ～ 10 mm；远红外线或称长波红外线，波长 1.5 ～ 400 μm，多被表层皮肤吸收，穿透组织深度小于 2 mm。

（二）红外线的生理作用和治疗作用

1. 人体对红外线的反射和吸收　红外线照射体表后，一部分被反射，另一部分被皮肤吸收。皮肤对红外线的反射程度与色素沉着的状况有关，用波长 0.9 μm 的红外线照射时，无色素沉着的皮肤反射其能量约60%；而有色素沉着的皮肤反射其能量约40%。长波红外线（波长 1.5 μm 以上）照射时，绝大部分被反射和为浅层皮肤组织吸收，穿透皮肤的深度仅达 0.05 ～ 2 mm，因而只能作用到皮肤的表层组织；短波红外线（波长 1.5 μm 以内）以及红色光的近红外线部分透入组织最深，穿透深度可达 10 mm，能直接作用到皮肤的血管、淋巴管、神经末梢及其他皮下组织。

2. 红外线红斑 足够强度的红外线照射皮肤时,可出现红外线红斑,停止照射不久红斑即消失。大剂量红外线多次照射皮肤时,可产生褐色大理石样的色素沉着,这与热作用加强了血管壁基底细胞层中黑色素细胞的色素形成有关。

3. 红外线的治疗作用 红外线治疗作用的基础是温热效应。在红外线照射下,组织温度升高,毛细血管扩张,血流加快,物质代谢增强,组织细胞活力及再生能力提高。红外线治疗慢性炎症时,可改善血液循环,增加细胞的吞噬功能,消除肿胀,促进炎症消散。红外线可降低神经系统的兴奋性,有镇痛、解除横纹肌和平滑肌痉挛以及促进神经功能恢复等作用。在治疗慢性感染性伤口和慢性溃疡时,改善组织营养,消除肉芽水肿,促进肉芽生长,加快伤口愈合。红外线照射有减少烧伤创面渗出的作用。红外线还经常用于治疗扭挫伤,促进组织肿胀和血肿消散以及减轻术后粘连,促进瘢痕软化,减轻瘢痕挛缩等。

4. 红外线对眼的作用 由于眼球含有较多的液体,对红外线吸收较强,因而一定强度的红外线直接照射眼睛时可引起白内障。白内障的产生与短波红外线的作用有关;波长大于1.5 μm的红外线不引起白内障。

5. 光浴对机体的作用 光浴的作用因素是红外线、可见光线和热空气。光浴时,可使机体较大面积,甚至全身出汗,从而减轻肾脏的负担,并可改善肾脏的血液循环,有利于肾功能的恢复。光浴作用可使血红蛋白、红细胞、中性粒细胞、淋巴细胞、嗜酸粒细胞增加,轻度核左移;加强免疫力。局部浴可改善神经和肌肉的血液供应和营养,因而可促进其功能恢复正常。全身光浴可明显地影响体内的代谢过程,增加全身热调节的负担;对自主神经系统和心血管系统也有一定影响。

(三)设备与治疗方法

1. 红外线光源

(1)红外线辐射器 将电阻丝缠在瓷棒上,通电后电阻丝产热,使罩在电阻丝外的碳棒温度升高(一般不超过500℃),发射长波红外线为主。红外线辐射器有立地式和手提式两种。立地式红外线辐射器的功率可达600 ~ 100 W或更大。近年我国一些地区制成远红外辐射器供医用,例如有用高硅氧为元件,制成远红外辐射器。

(2)白炽灯 在医疗中广泛应用各种不同功率的白炽灯泡作为红外线光源。灯泡内的钨丝通电后温度可达2 000 ~ 2 500℃。白炽灯用于光疗时有以下几种形式:① 立地式白炽灯:用功率为250 ~ 1 000 W的白炽灯泡,在反射罩间装一金属网,以为防护。立地式白炽灯,通常称为太阳灯。② 手提式白炽灯:用较小功率(多为200 W以下)的白炽灯泡,安在一个小的反射罩内,反射罩固定在小的支架上。

(3)光浴装置 可分局部或全身照射用两种。根据光浴箱的大小不同,在箱内安装40 ~ 60 W的灯泡6 ~ 30个。光浴箱呈半圆形,箱内固定灯泡的部位可加小的金属反射罩。全身光浴箱应附温度计,以便观察箱内温度,随时调节。

2. 红外线治疗的操作方法

（1）患者取适当体位，裸露照射部位。

（2）检查照射部位对温热感是否正常。

（3）将灯移至照射部位的上方或侧方，距离一般如下：功率500 W以上，灯距应在50 ～ 60 cm以上；功率250 ～ 300 W，灯距在30 ～ 40 cm；功率200 W以下，灯距在20 cm左右。

（4）应用局部或全身光浴时，光浴箱的两端需用布单遮盖。通电后3 ～ 5 min，应询问患者的温热感是否适宜；光浴箱内的温度应保持在40 ～ 50℃。

（5）每次照射15 ～ 30 min，每日1 ～ 2次，15 ～ 20次为1个疗程。

（6）治疗结束时，将照射部位的汗液擦干，患者应在室内休息10 ～ 15 min后方可外出。

（7）注意事项：① 治疗时患者不得移动体位，以防止烫伤。② 照射过程中如有感觉过热、心慌、头晕等反应时，需立即告知工作人员。③ 照射部位接近眼或光线可射及眼时，应用纱布遮盖双眼。④ 患部有温热感觉障碍或照射新鲜的瘢痕部位、植皮部位时，应用小剂量，并密切观察局部反应，以免发生灼伤。⑤ 血液循环障碍部位，较明显的毛细血管或血管扩张部位一般不用红外线照射。

3. 照射方式的选择和照射剂量

（1）不同照射方式的选择　红外线照射主要用于局部治疗，在个别情况下，如小儿全身紫外线照射时也可配合应用红外线做全身照射。局部照射如需热作用较深，则优先选用白炽灯（即太阳灯）。治疗慢性风湿性关节炎可用局部光浴；治疗多发性末梢神经炎可用全身光浴。

（2）照射剂量　决定红外线治疗剂量的大小，主要根据病变的特点、部位、患者年龄及机体的功能状态等。红外线照射时患者有舒适的温热感，皮肤可出现淡红色均匀的红斑，如出现大理石状的红斑则为过热表现。皮温以不超过45℃为准，否则可致烫伤。

4. 主要适应证和禁忌证

（1）适应证　风湿性关节炎、慢性支气管炎、胸膜炎、慢性胃炎、慢性肠炎、神经根炎、神经炎、多发性末梢神经炎、痉挛性麻痹、弛缓性麻痹、周围神经外伤、软组织外伤、慢性伤口、冻伤、烧伤创面、压疮、慢性淋巴结炎、慢性静脉炎、注射后硬结、术后粘连、瘢痕挛缩、产后缺乳、乳头裂、外阴炎、慢性盆腔炎、湿疹、神经性皮炎、皮肤溃疡等。

（2）禁忌证　有出血倾向、高热、活动性肺结核、重度动脉硬化、闭塞性脉管炎等。

5. 处方举例

（1）红外线照射双膝关节　灯距40 cm，30 min，每日1次，7次。适应证：慢性风湿性关节炎。

（2）红外线照射右侧胸廓（下半部）　灯距50 cm，20 min，每日1次，8次。适应证：右侧干性胸膜炎。

（3）太阳灯照射腰骶部　灯距40 cm，20～30 min，每日1次，6次。适应证：腰骶神经根炎。

（4）全身光浴　箱内温度40～45℃，20～30 min，每日1次，8次。适应证：多发性末梢神经炎。

（5）左小腿局部光浴　20～30 min，每日1次，8次。适应证：左侧腓总神经外伤。

四、紫外线疗法

（一）紫外线光谱及生物学作用特点

紫外线的光谱范围为400～100 nm。紫外线在日光中虽只占1%，但它是一种非常重要的自然界物理因子，是各种生物维持正常新陈代谢所不可缺少的。在医学上已广泛应用人工紫外线。根据1932年第二届理疗和光生物学大会的建议，将紫外线光谱分为三个波段：① 长波紫外线（UVA）：波长400～320 nm，其生物学作用较弱，有明显的色素沉着作用，引起红斑反应的作用很弱，可引起一些物质（荧光素钠、四环素、硫酸奎宁、血卟啉、绿脓杆菌的绿脓素和某些霉菌产生的物质等）产生荧光反应。还可引起光毒反应和光变态反应等。② 中波紫外线（UVB）：波长320～275 nm，是紫外线生物学效应最活跃部分。红斑反应的作用很强，能使维生素D原转化为维生素D，促进上皮细胞生长和黑色素产生以及抑制变态反应等作用。③ 短波紫外线（UVC）：波长275～180 nm，红斑反应的作用明显，对细菌和病毒有明显杀灭和抑制作用。

紫外线的各种生物学作用都有一定的光谱特点，从而可描绘出一定的曲线，即紫外线生物学作用的光谱曲线。① 紫外线杀菌作用曲线：在短波部分，杀菌作用最强的部分为250～260 nm，而接近可见光线的长波紫外线几乎无杀菌作用；② 紫外线的维生素D形成作用曲线：也有峰值，波长位于280 nm；③ 紫外线的红斑形成曲线：有两个高峰，第一个高峰位于波长297 nm，第二个高峰位于波长250～260 nm。

（二）紫外线的生物学效应

紫外线的生物学作用很复杂，包括对酶系统、活性递质、原生质膜、细胞代谢、机体免疫功能和遗传物质等的直接和间接的作用。这是因为这部分光线的光子的能量最大，能对原子的电子层产生作用，使原子从低能级跃迁到高能级而处于激发态，或使某些化学键断开，或使某些共价分子发生均裂而形成自由基等。由于紫外线照射能引起一系列的光学反应，因此能产生复杂的生物学效应。

（1）紫外线红斑性质和组织学变化　紫外线照射皮肤或黏膜后，经2～6 h的潜伏期，局部出现界限清楚的红斑。由于照射剂量不同，红斑反应强度也不同。弱红斑持续>10 h，强红斑可持续数日，红斑消退后，皮肤可有脱屑现象和遗留色素沉着。

紫外线红斑是一种非特异性急性炎症反应，主要表现为皮肤乳头层毛细血管扩张，毛细血管数量增多，血管内充满红细胞和白细胞，内皮间隙增宽，通透性增强，白细胞游出，皮肤水肿。表皮棘细胞层中有发生变性的细胞，胞质呈均质性，着色较深，核皱缩，着色亦较深。在变性细胞的周围有小泡形成，在小泡周围积聚大量白细胞。表皮中出现角化不良细胞，即晒斑细胞。皮肤红斑消失后，渗出过程停止，水肿消退，整个表皮增厚，角质层增厚脱离。紫外线照射引起皮肤组织的明显变化。中、短波紫外线引起表皮的变化比真皮的变化明显，而长波紫外线则能引起真皮的明显变化。

紫外线照射的特点是能引起表皮各层细胞的显著变化。在部分上皮细胞变性、脱落的同时，伴随表皮细胞增殖和更新过程加速，基底细胞中分裂细胞明显增多，黑色素复合体也增多。紫外线对结缔组织的作用只有用大剂量才可发生。

（2）紫外线红斑反应的机制　紫外线照射皮肤，大部分被表皮所吸收而发生一系列光化学反应，引起蛋白分子变性分解，促进皮肤前列腺素合成，从而产生多种活性递质。实验证明，红斑量紫外线照射后，局部皮肤中的组胺，花生四烯酸，前列腺素 E1、E2、D2、F2α 和 6-OXO-F1d 的浓度明显升高。组胺和前列腺素为细胞的内源性炎性递质，因此，紫外线红斑反应部分是由组胺和前列腺素作递质。

紫外线照射后，皮肤内的自由基增加。已知自由基损伤类脂膜，使溶酶体膜不稳定，随之溶酶体内多种酶释放。已证明，在紫外线照射后 18 h，皮肤抽吸水疱液中的乳酸脱氢酶和磷酸二酯 I 等的浓度明显升高，这将影响皮肤组织的代谢。

紫外线红斑发生的机制除与体液因素有关外，神经系统的功能状态也有重要意义。当神经损伤、神经炎以及中枢神经系统病变时，红斑反应明显减弱。

（3）影响紫外线敏感性的因素　人体不同部位皮肤对紫外线的敏感性不同，其基本规律是：躯干＞上肢＞下肢；屈侧＞伸侧；四肢近端＞远端。所以胸腹部最敏感，而手背脚背部皮肤很不敏感，需用大剂量才能引起红斑反应。

（三）两种紫外线照射法的治疗作用和临床应用

根据不同的治疗目的可用不同的紫外线照射剂量，达到不同的红斑反应。一次照射的面积和总照射次数亦不相同。一般常用的照射方法有以下两种：

1. 红斑量紫外线照射法及其治疗作用和临床应用　按不同治疗目的采用不同强度的红斑量开始照射，以后根据皮肤反应和病情适当增加剂量（为前量的 30%～50%），以达到经常保持红斑反应为目的。但在某些情况下如肉芽组织新鲜，并将长满伤口，需要促进上皮生长时，重复照射时反而要进行减量。此法用于局部照射治疗，每次照射面积一般在 400～600 cm²，每日或隔日 1 次，4～6 次为 1 个疗程。

（1）治疗作用　① 增强防卫功能当机体受到超过生理水平的刺激时，就要动员防卫功能。红斑剂量的紫外线照射是一种较强的刺激，故可以起到动员机体防卫功能的作用。紫外线照射后产生组胺、类组胺等生物学高活性物质，经血液循环可作用到交感神经系统和垂体-肾上腺系统，因此，在一定程度上可加强全身性的适应和防卫功能。在红斑部位可加强皮肤的障壁功能，因而可提高对各种不良刺激的抵抗力。② 抗炎作用红斑剂量紫外线照射首先可加强红斑部位的血液和淋巴循环，加强新陈代谢，使组织温度升高，进一步动员皮肤内巨噬细胞系统的功能，增加抗体的生成，提高组织细胞活性，加强巨噬细胞的吞噬功能,使白细胞数量增加,且吞噬功能加强。近年关于紫外线治疗肺炎作用机制的研究发现:紫外线照射可稳定巨噬细胞和淋巴细胞内溶酶体的膜,提高其抵抗力,可加强中性粒细胞、淋巴细胞和巨噬细胞中核酸的合成,从而提高吞噬成分和淋巴成分的抗炎性能。临床实践证明:红斑量紫外线照射对肌肉和神经的风湿性炎症,或较浅在的、急、慢性化脓性炎症有良好的疗效。心脏或中枢神经系统急性炎症时,活动性肺结核时,加剧病灶的反应对该器官和整个机体不利,故不宜进行大面积红斑量紫外线照射。③ 加速组织再生强红斑紫外线照射引起的细胞分解产物(如氨基酸、嘌呤、核糖核酸、组胺等)可刺激成血管细胞和结缔组织细胞的成长,同时还可作为受损细胞的营养物质;弱红斑量紫外线照射可加强核酸的合成和加速细胞的分裂;中等红斑量紫外线照射后约 3 h 内 DNA 的合成和细胞分裂明显受到抑制,在数小时或 1 d 内周复正常,随后出现 DNA 合成和细胞分裂的加速阶段,于 2 ~ 3 d 内达高峰,以后逐渐恢复;由于紫外线红斑加强血液供给,提高血管壁的渗透性,故有利于血中营养物质进入损伤的组织内改善细胞的再生条件。因此,红斑量紫外线照射可加速组织再生,增强组织的反应性,加速伤口愈合。④ 调节神经功能紫外线红斑有明显的镇痛作用。有人以优势法则解释这一作用的原理,即在一定部位造成强红斑反应,通过反射机制在中枢神经系统形成新的优势灶,由于负诱导可减弱另一部位的疼痛性质的病理优势灶。在一定的脊髓节段部位,以红斑量紫外线照射(如领区中等红斑量紫外线照射),可调节与该节段相关的自主神经的功能,进而影响其所支配器官的营养和功能,并可反射性地调节中枢神经系统的功能。紫外线红斑对交感神经节有"封闭"作用,即当其兴奋性升高时,以局部红斑量紫外线照射,可降低其兴奋性。⑤ 治疗皮肤病红斑量紫外线照射对一些皮肤病有明显治疗效果,其中特别对玫瑰糠疹、带状疱疹、花斑癣、毛囊炎和脓疱性皮炎等的疗效,尤为显著。对神经性皮炎、湿疹、体癣、银屑病、圆形脱发和白癜风等也有一定疗效。这是由于红斑量紫外线照射,对皮肤组织有强烈的作用,引起皮肤组织一系列组织形态学和组织化学的变化。⑥ 脱敏作用如上所述,红斑量紫外线照射,有抑制第 I 型和第 II 型变态反应的作用,其作用波段主要为中波紫外线。临床上可用以治疗支气管哮喘、荨麻疹、皮肤瘙痒症、接触性皮炎等。⑦ 影响胃肠等器官的功能红斑量紫外线照射后,可使局部组织的组胺类物质含量增加 2 ~ 10 倍,通过神经-体液机制可使胃的分泌功能增强 2 倍左右,胃的酸度提高 60% ~ 100%。另据报道:亚红斑量紫外线照射可加强胃的分泌,而红斑量紫外线照射可减弱胃的分泌,故原理能不仅从体液方面解释,必须考虑有关的神经生理法则。此外,紫外线红斑可加强肠蠕动和子宫收缩。⑧ 加强药物作用对风湿性关节炎患者用红斑量紫外线局部照射,可提高水杨酸钠的疗效。作用原理如下:水杨酸钠治疗风湿性关节炎是靠其组织内分解出的水杨酸,为此,组织内必须有足够的 CO_2 和钠结合才能使水杨酸分解出来。在正常情况下,组织内 CO_2 的含量为 6% 左右,不足以产生这种反应,只有当炎症组织内 CO_2 的含量达到 17.5% 以上时方能产生此反应,因此在急性风湿性关节炎时,水杨酸钠才有明显的抗风湿作用。对慢性风湿性关节炎患者,用红斑量紫外线照射使患部产生非特异性炎症,增加组织内CO_2的含量,有利于水杨酸钠的分解,可提高药物疗效。由于红斑量紫外线照射的部位血管的渗透性增加,血液循环改善,故静脉注入染料后,在红斑反应部位沉积较多,因此以红斑量紫外线照射患部,可以使药物较多地集中在病灶部位。紫外线红斑的治疗作用和药物的治疗作用在统一的机体内还有互相加强的"协同作用",为达到这一目的,必须注意一个基本前提:即紫外线照射的方法和剂量以及药物的选择和剂量必须适当。⑨ 调节内分泌功能近年在动物实验和临床工作中证明:以中等红斑量紫外线交替照射腰背部两侧肾上腺区可促进交感-肾上腺系统和肾上腺皮质的功能正常化,从而提高机体的反应性,有利于一些病理进程的解除。这种照射方法已用于治疗哮喘、慢性支气管炎、慢性肺炎、风湿性及类风湿关节炎等疾病。

(2) 红斑量紫外线局部照射法的适应证 ① 急性化脓性炎症较浅表的软组织炎症,如疖、痈、急性蜂窝织炎、急性乳腺炎、丹毒、急性淋巴结炎、淋巴管炎、急性静脉炎,以及某些非化脓性急性炎症,如肌炎、腱鞘炎、关节炎以及耳鼻喉科、口腔科化脓性炎症等。② 伤口及慢性溃疡。③ 急性风湿性关节炎、肌炎、类风湿关节炎。④ 各种神经痛、神经炎、神经根炎及胃肠分泌功能紊乱。⑤ 哮喘性支气管炎、慢性支气管炎、迁延性肺炎等。⑥ 皮肤病如玫瑰糠疹、脓疱性皮炎、白癜风、脱发等。⑦ 皮下瘀血斑。

2. 无红斑量紫外线照射法及其治疗作用和临床应用 方法用亚红斑量(少于一个生物量)开始照射。如1/8 ~ 1/2生物量开始,隔次或每隔2次增1/4 ~ 1/2生物量,达3 ~ 5个生物量为止,每日1次,20 ~ 24次为1个疗程。多用于全身照射。照射距离采用100 cm。紫外线全身照射的剂量进度可分三种。即基本进度、缓慢进度和加速进度。一般多采用基本进度,对体弱和敏感性升高者,可用缓慢进度,对体质好者可用加速进度。

治疗作用 ① 生成维生素D,预防和治疗佝偻病和骨软化症:当人体长期缺乏阳光照射时,由于紫外线的作用不足,体内维生素D含量减少,因而肠对钙、磷的吸收降低,食物中大量的钙和磷被排出体外。另一方面,为维持内各器官的功能血中必须保持一定量的钙和磷,因此必须从体内含有这些物质的组织中摄取,从而造成一些组织器官,特别是骨组织含钙量的减少,以致发生病变,在小儿患佝偻病,在成人,尤其是孕妇,则患软骨病。成人骨质缺钙时易骨折或易患骨髓炎。牙齿缺乏钙质时易生龋齿。由于缺钙,血管壁的通透性升高,易产生渗出性反应,故易患伤风、感冒或其他并发症。机体缺乏钙时,对结核杆菌的抵抗力下降,结核病已愈者易复发,未愈者钙化速度减慢。维生素D又是神经的营养物质,是对大脑皮质的功能和氧化还原过程有重大影响的因子。当维生素D显著缺乏时,神经细胞的呼吸功能降低,氧化还原过程减弱,因此可抑制中枢神经系统的活动;另一方面,机体缺钙时中枢神经呈病理性的兴奋性升高,从而造成注意力不集中,脑力劳动效率下降。维生素D_3是人体重要免疫调节剂。为防治人体接受紫外线的不足,维生素D缺乏,体内钙、磷代谢失调,以及在此基础上产生一些病变,紫外线照射是非常重要的防治措施。② 加强免疫功能作用:免疫系统是机体的一个复杂的适应系统,免疫反应是机体抵御抗原物质的侵袭,以维持体内免疫功能相对稳定,是机体和环境统一的一种表现,阳光中的紫外线经常作用于人体,对免疫系统的功能有重要的调节作用。若机体长期缺乏紫外线照射,可致免疫功能低下,对各种病原微生物的抵抗力减弱,故易患各种传染病,如皮肤化脓性症、感冒、流感、肺结核、气管炎、肺炎等,因此为了保证机体正常的免疫功能,经常的紫外线照射是必不可少的外界条件。紫外线照射可使皮肤的杀菌力增强,血中各种体液免疫成分的含量增多,活性加强,白细胞吞噬功能加强。紫外线照射可加强抗体的生成,加速抗体的蓄积;可使血清中凝集素含量升高,而且降低较慢,若在接种前照射则这种效果更加明显。实验证明:紫外线照射可加强补体的活性,如用1/5生物量紫外线照射家兔,可使其血清补体滴度明显升高,在2周内升高到最高值并保持2周久。紫外线照射可加强巨噬细胞系统的功能,提高巨噬细胞的吞噬活性。巨噬细胞能吞噬、消化、清除异物外,还参与免疫反应,它能把抗原或抗原的信息传递给淋巴细胞,从而促进抗体的生成。不同波长的紫外线照射机体都可加强免疫功能,但长波紫外线照射比全光谱紫外线照射的效果更好;中波和长波紫外线照射较短波紫外线照射对免疫球蛋白的生成作用更强。阳光中的紫外线以含长波紫外线为主,故阳光照射对维持机体健康具有重要意义。③ 无红斑量紫外线照射法的适应证:紫外线照射不足者,维生素D缺乏症引起体内钙磷代谢失调的患者,如佝偻病、老年人、体弱、长期卧床骨质疏松患者、流感、伤风感冒、妊娠期缺乏维生素D、渗出性体质、营养不良者。

五、激光疗法

(一)概述

激光即由受激辐射的光放大而产生的光,又称莱塞。激光技术的成功被认为是21世纪最重大的4项科学成果之一(即原子能、半导体、计算机、激光)。早在1949年,美国物理学家朗斯首先发现氨分子在振动过程中释放出频率为24 000 MHz的电磁波,其波长为1.25 cm,位于微波波段。因此,人们断定氨分子各能级之间的能量差相当于一个波长为1.25 cm的光子,或低能级的氨分子吸收了一个1.25 cm的波长的光子后被激发到高能级上去。1953年美国物理学家汤斯设法将处于高能级的氨分子分离出来,然后用相应能量的微波光子激励它们,射入的是很少的几个微波光子,射出的却是大批的同样的光子,射出的微波束被放大了许多倍。这就是激光受激辐射的原理。1960年美国物理学家梅曼用这个原理制成了第一台红宝石激光器。同年伊朗籍物理学家贾范相继制成了氦氖激光器。

激光刚一出现,它的发展前景就引起人们的强烈兴趣,不久就相继出现了数百种能发射不同波长的相干光的激光器。1964年美国卡斯珀制成了第一台化学激光器。1966年兰卡德等人首先制成了有机染料激光器,到目前为止,全世界已生产了几千种类型的激光器,并研制成了高压气体激光器、气动激光器、高功率化学激光器、准分子激光器、自由电子激光器和X线激光器等新品种。目前激光器输出功率最大可达1 013 W,最小为mW。

激光问世后，很快受到医学和生物学界的极大重视。1961年扎雷特，之后的坎贝尔等人相继用激光研究视网膜剥离焊接术，并很快用于临床。目前激光在临床上除气化、凝固、烧灼、光刀、焊接、照射等治疗应用外，在诊断和基础理论研究方面出现了许多新技术，如激光荧光显微检查，激光微束照射单细胞显微检查技术，激光显微光谱分析，生物全息摄影及细胞或分子水平的激光检测和微光手术等充分显示激光一系列独特性能。激光配合导光纤维的应用对各种体腔内肿瘤及其他疾患的诊治，以及结合各种内窥镜进行激光光敏疗法诊治腔内肿瘤新技术提供有力手段。目前已研究利用激光治疗心脏疾病和血管内斑块栓塞，包括冠状动脉粥样硬化阻塞后的激光血管再通已获初步成功。

基于医用激光的迅速发展，在激光生物医学领域中形成了一些专门学科，如激光分子生物学，激光细胞学，激光人体生理学，激光诊断学，激光治疗学，医用激光工艺学，激光防护学，分子生物激光工程学等。在诊治方面，激光已用于每一临床学科，最近有人预测到21世纪末，应用激光技术诊治疾病的新方法将超过传统的诊治方法，激光技术将引起内外科治疗的一场"革命"。预计在21世纪末的5～10年内，激光技术将广泛应用于发现和治疗癌瘤，进行咽喉外科手术以及缝合血管、神经、肌腱和皮肤，治疗动脉硬化斑、血管栓塞和内科、皮肤科等学科内涉及的许多疾病。

（二）激光产生的原理

白炽灯、日光灯、高压脉冲氙灯、激光灯的发光现象，都是光源系统中原子（或分子、离子）内部能量变化的结果。原子的能级结构是发光现象的物质基础，激光的产生，不外乎通过以下几个过程和步骤：

1. 激发 一般原子系统中，绝大多数的原子不是处于低能级的基态，而是处于高能级的激发状态的原子数目，相比之下是非常少的。例如：在室温（27～28℃）的情况下，红宝石晶体中处于基态的铬离子数目为激发态的1 030倍，因此，红宝石铬离子基本上是处于基态的。如果要使这些处于基态的粒子产生辐射作用，首先必须把这些基态上的粒子激发到高能级去，从低能级到高能级去的这一过程称为激发或抽运。这个吸收能量的过程，称作光的受激吸收。激发的方法很多，主要是给基态粒子外加一定能量，例如光照、电子碰撞、分解或化合以及加热等。基态粒子吸收能量后即被激发，例如红宝石激发器就是脉冲氙灯照射的方法施加光能，使铬离子从基态激发到高能级的激发态上。又如氦氖激光器通过电子与氦原子碰撞，使氦原子获得能量。氦原子通过碰撞又将能量传给氖原子，氖原子获得能量后从基态激发到高能级去。化学激发器是用分解或化合的方法作为激发能源。由于原子内部结构的不同，在相同的外界条件下，原子从基态被激发到各个高能级去的可能性是不一致的。通常把原子从基态激发到某一能级上去的可能性，叫作该能级的"激发机率"。各能级的激发机率是不同的，有的很大，有的很小，这种机率取决于物质自身的性质。

2. 辐射 原子（或分子、离子）总是力图使自己的能量状态处于基态上，被激发到高能级后的粒子，力图回到基态上去，与此同时放出激发时所吸收的能量。基态是粒子能量最平衡最稳定的状态,从高级回到低能级去的过程称为跃迁,跃迁时释放的能量即辐射。

3. 粒子数反转和激光的形成 当光子通过某一介质时,它可能被原子(或离子、分子)所吸收,从而使原子从低能级激发到高能级去,这个过程称为"共振吸收"或称光的受激吸收。另外,入射光也能引起处于高能级的原子发生受激辐射。在一般情况下,处于低能级的原子数目远远超过处于高能级的原子数目。要想得到受激辐射,就必须先使原子(或离子、分子)激发到高能级去。人为地施加一定能量,使高能级上具有较多的粒子数分布,这种状态称为"粒子数反转"。产生粒子数反转的物质就称为活性物质。如何实现粒子数反转,下面以红宝石激光器为例加以说明。红宝石激光器的激发是通过氙灯输送能量。E_1、E_2、E_3是铬离子相对应的3个能级,使铬离子从基态E_1激发到共振吸收带E_3上去,形成了E_3对E_2粒子数反转。但是由于E_3的寿命很短(即自发跃迁机率很大),因此铬离子的能级就很快地并且以无辐射跃迁的形式落入E_2中,同时放出热能。E_2是寿命较长的亚稳态,跃迁机率较小,因此E_2就积聚了大量的铬离子。当氙灯光足够时,则E_2上的粒子(铬离子)数就大为增加,此时E_2对E_1来说就出现了粒子数反转(图15-2-1)。若用E_2与E_1间跃迁相对应频率$[\gamma=(E_2-E_1)/h]$的光子引发时,上述活性系统就可产生E_2对E_1的受激辐射。受激辐射可以使光放大,这种放大是由于该系统受激发时从外部吸收的能量和引发的能量一举放出的结果。处于粒子数反转状态的活性系统,可以产生"雪崩"。雪崩过程可以使光再次放大。该过程的继续进行,必须通过一定的装置,这种装置就是光学共振腔。从共振腔中持续发出来的、特征完全相同的大量光子就是激光。

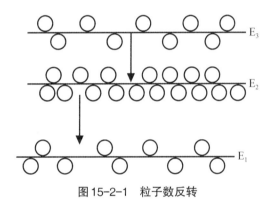

图15-2-1 粒子数反转

4. 光学共振腔 激光所以具有良好的单色性、方向性以及较高的亮度,主要是取决于光学共振腔的作用。于工作物质的两端加上两块相互平行的反光镜,其中一块是全反射镜,另一块是半反射镜,这就是光学共振腔的主要结构。在光学共振腔中的活性物质,受到外加能量的激励而产生的光子可以射向各个方向,但其中传播方向与反射镜垂直者,则在介质中来回反射振荡。在反射振荡的过程中,引发介质中其他活性物质点受激辐射,因此这种辐射的强度越来越大。由于受激辐射反复振荡产生的大量光子都具有相同的特征和一致的传播方向,因此决定了激光具有良好的单色性和准直的定向性。又由于光子来回不断地进行振荡,辐射强度借以得到极度的增大,因此又保证了激光的高度性。

(三)激光的物理特性

应着重指出,激光本质上和普遍光线没有什么区别,它也遵循光的反射、折射、吸收、透射等物理规律。但是由于激光的产生形式不同于一般光线,故它具有一些特点。

1. 激光的高亮度性　一般规律认为,光源在单位面积上向某一方向的单位立体角内发射的功率,就称为光源在该方向上的亮度。激光在亮度上的提高主要是靠光线在发射方向上的高度集中。激光的发射角极小(一般用毫弧度表示),它几乎呈高度平等准直的光束,能实现定向集中发射。因此,激光有高亮度性。另外,激光的亮度也取决于它的相干性。相干性是一切波动现象的属性。光有波动性,因此也有相干性。一般光源发射出来的光是非相干光,它是波长不等、杂乱无序的混合光束。由于非相干光的波长、相位、振幅极不一致。因此它们的合成波也是一条杂乱无章、毫无规律的曲线,从中不易找出它的周期性来。普通光源如日光、灯光等所辐射的就是这类非相干光线。

2. 激光的高单色性　一般理疗上常用光源,有热光源(如白炽灯、红外线灯)和气体放电发光光源(如紫外线灯)。这类光源的发光物质比较复杂,以自发辐射形式产生光子,发出的光线很不纯,它们的谱线范围是连线的或是带状的光谱。一般"单色光"被分光镜分解后,它也不是连续的色带,而是一条条独立的、并且具有特定位置的亮光,通常称为谱线。临床上所谓的单色光也并非是单一波长的光,而是有一定波长的谱线。波长范围越小,谱线宽度越窄,其单色性也越好。因此,谱线的宽度是衡量光线单色性好坏的标志。激光是物质中原子(或分子、离子)受激辐射产生的光子流,它依靠发光物质内部的规律性,使光能在光谱上高度地集中起来。在激光的发光形式中,可以得到单一能级间所产生的辐射能,因此,这种光是同波长(或同频率)的单色光。光谱高度集中时,其纯度甚至接近单一波长的光线,例如氦氖激光就是6 328。

(3) 激光的高度定向性　激光的散射角非常小,通常以毫弧计算。例如红宝石激光的散射角是0.18°,氦氖激光只有1毫弧度。因此,激光几乎是平等准直的光束,在其传播的进程中有高度的定向性。手电筒照明时,由于光的散射角大,远达数十米后,光散开并形成大而暗淡的光盘。激光由于散射角小,可以准直地射向远距离目的物。1962年,将激光发射向月球,经过40多万千米的进程后,其散开的光斑的直径也不过只有两千多米。另外,利用激光的准直性进行测距,从地球到月球之间的误差不超过1.5 m。

(四) 激光的治疗作用

1. 激光的生物刺激和调节作用　激光与其他各种物理因子对组织器官直至机体的基本作用规律是相同的,即小剂量作用时具有刺激(加强)作用和调节作用。原则上不论使用哪一种激光均符合这一概念。以氦激光为例:小功率的氦氖激光照射具有明显的生物刺激作用和调节作用。目前认为:小功率的氦氖激光照射的治疗作用基础不是温热效应,而是光的生物化学反应。小功率的氦氖激光照射皮肤时,在光生物化学反应的基础上,可影响细胞膜的通透性,影响组织中一些酶的活性,如激化过氧化氢酶,进而可调节或增强代谢,可加强组织细胞中核糖核酸的合成和活性,加强蛋白质的合成;可使被照射的部位中糖原含量增加;可使肝细胞线粒体合成ATP的功能增强。小功率的氦氖激光照射具有消炎、镇痛、脱敏、止痒、收敛、消肿、促进肉芽生长、加速伤口、溃疡、烧伤的愈合等作用。小功率的氦氖激光照射可使成纤维细胞的数目增加,因而增加胶原的形成,可加快血管的新生和新生细胞的繁殖进程,基于其对代谢和组织修复过程的良好影响,可促进伤口愈合,加快再植皮瓣生长,促进断离神经再生,加速管状骨骨折愈合,促进毛发生长等。小功率的氦氖激光照射不能直接杀灭细菌,但可加强机体的细胞和体液免疫功能,如可加强白细胞的吞噬功能,可使吞噬细胞增加或增强巨噬细胞的活性,可使 γ-球蛋白及补体滴度增加;此外,微生物检查发现:激光照射可改变伤口部葡萄球菌对抗生素的敏感性。小功率的氦氖激光照射可影响内分泌腺的功能,如加强甲状腺、肾上腺等的功能,因而可调节整个体内的代谢过程,并可引起周围血液和凝血系统的改变,其基本规律是具有调节作用的。小功率氦氖激光照射可改善全身状况,调节一些系统和器官的功能。用小功率的氦氖激光照射咽峡黏膜或皮肤溃疡面,神经节段部位,交感神经节、穴位等不同部位,与某些局部症状改善的同时,可出现全身症状的改善,如精神好转、全身乏力减轻、食欲增加、原血沉加快者于照后血沉减慢等。据报道:高血压患者经氦氖激光照射治疗后,不仅可使血压降低,一疗程照射后还可使血液的凝固性降低,使血清中总蛋白的含量升高,血浆及红细胞内钾的含量升高。此外,据动物实验:用 1.5 mW 的氦氖激光照射兔或狗的皮肤,对全身代谢有刺激作用;用 1 ～ 1.5 mW 的氦氖激光照射兔眼,可引起全身性血流动力学变化。小剂量氦氖激光多次照射过程中可有累积效应,在临床工作中我们体会到:在激光照射的前 2 次往往不出现效果,而在 3 次或 4 次照射后即可出现疗效,因此要呈现激光照射的疗效,需经过一定作用的累积过程。当然,也有一次照射后即出现疗效的情况,但这往往是局部症状的改善。小功率的氦氖激光多次照射的生物学作用和治疗作用具有抛物线特性,即在照射剂量不变的条件下,机体的反应从第 3 ～ 4 d 起逐渐增强,至第 10 ～ 17 d 达到最大的限度,此后,作用效果逐渐减弱,若继续照射下去,到一定的次数后可出现抑制作用。根据上述的基本规律认为,小功率的氦氖激光照射同一部位的次数,在一般情况下不宜超过 12 ～ 15 次,如需作第二疗程照射,则两疗程应有 2 周左右的间距。对于小功率的氦氖激光的生物学作用机制,有人用 A. Гурвич 所提出的生物场的理论来解释,即机体的各项组织与器官之间除了神经控制和体液调节,还包含有复杂的能量关系,细胞和组织被生物场所包围,各种内外环境的不利因素可以破坏这种能量关系,导致病理过程的产生和发展。在 1923 年 Гурвич 的实验研究发现:细胞丝状分裂期所辐射的极微弱的紫外线(现今可以用光子计数器记录下来),可以刺激其他细胞的分裂,并认为这就是生物场存在的一个证明。

2. 激光治疗肿瘤 激光治癌主要是基于其生物物理学方面的特殊作用,即激光的高热作用可使被照射部位的温度升至 500℃,当温度升至 300℃时,肿瘤即被破坏,激光照射后的 1 min 内可保持 45 ～ 50℃ 的温度,继续对肿瘤起作用;激光的强光压作用(机械能作用)可使肿瘤表面组织挥发,使肿瘤组织肿胀、撕裂、萎缩,并可产生二次压力作用。激光治癌可能与其对免疫功能的影响有关;激光可使癌细胞膜变形,故可能将整个肿瘤作为一个导体来标志,从而引起免疫反应,这种理论的证据是:激光治疗恶性眼黑色素瘤时,3 周后才观察到明显的好转,3 周就是抗原抗体反应所需要的时间。钕玻璃激光(1 000 ～

2 000 J/cm^2）照射小白鼠的黑色素瘤，34 h 后血清噬菌活性升高，14 d 后血清中白蛋白减少、α-和 γ-球蛋白增加；同时受照射动物脾内与形成抗体有关的细胞的数量显著增加（达 7%）（黑色素瘤动物是 3%，正常动物是 0.5%），同时血清中出现正常动物或未经照射的患癌动物血清中所没有的抗肿瘤抗体。输出量为 20 J 的钕玻璃激光照射小白鼠的黑色素瘤后，取受照射部位附近 1 ～ 1.5 mm 的肿瘤组织，电子显微镜检查发现：细胞的核和核仁似无改变；内质网、高尔基复合体和线粒体肿胀或发生空泡。输出能量为 200 J 的二氧化碳激光照射小白鼠的黑色素瘤后，用显微分光光度法测定 DNA 含量的结果表明：在照后 1 h 细胞核内 DNA 含量增加，以后逐渐下降，至 5 ～ 6 d 时，细胞核完全溶解。

近年激光与光敏药物综合应用诊治肿瘤有了显著发展，当前使用的光敏药物主要为血卟啉衍生物（HPD），使用的激光主要是以氩激光为泵浦的有机染料激光（红光）、氩激光，氪激光，结合内窥镜和光导纤维等技术，用以诊治腔内及体表的癌症。

3. 激光在心血管疾病方面的应用　由于某些激光可以通过光导纤维传输，激光的能量可以通过各种内窥镜，包括血管镜或导管进入血管内治疗各种疾病。低能量的氦氖激光血管内照射血液，有抗缺氧、抗脂质过氧化、改善血液流变学性质和微循环障碍，增强免疫等功能。在心脏及血管方面，激光治疗周围血管、冠状动脉，以至颈动脉等的血栓，动脉粥样斑块等此外治疗糖尿病、心肌炎、肺炎及急性胰腺炎等均有报道。激光尚可作心脏节律点的消隔而治疗难治、危重的心律失常；心瓣膜粘连的治疗；房间隔造孔矫治先天性心脏病等。激光心肌打孔，则是用 CO$_2$ 激光从心包面向心内膜面击穿许多微孔，使心腔与心壁肌肉间有微血窦相能，因而能直接改善心肌供血，此法很有实际意义。激光血管吻合则使得血管吻合比以前快速、可靠，在许多外科手术中有着很大的潜在意义。

4. 激光在外科以及耳鼻喉科方面的应用　激光在皮肤、外科方面的应用最早、最广，自不用赘述。近几年的发展，一是接触激光的应用，使激光外科更快捷方便。根据接触激光的创始人约菲报告，最近又有新一代的接触激光研制成功，有了很多的改进。另一方面，利用腹腔镜激光可以做胆囊切开术、迷走神经切除术、幽门肌切开术。激光胆道吻合术、激光大肠吻合术以及输精管吻合术是利用较低功率的激光热效应做的。开腹手术中利用激光热止血效应，对肝癌等容易出血的肝组织作激光切除与消融等等的研究报告亦很多。对于骨的手术，有人报告用 Er：YAG 或 Ho：YAG 作消融术，亦有人报告用自由电子激光（2.9 μm 与 3.1 μm）作骨的切除。利用激光的止血功能，有人报告在完全抗凝情况下的患者做激光手术取得成功，为抗凝不能手术而又必须手术抢救者提供了一条生路。根据黄色激光对皮肤与血管组织的不同热作用，采取 578 nm 染料激光治疗血管瘤认为效果更佳。因为耳鼻咽喉近于体表，激光在耳鼻喉科的应用亦已很成熟。近报告激光治疗耳硬化症，镫骨切除后的激光固定修复术，以及接触激光及 CO$_2$ 激光显微镜手术切除光治疗扁桃体、喉头癌、鼻旁窦手术等亦均有进步。

5. 激光在口腔科的应用　激光在牙科方面的研究始于 1963 年，第一例激光治疗人齿的报告是戈德曼于 1965 年做的，当时用的是脉冲红宝石激光。现在用激光作口腔肿瘤的手术,治疗牙周病,发现并及时控制龋齿、牙髓病、生物刺激作用显著,例如用准分子激光与 Er: YAG 激光作硬组织(如牙釉质)的消融、牙髓、根管的治疗以及紫外激光,荧光光谱诊断牙根管疾病亦均较前有进步。用激光去除结石的刮牙术;激光使龋齿釉质发光而早期诊断;CO_2 激光或准分子激光利用其杀菌的作用治疗感染的牙根与根管壁;牙尖的融合封闭。激光能融合固定假牙上的金属及正常牙的矫正器,使这些操作更为便捷。激光的刺激作用可以止血,促进创口愈合。光针麻醉则是我国首创。此外,激光多普勒流量计可测量牙周病时齿龈的血流量,在修复粘合术中作侵蚀质以代替酸侵蚀技术。利用激光扫描整个牙冠,显出其波纹形态而储存在计算机中,然后启动碾磨机器,则整个牙冠的内外面都能在 1 h 内在一块陶瓷块上雕刻出来。

6. 激光在眼科的应用 世界上第一台激光医疗器械即为用于眼科的红宝石视网膜凝结机。十几年激光治疗一些眼病已积累了较成熟的经验,有的国家甚至认为可以形成激光眼科学。激光在眼科之所以具有较宝贵的治疗价值,有以下原因:① 一些可见光波长范围的激光可经眼球透明组织直达眼底,而很少被吸收,因此透明的眼球组织不被损伤;② 眼球内富于色素的组织容易吸收激光,而眼球内的许多病变部位和色素组织相近,这就有利于接受激光治疗;③ 激光单色性好,故进入眼内的光线没有色差;激光发散角很小,定位准确;激光能量密度高,可在小范围内产生最大的生物效应;以上特点很适用于治疗病变范围小的眼球组织的疾病,且不损伤周围正常的组织;④ 激光脉冲持续时间为毫秒级,甚至更短,在治疗的瞬间不受眼球转收的影响,患者的痛苦极轻微。当前激光对眼病的治疗应用主要有:在视网膜剥离时做激光凝结(红宝石激光、氩离子激光);虹膜切除(红宝石激光);眼底血管瘤激光凝固(氩激光);脉络膜成黑色素细胞瘤激光凝固(红宝石激光);对角开放型原发性青光眼做激光眼前房穿刺术(Q开关红宝石激光);治疗中心性视网膜脉络膜炎(氦氖激光);眼睑结膜上的色素痣、小赘生物的烧灼(CO_2 激光)等。

7. 激光在神经外科方面的应用 用 CO_2 激光、氩离子激光、Nd: YAG 激光治疗脑及脊髓肿瘤的报告很多。以 CO_2 激光照射脑组织对损伤区超微构亦做出了较好的研究结果。这项治疗主要是利用激光热作用气化肿瘤,比手术刀切除脑组织方便、出血少。近又有人报告在磁共振成像控制下以 Nd: YAG 激光按立体排列方式作组织间热治疗脑肿瘤(Stereotacticalinterstital thermo-therapy),这是一种新的尝试。PDT 治疗脑瘤或以 PDT 作脑瘤手术后照射以防止癌灶的遗留复发都已有了一定的经验。目前以较低功率激光的热作用神经的吻合正在许多单位中进行研究,一旦成功又能解除很多患者的痛苦。激光神经吻合术:采用低中功率聚焦后微束 CO_2 激光,Nd: YAG 激光等在神经断面对接良好的情况下进行。对神经再生具有对位好、恢复快、不产生吻合处神经纤维瘤等特点。

8. 激光在妇科的应用 CO_2 激光、Nd: YAG 激光及 PDT 治疗外阴及宫颈病变诊断早期癌变已是众所周知。在腹腔镜的直接观察下,用 CO_2 激光或 Nd: YAG 激光作卵巢囊肿、肿瘤、子宫内膜异位、子宫肌瘤的切除及输卵管吻合、输卵管粘连的解除等手术以取代常规的剖宫手术,这类手术简便、经济、痛苦少。

（五）激光治疗法分类

1. 激光疗法分类　① 原光束照射：可用于照射病变局部、体穴、耳穴、自主神经节段部位、交感神经节、体表或头皮感应区等。② 原光束或聚焦烧灼：可使被照射的病变组织凝固、碳化、气化。③ 聚焦切割（即激光刀）：用于手术切割。④ 散焦照射：用于照射面积较大的病变部位。为使激光聚焦或散焦常用锗透镜,激光束通过锗透镜后即聚焦,离开焦点后扩散呈离焦效应,距焦点愈远,激光的功率密度愈减弱,在焦点部可用于手术切割。

2. 氦氖激光器操作方法

（1）接通电源,激光管点燃后调整电流至激光管最佳工作电流量,使激光管发光稳定。

（2）照射创面前,需用生理盐水或3%硼酸水清洗干净。

（3）照射穴位前,应先准确地找好穴位,可用甲紫做标记。

（4）照射距离一般为30～50～100 cm（视病情及激光器功率而定）；激光束与被照射部位呈垂直照射,使光点准确照射在病变部位或经穴上。

（5）照射剂量尚无统一标准,小功率氦氖激光输出功率在10 mW以下,每次可照射3～5～10 min,每日照射1次,同一部位照射一般不超过12～15次。

（6）不便直接照射的部位,可通过导光纤维照射到治疗部位。

（7）激光器一般可连续工作4 h以上,连续治疗时不必关机。

3. CO_2 激光器操作法

（1）首先打开水循环系统,并检查水流是否通畅。水循环系统如有故障时,不得开机工作。

（2）患者取合适体位,暴露治疗部位。

（3）检查各机钮是否在零位后,接通电源,依次开启低压及高压开关,并调至激光器最佳工作电流。

（4）缓慢调整激光器,以散焦光束照射治疗部位。

（5）照射距离,一般为150～200 cm以局部有舒适之热感为宜,勿使过热,以免烫伤,每次治疗10～15 min,每日1次,7～12次为1个疗程。

（6）治疗结束,按与开机相反顺序关闭各组机钮,关闭机钮15 min之内勿关闭水循环。

（7）使用激光器的注意事项：① 激光器须合理放置,避免激光束射向人员走行频繁的区域,在激光辐射的方向上应安置必要的遮光板或屏风。② 操作人员须穿白色工作服,戴白色工作帽；操作人员与接受面部治疗的患者均须戴防护眼镜。③ 无关人员不准进入激光室,更不得直视激光束。④ 操作人员应做定期健康检查,特别是眼底视网膜检查。

（8）防护措施：① 室内四壁勿涂光滑白色油漆,因其反射率可达80%以上。根据激光受其补色物体的吸收最大,因此宜选其补色,如波长为6943的红色激光（红宝石激光）的补色是蓝色,使用红宝石激光时,用蓝色颜料粉刷四壁为宜。从理论上讲,以黑色为最好,因为它可以最大限度地吸收射向它的各色激光。② 门窗玻璃反光性能强,应采用黑色幕布遮蔽,或涂色,或换有色玻璃。③ 装备通风、抽气设备,以防止污染的空气对人员的伤害。④ 室内灯光应充分明亮,因光线较暗时瞳孔散大,受激光照射进入眼内的光能增多;尚由于眼球的高倍聚光作用,对眼的损伤加重。

（六）常用激光治疗的适应证

1. 氦氖激光　系波长6 328的单色红光,连续输出,输出功率从1毫瓦到数十毫瓦。下列的一些病症可应用小或中功率的氦氖激光照射治疗:① 内科疾病:原发性高血压、低血压、哮喘、肺炎、支气管炎、胃肠功能失调、肝炎、类风湿关节炎、肿瘤患者放疗或化疗反应、白细胞减少症;② 神经系统疾病:神经衰弱、脑震荡后遗症、神经性头痛、神经根炎、脊髓空洞症、面神经炎、三叉神经痛、小儿脑性麻痹、遗尿症;③ 外科疾病:慢性伤口、慢性溃疡、压疮、烧伤疮面、甲沟炎、疖、淋巴腺炎、静脉炎、闭塞性脉管炎、腱鞘炎、滑囊炎、肱骨外上髁炎、软组织挫伤、扭伤、瘘管、前列腺炎;④ 五官科疾病:耳软骨膜炎、慢性鼻炎、过敏性鼻炎、萎缩性鼻炎、咽炎、扁桃体炎、喉炎、睑腺炎、病毒性角膜炎、中心性视网膜炎、耳聋、耳鸣;⑤ 皮肤科疾病　湿疹、皮炎、斑秃、带状疱疹、皮肤瘙痒症、神经皮炎、单纯疱疹;⑥ 口腔科疾病　慢性唇炎、地图舌、舌炎、舌乳头剥脱、创伤性口腔溃疡、复发性口疮、药物过敏性口炎、疱疹性口炎、肩周炎、颞颌关节功能紊乱;照射牙齿表面釉质,可增强抗脱钙能力,具有防龋病(龋齿)的作用;⑦ 妇科疾病:痛经、附件炎、卵巢功能紊乱、臀位转胎。

2. CO_2激光　系波长10 600的单色红外线激光,连续或脉冲输出,功率为十数瓦至100 W以上。因CO_2激光属于不可见的红外线,当用脉冲照射时,可借助于氦氖激光瞄准。

CO_2激光散焦照射,输出功率10 ~ 30 W以内,如为急性疾患多用10 W以内,慢性疾患可用20 W左右,治疗的适应证如下:感染伤口、慢性溃疡、压疮、肌纤维组织炎、肩周炎、腱鞘炎、滑囊炎、肱骨外上髁炎、扭伤、慢性腹泻、慢性风湿性关节炎、神经性皮炎、硬皮症、结节性痒疹、湿疹、手癣、面神经炎、颞颌关节功能紊乱、牙质过敏、单纯性鼻炎、外阴瘙痒症、附件炎、盆腔炎、宫颈炎、遗尿症等。

CO_2激光烧灼,输出功率30 ~ 80 W,治疗的适应证如下:色素痣、黑色素瘤、血管瘤、鲜红斑痣、疣状痣、乳头状瘤、寻常疣、老年角化、鸡眼、皮肤原位癌、基底细胞癌、鳞状细胞癌、唇癌、舌癌、唇黏液囊肿、肥厚性鼻炎、鼻出血、子宫颈糜烂、宫颈癌等。

CO_2激光切割,输出功率100 ~ 300 W,聚焦后作为"光刀"施行手术,自1973年开始我国已用CO_2"光刀"做了颈部、胸腔、四肢、体表等部位的手术,其中较多用于切除肿瘤;在耳鼻喉科用于做扁桃体切除术,全上颌骨切除术等;在烧伤方面用于痂皮或瘢痕的切除。

3. 红宝石激光　系波长6 943的单色红光,脉冲式输出(J级)或连续式输出(mW级),主要用于治疗眼科疾病。

应用脉冲式输出的红宝石激光,功率在0.1～0.5 J,封闭视网膜裂孔,用以治疗黄斑部和后极部无积液的视网膜脱离、封闭孔洞,疗效达90%以上,具有显著的效果;应用1.0～2.0 J的红宝石激光做虹膜切除术,治疗瞳孔膜闭和继发性青光眼、去除晶体前囊色素组织、先天性核性和绕核性白内障、先天性永存瞳孔膜、外伤或手术后瞳孔移位、虹膜囊肿、结膜色素症、原发性闭角青光眼等均有良效。

应用输出功率在100 J以上的红宝石激光可治疗色素痣、皮脂腺痣、疣状痣、浅表毛细血管扩张等。

4. 氮分子激光 系波长3 371的单色长波紫外光,脉冲输出,功率0.1～2.0 mJ,可用于治疗较表浅的局限的化脓性炎症、感染创面、头癣、手、足癣、湿疹、神经性皮炎、皮肤皲裂、结节性痒疹、白癜风、外耳道疖肿、扁桃体炎等;也可用做穴位照射,治疗气管炎、支气管哮喘、神经衰弱等内科和神经科的病症。此外,氮分子激光还可作为荧光检查的光源,诊断早期肿瘤。

5. 氩离子激光 系波长4 880、5 140与5 145的蓝青-绿光,连续输出,应用功率1～2 W的氩激光穴位照射可治疗外伤性截瘫、脑炎后遗症、蛛网膜炎、小儿麻痹后遗症、神经衰弱、支气管哮喘、慢性肝炎、糖尿症、遗尿症等。

应用输出功率15～25 mJ的氩激光,可封闭视网膜裂孔以及裂孔前期的视网膜变性;小功率的氩激光都可治疗中心性浆液性视网膜脉络膜病变。

应用输出功率数瓦的氩激光可做血管瘤的光凝固,或治疗滑液囊肿、皮肤腺囊肿、脂肪瘤、纤维瘤、淋巴管瘤、肌纤维瘤等。氩激光都可用于皮肤或内脏病变的手术切除。

氩激光可作为激光内镜技术,通过导光纤维对胃、肠等的出血做止血;此外,氩离子激光和氩离子泵浦染料激光(波长6 300)可用于光敏诊治癌瘤新技术。

6. 掺钕钇铝石榴石激光 系波长10 600的近红外光、脉冲输出或连续输出,应用功率数百焦耳的掺钕钇铝石榴石激光,可治疗血管瘤、面部斑痣、皮脂腺痣、淋巴管瘤、黏液囊肿、唇部白斑等,增加输出功率还可做皮肤及肌肉的手术切割以及喉癌、胃肠癌的手术切除。

7. 钕玻璃激光 系波长10 600的近红外光,脉冲输出或连续输出,治疗时需用氦氖激光作标定瞄准,应用输出功率15～20 J的钕玻璃激光可治疗慢性伤口,慢性溃疡以及软组织外伤等。应用功率为100 J以上的钕玻璃激光,可治疗血管瘤、蜘蛛痣、乳头状瘤、色素痣、寻常疣、鸡眼、外阴白斑、基底细胞癌等。

8. 氦镉激光 系波长4 416和3 250的紫光和长波紫外光,连续式输出用功率为3～16 mW的氦镉激光穴位照射可治疗高血压、痛经、急性喉炎、急性声带炎等;局部照射可治疗神经性皮炎、皮肤瘙痒症、结节性痒疹等。将输出功率15～20 mW的氦镉激光经导光纤维导入体腔内,借助荧光显示的特点可做胃癌、食管癌、鼻咽癌、直肠癌、宫颈癌等的早期诊断、活检定位、指示切除癌组织的范围等。

(彭　生　黄尚军　刘佩蓉)

第三节　电　疗　法

电疗法（Electrotherapy），即利用不同类型电流和电磁场治疗疾病的方法，是物理治疗最常用的方法之一。电流频率的基本计量单位为赫兹（Hz）、千赫（kHz）、兆赫（MHz）、吉赫（GHz）；电磁波波长的基本计量单位为米（m）、厘米（cm）、毫米（mm）、微米（μm）、纳米（nm）。根据电流波形、波宽、波幅以及波长或频率等物理参数不同，可产生不同的生物物理学效应，有各自不同的临床用途。

不同类型电流对人体主要生理作用不同。直流电是方向恒定的电流，改变体内离子分布，调整机体功能，常用来做药物离子导入；低、中频电流刺激神经肌肉收缩，降低痛阈，缓解粘连，常用于神经肌肉疾病，如损伤、炎症等。高频电以其对人体的热效应和热外效促进循环、消退炎症和水肿、刺激组织再生、止痛，常用以治疗损伤、炎症疼痛综合征；静电主要作用是调节中枢神经和自主神经功能，常用于神经官能症、高血压早期、更年期综合征等。

临床上常用来治疗慢性原发性疼痛疾病的电疗法主要有直流电疗法（galvanization）及直流电药物离子导入疗法（electrophoresis）、经皮神经电刺激疗法（TENS）、中频脉冲电疗法、高频电疗法、静电疗法。

一、直流电及直流电药物离子导入疗法

（一）概述

应用电压 $50 \sim 100\,V$、方向恒定不变的电流治疗疾病的方法，称为直流电疗法；利用直流电"同性相斥、异性相吸"的原理将药物离子通过皮肤、黏膜或伤口导入体内进行治疗的方法，称为直流电药物离子导入疗法。

（二）生理及治疗作用

人体内各种体液是组织细胞进行各种代谢和功能活动的内在环境，体液中含有各种电解质。体液中的电解质对维持细胞内外液的容量和渗透，酸碱平衡，以及神经肌肉兴奋性等具有重要作用，一些微量元素是许多酶的激活剂。体液中的阳离子主要有 K^+、Na^+、Ca^{2+}、Mg^{2+} 等，而阴离子有 Cl^-、HCO_3^-、HPO_4^{3-}、SO_4^{2-}，有机酸离子和蛋白质等。所以人体体液是电解质溶液，人体组织是电解质导体，能够导电。直流电治疗时，两电极间存在着稳定不变的电势差，人体组织内各种离子向一定的方向移动而形成电流。由于离子移动并引起体液中离子浓度对比的变化是直流电生物理化作用的基础。人体是一个复杂的导体，在直流电场的影响下，体内进行着电解、电泳、电渗。体内的离子浓度、蛋白质、细胞膜通透性、胆碱酯酶、pH 等均产生变化。直流电疗法可以扩张血管，促进局部血液循环，改善局部的营养和代谢，加快骨折愈合，调整神经系统功能等。

直流电药物离子导入疗法正是根据直流电场内同性电荷相斥，异性电荷相吸的原理，

使药物离子通过完整的皮肤或黏膜导入人体。许多实验临床观察证明,在直流电作用下,可将带不同电荷的离子导入人体内。阳离子从阳极导入,而阴离子则从阴极导入体内。在药物溶液中,一部分药物离解成离子,在直流电的作用下,阴离子和阳离子进行定向移动。人体皮肤表面有大量的毛孔、皮肤腺和汗腺导管的开口,药物离子通过直流电导入体内的主要通道是皮肤汗腺导管的排泄孔,在皮肤内形成离子堆,一部分药物离子经汗腺管口进入皮肤后,较长时间地存留于皮肤表层,形成所谓"皮肤离子堆",然后通过渗透渐渐进入淋巴和血液。直流电药物离子导入治疗时,将一定面积的电极放置在身体某些部位,由于直流电引起组织内理化性质变化和药物在表层组织内存留,构成了对内外感受器的特殊刺激因子,通过反射途径引起机体的一定反应。特别是电极放置在某些神经末梢分布丰富的部位,通过感觉-自主神经节段反射机制而影响相应节段的内脏器官和血管的功能。例如,0.5%普鲁卡因直流电鼻黏膜反射疗法治疗血管性头痛,5%普鲁卡因直流电导入节段反射疗法治疗放射疗法后的反应等。

直流电药物离子导入疗法除药物作用外,同时有直流电的作用,两者互相加强,其疗效比单纯的药物或直流电的疗效好。目前很少单用直流电疗法,多用直流电药物离子导入疗法。

（三）治疗技术

1. 衬垫法　用于体表较平整的部位。治疗时使用两个铅片电极或导电橡胶电极,以及由8层绒布制成的、厚1cm的吸水衬垫(与电极形状相似但稍大于电极)。进行药物离子导入时,将药液洒在滤纸上,再按照滤纸、衬垫、电极的次序放在治疗部位上,作为治疗极;另一个衬垫和电极为辅极,与治疗极对置或并置。按照治疗需要和药物极性,用导线将两个电极分别与直流电疗机的阴、阳极相接。将电极与衬垫固定稳妥,注意电极与导线夹不可直接接触皮肤,以免酸、碱性电解产物引起烧伤。一般每次治疗15～25 min,每日或隔日1次,10～15次为1个疗程。根据衬垫的放置方法常有对置法、并置法。

2. 电水浴法　用于四肢远端凹凸不平的部位。将药液倒入水浴盆中,炭棒电极或铅片电极置于盆壁,根据治疗需要将手、足浸入治疗盆中,避免手、足、肢体接触盆壁的电极发生电灼伤,保持稳定不动。另一个辅极置于肢体近端或颈背、腰骶部,然后调节电流输出以调整治疗强度,药物浓度为衬垫法的1/10。

3. 治疗设备与用具

（1）直流电疗机　直流电疗机是利用电子管或晶体管交流电进行波整流,经滤波电路输出平稳直流电。电压在100 V以下。电流输出0～50 mA连续可调。此外,干电池也可作直流电电源。

（2）导线　选用绝缘良好的比较柔软的导线,分红、蓝色两种,以便区别阴阳极,每条长2 m。

（3）电极　电极包括金属电极板和衬垫。电极板多采薄铅片,0.25～0.5 mm,形状大小依治疗部位而定。铅片可塑性好,化学性能稳定。

（4）衬垫　用无染色的吸水性好的棉织品制成，一般用白绒布叠成厚25 px左右，衬垫应超出边缘1～50 px。治疗时衬垫提前用温水浸湿，贴在皮肤上，铅片放在衬垫上，用导线同直流电疗机连接。湿衬垫的作用是：吸附和稀释电极下面的酸碱电解产物，避免发生直流电化灼伤；使皮肤湿润，降低皮肤电阻和使电极紧密接触皮肤，电流均匀分布。

（5）电水浴箱。

（6）水槽（单槽、二槽、四槽）。

（7）其他：药液滤纸、沙袋、松紧绷带、防潮垫布。

4. 药物离子的选用　选择易溶于水，易于电离、电解的药物离子；明确需导入的药物有效成分及其极性；浓度低：2%～10%，便于稀释导入；成分纯，不得同时应用几种药物或单味、多味中草药煎制导入，或阴阳极交替导入；局部用药有效；一般不选用贵重药。

（四）注意事项

预防电灼伤：阴极下多为碱性灼伤，阳极下多为酸性；检查治疗区域皮肤感觉是否正常、检查治疗区域有否金属物异物、检查治疗所用电极是否平整、检查电极与导线有否裸露直接接触皮肤。如治疗区域皮肤出现电解产物刺激，及时以外用甘油酒精液外擦外敷以保护皮肤；电极衬垫使用后应按阴、阳极性分别充分清洗、煮沸消毒，以清除残留的寄生离子。

（五）适应证与禁忌证

做直流电药物离子导入治疗时，直流电场和药物除了作用于组织局部外，还通过神经反射等原理作用于全身组织，具有局部治疗和全身治疗相结合的特点。直流电药物离子导入疗法从体外给药，避免了口服或注射药物带来的不良反应，但是在应用直流电疗法进行理疗时，也应该掌握好适应证和禁忌证。

1. 适应证　直流电疗法及直流电药物离子导入疗法可以用于骨质增生引起的颈部、肩部、上肢及邻近组织的麻木、疼痛及放射痛的治疗和预防。对于骨质增生引起的神经刺激、肌肉无力、肌肉萎缩、关节功能障碍以及肢体感觉功能下降都有较好的治疗效果。如：神经炎、神经根炎、神经痛、自主神经功能紊乱、偏头痛、颈椎病、肩关节周围炎、关节炎、慢性炎症、慢性溃疡、术后浸润、术后粘连、瘢痕增生、慢性盆腔炎、颞颌关节功能紊乱等慢性原发性疼痛。

2. 禁忌证　恶性肿瘤患者；恶性血液系统疾病患者；皮肤存在急性湿疹患者；重要脏器病变患者；对直流电过敏的患者；肢体神经损伤导致感觉不灵敏或感觉缺失患者以及预置金属电极板部位有严重皮肤疾病或皮肤损害的患者。上述患者禁止作直流电理疗的主要原因，一方面防止病情恶化；另一方面要防止皮肤感染或烧伤。

二、经皮神经电刺激疗法（TENS）

（一）概述

医学上把频率1 000 Hz以下的脉冲电流称作低频电流，或低频脉冲电流。借由适当强度频率的电流,连续、轻柔地刺激神经、肌肉和细胞,激发身体自然产生吗啡,阻断、舒缓疼痛的讯息称为经皮神经电刺激疗法(TENS)。经皮神经电刺激疗法(周围神经粗纤维电刺激疗法)是通过皮肤将特定的低频脉冲电流输入人体以治疗疼痛的电疗方法。其常用参数主要有以下几个方面:波形、波宽、频率、通断比,各参数意义如下:

1. 频率(f) 每秒钟内脉冲出现的次数,单位为赫兹(Hz)。由于哺乳类动物的神经的绝对不应期在1 ms左右,相隔1 ms以上的电刺激都能引起一次兴奋,因此低频脉冲电流的每一次刺激都能引起运动神经一次兴奋。在临床,TENS电流多用于镇痛和兴奋神经肌肉组织,常用2 ~ 160 Hz的频率。

2. 周期(T) 一个脉冲波的起点到下一个脉冲波的起点相距的时间,单位为ms或s。

3. 波宽 每个脉冲出现的时间,包括上升时间、下降时间等,单位为ms或s。不同波形的波宽计算方法不一致。对脉冲列,波宽也叫脉冲宽度(pulse duration);对双相波,波宽由正负相位宽度(phase duration)组成。对脉冲群,每个脉冲群持续的时间就是脉冲群宽度。波宽是一个非常重要的参数。要引起组织兴奋,脉冲电流必须达到一定的宽度。神经组织和肌肉组织所需的最小脉冲宽度不一样,神经组织可以对0.03 ms(有人认为0.01 ms)宽度的电流刺激有反应,而肌肉组织兴奋必须有更长的脉冲宽度和更大的电流强度。TENS电流脉冲宽度多为9 ~ 350 μps。

4. 波幅 由一种状态变到另一种状态的变化量,最大波幅(峰值)是从基线起到波的最高点之间的变化量。

5. 脉冲间歇时间 即脉冲停止的时间,等于脉冲周期减去脉冲宽度的时间,单位为ms或s。

6. 通断比(ratio) 是指脉冲电流的持续时间与脉冲间歇时间的比例。

7. 占空因数(duty cycle) 是指脉冲电流的持续时间与脉冲周期的比值,通常用百分比来表示。

(二)生理及治疗作用

低频电流的生理作用和治疗作用包括:兴奋神经肌肉组织;镇痛;促进局部血液循环;镇静中枢神经系统;消炎。

1. 兴奋神经肌肉组织 低频脉冲电流方向和强度不断发生变化,刺激细胞膜,使细胞膜通透性发生变化,膜内外的离子浓度和电位改变,破坏膜的极化状态,引起除极化,形成动作电位,发生兴奋,引起肌肉收缩。引起肌肉收缩的较适宜电流频率是1 ~ 10 Hz,引起肌肉完全性强直收缩的较适宜电流频率是50 Hz。

2. 镇痛 镇痛作用较好的低频电流频率是100 Hz。

(1)即时镇痛作用 是电疗中和电疗后数分钟至数小时内所发生的镇痛作用。

(2)多次治疗后的镇痛作用 多次治疗后的镇痛,与产生即时镇痛作用的各种因素和局部血液循环改善而带来的有利反应有关。局部血液循环的改善能减轻局部缺血、缓解酸中毒、加速致痛物质和有害的病理产物的清除、减轻组织和神经纤维间水肿、改善局部营养代谢,从而消除或减弱了疼痛的刺激因素,达到镇痛效应。

3. 促进局部血液循环 低频电流有改善局部血液循环的作用,其作用可能系通过以下途径产生:

(1)轴突反射 低频电流刺激皮肤,使神经兴奋,传入冲动同时沿着与小动脉壁相连的同一神经元之轴突传导,使小动脉壁松弛,出现治疗当时和治疗后电极下的皮肤浅层充血发红。

(2)低频电流刺激神经(尤其是感觉神经)后,使之释放出小量的SP和乙酰胆碱等物质,引起血管扩张反应。

(3)皮肤受刺激释放出组胺,使毛细血管扩张,出现治疗后稍长时间的皮肤充血反应。

(4)电刺激使肌肉产生节律性收缩,其活动后的代谢产物如乳酸、ADP、ATP等有强烈的扩血管作用,能改善肌肉组织的供血。

(5)抑制交感神经而引起血管扩张 如间动电流作用于颈交感神经节,可使前臂血管扩张;干扰电流作用于高血压患者的颈交感神经节可使血压下降。

4. 镇静作用 重复单调的刺激引起大脑皮质的泛化性抑制;电流抑制了网状结构中的觉醒中枢。

5. 消炎作用 对于急性炎症,低频电流无明显效果,但对一些非特异性的慢性炎症,低频电疗有一定效果。其作用机制是由于这种电流的镇痛作用和促进局部血液循环作用的综合效果。

(三)治疗机制

TENS的治疗机制目前主要有以下几种:① 闸门控制假说:认为TENS是一种兴奋粗纤维的刺激,粗纤维的兴奋,关闭了疼痛传入的闸门,从而缓解了疼痛症状。电生理实验证明,频率100 Hz左右,波宽0.1 ms的方波,是兴奋粗纤维较适宜的刺激。② 内源性吗啡样物质释放假说:一定的低频脉冲电流刺激,可能激活了脑内的内源发吗啡多肽能神经元,引起内源性吗啡样多肽释放而产生镇痛效果。有人实验证明:以极板面积24 cm^{2}置于右腿中1/3外侧面,用方波、宽度0.2 ms,频率40～60 Hz,电流强度40～80 mA,刺激20～45 min时腰穿脑脊液内β-内啡肽含量显著增高,认为内啡肽由于电刺激而释放入脑脊液,导致疼痛一时性显著缓解。③ 促进局部血循环:TENS除镇痛外,对局部血液循环,也有促进作用,疗后局部皮温上升1～2.5℃,改善了局部的血液循环,使得组织间、神经纤维间的水肿减轻,组织的张力下降,病灶区的缺氧状态改善,使病理性致痛介质清除。

(四)治疗技术

根据TENS治疗仪电极放置方法主要有以下三种:① 放于特殊点,即触发点,有关穴位和运动点。因为这些特殊点的皮肤电阻低,对中枢神经系统有高密度输入。这些点是放置电极的有效部位。② 放在病灶同节段上,因为电刺激可引起同节段的内啡肽释放而镇痛。③ 放于颈上神经节(乳突下C$_2$横突两侧)或使电流通过脑部,均可达到较好的镇痛效果。

TENS治疗频率选择多依患者感到能缓解症状为准。慢性痛宜用14～60 Hz；术后痛宜用50～150 Hz；疱疹性痛宜用15～180 Hz；周围神经损伤后痛用30～120 Hz等。一般主张由患者自己选择认为恰当的频率。大多数患者适宜采用刺激频率100 Hz，t宽0.1～0.3 ms。电流强度一般以引起明显的震颤感而不致痛为宜，常用15～30 mA，依病耐受而定。治疗时间一般为20 min，亦可长达1 h或数小时。

（五）注意事项

应用TENS治疗仪治疗前应该将治疗中的正常感觉和可能的异常感觉告知患者，使其更好地配合治疗；治疗中发现皮肤微细损伤局部可用绝缘衬垫后使用低频电疗法；局部感觉障碍区域治疗时，需采用低电流强度谨慎治疗；并且电极需有良好固定，保证治疗过程中电极不滑落。

（六）适应证与禁忌证

1. 适应证　头痛、偏头痛、神经痛、灼性神经痛、幻肢痛、颈椎痛、关节痛、腹痛、牙痛、腰痛、胃痛、痛经、软组织或关节急性扭伤、损伤所致肿痛、术后痛、产痛、癌痛等。

2. 禁忌证

（1）带有心脏起搏器的患者。特别是按需型起搏器更应注意，因为TENS的电流容易干扰起搏器的步调。

（2）刺激颈动脉窦。

（3）早孕妇女的腰和下腹部。

（4）局部感觉缺失和对电过敏患者。

三、中频电疗法

（一）概述

应用频率为1 000～100 000 Hz的正弦电流，进行治疗疾病的方法，称为中频电疗法（medium frequency electrotherapy）。目前应用于临床的有干扰（或差频）电疗法，等幅正弦中频（音频）电疗法，正弦调制中频电疗法三种。

（二）中频电流理化特性

1. 无电解作用　中频电流是一种正负交替变化的电流，在正半周内，离子向一个方向移动；而在负半周内，离子向相反方向移动，故无极性之分。因此电极下就不会发生酸碱反应，避免了对皮肤的化学性刺激。

2. 组织电阻明显降低　直流电的组织阻抗最高，低频电流的阻抗较高，随着频率的升高，组织的阻抗逐渐下降。中频交流电可以通过组织电容的通路，使组织总电阻明显下降。因而中频电疗可以应用较大的电流强度，可比直流电、低频电达到更深层的组织。

3. 对运动神经的综合效应　中频单个脉冲周期的刺激不能引起一次兴奋，但综合多个脉冲周期的连续作用则可引起能够传播的兴奋。这即所谓中频电刺激的综合效应。值得指出,对感应电流已不能引起兴奋的变性神经肌肉,中频电流仍有可能引起兴奋。只要中频电流强度足够,亦可引起横纹肌强烈收缩以及提高平滑肌的张力。一般来说,中频电刺激比低频电刺激引起的肌肉收缩要舒适得多。因此,中频电流可使肌肉收缩但不致引起疼痛。

4. 对感觉神经的作用 中频电流可以进入人体深处,但对皮神经和感受器却不致引起强烈的刺激。当通以阈强度中频电流时,最初只有轻微的震颤感,若强度增大时,可出现针刺感,但持续通电时此种感觉逐渐减弱。只有在电流过大时才可能出现不舒适的束缚感。

5. 对局部血液循环的影响 实验证明,在人体胸部、上肢和颈部等处通以2000 Hz的中频电流,开始时甲床毛细血管祥数目明显减少,但中断电流10 min后却明显增加;在人体下腹部两侧通以2000 Hz的中频电流,治疗后显示两侧电流量均增加50%以上。

6. 对生物膜通透性的作用 有人在实验中观察到,在正弦中频电流作用下,药物离子、分子通过活性生物膜的数量明显多于失去活性的生物膜,由此认为这可能是中频电流能扩大细胞之间的空隙或组织间隙所致,因而提高活性生物膜的通透性是中频电流的又一特殊作用。

（三）中频电疗法分类

1. 音频电疗法:应用频率为1 000 ～ 5 000(20 000) Hz的等幅正弦电流治疗疾病的方法称为音频电疗法。常用频率2000 Hz。

（1）治疗作用:① 止痛作用:音频电流作用后的镇痛作用比较明显,治疗后痛阈明显上升,但其镇痛效果不如脉冲中频电流,而且持续时间不长。② 促进局部血液循环:音频电流具有调节或改善局部微循环的作用,因而有消炎、消肿、镇痛、促进血管神经功能恢复的作用。③ 软化瘢痕和可松解粘连:音频电流刺激瘢痕或粘连组织,使之产生震动,得到松解及软化之效应。④ 消散慢性炎症及硬结:对慢性炎症、炎症机化、外伤后瘀血、血肿等均具有促进吸收、消散、软化作用。⑤ 调节神经系统功能:音频电流作用于神经节段或反射区,可以促进汗腺、乳腺分泌,增进食欲,降低血压,对自主神经及高级神经活动,具有调节作用。⑥ 增强细胞膜通透性和药物透入:通过生物实验证明,音频电流可提高活性生物膜的通透性,使药物分子因浓度梯度而扩散透过生物膜。

（2）治疗方法:① 电极:铅板—橡胶—自粘电极。铅板或橡胶电极外需包以绒布或纱布,浸湿后放于治疗部位。电极大小视病变范围而定。放置电极注意使病灶处于两电极之间。② 电流强度、频率:电流强度一般以患者能耐受为准。常用频率2 000 Hz。③ 治疗时间、频度、疗程:20 ～ 30 min/次,每日1次,每个疗程10 ～ 20次。

（3）注意事项:① 治疗前将机器旋钮拨至零位。② 金属电极和夹子不得与皮肤接触,以防电击伤。③ 电极放置要避开心脏部位。④ 治疗时缓慢调节电流,并经常询问患者感觉。⑤ 治疗时不得触摸机器和接地金属。⑥ 孕妇下腹部及腰骶部不宜进行音频治疗。

（4）适应证与禁忌证：① 适应证：瘢痕增生、粘连、肌肉劳损、扭伤、肩周炎、坐骨神经痛、三叉神经痛、周围神经损伤、局限性硬皮病、注射后硬结、带状疱疹后遗症肠粘连等。② 禁忌证：急性化脓性炎症、发热、活动性肺结核、恶性肿瘤。

2. 干扰电疗法　将两种不同频率的中频电流，通过两组电极交叉地输入人体，在机体深部组织内产生一个干扰场，在干扰场中则形成一新的电流，其固有频率为两组电流的频率差，在临床上利用这种"内生"差频电流来治疗疾病的方法称为干扰电疗法（又叫差频电疗交叉电流疗法）。

（1）干扰电疗法的特点

1）干扰电疗法中所用的正弦交流电频率在4 000 Hz左右，属于中频范围。由于采用了交流电，避免了电解，电极可以大为简化。由于频率较高，皮肤电阻明显下降，因此可以增大作用深度。

2）与过去一般治疗方法不同，治疗时不是一种电流而是同时用两种电流，不是用两个电极而是4个。通过4个电极将两路频率相差100 Hz的中频交流电交叉地输入人体。

3）在4个电极下起作用的是幅度恒定的中频交流电，机体易于适应，刺激性也少。但在两路电流交叉的深处，因电学上的差拍现象产生具有显著治疗作用的0～100 Hz低频调制的脉冲中频电流。这种深处"内生"的脉冲中频电刺激是干扰电疗法最突出的特点。

4）两组电流中，一组固定为4 000 Hz，另一组则在变化中，4 000～4 100 Hz/15 s，差频100 Hz，或4 025～4 050 Hz/15 s，差频25～50 Hz，或固定在4 000 Hz±100 Hz的任意频率。频率的变化可以避免机体适应，频率固定的目的是以便于选用不同的低频调制频率，以达到不同的治疗目的。

（2）治疗作用

1）镇痛：干扰电对感觉神经有抑制作用，治疗后痛阈升高，所以具有较明显的止痛作用。

2）促进局部血液循环：干扰电流具有明显的促进局部血液循环的作用，且持续时间长。动物实验中观察到，干扰电治疗后毛细血管有明显扩张，皮肤温度平均升高2℃。干扰电流作用于颈、腰交感神经节处，可以引起相应肢体皮肤温度升高，血液循环加强，因此可加快对渗出、水肿和血肿的吸收。

3）对运动神经和骨骼肌的作用：干扰电流较易为人体耐受，由于对运动神经和肌肉有刺激作用，所以可引起肌肉收缩反应。多用于周围神经损伤。

4）对内脏平滑肌的作用：对平滑肌有较强的刺激作用，干扰电流在深部组织产生的0～100 Hz的差频电流可引起：① 内脏平滑肌兴奋，平滑肌活动，提高其张力；② 改善内脏血液循环；③ 调整支配内脏的自主神经。对内脏下垂，习惯性便秘等平滑肌张力不足所致疾病有较好的疗效。

5）对自主神经的作用：在正常人和高血压患者的星状神经节上施行干扰电治疗，治疗后正常人血压无显著影响，而高血压患者无论是收缩压或舒张压均有下降。实验证明，干扰电对自主神经系统有一定的调节作用。

6）促进骨折愈合的作用：能促进骨痂形成,加速骨折愈合。

（3）治疗方法与技术　两组,四个电极,交叉放置。

1）差频的选择：100 Hz,抑制交感神经,多作用于交感神经节；90 ～ 100 Hz,止痛（强度达到引起肌肉收缩时,有明显的震颤感,可通过掩盖效应或兴奋粗纤维而达到止痛目的）；50 ～ 100 Hz,止痛促进局部血液循环、促进渗出物吸收、缓解肌紧张；25 ～ 50 Hz,对正常骨骼肌可引起强直性收缩、促进局部血液循环；20 ～ 40 Hz,兴奋迷走神经、扩张局部动脉、使正常骨骼肌发生不完全性强直性收缩；1 ～ 10 Hz,兴奋交感神经、正常肌肉发生单收缩、使平滑肌收缩（1 ～ 2 Hz）、使失神经肌肉发生单收缩（1 ～ 2 Hz）；0 ～ 100 Hz,作用广泛,兼具上述各种作用,但因总作用时间不长,各频率出现时间过短,针对性不强。

2）电流强度（治疗剂量）：一般在0 ～ 50 mA,电极面积20 cm^{2}时,电流密度不宜 > 0.8 ～ 1 mA/cm^2,面积50 cm^{2}时,不宜 > 0.5 ～ 0.8 mA/cm^2,面积100 cm^{2}时,不宜 > 0.5 ～ 0.6 mA/cm^2。一般以人体感觉阈,运动阈和可以耐受的最大限度为准。如：感觉阈下——电流表有指示,患者无感觉。调节时先增大电流到刚有感觉,然后再调小至感觉刚好消失。感觉阈——调节电流到恰有电感（麻或颤）为止。感觉阈上——调节电流到明显的电刺激感为止。运动阈下——电流强度不引起肌肉收缩反应。运动阈——电流恰好引起肌肉收缩反应。运动阈上——电流强度能引起明显的肌肉收缩反应。耐受限——使电流加大到患者所能耐受的最大限度。

3）治疗时间：治疗中可选用1 ～ 2种或更多的差频,一般每种1 ～ 10 min,总治疗时间20 min。

4）操作步骤：① 选择适当电极,衬垫提前用水浸湿。② 检查开关是否处于零位,接通电源,放置电极。③ 电极交叉放置于病灶处。④ 根据病情选择差频,然后缓缓调节电流输出旋钮至医嘱规定要求略低处,数分钟后再调整。⑤ 治疗完毕,输出旋钮归零,取下电极,关闭电源。⑥ 衬垫洗净,晾干备用。

（4）禁忌证：出血、急性化脓性感染,孕妇下腹部,心脏部位等。

（四）调制中频电疗法

调制中频电流是一种由低频调制的中频电流,其中频电流的频率有2000 Hz,4 000 Hz和8 000 Hz三种。调制用的低频频率为1 ～ 150 Hz,波形有正弦波,方波,微分波,积分波等。临床上应用这种电流进行疾病治疗的方法称为调制中频电疗法。正弦调制中频电流是一种由低频调制的中频电流。中频频率是2000 ～ 5 000 Hz,调制用的低频频率为1 ～ 150 Hz,是一种"外生"电流。

1.调制方式

（1）连续调制波　调幅波连续输出,脉冲调制法可分别输出连调方波、微分波、积分波,故称连调；

（2）断续调制波　调幅与断电交替出现；

（3）间隙调制波　等幅与调幅交替出现；

（4）变频调制波　频率交变的调幅波。

2. 调制中频电流的特点及其生理意义

（1）调制中频电流含有中频电成分，因此具有中频电的特点：减少人体电阻，使电流的作用深度较大；消除电解作用，减少电流对皮肤的刺激；发挥中频正弦电流所特有的生理和治疗作用。

（2）用10～150 Hz的低频正弦电流调制，其目的是使中频电流具有低频的特征，可发挥低频电特有的生理和治疗作用。

（3）不同的波形或频率交替出现，可以克服人体对电流的适应。

（4）断调波形中，加入可调的断电时间，以使治疗失神经肌肉时，可让肌肉得到不同时间的休息，克服了干扰电流中无通电间隙或间歇过短的缺点。

（5）由于刺激强度与电流变化速度有关，改变调幅度可以改变刺激的强度。

（6）选用半波形调制中频电流，有类似间动电或直流电的作用。

3. 调制中频电流的治疗作用

（1）镇痛作用　一般认为100 Hz，调幅度为50%的连调波对剧烈疼痛有较好的效果，中频治疗后即刻，痛阈明显升高，但治疗后15 min即恢复到与治疗前无差异的水平。

（2）促进血液循环　有人用频率100 Hz调幅100%，通断比1：2的断调形中频电流治疗下肢Ⅱ期动脉阻塞性周围血管病，每次25 min，每周3次，疗后症状明显减轻，跛行减少，小腿血管体积描记血流速度加快。调制中频电流作用后，血液循环改善是由于电流刺激引起肌肉紧张或收缩，反射性地引起血管扩张，血流加快。

（3）促进淋巴回流　动物实验证明：使用间调波、变频调制波均可使淋巴管的管径比疗前增粗，说明调制中频对促进淋巴回流有较好的作用。

（4）锻炼肌肉　断续调制波作用于肌肉，可引起正常肌肉及失神经肌肉收缩，肌肉收缩幅度比锯齿波电流刺激大，但对皮肤的刺激小，肌力增强，有助于预防和减轻肌萎缩和骨质疏松。

（5）提高平滑肌张力　连调波、断调波有提高胃肠、胆囊、膀胱等内脏平滑肌张力的作用，并可增强其蠕动收缩，使其功能正常化。

（6）调节自主神经功能　作用于脊髓颈椎下段，胸椎上段对心脏呈现迷走神经作用，改善心肌供血，心电图指标好转，血压下降，对血流动力学有良好影响。还可以改善呼吸功能。作用于腰交感神经节，可改善下肢血液循环。

（7）消炎　调制中频电流对神经炎，风湿性关节炎及类风湿关节炎等非化脓性炎症有一定的消炎作用，这可能是改善局部血液循环，加速渗出或水肿的吸收的间接效果。

4. 治疗技术与方法

（1）仪器设备　电脑中频治疗仪，电极。

（2）操作方法：① 接通电源,检查机器是否正常。② 选择合适电极,放在患者治疗部位,紧密接触。③ 选择合适处方,调节治疗时间,调节电流输出使之达到所需强度。④ 治疗结束后,所有旋钮归零,取下电极。关闭电源。

5.适应证与禁忌证

（1）适应证

① 骨关节病　颈椎病、肩周炎、骨性关节病、肱骨外上髁炎、第三腰椎横突综合征等有较好的止痛作用,优于间动电、超短波。

② 软组织疾病　肌肉扭伤,肌纤维组织炎,腱鞘炎,滑囊炎,血肿机化,注射后硬结。有较好的缓解疼痛,改善血液循环,促进软化吸收的作用。其疗效比低频为好。

③ 神经系统疾病　对脑卒中引起的中枢性瘫痪和小儿脑瘫有效。电刺激治疗周围神经炎或损伤引起的弛缓性瘫痪可使肌力增强,使肌肉运动障碍,感觉障碍,机体血流图谱和肌电图谱指标好转,肌肉萎缩减轻。血管神经性头痛患者头部进行连调波断调波治疗,治疗后可使头痛减轻,血管紧张度得到调节,血流改善。

④ 消化系统疾病　连调、变调、间调波作用于胃、十二指肠溃疡患者的上腹部及背部、颈交感神经节等部位,疗后多数患者疼痛减轻,胃排空功能及胃分泌功能好转,腹部治疗适合于疼痛明显并伴有肝功能障碍者,颈交感神经节适合于龛影明显者,可使愈合加快。对慢性胆囊炎有缓解疼痛,刺激胆囊收缩,提高张力,改善运动排空功能的作用。

⑤ 泌尿系统疾病　断调波和短波透热治疗尿路结石,多数患者治疗一次后疼痛减轻。通达直肠电极以半波调制中频电流导入抗生素、止痛剂治疗慢性前列腺炎,疗效显著好于药物疗法或透热疗法。

（2）禁忌证：急性化脓性感染,出血疾患。恶性肿瘤、带有心脏起搏器者。

四、高频电疗法

将频率高于100 kHz（1 000 000 Hz）的电流或其所形成的电场、磁场或电磁场应用于治疗疾病的方法称为高频电疗法（high frequency electrotherapy）。

电场是电荷周围存在着的一种特殊物质,任何运动的电荷或电流的周围空间内除了电场以外,也有磁场的存在。变化的电场与变化的磁场不断交替地循环产生,并由近及远地向周围传播扩大。在空间迅速传播扩大的电磁场称为电磁波。电磁波的传播过程伴随着能量的传播。电荷运动的速度越快,频率越高,所辐射的能量越强。引入电磁场中的任何带电体都将受到电磁波的作用。医用高频电按照波长、频率分为长波、中波、短波、超短波、微波五个波段,目前临床上多选择短波、超短波、微波来治疗慢性原发性疼痛类疾病。

（一）短波与超短波疗法

1. 概述　短波疗法（short wave therapy）应用波长为100 ~ 10 m的高频交流电在机体内产生磁场或电场能量,并主要利用高频电磁场能量治疗疾病的方法,称为短波电疗法。应用波长为10 m的超短波治疗疾病的方法称为超短波疗法。短波疗法与超短波疗法同属高频电疗法,超短波疗法在国内应用广泛,由于它采用电缆线圈电极,治疗时,主要利用高频交变电磁场通过导体组织时感应产生涡流而引起组织产热,故又称为感应透热疗法。

2. 生理及治疗作用

(1)对血管的作用 中等剂量短波作用于动物和人体组织后,毛细血管和小动脉先短暂收缩,继而迅速出现较持久的扩张,血流加快,而血管通透性增高,因而有利于改善组织血液循环,加强组织营养,促使水肿和炎性浸润消散吸收。但剂量过大时可引起血管麻痹,血管壁内皮细胞变性,毛细血管内血栓形成,血管周围出血。

(2)对神经和肌肉的作用 短波可降低神经的兴奋性,有镇静、止痛作用。中小剂量时可加速神经纤维再生,过大剂量时则抑制再生。短波还可以缓解平滑肌的痉挛和横纹肌的痉挛。

(3)对内脏器官的作用 短波作用于肝胆时可增强肝脏的解毒功能,激活单核、巨噬细胞的功能,增加胆汁的分泌;作用于肾区时可以增加肾脏的血流,改善肾功能,使尿量增多;还可促进肾上腺皮质的分泌;作用于胃肠区可以缓解胃肠平滑肌痉挛,改善其分泌、运动功能;作用于卵巢可以使卵巢功能正常化。

(4)对细胞免疫的作用 短波可使单核、巨噬细胞功能增强,有利于炎症的控制。

(5)对恶性肿瘤的作用 大剂量短波可杀灭肿瘤细胞或抑制其增殖,阻滞其修复。

短波作用于机体时除了产生温热效应外,还有非热效应,如:脉冲短波可以治疗急性炎症,长时间接触小剂量短波者可能出现嗜睡、头痛等神经功能障碍。

3. 治疗技术

(1)治疗剂量 按照治疗时患者的温热感程度分为四级:无热量(Ⅰ级剂量):无温热感;微热量(Ⅱ级剂量):有刚能感觉的温感;温热量(Ⅲ级剂量):有明显而舒适的温热感;热量(Ⅳ级剂量):有刚能耐受的强烈热感。

(2)治疗方法 目前国内多采用电容场法治疗,将两个电容电极对置或并置于治疗部位,以高频电容电场作用于人体,对置法的作用较深,并置法的作用较浅。治疗时在治疗仪输出谐振(输出电流最大、测试氖光灯最亮)的情况下,调节电极与皮肤之间的间隙。大功率治疗时电极间隙较大,小功率治疗时电极间隙较小;病灶较深时适当加大间隙,较浅时缩小间隙;无热量治疗的间隙大于微热量、温热量治疗。短波、超短波治疗治疗慢性伤病采用温热量,每次治疗10～20 min,每日1次,15～20次为1个疗程。

4. 注意事项

头部及小儿和老人的心区不宜进行大功率超短波治疗;大功率超短波治疗不宜采用单极法;眼、睾丸、心脏、神经节、神经丛对超短波敏感,不宜采用大剂量;慢性炎症、慢性伤口及粘连患者不宜进行过长疗程的超短波治疗,以免引起结缔组织增生过度而使局部组织变硬、粘连加重。

5.适应证与禁忌证

（1）适应证　软组织、五官、胸腹盆腔器官的炎症感染，关节炎、扭挫伤、骨折愈合迟缓、肩关节周围炎、颈椎病、腰椎间盘突出症、股骨头缺血性坏死，神经炎、神经痛、脊髓炎，胃十二指肠溃疡、肾炎、急性肾功能衰竭，静脉血栓形成、压疮等。超短波疗法主要适用于伤病的急性期和亚急性期，也可用于慢性期。短波疗法主要适用于伤病的亚急性期和慢性期。

（2）禁忌证　恶性肿瘤（高热疗法例外）、活动性结核、出血倾向，局部金属异物，置有心脏起搏器，心肺功能不全、颅内压增高、青光眼、妊娠。注意事项：眼的晶状体、睾丸、小儿骨骺部位对热敏感，过热可引起损伤，故不宜采用大剂量治疗。皮肤感觉障碍及血液循环障碍部位进行温热治疗易致热灼伤，故宜慎用较大剂量治疗。

（二）微波

1.概述

微波波长 1 mm ～ 1 m，频率 300 ～ 300 000 MHz，包括分米波（波长 10 cm ～ 1 m，频率 300 ～ 3 000 MHz）、厘米波（波长 1 ～ 10 cm，频率 3 000、30 000 MHz）、毫米波（波长 1 ～ 10 mm，频率 30 ～ 300 GHz）。微波振荡频率极高，波长介于长波红外线与短波之间。但微波的产生、传输、测量等原理既不同于光波，又不同于超短波。微波的某些物理特性类似光波，如呈波束状传播，具有弥散性能，遇不同介质可引起反射、折射、绕射、散射、吸收以及利用反射器进行聚集的作用，其规律与相应的光学规律接近。微波作用时称辐射（或照射）。因微波的弥散性大，故用特制的传输系统，包括波导管（同轴电缆）和辐射器。微波由辐射器中的无线辐射至空间作用于人体。辐射器有半圆形、矩形、圆柱形、耳道辐射器和鞍形辐射器。当微波辐射到人体时，一部分能量被吸收，另一部分能量则为皮肤及各层组织所反射。

2.生理及治疗作用

微波辐射人体后，电解质离子随微波频率迅速振动以及电介质的束缚电荷做相对移动，偶极子产生转动，为克服所在媒质的黏滞性而消耗能量并产热。故富于水分的组织（如血液、肝、肾、肌肉等）吸收微波能量最多而产生大量热能，引起组织温度升高，而脂肪和骨组织吸收能量最少。由于多种因素影响电磁能吸收的精确测定，故目前在临床治疗和实验研究中，微波对机体作用强度的最可靠的指标，仍然是测量受作用组织或器官的温度变化。

动物和临床实验证明，微波的热作用是明显的，但实验中，出现一些不能用热效应解释的生物学现象，例如鸽子在微波束（雷达）中出现慌乱而古怪的飞行。微波的非热效应在由于细胞内成分的布朗运动而产生热效应之前最为突出，尤其是当应用低强度微波时最为明显。在微波的作用机制中，当受作用的细胞内结构的固有频率与电磁场频率相一致或成倍数时所产生的效应最大。有人指出，在微波作用上，细胞内水分发生构形过程，而这些水分的固有频率大约为 500 MHz，而蛋白质分子内的结合水本身又决定了分子形态的变化。因此，整个机体系统对低强度微波振荡不仅具有特殊的极高的敏感性，而且接受其影响的能力也增强。有人提出微波的非热效应需从信息学说的观点来认识电磁场的生物学活性问题。

（1）对神经系统的影响

一些学者曾对雷达工作人员进行调查，并未发现以上异常现象，认为微波辐射不引起神经系统障碍。对自主神经可引起拟迷走神经的作用，能降低周围神经兴奋性和减弱支配肌张力的 γ 纤维的兴奋和传导功能，有缓解肌肉痉挛和止痛作用。

（2）对炎症过程的影响

微波降低与炎症过程的始动机制有关的致炎介质，如用微热量和温热量作用后炎症组织和血液中增高的组胺、加压素、缓激肽等含量降低。但高热量微波可增加体内致炎介质的含量并使炎症过程恶化。降低微循环、微血管增高的通透性。发炎反应与微血管通透性增高的微血管反应有关，微血管细胞损伤及其通透性增高是受致炎介质影响的结果。微波（分米波和厘米波）作用后，这些活性物质在组织和器官内的含量减少，导致增高的组织通透性降低，使炎症过程的发生逆转。

微波辐射使组织温度升高，血管扩张，局部血流加速，血管壁渗透性增高，增强代谢，改善营养，促使组织再生和渗出液吸收等作用。对肌肉、肌腱、韧带、关节等组织及周围神经和某些内脏器官炎症损伤和非化脓性炎症效果显著，并主治亚急性炎症。

3. 治疗技术

微波治疗仪有不同形状、大小不一的体表辐射器，以及阴道、直肠等腔内辐射器，每次治疗20 ～ 30 min，每日或隔日1次，5 ～ 15次为1个疗程。体表治疗时，辐射器距离治疗部位皮肤3 ～ 10 cm；体腔内治疗时，将辐射器套以清洁乳胶套，外涂液状石蜡后插入体腔内。治疗剂量分级及治疗安排与短波，超短波疗法相同。

4. 注意事项

治疗时需注意保护操作人员和患者的眼部，避免微波直接辐射或由金属物反射至眼部，要时戴微波防护眼镜，以免引起白内障。

5. 适应证与禁忌证

（1）适应证：软组织、五官、胸腹盆腔器官的炎症感染，关节炎、扭挫伤、骨折愈合迟缓、肩关节周围炎、颈椎病、腰椎间盘突出症、股骨头缺血性坏死，神经炎、神经痛、脊髓炎，胃十二指肠溃疡、肾炎、急性肾功能衰竭，静脉血栓形成、压疮等。超短波疗法主要适用于伤病的急性期和亚急性期，也可用于慢性期。短波疗法主要适用于伤病的亚急性期和慢性期。

（2）禁忌证：恶性肿瘤（高热疗法例外）、活动性结核、出血倾向，局部金属异物、置有心脏起搏器，心肺功能不全、颅内压增高、青光眼、妊娠。注意事项：眼的晶状体、睾丸、小儿骨骺部位对热敏感，过热可引起损伤，故不宜采用大剂量治疗。皮肤感觉障碍及血液循环障碍部位进行温热治疗易致热灼伤，故宜慎用较大剂量治疗。

（王少廉　叶文成）

第四节 水 疗 法

水疗法（hydrotherapy）是利用水的温度、水静压、浮力和水中所含的化学成分，以不同的方式作用于人体以治疗疾病的方法。它具有悠久的应用历史，现今又被广泛应用于各类神经疾患、肌肉骨骼系统损伤、烧伤康复期及小儿脑瘫康复等众多方面。

水疗法利用水的浮力、静压力、阻力等力学特点为患者提供简便的减重、抗阻、提高肌耐力的运动环境，水疗法具有改善全身血液及淋巴循环与代谢、调整机体、缓解肌紧张、镇痛消肿、松解粘连、软化瘢痕、维持及扩大关节活动度的作用。促进患者功能的改善，为他们早日康复、提早回归社会创造了捷径。

一、水疗法的历史

古代已经有身体浸泡于温水中休息和利用矿泉温泉治病的经验。19世纪末美国才出现了大量的水疗机构。20世纪初查尔斯·洛曼勒罗伊开始用治疗盆治疗痉挛患者及脑瘫患者。20世纪30年代初贝拉克建立了美国水疗标准。1937年洛曼在书中介绍如何调整治疗剂量、性状特征、频率和治疗时间以矫正身体的变形和恢复肌肉功能。20世纪80年代，随着康复医学的引入，我国才开始利用水的力学特性进行治疗，水疗随康复医学引入我国。

二、水疗法作用机制

（一）水的理化影响

水的物理特性包括流体静力学特性、流体动力学特性及热力学特性，如密度、静水压、黏滞性、拖拽效应及比热等，浸没在水中的身体部分受水的物理特性的影响，可发生诸多生理变化。人体在水中会受到浮力的影响，水的浮力对抗重力，体重的减轻降低了下肢部分肌群的收缩负荷、能量消耗及地面对关节的冲击力，使不能进行地面活动的人可以进行水中运动，从而获得有益的生理效应。

（二）温度的影响

温度一直是水疗的重要因素之一，不同温度或不同温度先后、交替刺激均可产生不同的生理影响。

（三）抗炎与神经保护

水疗法具有抗炎与神经保护作用已在其他疾病的研究中被证实。经接受泥疗或浸浴疗法后，PGE_2 与白三烯 β4 的循环水平均有降低；另有研究表明，经过一个周期的水浴疗法，细胞因子 IL-1、TNF-α 和可溶性细胞因子受体均显著减少。硫黄水浴已被证明在体外具有抗氧化作用，在含硫矿泉水培养细胞可显著降低释放活性氧和活性氮。

三、水疗法在疼痛中的应用

（一）减轻疼痛

多采取温水（34 ～ 39℃），以温度觉刺激抢占痛觉受体并降低肌张力，以增加运动能力，达到享受并缓解精神上的压力的作用。物理治疗师可以利用水的浮力和抵抗力为患者提供在陆地上不可能完成的活动，将会增加患者的信心并且是十分安全的，心情的放松也是减轻疼痛的一剂良方。

（二）缓解肌痉挛

痉挛是上运动神经元损伤所致的一种慢性的运动障碍，呈现出以速度依赖性牵张反射增强的肌肉张力增高现象，并伴有相关性的腱反射活跃的特点。因痉挛所致的神经肌肉控制障碍与肌无力成为步行困难的两大原因，而水中训练可以在不强化痉挛的基础上提升患者的肌力。

（三）提高协调和平衡能力

水具有黏滞性，患者在水中进行运动时，动作速度减慢，患者的姿势调节能力以及平衡功能得以提高，本体感觉障碍也会有所改善。水的流动性使患者动态平衡被打破，需不断调节控制来保持身体稳定。

（四）在肩周炎中的应用

肩周软组织的慢性炎症，导致关节内外粘连，临床表现为肩周痛、肩关节活动障碍，即为肩周炎。肩周软组织劳损或急性小创伤引起反应性少动，而不动即可引起局部炎性反应及粘连。此时，超出其范围的任何活动都可造成这些粘连的断裂形成损伤性炎症，产生进一步的保护性肌痉挛，造成更重的粘连，从而更加阻碍关节活动。温泉运动水疗法正是集中了温热作用与锻炼作用于一体，在缓解痉挛、减轻炎症的同时，辅以肩关节功能训练，既控制疼痛，又改善肩关节功能，改善生活质量。

四、水疗法禁忌证

（一）绝对禁忌证

严重的意识障碍或精神意识紊乱、皮肤传染性疾病、恐水症、频发癫痫、严重心功能不全、心肾功能代偿不全、活动性肺结核、恶性肿瘤、身体极度衰弱及各种出血倾向者。此外，妊娠、月经期、大小便失禁、过度疲劳者等禁忌全身浸浴。

（二）相对禁忌证

急性感染、心肺功能不足、发热、高龄者的衰弱者等。

（阚厚铭　皋德帅）

第五节 磁 疗 法

磁场疗法是应用磁场作用于人体以治疗疾病的方法。磁场疗法通常作用于病变局部或者作用于特定穴位。磁能吸铁,磁有两极:南极(S)和北极(N),同性相斥,异性相吸。

一、磁疗的起源

我国是世界上发现和应用磁最早的国家,历代著名医书中均有关于磁疗的记载,内容涵盖内科、外科、五官科、儿科等多种疾病的治疗,有内服,还有外服。《史记·扁鹊仓公列传》就记载了将磁石与其他中药煎煮后服其汤汁的方法。在东汉时代《神农本草经》中就有记载说,磁石头"味甘酸寒",治"周痹风湿,肢节肿痛","除大热烦满耳聋"。唐代医家孙思邈的《千金方》记载:用磁朱丸治疗眼疾,"常服益眼力,众方不及"。宋朝《圣惠方》载:"磁石枣核大,磨令光,钻作窍,丝穿令含,针自出",用磁石治疗小儿误吞针。永磁体的应用和磁疗仪器的研制,扩大了磁场疗法的应用范围。

国外用磁治病也有不少记载。公元129—200年古希腊医生加伦用磁石治疗腹泻;公元502—550年古罗马医生阿伊特对磁石治病做过描述:当人们手足疼痛或痉挛、惊厥时,用手握磁石即可解除病痛。16世纪瑞士医学家帕拉塞罗斯用磁石治疗脱肛、浮肿、黄疸等病。最早的磁疗仪器出现在1798年,由一名英国的医生发明制作,用于治疗多种疼痛性疾病。

19世纪末以后,磁疗仪器不断增多,临床应用愈加广泛,除了止痛之外,在治疗高血压、神经衰弱、失眠、胃肠炎等多种疾病中取得了较好的疗效。近年来,磁场疗法在治疗骨质疏松症、脑损伤后功能障碍等方面又有了新的进展。近几十年,由于生物磁学和磁性材料研究进展,给磁疗奠定了理论基础,并提供一些更有效的治疗手段。在治疗方法上,有静磁场疗法、脉动磁场疗法、交变磁场疗法、磁处理水疗法和磁电综合治疗等多种。除了局部和神经阶段应用之外,我国还开展了耳磁和穴位磁场疗法等,颇具特色。

二、磁疗的治疗原理

(一)调节体内生物磁场

1. 生物电流 人体内存在生物电流是众所周知的。一切生命现象,如神经传导、肌肉运动、大脑兴奋与抑制等,都与机体内电子的传递或离子转移有关。人体在疾病状态下生物电流发生改变,心电图、脑电图、肌电图等检测方法就是将人体内的生物电流进行记录,通过分析判定所记录的生物电信号是否正常,从而达到诊断疾病的目的。

2. 生物磁场 根据磁电关系,电流可以产生磁场。人体内的生物电流就产生了体内的生物磁场。目前的检测手段已经证实了人体生物磁场的存在,并用于疾病的诊断,如脑磁图、胃磁图等。正常生理情况与病理情况下人体内的生物磁场是不同的。在正常情况下,人体生物磁场保持动态平衡。但在异常情况下,动态平衡被打破而发生疾病,此时如果应用外加的适当的磁场对体内的生物磁场进行调节,就可使体内生物磁场趋向正常、平衡,这是磁场治疗的重要作用原理。

(二)产生感应电流

1. 感应微电流的产生　根据磁电关系,磁场可以产生感应电流。人体含有丰富的血管,血管中的血液含有水分及钾、钠、钙、镁等多种物质,血管是导体。当磁场作用于人体时,由于血管的舒缩运动和血液的流动,或由于磁场本身的运动,能够产生切割磁力线的作用,由此产生感应微电流。

2. 感应微电流的作用　人体内形成的感应微电流对机体的生物电流发生影响,进而影响机体的功能,从而达到磁场对人体的治疗作用。微电流可引起体内钾、钠、氯等离子分布与移动的变化,改变膜电位,改变细胞膜的通透性从而产生相应的生物学效应。微电流可刺激神经末梢,调节神经功能。例如,在交变磁场作用下,Na^+、K^+、Cl^-等离子的活动能力加强,改变了膜电位,增强细胞膜的通透性,促进细胞膜内外物质的交换等。

(三)局部作用和神经体液作用

所有物理治疗的共同作用机制,都是通过物理因子的局部作用和神经体液作用,起到治疗疾病的目的。磁场疗法与其他理疗相比,既有共性,又有特殊之处。

1. 局部作用　磁疗对于穴位的作用效果尤为明显。大量研究表明,磁场作用于人体穴位,可以出现类似针刺穴位的感觉,即凉感、热感、麻感和冷风吹动感。穴位有电磁特性,穴位是人体电磁最活跃点。对穴位的磁场疗法可以达到调节经络平衡的作用。例如磁片贴敷大椎、肺俞、膻中治疗喘息性支气管炎。现代仪器检查证实,穴位经络存在电活动现象。例如,穴位比周围皮肤有较高的电位。当某脏器功能亢进时,相应经络穴位的皮肤电位增高或电阻值下降;当某器官活动功能减弱时,相应经络穴位的皮肤电位也随之降低,而电阻值则升高。因此推测阻值则升高。因此推测,磁场可能影响经络的是电磁活动过程而起功能调节作用。

2. 神经反射作用　当磁场作用于人体时,可刺激人体的感受器,感觉传入沿神经传导通路直达脊髓和脑,通过神经反射影响局部直至整个机体。可在局部产生反射性的血管扩张,血流加快,可对大脑皮质起到镇静作用。

3. 体液作用　磁场对体液的影响是使血管扩张,血流加快,各种致痛物质迅速被稀释和排除,使疼痛感减轻和缓解。在磁场作用下,各种内分泌素和各种酶的含量和活性发生改变,通过这些改变可达到治疗效果,如脑垂体和丘脑下部脑啡肽含量明显增高而通过体液循环起到镇痛效果,体液中钾、钙、钠、铁、铜、锌等离子也发生变化而达到治疗疾病的效果。磁场作用于全身时,各系统参与反应的程度可按下列顺序排列:神经,内分泌、感觉器官、心血管、血液、消化、肌肉、排泄、呼吸、皮肤、骨。神经和体液系统对磁场的作用最为敏感,即机体对磁场作用的反应中,神经和内分泌系统起重要作用。在磁场作用时,神经既能参与原始反应的快速感受系统,也参与其缓慢感受系统。当弱磁场作用较长时间时,也能引起缓慢系统的反应。内分泌系统也明显参与机体对磁场作用的反应。在磁场作用下,观察到动物某些激素分泌增加。

(四)改变细胞膜的通透性和酶活性

人体的细胞膜具有重要的生理功能,细胞内外进行物质交换需要细胞膜内外有正常的离子分布。细胞膜中含有大量的酶和神经递质受体。在磁场作用下,细胞膜的膜蛋白分子出现重排现象,可干扰膜的特性与膜的功能,使细胞膜的通透性发生改变,引起生物学效应,可以达到治疗疾病的效果。酶是在细胞内生成的,其化学本质属于蛋白质的生物催化剂。有些酶类的催化活性,除了蛋白质部分外,还需要金属离子,即金属离子是酶活性中心的组成部分。有些酶的分子中虽不含有金属,但需要金属离子激活。例如,许多磷酸移换酶需要 Mg^{2+},许多水解肽键的酶需要 Co^{2+}、Mn^{2+}、Mg^{2+} 或 Zn^{2+} 的激活,才转变成具有活性的酶。此外,Na^+、K^+、Ca^{2+}、Cu^{2+} 等十余种阳离子及一些阴离子(Cl^-)等均对某些酶具有激活作用。磁场可能通过对上述金属离子和非金属离子的作用影响酶的催化活性,而对人体产生作用。有人认为磁场有镇静止痛、降低血压和减轻炎症反应等作用,同磁场提高胆碱酯酶、单胺氧化酶、组胺酶和激肽酶的活性有关。

三、磁场的生理作用和治疗作用

(一)生理作用

1. 对神经系统的作用　对磁场作用最敏感的是神经系统,而其中又以丘脑下部和大脑皮质最为敏感。磁场对动物条件反射活动主要是抑制作用,脑电图表现为大脑个别部位慢波和锤形波数目增加,在行为中伴有抑制过程占优势。在磁场作用后观察动物脑髓的超微结构,发现神经细胞体的膜结构,突触和线粒体有变化,而轴突的结构较稳定。

2. 对内分泌系统的作用　强磁场可引起机体应激素反应,伴有 ACTH 和 11-羟皮质酮的释放。下丘脑-垂体-肾上腺系统、胰岛、甲状腺、性腺等都对磁场的作用有感受性。动物实验表明,交变磁场短时间作用(5 min 和 15 min)主要增加 ACTH 在垂体和血液中的含量。交变磁场作用 7～8 min,血中 11-羟皮质类固醇含量增加 38%,作用 10～15 min 后几乎增加 1 倍,以 20 mT,频率 50 Hz 的交变磁场作用 15 min,过 1 h 后甲状腺素分泌增加。

3. 对血液的作用　磁场对白细胞吞噬功能的影响,随白细胞数量的变化而不同。健康人和化脓性感染性患者在 430～510 mT 的磁场 3 h 作用下,白细胞吞噬功能显著增高,而肝病毒性疾病患者在 400 mT 的磁场作用后,白细胞的吞噬功能降低。磁场 400 mT 作用于肝癌患者 2～3 h,其白细胞对抗其自身癌细胞的细胞毒素活性增高,有人认为可用以治疗肝癌。对凝血系统的影响,取决于磁场的作用强度和时间。高强度恒磁场作用于动物头部,动物血液的凝固性升高,纤维蛋白活性增高,纤维蛋白活性增高;低强度磁场对凝血影响不大。强磁场长时间作用可显著地减缓血流的速度,认为强磁场可用于内部止血和血流速度的调节,并认为这种效应与劳伦兹力对血细胞中原生质流动的力的作用有关。

4. 对组织代谢的影响　在磁场作用下,体内许多过程和功能活动发生改变,例如,脂质的过氧化反应和氧化还原过程、某些酶的活性、细胞器的功能活动、生物膜通透性、内分泌功能以及微循环的改善等,均可引起组织代谢复杂变化。

5. 对皮肤反应的影响　脉冲式动磁场 16 mT,作用 10 min,可使皮肤对化学刺激的敏感性增加,使皮肤对某些离子渗透性增强。用恒定磁场 30 mT,10 min,10 次作用于豚鼠致敏等皮炎时,表明恒磁场有降低致敏的效果,能减轻致敏动物皮肤的变态反应。

（二）治疗作用

1. 止痛作用　磁疗的止痛作用明显而迅速,对创伤性疼痛、神经性疼痛、炎性疼痛、肿瘤所致的疼痛都有较好的镇痛效果。动磁场止痛较快,但不巩固;恒磁场止痛较慢,但止痛时间较长。磁疗常用于治疗各种疼痛,如软组织损伤痛、神经痛、炎症性疼痛、内脏器官疼痛和癌性疼痛等。磁疗止痛效果快慢不一,多数患者在磁疗后数分钟至 10 min 即可出现止痛效果。磁疗止痛作用的机制可能是多方面的。磁场疗法的止痛可能机制包括如下：

（1）降低神经兴奋性　磁场降低了感觉神经末梢对外界刺激的反应,减少了感觉神经的传入,还有降低神经兴奋性,因而达到止痛效果。

（2）改善微循环和组织代谢　增强的血液循环使炎症渗出物的吸收和消散加快,降低了钾离子、组胺、缓激肽、5-HT、乙酰胆碱等致痛物质的浓度,减轻了肿胀对神经末梢的压迫作用。

（3）肌痉挛减轻　平滑肌痉挛缓解,从而使疼痛缓解。

（4）内啡肽　甲硫氨酸脑啡肽,β-内啡肽、精氨酸加压素等内分泌激素增多,这些物质具有吗啡样物质的性质,有止痛作用。

2. 镇静作用　磁疗可改善睡眠状态,缓解肌肉痉挛,减轻面肌抽搐,减轻喘息性支气管炎和瘙痒症等。这可能与磁场对神经系统的作用有关。中药磁石有镇心安神、平肝潜阳作用。

3. 消肿作用　磁场有明显抗渗出作用,这在临床和实验中得到证实。实验观察表明,磁场既有降低致炎物质（组胺等）使血管通透性增加的作用,又能加速蛋白质从组织间隙转移的作用,说明磁场的消肿作用与其影响通透性和胶体渗透压有明显关系。磁疗对软组织损伤、外伤性血肿、冻伤、烫伤、炎症等有明显消肿止痛的作用。磁场有明显的消除肿胀的作用。其机制是磁场作用使血液循环加快,促进渗出液的吸收;磁场可改变渗透压和通透性,加快蛋白质的转移,降低组织间的胶体渗透压。因此,磁疗对于炎性肿胀、非炎性肿胀和血性肿胀均有很好的消肿作用。

4. 消炎作用　磁场有一定消炎作用,这与磁场改善微循环、消肿、止痛和促进免疫反应性增强等有关。磁场无明显直接抑菌作用。

（1）血液循环改善　磁场作用于机体而使血管扩张,血循环加速,组织通透性改善,有利于炎性渗出的吸收和消散,有利于炎症局部改善营养、增加氧供,提高抗炎能力和修复能力。

(2)免疫功能改善　磁场作用于炎症过程时,能提高机体的免疫功能,如免疫球蛋白增高,白细胞数目增多,白细胞数目增多,吞噬能力增强等,因此对细菌性炎症有一定的治疗作用。

(3)抑菌杀菌作用　磁场对部分细菌有抑菌或杀菌作用。磁场对于急性炎症、亚急性炎症和慢性炎症均有很好的治疗作用。

5. 对冠心病和高血压的治疗作用　低强度恒磁场(15～50 mT)治疗冠心病或早期高血压患者,多数患者在治疗后一般状况改善,头痛,心区痛减轻或消失,血压下降,脉率减慢。有的作者提出低频交变磁场(50 Hz, 10～20 mT)治疗冠心病心绞痛的效果较恒磁场为佳,而对心律失常无效。临床和实验资料表明,交变磁场对心痛综合征、心肌收缩性、血流流变性、脂质代谢、微循环等有良好影响,而对心脏的传导系统无明显影响。

6. 对肿瘤的作用　磁疗对良性和恶性肿瘤有一定影响,可使良性肿瘤,如纤维瘤、脂肪瘤、毛细血管瘤、腱鞘囊肿等缩小或消失。对恶性肿瘤也有缩小肿块及改善症状的作用。大剂量非均匀磁场效果显著,一般均匀磁场对恶性肿瘤无效。磁场对肿瘤作用的机制尚不清楚。

四、磁疗治疗技术和方法

(一)静磁场疗法
静磁疗法是利用恒定磁场治疗疾病的方法。

1. 磁片法　磁片是最常用的磁疗用品。磁片的形状有圆形、长方形、圆柱形等,多为圆形,一般磁片的直径为5～20 mm,常用磁片的直径为10 mm。除磁片外,磁块也是常用的磁疗用品。磁块比磁片厚而大,一般磁块的直径为80 mm,厚20 mm,外用有机玻璃或塑料制品包裹。

(1)直接贴敷法　用胶布或其他固定用品将磁片直接固定在治疗部位或穴位上,根据病情决定应用磁片的数目和磁极放置的方法。一般采用持续贴敷法。可为单磁片法,双磁片法和多磁片法。单磁片法只用一个磁片,适用于病变范围小且表浅的部位,接触皮肤的磁片极性没有一定的规律,可以任意放置;双磁片法适用于病变范围较大且部位较深的情况。形式分为并置贴敷和对置贴敷。并置敷贴又分为同名极并置敷贴和异名极并置贴敷。根据两者磁力线分布的特点,异名极并置贴敷用于病变较大而表浅的患区,同名极并置贴敷用于病变较深的患区。对置贴敷是在患区两侧贴敷磁片,一般采用异名极对置贴敷,使两片磁片的磁力线相互联系形成一个贯通的磁场,多用于组织较薄的部位,如腕关节对置贴敷、踝关节对置贴敷、肘关节对置贴敷等;多磁片法是应用2个以上的磁片直接贴于患者皮肤治疗疾病的方法,一般用于病变范围较大的情况,如末梢神经病变、血管疾病等。多磁片法磁极的放置多用同名极并置贴敷法。用直接贴敷法需要注意患者皮肤情况,为了减少刺激,可在磁片与皮肤之间垫薄纸或纱布,应经常擦拭,以防汗液浸渍磁片而生锈。根据病情直接贴敷法连续贴敷3～5 d,也可连续贴敷3～4周或2～3个月。

（2）间接贴敷法　间接贴敷法是将磁片缝在衣服或布带或表带上,穿戴时将有磁片的部位对准穴位或需要治疗的患区。间接贴敷法适用于对胶布过敏,不能采用直接贴敷法的患者,或者病变部位较大,用胶布不易固定的情况,或需要较长时间治疗的慢性疾病。间接贴敷法常用磁疗表带、磁疗项链、磁疗背心、磁疗腰带、磁帽、磁裤、磁袜等。间接贴敷法每日贴敷时间应大于12 h,2～3个月为1个疗程。

2. 磁针法　将皮针或耳针刺于人体穴或痛点上,针的尾部在皮肤表面,将磁片用胶布固定在针尾,这样可以使磁场通过针尖集中作用于深层组织。磁针法适用于活动少的部位,每次选取2～3个穴位或痛点,每个治疗部位2～5 min,每日2～3次。

3. 耳磁法　耳磁法是用胶布将小磁片或磁珠固定在耳穴上治疗疾病的方法。磁珠是直径很小的圆形磁粒,直径为3～8 mm,多用稀土合金制成。根据不同的疾病选取不同的耳穴。每次选取2～4个穴位,每5～7 d更换1次穴位。

（二）动磁场疗法

动磁场疗法是利用动磁场治疗疾病的方法。

1. 仪器分类　电磁治疗机是利用电流通过线圈使线圈产生磁场的治疗仪器。根据产生的磁场的特性分为低频交变磁场磁疗机、脉冲电磁治疗机和脉动电磁治疗机。旋磁机:整流装置将交流电整流后变成直流电,永磁体一般用磁片,多为2～4个。电动机转动时带动永磁体转动,使恒定磁场变为旋转磁场。

2. 方法

（1）低频交变磁场疗法　根据治疗部位的形状选择磁头。患者取舒适体位,暴露治疗部位。治疗者按照机器说明进行仪器面板进行操作,在关机状态下将磁头放置在需要治疗部位,开机后根据患者具体情况选择磁场频率、强度等仪器参数。一般每次治疗20～30 min,治疗过程中患者应有舒适的震动感和温热感,注意询问患者的温热感觉,避免过热灼伤,一般每日1次,15～20次为1个疗程。

（2）脉冲磁场疗法　患者取舒适体位,暴露治疗部位。治疗者将磁头放置在治疗部位,多个磁头可分开摆放,也可成串摆放,或套叠摆放,根据患者病情选择治疗参数,每次治疗30 min,每日治疗1次,10～15次为1个疗程。

（3）旋磁疗法　患者取舒适体位,暴露治疗部位,将旋磁治疗仪的机头放置于治疗部位,每次治疗15～20 min,每日1～2次,15～20次为1个疗程。根据治疗部位,可选用2个机头对置法。穴位治疗时每穴5～10 min。

（三）磁处理水疗法

医用磁水器是制造医用磁处理水的磁疗器械。医用磁水器由永磁体、容器、导水管、外壳及附件组成。最主要部分是永磁体,多用于永磁铁氧体,磁场强度为1.0 T。可用静态法和动态法。静态法是将普通水置于磁水器中,经过一定时间后取用,如磁水杯。动态法是将普通水通过细乳胶管,流经磁场而产生磁处理水。医院多采用动态法。

治疗方法:磁处理水用于治疗尿路结石、胆结石、萎缩性胃炎。患者每天饮用磁处理水2 000 ～ 3 000 mL,晨起空腹饮1 000 mL,其余分次饮用。2 ～ 3个月为1个疗程。

五、磁场疗法的剂量

(一)剂量分级

1. 小剂量或弱磁场:磁场强度0.01 ～ 0.05 T。

2. 中剂量或中磁场:磁场强度0.05 ～ 0.2 T。

3. 大剂量或强磁场:磁场强度0.2 ～ 0.3 T。

4. 超大剂量或极强磁场:磁场强度 > 0.3 T。一般临床不建议使用此剂量。

(二)剂量选择

一般情况下,磁场强度越高,治疗效果越明显,但磁疗的不良反应也越明显。为达到既定的效果,又避免不必要的不良反应,在选择剂量时应考虑以下几点:

1. 急性疼痛或癌性疼痛宜用大剂量。

2. 神经衰弱、血压高等宜用小剂量。

3. 年老、年幼、体弱者宜用小剂量,年轻力壮者宜用大剂量。

4. 头、颈、胸宜用小剂量,背、腰、腹和四肢宜用中剂量,臀、股可用大剂量。

六、磁疗不良反应及注意事项

(一)磁疗的不良反应

1. *磁疗不良反应的含义*　是在磁疗过程中出现的不适反应,停止治疗该不适反应减轻或消失,再次应用磁疗后,不适反应再次出现。磁疗不良反应的发生率在10%以下。

2. *磁疗不良反应的表现*　心慌、心悸、恶心、呕吐、一过性呼吸困难、嗜睡、无力、头晕、低热、皮疹等,个别患者白细胞降低。

3. *磁疗不良反应的相关因素*　老年人易出现磁疗不良反应,头颈部治疗易出现磁疗不良反应,强磁场治疗易出现磁疗不良反应。

4. *磁疗不良反应的处理方法*　不良反应轻者,无须停止磁疗,可调整治疗部位和剂量,不良反应明显且持续存在者,应中断磁疗。

(二)磁疗的注意事项

1. 直接贴敷法注意检查皮肤情况。

2. 动磁场治疗中注意询问患者有无不适反应,有无磁头过热现象。

3. 磁片、磁头不可相互撞击。

4. 磁片、磁头表面可用75%乙醇消毒,禁用水煮、火烤等方法。

5. 治疗区域内去除所有金属物品。

6. 对白细胞较低的患者定期做白细胞检查。

7. 机械手表、移动电话、磁卡等物品不宜接近磁片或磁头。

七、磁疗的临床应用

(一)适应证

1. 内科疾病　高血压、风湿性关节炎、类风湿关节炎、冠心病、肠炎、胃炎、慢性支气管炎等。

2. 神经内科　坐骨神经痛、三叉神经痛、神经性头痛、神经衰弱等。

3. 外科疾病　扭挫伤、腱鞘囊肿、肩周炎、静脉炎、血栓性脉管炎、静脉曲张、肋软骨炎、颈椎病、肾结石、输尿管结石、肱骨外上髁炎等。

4. 眼耳鼻喉科疾病　耳郭浆液性软骨膜炎、外耳道疖肿、神经性耳鸣、鼻炎、睑腺炎、角膜炎等。

5. 其他疾病　慢性皮肤溃疡、带状疱疹、痛经、臀部注射硬结、瘢痕等。

(二)禁忌证

白细胞总数低于 $4.0 \times 10^9/L$,置有心脏起搏器者、金属异物处、严重心肺功能不全,孕妇下腹部、出血倾向。

附录　神经科疾病的磁疗

1. 坐骨神经痛

(1)直接敷贴法　穴位有肾俞、环跳、委中、承山或阿是穴。

(2)旋磁法或磁针法　部位同贴敷法。

(3)电磁法　将磁头置于坐骨神经体表投影区。

2. 三叉神经痛

(1)直接敷贴法　主穴为攒竹、下关、颊车、阿是穴,配穴为合谷、风池。

(2)旋磁法　选择上述穴位先行旋转法,后用敷贴法,尤其适用于症状严重病例的治疗。

3. 神经性头痛

(1)直接敷贴法　选风池、太阳、合谷等穴。

(2)耳磁法　选用耳穴皮质下、枕、额、内分泌等。

(3)旋磁法　旋磁机的机头置于百会、风池等穴。

4. 神经衰弱

(1)直接敷贴法　主穴为风池、神门、三阴交、曲池、百会,配穴位安眠、足三里。

(2)耳磁法　选耳穴心、脑、神门、肾、皮质下,双耳交替。

(3)电磁法　磁头置于头部双颞侧,小剂量弱磁场。

(彭　生　黄尚军　刘佩蓉)

第六节　超声波疗法

声是因物体振动而产生的一种波,根据频率的不同,波分为次声波、声波、超声波。次声波频率小于20 Hz,是人耳听不到的波,对人体有害。声波频率为20 ～ 2 000 Hz,为人耳能听到的声音。超声波频率大于2 000 Hz以上,也是人耳听不到的声。应用超声波作用于人体达到治疗疾病的方法称为超声波疗法。

超声波具有机械、温热及理化效应,能够引起局部组织细胞质流动,使细胞震荡、旋转、运动,改变组织pH,增强生物膜的通透性,促进机体病变组织局部血液循环,加强新陈代谢,影响生物活性物质含量,降低感觉神经兴奋性从而达到止痛的作用。超声波疗法作为一种有良好穿透性,可直接作用于病灶的绿色健康的治疗方法,具有操作简便、费用低廉、无不良反应等优势,现已在多种慢性疼痛治疗中应用。

一、生物学效应

(一)机械松解效应

超声波的机械振动可使细胞组织按照超声波的频率周期性压缩、舒张,同时,不同组织界面波的反射及液体空化等作用,使局部瘢痕挛缩组织、粘连组织在一定程度上得到松解。超声波的机械作用可软化组织、提高代谢、刺激神经系统和细胞功能。

(二)温热效应

超声波在体内传播过程中可使细胞内外的物质间、不同组织间相互摩擦,使其振动能量不断地被吸收转变成热能,引起组织温度的升高,超声波被靶组织吸收后,短时间内温度升高可产生强烈的热效应。

(三)易化与抑制效应

超声波可加速或抑制化学反应,聚合或解离高分子化合物,形成或破坏某些大分子。可消炎、修复细胞和分子、形成空化、聚合与解聚分子、增强生物膜弥散。

二、治疗作用

(一)松解粘连作用

应用机械松解效应使局部挛缩或粘连组织在一定程度上得到松解、解痉,增加筋膜及结缔组织的延展性。

(二)消炎镇痛作用

超声波的温热效应可使局部组织温度升高,引起血管扩张、改善局部血液循环,增强细胞内外环境的物质交换,加速免疫细胞在炎症组织中聚集。同时,还可以加速局部致痛物质排出,起到消炎止痛、增强细胞再生等作用。

三、在慢性原发性疾病中的适应证

适用于软组织损伤、肌肉筋膜炎症、颞颌关节紊乱、肩周炎、骨关节病、神经病理性疼痛等。

四、禁忌证

应用于局部溃疡、活动性肺结核、出血倾向、孕妇、心力衰竭等。

五、治疗方法

分为直接法和间接法。直接法是声头与体表直接接触,中间充填接触剂,包括移动法与固定法。移动法适用于范围较广的病灶,固定法适用于神经根或较小的病灶以及痛点的治疗。间接法又称水下法,治疗部位浸入水中,适用于体表不平或有局部剧痛而不宜直接接触的部位。

六、超声波治疗剂量

适当的超声治疗剂量应是既要起治疗作用,又要不损害人体健康。超声最适宜辐照时间为适宜的声强下的辐照阈值时间。理论上并没有一个确切的治疗剂量。1 MHz主要用于治疗深部组织,3 MHz用于浅表组织损伤;$0.8 \sim 1.0$ W/cm^{2}剂量适宜,固定法治疗时间为$5 \sim 10$ min,移动法为$10 \sim 20$ min。

七、局限性

随着超声波临床运用的广泛开展,超声波的治疗范围将越来越广。但是从现有的临床研究中不难看出,超声波治疗技术还有着较大不足:① 现有的超声治疗疼痛研究多以治疗骨骼肌肉疼痛为主,对于内脏疼痛、神经疼痛研究较少;② 超声波治疗的研究多与其他治疗措施相辅相成,少有单纯超声治疗的研究、临床循证证据不足;③ 临床研究中,超声治疗的剂量、时间与疗程没有一个较统一的标准,多以临床医生的经验为主,缺少相关指南;④ 现仅利用其对于疼痛的缓解,而较少关注其对于疾病本身的治疗效果。

(程志祥　徐　培)

第七节　温　热　疗　法

温热疗法是以各种热源作为介质,将热直接传至机体以达到治疗疾病的方法。温热疗法多用于亚急性或慢性疾患引起的疼痛。

一、生物学效应

温度缓解疼痛的机制可能是与其改变了神经肌肉的兴奋性和敏感度有关。温度主要通过直接作用于周围神经或神经末梢来缓解疼痛,热疗可降低痛觉神经兴奋性,提高疼痛阈值。温热还可延展胶原纤维的长度,增加血流量和代谢率,进而影响神经传导速度,缓解炎症反应,改善关节僵硬、肌肉挛缩,从而有效减轻疼痛。热疗对肌梭也有影响,局部温度升高可直接降低肌梭的敏感度,因此皮肤表浅性升温可间接降低肌腱的兴奋性。

二、常用的温热疗方法

(一)传导温热疗法

将加热的介质(石蜡、泥沙、中药)直接作用于机体,产生温热效应。临床常用的传导热疗法有石蜡疗法、泥疗、中药外敷等。

(二)光热疗法

主要有红外线和可见光疗法。热可以降低感觉神经兴奋性,可能是热刺激的干扰,减弱和掩盖了疼痛的感觉。另外,红外线促进渗出物吸收,减轻对组织的压迫刺激,从而减轻疼痛。有出血倾向、高热、活动性肺结核、重度动脉硬化者禁用。

(三)水疗

旋涡浴和哈伯德水池是水疗中最常用的方式。治疗时由水泵搅动水,产生热对流、冲击按压和温和的清创作用。

三、适应证

温热疗法常用于神经、肌肉、关节等系统的疼痛类疾病,如软组织损伤、肌肉痉挛、关节功能障碍。

四、禁忌证

1. 未明确真的急性腹痛。热疗法虽可减轻疼痛,但有时易掩盖病情真相。

2. 急性创伤、类风湿关节炎、急性滑囊炎、急性或亚急性肌肉损伤。热疗可能会加剧水肿。

3. 面部危险三角区的感染。该处血管丰富,与颅内海绵窦相通,热疗会使血管扩张,导致细菌和毒素进入血液循环,使炎症扩散,造成颅内感染和败血症。

4. 各种出血性疾病。热疗使局部血管扩张,增加脏器血流量和血管的通透性,从而加重出血。

5. 昏迷的患者。由于患者处于无意识状态,不能感知温痛觉,容易引起软组织的烫伤。

6. 浅表性恶性肿瘤。可能加速肿瘤的扩散与增长。

7. 软组织损伤或扭伤初期(48 h内)。热敷后促进血液循环,加重皮下出血和肿胀。

8. 容易出现体位性低血压的患者。应避免身体多处热疗或将身体浸泡在温水中。

9. 对光敏感的患者禁止使用光热疗法。

10. 禁用于活动性肺结核、甲状腺功能亢进、皮肤破溃、重症糖尿病、肾功能不全等;慎用于浅表感觉障碍、血液循环障碍、雷诺病等患者。

(阚厚铭　皋德帅)

第八节　泥　疗　法

一、概述

泥疗法(Mud Therapy)是患者仰卧于矿泉泥池内或使用泥浆浴、泥饼敷裹法等,采用矿泉泥、海泥、淤泥、人工泥等治疗,达到消炎、解痉、消肿、止痛效果的一种方法。

泥疗法在我国运用历史悠久,早在长沙马王堆西汉古墓出土的《五十二病方》中就有灶黄土、土、井中泥、久溺中泥、冻土等泥疗的记载。现代泥疗法的治病方式包括:① 泥疗,亦即泥浴或泥敷,可分为全身浴(敷)和局部浴(敷);② 泥疗加水疗;③ 泥疗加理疗,理疗可分为蜡、电、光、磁疗等物理疗法和针灸、按摩、推拿、牵引、火罐、气功等传统疗法;④ 泥疗加药疗。

二、化学成分

不管是单纯泥疗方法或联合泥疗法,其着重点还是泥疗,治病的基质或核心物质是泥土和水,亦即治疗泥。治疗泥含有多种化学成分,各种因素通过神经反射、体液传导和直接作用,使机体呈现综合效应。现代研究认为:泥疗的良好效果是治疗泥中各种化学成分综合作用的结果,且这种作用不单纯是物理作用,还有化学、生物、穴位几方面的作用。

临床所用的治疗泥实际上由泥或土、沙(砂)和水组成。目前,国内外用于治疗的泥类主要为矿泥和有机泥,前者包括矿泉泥、黏土泥、火山泥、海泥等,后者包括煤泥、淤泥、腐植泥等。此外还有人工泥和药物泥,人工泥的原料可以是矿石粉、土壤或细沙。现代泥疗治疗方法中所运用到的治疗泥根据其组成主要分以下几种:

矿泉泥:这是各类矿(温泉)附近的泥,由该矿泉(温泉)成分的堆积物、有机物、矿物质、微量元素、放射性物质和矿泉水(温泉水)混合而成,其理化性质与其矿泉(温泉)水基本相同。

火山泥:由火山喷射的固体部分和液体部分组成,具有良好的可塑性,比热为2.0 ~ 2.4 kJ。

黏土泥:这是一类泥质岩石,呈油样,由直径小于0.002 mm的矿物质颗粒、无机胶质和腐植物质构成,具一定黏滞性和可塑性。

淤泥：由海、河、湖、沼泽与矿泉底部的淤积泥、动植物残渣等组成,外观呈灰黑色或蓝黑色,有良好的可塑性和黏滞性。

腐植泥：由淡水湖沼中的黏土、砂泥和动植物残渣,在缺氧情况经各种微生物作用分解而成,比热可接近4.2 kJ,蓄热能大于淤泥。

煤泥：由沼泽地带各种植物有机体残渣经微生物长期作用形成,呈暗褐色,无光泽。

人工泥：可由矿石粉、土壤泥加醋、酒、矿泉水、矿物质、微量元素混合而成,可也将一般泥土放入沉淀池中引医疗矿泉水不断浸泡、沉淀,使泥土获得医疗矿泉水所含各种化学成分。

药物泥：由新鲜药物的茎、叶、根碎浆和其他药物粉末以泥为基质混合而成。

从物理学上分析治疗泥其构成,主要由结晶体、胶体及有机物,以及水构成：① 结晶体：主要由岩石风化分解的硅酸盐,钙、镁盐类结晶及动植物分解的无机物质等混合而成。② 胶体：主要由铁、铝、硅等化合物,水中有机物和胶体物质吸附的离子以及硅酸盐微粒等构成,它是治疗泥具有可塑性、黏滞性和温热性的主要基础。③ 微生物：与治疗泥有关的微生物100多种,在与空气隔绝的水底泥土中,含硫有机物放出的硫化氢、有机和无机氮经这些细菌作用可形成氨类化合物。由此可见,治疗泥的泥浆最终由矿物盐类、胶体和有机物质的水溶液及溶于其中的气体构成。

三、作用原理

泥疗法对于慢性原发性疼痛类疾病的治疗作用原理主要可概括为物理作用、化学作用、生物作用等。

(一) 物理作用

包括温热作用、机械作用和吸附作用等方面。治疗泥的热容量小,具有一定的可塑性和黏滞性,几乎无对流,散热慢,保温好。中温(34 ~ 39℃)和高温(40℃以上)泥疗有调节神经系统兴奋抑制过程、改善血液循环、增强新陈代谢的功能。低温泥疗则可反射性地提高交感神经兴奋性,使皮肤血管收缩,延长血液循环时间,提高机体的耐寒应激适应能力。当治疗泥与皮肤接触时,对机体将产生一定的压力和摩擦刺激,并可产生局部电流,改变末梢神经兴奋阈,增强皮肤对某些化学物质的渗透性和吸附率。

(二) 化学作用

主要是指泥中的各类化学成分,特别是矿物质和微量元素对人体产生的生物化学作用。治疗泥的各类和各种元素有的可附着于体表,有的通过对皮肤的刺激发挥作用,有的通过皮肤进入体内。附着于体表的元素可在皮肤表面形成电离层,这些离子可刺激皮肤神经末梢,通过对神经-体液的调节,对人体的生理活动、物质代谢产生影响。通过皮肤进入体内的元素,它们作为酶、激素、维生素、核酸的成分,在细胞调节、神经传导、免疫应答等方面起着关键性的作用,从而起到改善机体组织营养供应、增强血液和淋巴循环、促进吸收和再生能力、提高免疫力和调节内分泌等功能。治疗泥中的有机酸能促进皮肤弹性及细胞增生,腐植酸有清除自由基和加速伤口愈合的作用,激素能影响卵巢和输卵管功能,对月经周期紊乱起调节作用。

(三)生物作用

泥土中含有10万多种菌类,不同的泥土含有不同的菌种和数量。有些菌类能抑制免疫系统,防止产生排异反应的药物。有些菌类对癌细胞有抵抗作用。有些菌类有生物降解作用,分解表皮的脱落物、汗腺的排泄物等。

(四)穴位刺激作用

对敷泥部位进行叩、压、揉、锤等手法或将治疗泥搓成泥团或泥饼对某些穴位或部位反复击捶,可达到通调气机、松解粘连、疏通经络、刺激穴位的作用,特别适合于腰腿痛、关节僵直、肌肉萎缩、脏器粘连等症。

(五)辐射电离作用

某些治疗泥中含有放射性物质,会对机体产生辐射和电离效应,例如矿泥中的微量氡,其放出的α、β、γ射线在穿透机体组织的过程中能形成带电的离子,从而可调节心血管功能,增强体内氧化过程,对中枢神经有镇静作用,对自主神经有平衡协调作用,并能促进新陈代谢过程,提高免疫细胞功能。

四、治疗方法

泥疗的治疗方法主要分为以下几种:

(一)泥浴法

1. 全身泥浴　在浴盆中用热盐水或矿泉水将泥稀释成糊状,温度34～37℃。患者脱衣后浸入泥中,取坐位或半卧位,泥平面达胸部乳头高度,同时前额及心前区用湿布冷敷。治疗时间15～20 min,每次间隔1～2 d,10～15次为1个疗程。

2. 局部泥浴　将治疗部位(手、足、骨盆等)放在特制小浴缸中,缸中加满温度适宜的液态泥,温度42～48℃,对轻度心功能不全或治疗局部感觉障碍者可适当降至37～42℃。治疗时间为20～30 min,隔日1次,或治疗2、3 d休息1 d,15、20次为1个疗程。

(二)泥饼法

也可以用作全身或局部治疗。治疗床依次铺上毛毯、被单、防水布(塑料布或油布),铺一层泥,面积略大于治疗部位表面积,厚约5～8 cm。在治疗部位先涂一层泥,然后将该部位置于准备好的泥层上,再在该部位加泥至3～5 mL厚,最后将防水布及被单、毛毯裹好。治疗时应注意保温,可在泥饼上加暖水袋或局部光浴。光浴时不盖毛毯和防水布。无论全身或是局部治疗,患者均采用平卧位,温度及治疗时间同泥浴法。

(三)泥罨包法

将准备好的泥包在麻或棉织物中,或装在特制的布袋中,再将其置于患部。其优点是能减少污染机会,便于泥的制备和保存,缺点是减弱了泥本身对机体的直接机械和化学刺激。

五、注意事项

1. 治疗室应保持适宜的温度和湿度,注意通风。治疗中及治疗后采取必要的保暖措施。泥疗室还应设有淋浴冲洗设施,保证泥疗后的冲洗及清洁。

2. 应根据患者的年龄、体质和病情规定相应的治疗范围、温度、时间、间隔和疗程,并认真观察患者对治疗的反应,以便及时做出调整。如治疗中出现头晕、心悸、恶心、呕吐、大量出汗或局部疼痛加剧等情况,应立即停止治疗。

3. 治疗过程中机体失水较多,特别是全身治疗时尤为显著,应准备好盐汽水,以便患者随时饮用,以防水电解质平衡失调。

4. 泥疗室应设休息室,患者治疗后至少卧床休息 30 min,体弱或治疗范围较大者则需休息 1 h 以上,可盖被发汗,然后穿衣外出,仍需注意保暖,可用特殊缝制的保暖绷带保护受治疗部位。治疗当天不宜过多活动,不可做日光浴或游泳,最好暂不回工作岗位工作。

5. 泥疗期间应加强营养,因为泥疗能促进蛋白质和糖的代谢,需在食谱中增加蛋白质、糖及维生素 B_1 等。

6. 泥疗的效果多在治疗后 1 个月出现,疗效能持续 2 ~ 3 个月,故疗程间隔时间不应少于 3 个月,最好是 4 ~ 6 个月。

六、适应证

1. 运动系统　亚急性、慢性炎症:如风湿性关节炎、类风湿关节炎,滑囊炎,慢性脊椎炎,腱鞘炎和肌炎等。骨折愈合缓慢,关节挛缩的防治及肌肉痉挛等。

2. 神经系统　包括神经炎、神经痛、多发性脊髓神经根炎、周围神经外伤后遗症、脊髓和脊髓膜外伤后遗症、脊髓灰质炎恢复期和后遗症等。

3. 血管疾患　如静脉曲张、周围静脉炎、血栓性静脉炎等。

4. 内科疾患　慢性肾炎、慢性肝炎等。

5. 泌尿、生殖系统疾患　如慢性前列腺炎、慢性附睾炎、盆腔炎、卵巢功能不全、月经失调等。

6. 五官科疾患　如慢性鼻旁窦炎、慢性中耳炎等。

7. 其他　瘢痕、粘连、营养性溃疡等。

七、禁忌证

包括动脉瘤、脑动脉硬化、肾性高血压、重症哮喘、心脏衰竭、肿瘤、白血病、恶性贫血、身体衰弱、恶病质、出血倾向、结核病、甲状腺功能亢进、糖尿病、艾迪森病,急性炎症和湿疹等。

（王少廉　叶文成）

第十六章

慢性原发性疼痛的中医中药疗法

第一节 概 述

疼痛是一种使人不愉快的感觉和情绪上的不良感受,并伴随存在的或潜在的病理损伤,它是一种复杂的生理和心理活动,既是机体的一种保护性反应,同时也是机体对伤害刺激的预警。慢性原发性疼痛是指:发生在1个或多个解剖区域疼痛,持续时间或复发时间超过3个月,并以干扰患者情感或功能障碍(影响到患者的日常生活和社会角色)为特征,且不能诊断为其他大类的慢性疼痛。

我国于1983年就成立了国家"中医治疗痛症协作组",中医学并没有"慢性疼痛"及"慢性原发性疼痛"的概念,但中医学对疼痛的认识由来已久。

一、病因病机

慢性原发性疼痛在中医学当归属"痛症"范畴,其病因有很多种,诸如邪气外侵,七情、饮食、劳倦内伤以及跌仆损伤等均可致疼痛。其病机主要分为"不通则痛"和"不荣则痛"两大方面。

《内经》中记载了头痛、腰痛、胁痛等身体各部位的疼痛,《灵枢》曰:"髓液皆减而下,下过度则虚,虚故腰背痛而胫酸。""血气皆少则喜转筋,踵下痛。"并在《素问·举痛论》对其症状以及病机进行了阐述,指出:"寒气入经而稽迟……故卒然而痛。""热气留于小肠,肠中痛。瘅热焦渴……故痛而闭不通矣。""脉泣则血虚,血虚则痛。"等主要观点。《素问·阴阳应象大论》指出:"气伤痛,行伤肿。故先痛而后肿者,气伤形也;先肿而后痛者,形伤气也。"阐明了气的病理变化在疼痛的产生机制中具有重要地位。金元时期李东垣《医学发明》中提出了"痛则不通"的病机观点,后世很多医家都依此作为疼痛的基本病机来阐述。近年来痰瘀学说也备受推崇,其即为病理产物又可为致病因素,且痰、瘀同源共生、互为因果,但痰、瘀皆为有形之邪,其阻滞肢体经络而引起的血行不畅会导致疼痛,亦属于"不通则痛"的范畴。

张景岳《质疑录·论肝无补法》中云:"肝血不足……为目眩,为头痛,为胁肋痛,为少腹痛,为病痛诸证";又说:"凡属诸痛虚者,不可以不补也。"可以看出,"虚""不荣"也是疼痛发生的重要病机。

同时,痛还与心神密切相关,《素问·至真要大论》中"病机十九条"指出:"诸痛痒疮,皆属于心"。慢性原发性疼痛与严重的情感有密切的联系,这种情感当属于中医学上的心神范畴。

二、治则治法

《灵枢·经脉》提出了"盛则泻之,虚则补之"的治疗原则。后世医家在此基础上,结合临床实践和理论探究,对疼痛的病机进一步阐释,将其主要归纳为"不荣则痛"和"不通则痛"两大类,并提出了"通则不痛""补虚治痛"的治则。如后世金元时期医家李东垣在《医学发明》中明确提出"通则不痛,痛则不通""痛随利解,当通其经络,则疼痛去矣"的观点;明代张景岳则提出"不荣则痛"的理论和"补虚治痛"的治疗手段。

在长期的临床实践中,中医对疼痛的治疗相对成熟,利用"实则攻之,虚则补之"的基本治法,治疗手段多种多样,且疗效可观,主要有中药治疗(内服法、外治法)、针刺、艾灸、推拿、刺络拔罐、气功等。

古代中医对于慢性原发性疼痛的治法多种多样,早在《黄帝内经》中就通过腧穴理论采用针灸手段对疼痛进行治疗,通过"调气""治神",使气血运行通畅,从而达到"通则不痛"的目的。而在《伤寒杂病论》中对于疼痛随病症的不同,治疗方法也灵活多变,有用药物治疗,亦有用针灸治疗,汗、吐、下、和、温、清、消、补八法皆有所述。现代中医对疼痛的治疗手段愈加丰富,主要涉及治法有中药治疗、针灸推拿、中医综合疗法、中医创新疗法等,具有独特优势。临床实践证明,中医外治法疗效好,安全性高,操作方便,具有良好的运用和推广前景。

中药治疗慢性原发性疼痛的方剂有很多,临床上常根据不同的具体疾病选方用药,用药组成也根据相应证型随证加减。但在以"不荣则痛""不通则痛"为主要病机思想影响下,临床上治疗慢性疼痛的方剂组成往往包括当归、乳香、没药等活血止痛药,木香等行气止痛药以及当归等补血止痛药。

针刺镇痛在临床上应用较广,目前应用较多的针刺技术为毫针疗法,其次为电针疗法,针刺镇痛涉及神经体液调节、结缔组织等因素,针刺可能通过引起内源性阿片肽等中枢性神经递质的释放,抑制炎性病灶局部感觉神经末梢SP的合成和释放,并减少免疫细胞向病灶局部游走,合成并释放IL-1β以及通过释放腺苷,局部作用于肌组织的腺苷A_1受体,发挥消炎镇痛作用。如首届国医大师程莘农教授,认为各种不同的疼痛均属于痛症,针灸治疗痛症优势明显,其诊疗痛症颇有特色,在归经与辨证的基础上,通过判断疼痛处于脏腑经络的具体位置,而后对患者气血寒热之虚实进行辨别,再结合每个穴位的特点对穴位进行选择,并对相应穴位实施针刺补泻手法,从而调和气血,通达经脉,使气血运行通畅。

推拿按摩也是疼痛的主要治疗方法,《素问》中有:"盖按其经络,则郁闭之气可通,摩其壅聚,则瘀结之肿可散也"的描述,通过揉、拿、点、拨、按、擦等推拿手法,可以促使毛细血管扩张来达到提高血液循环速度,促进新陈代谢,使得致痛物质得以消耗,以缓解肌群的紧张、痉挛状态,从而可以达到行气活血、温经散寒、化瘀散结,疏通经络、缓急止痛的治疗效果。

除此以外,中医药还有不少方法可以治疗痛症,如火罐疗法,《本草纲目拾遗》曰:"罐得火气合于内,即牢不可脱,肉上起红晕,罐中气水出,风寒尽出。"认为拔罐疗法可以通过温热和负压等刺激作用,开泄腠理,祛除体内寒湿病邪而止痛。

综上所述,中医在治疗慢性原发性疼痛方面有较大优势,具有无创伤、危险性小、不良反应少的优点。中医治疗具有个体化、辨证论治的特点,可以从整体调理,从根本来缓解治疗疼痛。所以,慢性原发性疼痛的治疗应多学科、多领域合作,充分发挥中医优势。

(王开龙)

第二节　中药疗法

一、中药的起源和发展

中药的发现和应用,在中国有着悠久的历史。它是中医用以防治疾病、养生康复与保健的主要工具,几千年来与中华民族的繁衍昌盛和人类的健康长寿息息相关。

(一)中药的概念

中药就是指在中医药理论指导下,用于预防、治疗、诊断疾病并具有康复和保健作用的物质。

(二)中药的采集

中药主要来源于天然的植物、动物、矿物及其加工品,其中以植物药居多,故有"诸药以草为本"的说法。五代韩保升说:"药有玉石草木虫兽,而直言本草者,草类药为最多也。"因此,自古相沿将中药称作本草。草药之名始于宋代,当时主要是相对于国家药局专卖的"官药"而言。后世一般将那些主流本草尚未记载,多为民间医生所习用,且加工炮制欠规范的药物称为草药。历代所称的草药,也有动物药和矿物药,而非专指草本类药物。中草药则是中药和草药的混称。

二、中药的炮制

(一)炮制的目的

炮制是否得当,对保证药效,用药安全,便于制剂和调剂都有十分重要的意义。其目的在于纯净药材、保证质量、分拣药物、区分等级;切制饮片、便于调剂制剂;干燥药材、便于储藏;矫除异味、便于服用;降低毒不良反应、保证用药安全;合理炮制以增强原有药物功能；调制药性、改变药物功能；引药入经便于定向用药。

（二）炮制的方法

修制、水制、火制、水火共制、其他制法。

三、中药的性能

（一）中药的四气

四气是指药物有寒热温凉四种不同的药性。药性寒热温凉，是从药物作用于机体所发生的反应概括出来的，是与所治疾病的寒热性质相对应的。《素问·至真要大论》中记载的"寒者热之，热者寒之"。

（二）中药的五味

五味的实际意义是标识药物的实际滋味和药物作用的基本范围。

1. 是指药有酸、苦、甘、辛、咸五种不同的味道，因而具有不同的治疗作用。辛——能散、能行；甘——能补、能和、能缓；酸——能收、能涩；苦——能泄、能燥、能坚；咸——能下、能软；淡——能渗、能利。

2. 五味还和五脏联系起来：酸入肝（属木），苦入心（属火），甘入脾（属土），辛入肺（属金），咸入肾（属水）。

四、中药的升降沉浮

升降沉浮是反映药物作用的趋向性，是说明药物作用性质的概念之一。升，即上升提举，趋向于上；降，即下达降逆，趋向于下；浮，即向外发散，趋向于外；沉，即向内收敛，趋向于内；升降沉浮也就是指药物对机体有向上、向下、向外、向内四种不同作用趋向。

五、药物的归经

归是作用的归属，经是脏腑经络的概称。归经就是指药物对于机体某部分的选择性作用，即某药对某些脏腑经络有特殊的亲和作用，因而对这些部位的病变起着主要或特殊的治疗作用。药物的归经不同，其治疗作用也不同。

六、中药的配伍

配伍是指有目的地按病情不同需要和药性的不同特点，有选择地将两味以上药物配合在一起应用的方法。前人把单味药的应用同药与药之间的配伍关系称为药物的"七情"，包括单行、相须、相使、相畏、相杀、相恶、相反等七个方面。

七、中药的分类

（一）中药种类

中药主要包括中药材，中药饮片和中成药。其中，中药材是指在中医药理论指导下，所采集的植物、动物、矿物经产地加工后形成的原料药材。可供制成中药饮片、提取物及中成药。中药饮片是指中药材经过炮制后可直接用于中医临床或制剂生产使用的处方药品。中成药是指在中医药理论指导下,以中药饮片为原料,经过药学、药效、毒理与临床研究,获得国家药品主管部门的批准,按规定的处方,生产工艺和质量标准,加工制成一定的剂型,表明成分、性状、功能主治、规格。

(二)中药制剂分类

1. 有汤剂、散剂、丸剂、膏剂、丹剂、酒剂;露、锭、茶、条、线、薰、导药、坐药、浸洗等剂型。现代制剂有片剂、冲剂、浓缩丸、口服液、胶囊剂、糖浆剂、针剂、袋泡剂、泡腾剂、栓剂、油剂、气雾剂、海绵剂、霜剂、灌肠剂等。

2. 中药外治的种类有150余种,我们在外治仅列举慢性原发性疼痛的中药熏洗和中药贴敷。

八、中药对原发性慢性疼痛的治疗

(一)抓主症,从标止痛

所谓主症,是患者的主要症状和体征,一般医生从患者的主诉中加以分析确定。而主诉是指患者感觉最明显、最痛苦的症状、体征,或就诊的主要原因,一般应包括1~2个主要症状或体征的发生及其持续时间。抓主症要以主诉为线索,以兼症为佐证和鉴别,了解疼痛发生的部位,性质,程度,持续时间,缓解或加重的原因。

(二)辨病性,从本治痛

"本"是相对于"标"而言的,标本常用以概括说明事物的本质与现象、原因与结果、先与后、主与次等关系,包含范围广泛。因此,中医学的标本理论可以从不同角度概括说明疾病变化过程中各种矛盾的关系。如以邪正关系言,正气是本,邪气为标;以病因与症状言,病因是本,症状为标;从发病先后来分析,旧病、原发病为本,新病、继发病是标;从病变部位言,病在内为本,病在外为标等。在一般情况下,应当先治其本,后治其标,这是因为随着病变主要矛盾的解决,许多次要矛盾也往往迎刃而解。在特殊情况下,则根据病情的轻重缓急,以"急则治其标,缓则治其本",或"标本同治"原则为指导,确定具体的治疗步骤。

1. **热性疼痛** 疼痛或急或缓,痛处有灼热感,多表现为肿痛、切痛、跳痛、得凉则稍减,伴有壮热,烦渴,腹部胀满拒按,便结,尿赤,苔黄,脉数大滑实等,为火热内盛,壅遏气血所致,治宜清热泻火,或通里攻下;若隐隐灼痛或烦痛,绵绵不休,伴见低热盗汗,五心烦热,或肢体烦痛,舌质红,少苔,脉弦细数者,为阴虚火旺,脉络挛急所致,治当养阴清热,缓急止痛。

2. **虚性疼痛** 一般起病较缓,其痛多为隐痛、空痛(痛而伴有空虚感)、酸痛,痛势绵绵,或久痛不愈,痛处喜按,遇劳即甚,休息则减,多为正虚不荣、不充、不润、不煦所致,治当补虚止痛。并据其病因和病位的不同,而分别采取相应的补虚之法。

3. **实性疼痛** 大多起病急,病程短,病情重,变化快,其疼痛多为胀痛、刺痛、结痛、掣痛、绞痛等,痛势剧烈而拒按,多为气带、血疲、寒凝、虫积、食滞等实邪阻滞脏腑,遏壅经络,不通则痛。治宗"通则不痛"之旨。

(三)慢性原发性疼痛药物选择

慢性原发性疼痛则为虚性疼痛,热性疼痛。

1. **按经脉选药** 手少阴心经可选用黄连,细辛;少太阳小肠经可选用藁本,黄柏;足少阴肾经可选用独活、肉桂(桂枝)、知母、细辛;足太阳膀胱经可选用羌活;手太阴肺经可选用桔梗、升麻、葱白、白芷;手阳明大肠经可选用白芷、升麻、石膏;足太阴脾经可选用苍术、升麻、葛根、白芍;足阳明胃经可选用白芷、升麻、石膏、葛根;手厥阴心包经可选用柴胡、牡丹皮;手少阳三焦经可选用连翘、柴胡,其中上焦选地骨皮,中焦选青皮,下焦选附子;足厥阴肝经可选用青皮、吴茱萸、川芎、柴胡;足少阳胆经可选用柴胡、青皮等。

2. **按部位选药** 头部风湿痹痛,虚证选川芎、白芷;实证选柴胡、钩藤、水牛角。颈项痛,风重选羌活,热重选葛根,项强选葛根、白芍、细辛。肩背痛用羌活、黄芩、桂枝、葛根。胸部挤压痛用香附、枳壳。胁痛选柴胡、郁金。肩臂痛有主张从痰湿治疗,选丹溪指迷茯苓丸加味,重用祛痰药。上肢痹痛选羌活、防风、桂枝、桑枝、姜黄、白芍、鹿含草、银花藤、天仙藤。背痛选羌活、防风引经,肥人少佐附子,气滞血瘀加姜黄,肾精亏虚,督脉失养须加狗脊。背部痹痛剧烈而他处不痛者,用九香虫温阳理气,并配以葛根、秦艽,病变在腰脊者合用露蜂房、乌梢蛇、地鳖虫行瘀通督,并配以川断、狗脊。腰痛通用补肾药,肾阳虚可选巴戟天、鹿角胶、狗脊、杜仲、川断;肾阴虚可选山茱萸、熟地黄、熟首乌。腰骶部痛选择伸筋草、白芍等,剧痛加花椒、香附、延胡索。两髋痛剧属热者选加蒲公英、紫花地丁、板蓝根。下肢痹痛可选独活、牛膝、防己、木瓜、五加皮、杜仲、白芍等。足跟痛选木瓜引经属湿热下注者,合用四妙丸。此外,注重关节加松节、乳香;肌肉痛加桑枝、桑寄生;四肢关节痛均可加藤枝类药,如忍冬藤、桑枝、桂枝等;周身骨痛选当归、威灵仙。

3. **慢性原发性内脏疼痛** 慢性原发性内脏疼痛是指胸腔、腹腔,或盆腔部位的慢性疼痛,伴有显著的情绪困扰或功能残疾。不同的解剖位置与来自特定内脏器官的典型反射性疼痛模式相一致。慢性原发性内脏疼痛是多因素的,生物、心理和社会因素均可导致疼痛综合征。

(1)心痛

方一:通脉笑痛主方

【组成】制川乌12 g,干姜9 g,制附子12 g,桂枝15 g,白芍12 g,川芎15 g,赤石脂15 g,炙甘草9 g。

【用法】用文火先煎制川乌、附子1 h后,再纳入余药同煎30 min,第2遍煎20 min,共取药液400 mL。每日分3次凉服。若效果不明显,稍加服。若大剂量应用附子,宜酌加干姜用量,再加蜂蜜一匙,以防附子中毒。

【功效】温心逐寒,通脉止痛。

【主治】寒凝心脉证：心痛彻背，背痛彻心，手足厥冷，或出冷汗，恶寒，疼痛如锥如刺，遇寒痛甚，得温则减，小便清长，大便溏薄，舌质淡略黯，舌苔薄白润，脉沉紧或沉弦。有感受外寒、过食生冷病史，或素体阳虚复感外寒。多见于西医学之冠状动脉粥样硬化性心脏病（心绞痛、心肌梗死），或有经舌下含化苏合香丸类药物治疗后，心痛仍然发作之治疗史。

【理法析要】本方证发生的内因为素体阳虚，阴寒痼结于清阳之府，外因为寒邪乘虚而入，盘踞心胸，胸阳不布，血凝而不利，以致心脉痹阻，脉络缩蜷绌急而心痛。其表现为本虚标实、虚实夹杂，发作期以寒凝心脉之标实为主，缓解期以心肾阳气亏损之本虚为主。心为血之主、脉之宗、神之舍，在五行属火，为阳中之太阳；寒为阴邪，易伤阳气，故寒邪内侵，最易损伤心阳。早在《素问·标本病传论》就有"心病先心痛"之说，《灵枢·五邪》篇也指出"邪在心，则病心痛"。《素问·痹论》则强调："痛者，寒气多也，有寒故痛也。"《素问·调经论》"寒气积于胸中而不泻，不泻则温气去，寒独留而血凝泣，凝则脉不通"之说，明确提示"脉不通"是"寒凝"所致。

方二：鹿通脉笑痛方

【组成】通脉笑痛方加人参（另煎，兑）12 g，鹿角片9 g。

【功效】温补阳气，散寒通脉。

【主治】病程日久，致心脾肾气虚及阳，血行无力而瘀滞，心痛或心胸憋闷每因活动、劳累诱发，证兼心中痞，气短，神疲，乏力，畏寒，自汗等，舌体胖，舌质淡黯，舌苔薄白润，脉沉弱或细数。

【制方特点】人参功擅大补元气，强心，《名医别》谓其"通血脉，破坚积"。《圣济总录》之人参汤，用人参配吴茱萸治疗心痛，现代临床常用人参治疗冠心病心绞痛。气虚甚者，人参改用人参粉冲用。人参与附子合用，人参以补气强心为主，附子以助阳强心为要，两药相伍，温阳益气强心，功专力宏。鹿角片为血肉有情之品，既能温补肾阳，又有活血止痛之功，其与人参合用，温经络而通血痹，治疗心痛频发者，多能应手取效。

（2）痛经

方一：月舒笑痛主方

【组成】小茴香9 g，肉桂3 g，香附12 g，延胡索12 g，制没药12 g，当归15 g，川芎15 g，生蒲黄12 g，五灵脂12 g，白果9 g，炙甘草3 g。每日1剂，用文火水煎2遍，共取药液400 mL，分2次温服，经期前4～5天开始服，服至经净。蒲黄系粉末，五灵脂气味腥恶，以包煎为宜。

【功效】散寒化瘀，温肾养血。

【主治】寒凝血瘀，肾阳不足证：经前或经期小腹疼痛如锥如刺，遇寒痛甚，得温则减，血色紫黯有块，块下痛减，或经期延后，月经量少，或腰酸不舒，或肢冷畏寒，舌质淡黯，舌苔薄白润，脉沉紧或沉弦。

【理法析要】月经周期是女性阴阳消长，冲任二脉气增强散寒活血止痛之功；蒲黄、五灵脂、没药、延胡索活血化瘀,通经止痛;白果味甘,微苦,性温,入肾经,具有益肾祛寒湿等功效。其本为定喘嗽,止带浊,缩小便之品,然用其治疗下元虚衰之痛经、带下多有良效。白果与炙甘草同用,益肾健脾,又可防化瘀伤正之弊。方中对活血化瘀药的运用,以川芎、延胡索等功善活血,尤擅止痛者为首选。同时,此两味药,既有活血之功,又有行气之效,故为理气活血,调经止痛的必用之品。月舒笑痛方系《医林改错》之少腹逐瘀汤化裁而成。原方所治之证,属小腹寒滞淤积,或妇女冲任虚损,寒凝血瘀,血不归经所致。将其用于寒凝血瘀之痛经正为合拍,经加减而温经散寒,化瘀止痛之力倍增。寒凝血瘀为患,血瘀则寒凝难解,寒凝则血瘀益甚。因此,必温经散寒与活血化瘀并用,方能使气行血畅。尤其是温阳药,既可扶助阳气以治本,又能温通血脉以治标,体现了"温则消而去之"的治则。方中肉桂、小茴香温暖冲任,散寒通阳,其中肉桂散风寒,通血脉,为"治腹内诸冷,血气胀痛"之要药(《本草拾遗》);香附疏肝理气,尤善行下焦气滞,调血中之气,为调经止痛之妙品;当归、川芎养血活血,而川芎为"血中之气药",辛温走窜,功擅行气活血止痛。

(3)中药外治

1)痛经

方一:温通散

【组成】乌药、王不留行各2份,皂刺、桂枝、小茴香、香附、干姜、丁香、乳香、没药、穿山甲、沉香、艾叶各1份,冰片1/3份。

【方法】以上方药共研细末,装瓶备用。每取药散100 g装布袋,于经前7 d敷关元穴为中心的区域,至月经过后为止。痛甚者,可于月经前2 d取药散50 g,用高度白酒调成泥状,敷贴于关元穴、神阙穴周围,外用纱布、胶布固定。每日1~2次,3个月为1个疗程。

方二:痛经散

【组成】吴茱萸、小茴香各20 g,香附、元胡、桃仁、红花各15 g,芍药、桂枝、柴胡各10 g。

【方法】以上方药共研细末,过100目筛,装瓶备用。每取药散少许,炒热,敷于肚脐眼上,用伤湿止痛膏粘贴或敷料固定。月经前3 d开始敷用,直到本次月经干净。连用3个经期为1疗程。

方三:活脉散

【组成】丹参、川芎各2份,细辛、檀香、青木香、血竭、乳香、降香、赤芍各1份。

【方法】将以上诸药研细末,以生姜汁调成糊状,做成2分硬币大小的敷片。取穴心俞、足三里;膻中、三阴交;内关、脾俞;心俞、涌泉;膻中、肾俞;内关、膈俞。交替进行敷治。隔日1次,每次贴1~2组穴位,每贴敷24 h。12次为1疗程。

方四:熏洗

【组成】当归、延胡索、炒白芍、吴茱萸各15 g,丹参30 g,香附10 g,赤芍12 g,肉桂6 g。

【方法】中药浸泡30 min煮沸后倒入机舱内,加水至1 000 mL,将药液温度调至90℃±5℃,蒸气温度为55℃±5℃,嘱患者脱去外衣取平卧位,将熏蒸罩调节到下腹部,用毛巾遮盖上身,调节好温度(室温至70℃可调)即可熏蒸,每次30 min,每日1次,连续1周(月经来潮时即停止),3个月为1个疗程,一般使用1个疗程。

方五:熏洗

【组成】川乌20 g,草乌20 g,杜仲20 g,防风20 g,川牛膝20 g,千年健20 g。

【方法】将药袋放至熏蒸罐内浸泡加热,利用其产生的蒸气熏蒸下腹部,每次30 min。熏蒸时,患者取俯卧位,充分暴露下腹部,以患者自觉温度舒适为度,温度调节在50℃±2℃,每日1次,每次30 min,每日更换药袋,10 d为1疗程。3个月经周期为1疗程。

2)心痛

方一:心舒散

【组成】檀香、制乳香、川郁金、醋炒延胡索、制没药各12 g,冰片2 g。

【方法】将上药共研细末,另加麝香0.1 g,调匀装盒备用。每取少许,用二甲基亚砜调成软膏状,置膏药中心,贴膻中、内关(双侧),每日换药1次。

方二:熏洗

【组成】药物组成与方法 薤白、瓜蒌、半夏各30 g,白胡椒、细辛各9 g,丹参30 g,乳香、没药、冰片各9 g,上药加清水1 500 mL,煎沸10 min后,将药液倒入脚盆内,对准心前区熏蒸,待温度适宜时疗程。

4.慢性广泛性疼痛

慢性广泛性疼痛是指起码4/5身体区域的弥漫性疼痛,伴有显著的情绪困扰(焦虑、愤怒或挫折后情绪低落)或功能残疾(干扰日常生活活动和减少社会角色的参与度)。慢性广泛性疼痛是多因素的,生物、心理和社会因素均可导致疼痛综合征。

(1)周痹中药内服

方一:柴胡桂枝汤为基本方

【组成】柴胡12 g、桂枝10 g、党参10 g、白芍10 g、炙甘草6 g、黄芩10 g、半夏10 g、大枣8枚、生姜12 g。加减法:性格改变明显、易惊易怒者,加煅龙骨、煅牡蛎;全身游走性疼痛明显者,加羌活、防风、乌梢蛇;舌质紫暗、舌边有瘀点者,加桃仁、红花、全虫;全身沉重、舌苔厚腻等湿象明显者,加苍术、秦艽、薏苡仁;热象明显者,加丹皮、栀子;气滞者,加郁金、佛手、香附;睡眠障碍者,加首乌藤、合欢皮。每日1剂,水煎取汁400 mL,每次200 mL,每日2次,口服。

【组成】疏肝理气、活血通络。

【主治】多因情志失调、忧思郁怒,致使肝失条达、肝气郁结、气机不舒、血行受阻、脉络瘀滞,近而周身疼痛。

【制方特点】本病属中医学周痹、气痹、痛痹等范畴。如《灵枢·周痹》云:"周痹之在身也,上下移徙随脉,其上下左右相应,左右相应,间不容空……此内不在脏,而外未发于皮,独居于分肉之间,真气不能周,故命曰周痹",说明其病机是真气不能周行于分肉之间。《中藏经》亦云"气痹者,愁思喜怒过多,则所结于上……宜节忧思以养气,慎喜怒以全真"。《医学入门》亦云"周身掣痛者,谓之周痹,乃肝气不行也"。它们指出本病多因情志失调、忧思郁怒,致使肝失条达、肝气郁结、气机不舒、血行受阻、脉络瘀滞,近而周身疼痛。治以疏肝理气、活血通络,从而达到改善患者心情和止痛作用。临床中,笔者长期运用经方治疗风湿病,发现本病症状颇似柴胡桂枝汤的经旨:"伤寒六七日,发热,微恶寒,支节烦痛,微呕,心下支结,外证未去者,桂枝柴胡汤主之。"本病除肌肉关节疼痛,还有大量的精神情绪方面症状,失眠、焦虑、疲乏憔悴、食欲不振等。故和解少阳、疏利肝胆在本病中占有重要地位。本方是桂枝汤与小柴胡汤的合方,桂枝汤能调和营卫;小柴胡汤和解少阳,内外表里兼治。刘渡舟善用经方治痹,他认为,柴胡桂枝汤对于四肢关节疼痛、夹有肝气、胸胁苦满、脉见弦者适用。同时,煅龙骨、煅牡蛎也为治疗本病的必要药物,特别是对于易惊、易怒者尤为适宜。原文中的"支节烦痛"的症状也和本病颇为暗合,不仅是肌肉关节的疼痛,更有心烦意乱、情绪不稳之意,故选用柴胡桂枝汤治疗甚为妥帖,疗效显著。

方二:逍遥散加减治疗

【组成】白芍20 g、当归15 g、柴胡15 g、茯苓20 g、白术15 g、薄荷10 g、羌活15 g、独活15 g、秦艽15 g、防风15 g、黄芪30 g、郁金20 g。加减:肝郁甚者,加木香、香附;瘀血阻滞甚者,加桃仁、红花;肾阳虚甚者,加附子、肉桂;风湿热甚者,加忍冬藤;风寒湿甚者,羌活、独活用至30 g。用法:冷水浸泡1 h后煎煮,每日1剂,每次150 mL,分早、晚2次口服。7 d为1个疗程,最短3个疗程,最长10个疗程,平均6个疗程。治疗期间消除紧张情绪,保持心情愉快,避免受寒,忌食辛辣刺激性食物。

【功效】行气解郁、疏肝健脾之功。

【主治】情志不遂,气郁血瘀,痹阻经络,而发纤维肌痛综合征,且全身肌肉酸痛迁延日久,又可加重抑郁之病情;气机郁结,肝气不疏肝郁犯脾,脾失健运,津液代谢失常则湿阻,湿阻导致气血不通,痰气郁结,痹阻不通,"不通则痛"。而湿阻又导致脾虚,脾虚则运化无力,又进一步加重湿阻。诸因相互杂致,病情复杂,病情缠绵。近年来,中医治疗纤维肌痛综合征取得了一定进展。

【制方特点】从中医整体观念看,可归属为中医学"郁证""痹证"范畴。其外因为风、寒、湿邪,内因为七情所伤、肝郁气滞。内外因素合而为病。选逍遥散加减治疗纤维肌痛综合征,取其行气解郁、疏肝健脾之功。方中柴胡、白芍疏肝解郁;茯苓、白术健脾除湿;当归活血养血;生姜温化痰湿。诸药合用,可使肝气疏,气滞除,则脾气健,痰湿去;同时气滞除则气行郁消,气机通利则痛愈。本方配伍精炼、简单,既能解除病因,又能缓解全身多处疼痛造成的抑郁之情绪。

(2)周痹中药外治

方一:通络汤

【组成】熏洗方组成:透骨草60 g、桑枝30 g、姜黄30 g、松节30 g、益母草30 g、艾叶15 g、红花15 g、川芎15 g,1剂加水煎煮,合并后取汁3 000 mL左右,每晚熏洗患处。两组患者均以1个月为1个疗程,1个疗程结束后观察疗效。

【功效】祛风除湿、通络止痛。

【主治】风湿外邪侵袭肢节、经络、肌肉,致气血运行不畅,不通则痛。情志不遂,气机郁结,久则气滞血瘀,或气不布津,日久生痰,血瘀痰凝,亦可致本病发生和加重。

【制方特点】本病属中医"痹证"范畴,主因风湿外邪侵袭肢节、经络、肌肉,致气血运行不畅,不通则痛。情志不遂,气机郁结,久则气滞血瘀,或气不布津,日久生痰,血瘀痰凝,亦可致本病发生和加重。药物治疗上中药熏洗属中医传统外治方法之一。《素问·阴阳应象大论》早有相关论述:"始起也……其有邪者,渍形以为汗;其在皮者,汗而发之;其慄悍者,按而收之;其实者,散而泻之。"在痹证的治疗上,《金匮要略·痉湿暍病证治第二》有言:"风湿相搏,一身尽疼痛,法当汗出而解。"运用中草药煎汤趁热熏洗患处,取微微似欲出汗为度。药借热力,直达病所,邪随汗解,可奏奇功。方中重用透骨草,并桑枝、姜黄、松节祛风除湿,益母草、艾叶、红花、川芎活血散瘀。诸药合用共奏祛风除湿、通络止痛之功。现代药理研究提示,中药川芎、松节等还有一定的促药物透皮吸收作用。

方二:海桐皮汤

【组成】海桐皮20 g,红花15 g,自然铜20 g,伸筋草20 g,没药20 g,乳香20 g,莪术20 g,三棱20 g,防风20 g,花椒20 g,牛膝15 g,地龙20 g,归尾20 g,艾叶20 g,透骨草20 g,木瓜15 g,丹皮15 g,栀子15 g,柴胡15 g,茯神10 g,赤芍15 g,夜交藤20 g,合欢皮20 g,柴胡20 g。

【功效】散寒、化湿、理气、通络活血为主。

【主治】中医学认为"不通则痛",所以气血瘀滞为本病的最主要病机。导致气滞血瘀的主要病机可分为内、外两方面,外因是由于感受风、寒、湿邪,邪气壅滞肌肉腠理之间,导致经络气血受外邪阻塞,凝滞而不通。内因是由于情志不畅、肝气不舒,肝失调达则气郁,气滞则血凝。治则以散寒、化湿、理气、通络活血为主。熏蒸方以海桐皮汤加减,全方以祛风除湿、舒筋通络、活血止痛治其标,以补肝肾、强筋骨治其本,达到骨强筋健、骨正筋柔、宣痹止痛效果。

5. 慢性原发性肌肉骨骼疼痛

慢性原发性肌肉骨骼疼痛是指肌肉、骨骼、关节或肌腱的慢性疼痛,伴有显著的情绪困扰(焦虑、愤怒、挫折或情绪低落)或功能残疾(干扰日常生活活动和减少社会角色的参与度)。慢性原发性肌肉骨骼疼痛是多因素的,生物、心理和社会因素均可导致疼痛综合征。除非另有诊断能更好地解释所表现的症状,否则诊断独立于所确定的生物学或心理学因素是合适的。需要考虑的其他慢性肌肉骨骼疼痛的诊断被列为慢性继发性肌肉骨骼疼痛。

(1)痹证

方一:牛角蠲痹笑痛方

【组成】蠲痹笑痛方加水牛角粉(冲服)30 g,白芍15 g,知母12 g,减制川乌。

【功效】温肾散寒,清热通络,祛风除湿。

【主治】久痹不已,寒郁化热,痹阻经脉,寒热错杂,症见关节肿痛有灼热感,但肢体裸露或遇寒加重,伴恶风畏寒;或关节冷痛,但加衣被后又畏热,伴手足心热,口干口苦,舌质淡红,舌苔或白或黄或黄白相间,脉沉弦略数或沉弦细略数。

【制方特点】本方温清并用,既用附子、桂枝温散寒湿于表,助阳除湿于内,又用水牛角、知母、白芍清热护阴于里。其中附子、水牛角、知母温阳寒润并用,相辅相成,以温经止痛,清热润燥,既可防附子之温燥助热伤阴,又可避水牛角、知母之寒凉损阳伤正,水牛角是犀角的代用品,味苦咸性寒,功擅清热凉血,为治疗关节灼热肿痛之要药;知母苦寒泄热,白芍酸寒敛阴,二药清热润燥并举;白芍配甘草酸甘化阴,共奏敛阴养血,缓急止痛之效;附子与白芍合用,温阳与养血兼顾,温而不燥,养而能通,共奏温阳养血缓急之功。

方二:土蠲痹笑痛方

【组成】蠲痹笑痛方加土鳖虫9 g,土贝母12 g,僵蚕12 g。

【功效】温肾散寒,搜风蠲痰,化瘀通络。

【主治】痹证缠绵难愈,痰瘀痹阻筋脉、关节,疼痛如刺,固定不移,或关节肿胀,活动受限,肌肤顽麻或重着,或关节僵硬,有硬结、瘀斑,面色黧黑,或胸闷多痰,舌质紫黯或有瘀斑、瘀点,舌苔白腻,脉弦涩。

【制方特点】本方温肾壮阳治其本,蠲痰化瘀治其标。即在附子温补肾阳的基础上,借土鳖虫、僵蚕之虫蚁搜剔,以蠲痰化瘀,配土贝母以加强化痰散结之效。其中土鳖虫咸寒,入肝经,功擅散瘀止痛;僵蚕味咸,能软坚散结,又可化痰通络;土贝母散结、消肿,善治痰核,其与胆南星相配,软坚散结之力益彰。

方三:独活寄生汤

【组成】独活9 g,桑寄生30 g,杜仲12 g,牛膝12 g,细辛3 g,秦艽12 g,茯苓15 g,肉桂1.5 g,防风9 g,川芎6 g,党参15 g,甘草6 g,当归9 g,白芍15 g,生地黄15 g。水煎服。

【功效】祛风湿,止痹痛,养肝肾,补气血。用治风寒湿痹证属于肝肾不足,气血两虚者。症见腰膝酸软或冷痛、肢节屈伸不利,或麻痹不仁,畏寒喜温、舌淡苔白、脉细弱。

【制方特点】本方治证是风寒湿三气痹阻日久,肝肾气血亏虚。风寒湿邪留着经络、关节,致气血运行不畅,不通则痛,故见肢体、关节冷痛,或屈伸不利;肝肾不足,风寒湿邪最易客于腰膝,故以腰膝疼痛较为明显,甚或酸软无力;气血虚弱,不能濡养筋脉,故见肢体麻痹不仁;舌淡、脉细弱等症亦为气血亏虚之象。治宜祛风寒湿邪,补肝肾,补气血。方中的独活祛风寒湿、通痹止痛,桑寄生祛风养血、补益肝肾,共为君药。秦艽、防风、细辛协助独活以祛风湿、止痹痛,细辛合肉桂又能温经散寒、流通血脉;杜仲、牛膝协助桑寄生以补肝肾、强筋骨;生地黄、白芍、当归补益阴血;党参、茯苓、炙甘草补气健脾;川芎药合当归活血行气止痛,使气血运行通畅,有助于风寒湿邪之消除,所谓"血行风自灭"。以上共为臣佐药。炙甘草调和药性,兼以为使药。诸药合用,既祛风寒湿以止痹痛,又能益肝肾而补气血,起到标本兼顾、扶正祛邪之效。本方以君药独活、桑寄生命名,故曰独活寄生汤。

（2）痹证中药外用

方一：骨刺散

【组成】独活、桃仁、地鳖虫、生乳香、生没药、生大黄各15 g，当归、牛膝、巴戟天、骨碎补、透骨草、生川乌、生草乌、生半夏各20 g，细辛、三七、红花各12 g。

【方法】以上方药烘干后共碾成细粉末，再拌入冰片、樟脑各6 g，密封备用。治疗时取本散30 g，置入锅内，文火加热，加白酒适量调成糊状，边加热边搅拌，待药散炒成膏样后装入8 cm×12 cm单层纱布袋内，趁热敷于患处（热度以患者能忍受为宜），外以胶布固定。每日1次，每次敷4～6 h，10 d为1疗程，疗程间停药3 d。

方二：化痛散

【组成】血竭、乳香、没药、当归、姜黄、制川乌、制草乌、白芷、红花、土鳖虫、川牛膝、川椒、地骨皮、五加皮、羌活、独活、骨碎补、元胡、枳实、香附、木瓜各30 g。

【方法】以上方药共研粗末，用60度白酒100 g，食盐100 g，拌匀，装布袋内，放锅内蒸15 min，稍凉后敷患处。每日1次，药连用7～10 d。

方三：痹痛散

【组成】透骨草50 g，川续断、补骨脂、川牛膝、狗脊、威灵仙各30 g，独活、木瓜、苍术、细辛、麻黄、三棱、白芷、水蛭各20 g，川乌、草乌、没药、冰片各10 g，蜈蚣4条。

【方法】以上方药研细末，装入2个用3层纱布制成的30 cm×30 cm的布袋中，用适量高度白酒浸泡24 h以备用。用时置于1 ∶ 5醋水溶液上蒸沸20 min取出，待适宜温度时敷于患处，用绷带固定。每日睡前更换1次，2袋交替使用。

方四：痹证中药熏蒸方

【组成】桂枝、防风、伸筋草、透骨草、川乌、草乌各30 g，红花、川芎、牛膝、红花各50 g。

【方法】采用熏蒸治疗床，将诸药放入电热锅内，加水2 000 mL，加热煮沸20 min后，患者仰卧于熏蒸治疗床上，对病变部位熏蒸，温度40～45℃，以患者耐受为宜，每次30 min。每日1次，10次为1个疗程。

6.慢性原发性头痛和颌面部疼痛

慢性原发性头痛和颌面部疼痛是指3个月内至少一半时间发生的头痛或颌面部疼痛，伴有显著的情绪困扰（焦虑、愤怒/挫折或情绪低落）或功能残疾（干扰日常生活活动和减少社会角色的参与度）。慢性原发性头痛或颌面部疼痛是多因素的，生物、心理和社会因素均可导致疼痛综合征。

（1）头痛面痛中药内服

方一：通天笑痛主方

【组成】生白附子12 g，僵蚕6 g，全蝎4.5 g，川芎18 g，白芍30 g，炙甘草10 g，大枣8枚。将僵蚕、全蝎焙干研粉，用药液冲服。白附子用文火先煎35 min，再纳入余药煎

25 min,水煎2次,共取药液400 mL,分3次服。热酒5～10 mL为引。每日1剂,7～10 d 为1个疗程。

【功效】祛风解痉,化瘀通络,缓急止痛。

【主治】风伏经络,瘀血阻滞证:头痛或面痛反复发作,亦可痛在头角,或左或右,顽固难愈,发则疼痛难忍,多为重痛、胀痛、掣痛、跳痛、灼痛、刺痛等,甚者伴恶心呕吐,舌质黯或紫黯,舌苔薄白或薄白腻,脉象弦。多见于西医学偏头痛、紧张性头痛、三叉神经痛等病。

【理法析要】古医籍有关头痛的记载,有"头风""首风""脑风""偏头风"等称谓,重在强调其病因属风,其部位在头。诚如《证治准绳·杂病·头痛》所云:"医书多分头痛、头风为二门,然一病也,但有新久去留之分耳。浅而近者名头痛,其痛卒然而至,易于解散速安也;深而远者名头风,其痛作止无常,愈后遇触复发也。"头痛之病因虽然多端,历来有"头痛之因,不离风、火、痰、瘀、虚"之说,但其中以风邪为主因,即所谓"高颠之上,惟风可到"。《诸病源候论》既重视风邪为主因,又重视诸阳经脉为患,如其释"首风"曰:"头面风者,诸阳经脉为风所乘也。诸阳经脉上走于头面,运动劳役,阳气发泄,腠理开而受风,谓之首风。"历代医家阐释头痛病因病机之要,多从以下三个方面立论。

方二:龟地通天笑痛方

【组成】通天笑痛方加龟甲15 g,熟地黄18 g,枸杞子20 g,菊花12 g组成。

【功效】祛风通络,滋肾填精。

【主治】年老体弱或先天不足者,往往头痛缠绵难愈,伴脑转耳鸣,记忆减退,遇劳则甚,或视物昏花,腰膝酸软,舌质黯淡或黯红,苔薄白,脉沉弦细,两尺弱。

【制方特点】肾主骨生髓,脑为髓海。肾精亏虚,"髓海不足,则脑转耳鸣,胫酸眩冒,目无所见,懈怠安卧"(《灵枢·海论》)。而肾虚不能养肝,则肝阳易动,虚风上扰,皆易发为头痛。方中之龟甲为血肉有情之品,善填精益髓;熟地黄气味俱厚,甘而不苦,微温不寒,专于养血滋阴,填精益髓,其与龟甲相配,滋肾填精之力倍增。枸杞子纯甘多液,色赤入血分,善补肾益精,养肝明目;菊花质体轻主升,长于平肝明目,其与枸杞子合用,滋肾填精,养肝明目之力益彰。上四味与通天笑痛方合用,祛风通络而不伤正,滋肾填精而不恋邪,相得益彰。

方三:半夏白术天麻汤合通天笑痛方

【组成】清半夏12 g,天麻12 g,苍术、白术各15 g,陈皮12 g,生白附子12 g,僵蚕6 g,全蝎4.5 g,川芎18 g,白芍30 g,炙甘草10 g,大枣8枚。将僵蚕、全蝎焙干研粉,用药液冲服。白附子用文火先煎35 min,再纳入余药煎25 min,水煎2次,共取药液400 mL,分3次服。热酒10 mL为引。10剂,每日1剂。嘱其注意保暖。

【功效】涤痰息风,化瘀通络。

【主治】左侧面部阵发性刺痛,呈刀割样,灼热感,进食、刷牙可诱发及加重,伴呕恶痰涎,胸膈满闷,少食多寐,形体肥胖,平素喜食肥甘厚味,体倦乏力,二便尚调,舌质淡黯,苔白腻,脉弦稍滑。

【制方特点】患者形体肥胖,过食肥甘,聚湿生痰,且痛如针刺,病程逾年,其痰瘀互结,风痰阻络可知。制土者木也,痰壅于中,每易引发肝风,风因痰激,痰随风动,上犯高颠而发病,故治以涤痰息风,化瘀通络。方中天麻为君药,其味甘质润,药性平和,归肝经,具有息风止痉、平抑肝阳、祛风通络之功,对于各种病因之肝风内动,无论寒热虚实均可应用;半夏与白术、苍术、陈皮相合,健脾燥湿,以绝生痰之源。通天笑痛方系韦师治疗本病之经验方,方中之牵正散"皆治风之专药",均擅解痉止痛,兼寓化瘀通络之功,其中白附子辛温燥烈,能升能散,善引药上行而止痛;"白芍酸收而苦泄,能行营气;炙甘草温散而甘缓,能和逆气"(《医方集解》),两味相伍,缓急止痛,功专力宏,白芍之酸敛和营,尚能防温燥诸药升散太过之弊;然虫蚁搜剔之品必耗正气,故大枣、炙甘草与白术合用,以健脾益气;川芎活血化瘀,行血中之气,祛血中之风,引诸药上行头目,以增强止痛之效。患者脾虚肝旺,故二诊时加党参、黄芪健脾益气,以达培土抑木之功。全方刚柔相济,气血同治,补散合施,共奏涤痰息风,通络止痛之效,而无伤正之弊。

(2)头痛面痛中药外用

方一:贴药散

【组成】全虫21个,地龙6条,蝼蛄3个,五倍子15 g,生南星、生半夏、白附子各30 g,木香9 g。

【方法】以上方药共研细末,每取药末适量,加1/2面粉,用酒调成药饼。治疗时将药饼贴于患侧太阳穴处。

方二:白乌膏

【组成】生川乌、生草乌、白芷各15 g,黄丹、香油各100 g。

【方法】将上药用香油浸泡24 h,然后文火煎药,炸焦去渣,在香油中徐徐加入黄丹成膏状,再将药倒入冷水浸24 h(去火毒)备用。亦可将上药煎成汤剂,加水200 mL,煎至60 ~ 80 mL盛瓶中备用。发作频繁、疼痛剧烈者,将中药汤剂用纱布折叠数层湿敷患处,一般1 ~ 2 d疼痛可减轻。继将膏剂少许加热摊在纱布块上(依疼痛部位剪成圆形或长条)贴在患处,每5 d换药1次。

方三:斑蝥膏

【组成】斑蝥、红娘、白芷、栀子各30 g,巴豆45 g,朱砂21 g,白信石、雄黄各15 g,轻粉9 g,冰片3 g。

【组成】以上方药共研细末,用蜂蜜适量调成药膏。每次取绿豆大小药膏2粒,贴于患侧太阳穴,外套塑料圈,再用胶布固定,有烧灼疼痛感时去掉。

方四:止痛膏

【组成】樟脑、细辛各10 g,薄荷12 g,五加皮15 g,全蝎、龟板胶、当归、白芷、寻骨风各30 g,蒲公英、紫花地丁、川芎各45 g。

【方法】上方除樟脑、龟板胶外,均经炮制,干燥粉碎。取香油500 ~ 750 g,在锅中烧至滴水成珠时,加入上药,充分搅拌均匀,文火至沸,冷凉即成膏状。3 g左右为1丸。用时略加温后压成圆饼状,敷贴患侧穴位:第一支病变者取太阳、印堂,第二支病变者取下关、四白,第三支病变者取颊车、地仓,两支或三支同时发病者,联合取穴,另外取阿是穴。每3 d更换1次,痊愈为止。

方五: 熏洗

【组成】透骨草30 ～ 60 g,川芎30 g,白芷15 g,细辛15 g,白僵蚕(1岁1个)。风热型加连翘30 g,薄荷9 g,菊花20 g;风寒型加荆芥15 g,防风15 g,羌活15 g;气虚血瘀型加升麻10 g,柴胡15 g,赤芍20 g;痰浊肾虚型加半夏15 g,天麻10 g,白术15 g,枸杞子20 g。

【方法】将上药置砂锅内水煎20 min,将药汁150 ～ 200 mL倒入保温容器中,取一厚纸,中间捣一小孔约手指大小,覆盖于保温容器上,熏蒸其痛侧耳孔及疼痛部位10 ～ 20 min,每日2 ～ 3次,每剂可用2 d,每次熏蒸后避风1 h。

(3)舌痛中药内服

方一: 灼口汤

【组成】当归15 g、石斛15 g、玄参15 g、生地黄12 g、赤芍12 g、丹皮12 g、黄15 g、川芎15 g、红花15 g、桃仁15 g、甘草10 g,煎制,每日一剂,每日早晚分2次服用。4周为1个疗程,共观察1个疗程。

【功效】滋阴清热,凉血活血。

【主治】心火亢盛,郁而化火,因情志不舒肝火上忧;或因体弱多病,心脾两虚,心虚气血不能荣养舌脉,脾虚水谷精微不能上输舌体。或过食辛辣醇酒,积久化热,灼伤舌体,饮食所伤,脾气失运,或水湿内蕴,阻滞经脉,气虚血瘀,水谷不化,精血不生,舌体失养而灼热。脾虚运化无能,则乏力食少。肝肾阴虚,虚火上炎,气滞血停,血瘀阻碍脉道,气虚不能推动精血运行,则出现气虚血滞,胸闷乏力,心悸气短,舌痛舌麻均为血瘀之症,因不通则引起痛。

【制方特点】阴虚型灼口综合征比较常见,主要表现为舌痛以舌根部为甚,口内灼热,如烫伤感,口唇干燥,头晕耳鸣,腰膝酸软,眩晕、耳鸣、咽干、潮热等。系肝肾阴虚,虚火上炎所致。灼口汤组方采用当归、石斛、玄参、生地黄、赤芍、丹皮、黄芩、川芎、红花、桃仁、甘草。以生地、赤芍为君,滋阴清热凉血;当归、石斛、玄参、黄芩、丹皮为臣,养阴清热生津;川芎、红花、桃仁为佐,活血通经,祛瘀止痛;甘草为使,调和诸药。共奏滋阴清热,凉血活血之功效。结果表明,灼口汤治疗阴虚型灼口综合征具有良好的镇痛效应和临床疗效。

方二: 小柴胡汤

【组成】小柴胡汤加减,组成: 柴胡12 g,黄芩9 g,党参6 g,清半夏9 g,炙甘草5 g,生姜9 g,大枣4枚,牡丹皮9 g,焦栀子9 g,白芍30 g,乌梅9 g,木瓜9 g,生牡蛎30 g(先煎),水煎服,每日1剂,分早晚2次口服。

【功效】和枢机、解郁结、行气机、畅三焦、化痰浊、和解少阳。

【主治】中医属于郁证范畴,是焦虑症最常见的,常缓慢起病,主要表现为精神焦虑、躯体焦虑、觉醒度提高以及其他症状,表现形式《伤寒论》中类似广泛性焦虑症症状条文有很多,亦有许多条文涉及情志异常,小柴胡汤在中医治疗抑郁症中被广为应用。

【制方特点】小柴胡汤源自东汉医圣张仲景的《伤寒杂病论》,由柴胡、黄芩、人参、半夏、炙甘草、生姜和大枣七味药组成。小柴胡汤为和解少阳的代表方剂,具有和解少阳,疏肝和胃的功效。药理研究和临床实验表明,小柴胡汤具有良好的抗抑郁、焦虑疗效,是治疗抑郁症、焦虑症的良方。小柴胡汤加减药物当中,柴胡疏肝解郁,黄芩清肝经郁热,半夏和胃降逆、消痞散结,牡蛎重镇安神,牡丹皮、焦栀子清热凉肝血,乌梅、白芍、木瓜酸甘化阴养肝。

（4）舌痛中药外治

玄参升麻汤

【组成】玄参、赤芍、升麻、犀角、桔梗、贯众、黄芩、甘草各等份。

【方法】将上药置砂锅内水煎20 min,将药汁150～200 mL倒入保温容器中,取一厚纸,中间捣一小孔约手指大小,覆盖于保温容器上,熏蒸其痛侧耳孔及疼痛部位10～20 min,每日2～3次,每剂可用2 d,每次熏蒸后避风1 h。

7. 复杂性区域疼痛综合征

复杂性区域疼痛综合征发生前一般受过有害刺激,以自发性疼痛或痛觉过敏或感觉过敏为特征,不限于单一神经的支配区域,疼痛感受与外界刺激不成比例。临床伴有浮肿,皮肤血流（温度）或汗流异常、运动症状或营养改变。

（1）蛇串疮中药内服

方一: 柴胡疏肝散合桃红四物汤

【组成】柴胡10 g,陈皮10 g,川芎12 g,赤芍12 g,枳壳10 g,香附12 g,桃仁12 g,红花12 g,当归10 g,生地黄10 g等,根据患者临床表现不同随症加减,如心烦眠差者加珍珠母30 g、生牡蛎30 g、栀子12 g、酸枣仁15 g;疼痛剧烈者加延胡索12 g、制乳香10 g、制没药10 g、全蝎6 g等。上药煎汁,每日1剂,分早晚温服。2组治疗时间均以10 d为1个疗程。

【功效】疏肝解郁,活血化瘀。

【主治】情志内伤,肝郁化火,肝胆湿热内蕴,外受毒邪而发。疼痛是因邪毒未尽,或因老年患者血虚肝旺,湿热毒蕴,瘀阻经络,气血凝滞,经络阻塞不通,以致疼痛剧烈,病程迁延。

【制方特点】中医认为,本病多由情志内伤,肝郁化火,肝胆湿热内蕴,外受毒邪而发。疼痛是因邪毒未尽,或因老年患者血虚肝旺,湿热毒蕴,瘀阻经络,气血凝滞,经络阻塞不通,以致疼痛剧烈,病程迁延。方选柴胡疏肝散合桃红四物汤加减而成。柴胡疏肝散中柴胡疏肝解郁,配香附、枳壳、陈皮理气;川芎和血行气,祛风止痛;赤芍、甘草缓急止痛。桃红四物汤功用养血、活血、祛瘀,被广泛应用于临床,适用于经络阻隔,气血凝滞或抽搐挛急为特征的病症。用加味桃红四物汤治疗PHN取得较好疗效。疼痛剧烈者加延胡索理气止痛,制乳香、制没药活血止痛;蜈蚣等通络止痛;心烦眠差者,加珍珠母,牡蛎重镇安神,栀子清热除烦,酸枣仁养血安神。全方配伍,共奏疏肝理气、活血化瘀、通络止痛,从而达到治疗的目的。

方二

【组成】当归、葛根各30 g,连翘20 g,黄芪、地肤子、白芍、丹参、金银花各15 g,藏红花、川芎、马齿苋各10 g,甘草6 g。随证型加味:偏肝经郁热证,加黄芩、生地黄、车前草、通草各15 g,龙胆草、山栀、泽泻各10 g;偏脾虚湿蕴证,加厚朴、泽泻、茯苓、炒栀子各15 g,苍术、猪苓、白术、滑石、防风、通草各10 g。水煎每日1剂,早晚2次温服,10 d为1个疗程,共治疗1个疗程。

【功效】益气活血、通络止痛。

【主治】本病多因风、湿、热等邪毒客于经络与肌肤表面所致,由其导致的神经痛从中医角度讲,一方面是因气血瘀滞,血脉受阻,气机不畅,不通则痛;另一方面,老年人气血不足,脏腑经络失养,不荣则痛。

【制方特点】中医将老年带状疱疹归属为"蛇串疮"范畴。中医治疗疼痛以"通"为原则,并注重辨别虚实,实证主要表现为七情损伤、外感六淫及痰饮血瘀,治疗以活血化瘀为主;虚证主要表现为气虚、血虚及阴阳两虚,治疗以养血通络为主。本研究以气虚血瘀型老年带状疱疹为研究对象,患者机体虚弱,病久导致气血亏虚,经脉失养,血脉瘀阻,疼痛剧烈,治疗当以益气活血、通络止痛为法。本研究所用内服组方由当归、葛根、连翘、黄芪、地肤子、赤芍、丹参、金银花、藏红花、川芎、马齿苋组成,其中黄芪益气补脾,气盛则血行,血行则络通,通而不痛,是为君药。当归补血活血、调经止痛;白芍养血柔肝、调经止痛;川芎活血化瘀、行气止痛;以上3味药共为臣药。葛根解肌退热、生津透疹;连翘清热解毒、消肿散结;地肤子清热利湿、祛风止痒;丹参养血散瘀、消肿止痛;金银花疏经活血、解毒清热;藏红花活血化瘀、清热解毒;马齿苋清热祛湿、散瘀消肿;以上7味药共为佐药。甘草补脾益气、缓急止痛,调和诸药为使。以上诸药相互配伍,共奏益气活血、通络止痛之功。

(2) 痹证中药内服

方一:四物四藤汤

【组成】熟地15 g,当归10 g,川芎10 g,白芍15 g,鸡血藤15 g,宽筋藤15 g,络石藤15 g,海风藤15 g,甘草6 g,桂枝10 g。清水浸泡30 min,加水至500 mL,煮沸后文火煎30 min,取汁约150 mL;再煎加水至400 mL,煎30 min后取汁约150 mL。2次药汁混匀,分2次温服。3剂为1个治疗周期,4个治疗周期为1个疗程。

【功效】补血滋养经脉筋。

【主治】受足部区域的气血运行停滞所影响,进而导致的足部经脉麻痹,形成了血块。

【制方特点】足底筋膜炎属中医"筋痹""伤筋"范畴。古代医籍中巢元方《诸病源候论》称其为"脚根颓",曰"脚根颓者脚跟忽痛,不得着地,世俗呼为脚根颓"。其产生的原因大多数是受足部区域的气血运行停滞所影响,进而导致的足部经脉麻痹,形成了血块。四物四藤汤补血滋养经脉筋。方中四藤活血散结、通络止痛，白芍、甘草合用酸甘化阴、收敛止痛，桂枝温经通脉、引药入经直达病处。全方补血养血、活血散瘀、通络止痛。

方二

【组成】桃仁、赤芍、川牛膝各15 g，泽兰12 g，红花、乌梢蛇、苍术、黄柏各10 g，水蛭、酒大黄各6 g。用法：每日1剂，文火煎25 min，每剂煎2次，合并2次药液约500 mL，分早、晚空腹温服。20 d为1个疗程，连续治疗3个疗程，疗程间休息5 d。

【功效】活血化瘀、渗湿消肿。

【主治】中医称为"臁疮"，俗称老烂腿。中医学认为病因是血瘀阻络，水湿停聚，流注下肢，湿瘀蕴热，血败肉腐形成溃疡。其本为血瘀、湿阻，标为湿瘀热毒。

【制方特点】下肢深静脉血栓综合征是临床常见的血液回流障碍性周围血管病，当形成顽固性溃疡时临床治愈更为棘手。本治疗采用内外合治，标本兼顾，法以活血化瘀，渗湿消肿，清热解毒，化腐生肌。方中桃仁、红花、赤芍、川牛膝、泽兰、水蛭活血化瘀；乌梢蛇通经活络，苍术、川牛膝、泽兰渗湿利水消肿胀；黄柏、酒大黄清热解毒，化腐生肌。诸药合用通过内服和外用湿敷渗透作用能有效地促进血液回流、化瘀祛湿、解毒化腐、促进溃疡愈合。

（3）中药外治

方一

【组成】芒硝（冲入药汁内）、红藤各30 g，苏木、黄柏、伸筋草各15 g，红花12 g。

【方法】2日1剂，文火煎25 min，每剂煎2次，合并2次药液约1 000 mL，把患肢放在药液上熏蒸，待药液降温后再用纱布湿敷患部，每次湿敷30 min，每日2次。

方二

【组成】血竭3 g、红花10 g、桃仁10 g、鸡血藤50 g、苏木50 g、土鳖虫10 g、没药10 g、乳香10 g。

【方法】水煎药物30 min，将蘸取药物的纱布垫在患处热敷，每日外敷2次，每次大约30 min。1个疗程为10 d，患者须坚持2个疗程。

方三

【组成】红花50 g，桃仁50 g，延胡索50 g。

【方法】加水800 mL，文火煎40 min，用细筛沥去药渣后把药汁煎浓缩成60 mL药液，加入适量1：1比例蜂蜜，不断地搅动形成糊状，最后加入冰片50 g，冷却后备用。将药膏均匀涂于背部足太阳膀胱经脊柱旁第一第二线的位置，用4号玻璃火罐从$T_1 \sim T_{12}$上下走罐。直至皮肤发红紫，然后把罐停留在最痛点留罐5 min。

方四

【组成】马齿苋、透骨草、蛇床子、苦参各20 g，黄柏、威灵仙各15 g，荆芥、防风、川椒、艾叶各10 g。

【方法】以上方药加水 1 000 mL，煎煮取汁 300 mL，趁温湿敷或冷湿敷于患处。每日 2 ～ 3 次，每次 30 min。

（耿宝梁　崇菲菲）

第三节　针　灸　疗　法

一、针灸疗法的概念

刺法，古称"砭刺"，是由砭石刺病发展而来，后来又称"针法"，目前其含义已非常广泛，是指使用不同的针具或非针具，通过一定的手法或方式刺激机体的一定部位（腧穴），以防治疾病的方法。灸法，古称"灸焫"，又称"艾灸"，是指用艾火治病的方法，广义的灸法既是指采用艾绒等为烧灼、熏熨体表的方法，又可包括一些非火源性的外治疗法。

刺法和灸法均是通过刺激人体的一定部位（腧穴），以起到疏通经络、行气活血、协调阴阳的作用，从而达到扶正祛邪、治疗疾病的目的。

二、针灸疗法的机制

（一）传统中医学的认识

针灸的理论基础是经络系统，针灸通过刺激经络腧穴起作用。经络是经脉和络脉的总称，是人体内运行气血的通道。其中经脉包括十二经脉、奇经八脉，以及附属于十二经脉的十二经别、十二经筋、十二皮部；络脉包括十五络脉和浮络、孙络。

经络的作用是：联系脏腑，沟通内外，运行气血，营养全身，抗御病邪，保卫机体，在临床应用中可以反映病候特点，通过患者症状和所在部位确定疾病所在经脉；通过望诊、切诊发现病理反映，从而帮助疾病诊断，达到指导临床选穴、指导药物归经的治疗作用。

根据长期的医疗实践，针灸治疗原则为补虚泻实，清热温寒，治病求本，三因治宜，针灸通过疏通经络、调和阴阳、扶正祛邪起作用。

1. 疏通经络　针灸疏通经络的作用可使瘀阻的经络通畅而发挥其正常的生理功能，是针灸最基本、最直接的作用。经络功能正常，气血运行通畅，脏腑器官、体表肌肤及四肢百骸得以濡养，发挥其正常生理功能；经络不通，气血运行受阻，临床常表现为疼痛、麻木、肿胀、瘀斑等，针灸根据经络的循行，选择相应的腧穴和针刺手法或三棱针点刺放血，使经络通畅，气血运行正常，达到治疗疾病的目的。

2. 调和阴阳　针灸调和阴阳的作用可使机体从阴阳的失衡状态向平衡转化，是针灸治疗的根本目的。疾病的发生机制极其复杂，总体归纳为阴阳失调，"阴胜则阳病，阳胜则阴病"，运用针灸调节阴阳的偏胜偏衰，使机体恢复阴平阳秘的状态。

3. 扶正祛邪 《素问·刺法论》:"正气存内,邪不可干。"说明疾病的发生,是由于正气相对不足,邪气相对强盛所致,疾病的发生、发展及转归实质上是正邪相争的过程,扶正祛邪即是疾病向良性转归的基本保障,又是针灸治疗疾病的作用过程。

（二）现代医学的认识

在现代科学研究中,尚未发现有"经络"这种物质的存在,没有解剖学基础,但大量临床实践证明针刺确实具有镇痛、免疫调节和对脏腑器官功能的调整作用。针刺镇痛的机制是针刺激活身体痛觉调制系统,在中枢各级水平控制伤害信息的感受和传递。作用机制尚不明确,比较公认的有几点认识:① 释放内源性镇痛物质,如内啡肽等,可以减轻患者的疼痛感。② 提高免疫力:针灸作为一种非特异性"激原",可以激发机体固有的调节功能,使失调、紊乱的生理生化得到调整,体内的物质代谢与能量代谢向正常转化,达到机体同内环境的平衡,提高机体免疫力。③ 双向调节作用:针灸具有兴奋和抑制双重作用,通过穴位,直接或间接激活孤束核神经元及系统节段性交感神经,针灸既有"补"也有"泻"的作用,且与机体的功能状态有关。④ 心理成分和生理作用:有赖于穴位的选择,是否得气,针刺的手法、强度、刺激时间、遗传个体差异性都有影响。

三、针灸疗法的种类,操作及应用

针灸疗法分针法和灸法,在继承传统的基础上,结合现代技术,又有新的发展,临床上常见针法有毫针法、三棱针法、皮肤针法、皮内针法、电针法、穴位注射法、针刀疗法、浮针疗法等;常见灸法有艾柱灸、艾条灸、温针灸、温灸器灸等。

（一）针法

1. 毫针法 现代用不锈钢材料制成,短针主要用于肌肉浅薄处的针刺,长针主要用于肌肉丰厚处,以提插捻转为补泻手法,达到调和阴阳、扶正祛邪的作用。

2. 三棱针法 用三棱针刺破人体的一定部位,放出少量血液,达到治疗目的。具体方法为:点刺法、散刺法、刺络法、挑刺法。

3. 皮肤针法 运用皮肤针叩刺人体一定部位和穴位,激发经络功能,调整脏腑气血,以达防治疾病目的。叩刺部位:循经叩刺、穴位叩刺、局部叩刺;刺激强度:轻刺、中刺、重刺。

4. 皮内针法 是将特制的小型针具固定于腧穴部位的皮内做较长时间留针的一种方法。又称埋针法。临床多用于某些需要久留针的疼痛性疾病,如神经性头痛、面神经麻痹、胆绞痛、腰痛、痹证等。

5. 电针法 是将针刺入腧穴后,在针具上接通接近人体生物电的微量电流,利用针和电两种刺激,以防治疾病的方法。可以代替人做较长时间的持续运针,节省人力,可以控制刺激量,常用的输出波型为疏密波、断续波和连续波。

6. 穴位注射法 是将药水注入穴位以防治疾病的一种方法。它可将针刺刺激和药物的性能及对穴位的渗透作用结合,发挥综合效益,凡针灸治疗的适应证大部分均可用。

7. 针刀疗法　是一种介于手术疗法和非手术疗法之间的闭合性松解术,是将东方中医学的基本理论和西方医学的手术解剖基本理论融为一体的疗法。操作的特点是在治疗部位刺入深部至病变处进行轻轻地切割,剥离等不同的刺激,以达到止痛祛病的目的,

8. 浮针疗法　是从腕踝针改进而来,是用一次性使用浮针在非病痛区域的浅筋膜层(主要是皮下疏松结缔组织)进行扫散手法的针刺疗法。浮针治疗具有适应证广、安全无不良反应、取效快捷等特点。

(二)灸法

1. 艾柱灸:是将纯净的艾绒放在平板上,用手搓成大小不等的圆锥形艾柱,置于施灸部位点燃而治病的方法。分为直接灸和间接灸,直接灸分为瘢痕灸和无瘢痕灸,间接灸分为隔姜灸、隔蒜灸、隔盐灸和隔附子饼灸。

(1)瘢痕灸又名化脓灸,将艾柱直接放在皮肤上烧灼,1周后形成灸疮,5～6周自行愈合,结痂脱落后留下瘢痕,临床上常用于治疗哮喘、肺痨等慢性疾病。

(2)无瘢痕灸又称非化脓灸,在施灸部位涂上少量凡士林,灸至局部皮肤出现红晕而不起泡为度,皮肤不化脓,不留瘢痕,一般虚寒性疾病都可以用。

(3)隔姜灸是将鲜姜切成直径2～3 cm,厚0.2～0.3 cm的薄片,中间用针扎数孔,将姜片置于应灸腧穴上,再将艾柱放在姜片上点燃施灸,多治疗因寒所致的呕吐、腹痛等病,有温胃止呕、散寒止痛的作用。

(4)隔蒜灸是用鲜大蒜,切成厚约0.2～0.3 cm的薄片,中间用针扎数孔,置于患处或穴位上,将艾柱放在上面,点燃施灸,多用于治疗瘰疬、肺痨的病证,有清热解毒、杀虫等作用。

(5)隔盐灸是用干燥的食盐填敷于脐部,或于盐上再置一姜片,上置艾柱施灸,多用于治疗阴寒证及中风脱证,有回阳、救逆、固脱之功,但需连续施灸,至四肢转温。

(6)隔附子饼灸是将附子研成粉末,用酒调和成直径约3 cm,厚约0.8 cm的附子饼,中间扎数孔,放在腧穴上再加艾柱施灸,多用于命门火衰的阳痿、早泄或伤口不敛,有温补肾阳的作用。

2. 艾条灸即将艾绒制作成艾条进行施灸,分为悬起灸和实按灸,悬起灸根据实际操作方法不同,分为温和灸、雀啄灸和回旋灸;实按灸分为太乙针灸和雷火针灸(暂略)。

(1)温和灸　施灸时将艾条的一端点燃,对准穴位,距皮肤2～3 cm,使局部皮肤红晕,有温热感而无灼痛为宜,一般每处灸10～15 min。

(2)雀啄灸　施灸时,将艾条点燃的一端与皮肤不固定在一定距离,像鸟啄食一样,一上一下活动。

(3)回旋灸　艾条点燃一端与皮肤保持一定的距离,向左右移动或反复旋转施灸。

(4)温针灸　针刺与艾灸结合的一种方法,将针刺入穴位,得气后留针,将纯净艾绒捏在针尾上,或用2 cm长的艾条插在针柄上施灸。

（5）温灸器灸　是一种专门用来施灸的器具，施灸时，将艾绒或艾条加药物，装入温灸器的小筒，盖好后，置于腧穴上，以所灸部位皮肤红晕为度，有调和气血，温中散寒的作用。

其他针法还有温针疗法，火针疗法，耳针疗法，穴位放血疗法，穴位挑刺法，穴位埋线、磁圆针法、头针法等；艾灸疗法具有温经散寒、扶阳固脱、消瘀散结、防病保健的作用，其他灸法还有灯火灸、天灸等，主治寒证、虚证、痛证、脱证、痹证等，但万变不离其宗，都是通过针灸刺激穴位，达到疏通经络、运行气血的作用。

四、针灸疗法治疗常见系统的痛证

临床上痛证表现形式多种多样，针灸疗法治疗主要集中在神经系统相关，肌肉和关节等方面，在其他方面也有良好疗效，具体如下：① 神经系统相关：头痛、偏头痛、面瘫、三叉神经痛、周围神经炎、肋间神经痛、PHN、卒中及卒中后遗症等，在针灸作用下可以使受损的神经得到修复。② 肌肉和关节：颈肩痛、腰痛、腿痛、坐骨神经痛、膝关节痛、关节炎、肌肉痉挛、肌肉萎缩等。③ 其他：牙疼、咽喉肿痛、肠绞痛、阑尾炎、痛经、带状疱疹、睡眠障碍、精神心理病、慢性疲劳综合征、免疫失调、美容、减肥等。

五、常见治疗痛证针法及应用

针法种类丰富，作用各异，不同的针刺方法具有不同的治疗作用，治疗不同的痛证，常见的有毫针法、三棱针法、皮肤针法、火针法、浮针法、电针法、针刀法、穴位注射法等。

1. 毫针法　治疗寒热痛痹症，针刺得气后，根据证的虚实，采用相应的补泻手法，一般，捻转幅度小，重插轻提为补法，治疗虚证；捻转幅度大，轻插重提为泻法，治疗实证、热证。

2. 三棱针法　具有通经活络、开窍泻热、消肿止痛的作用，凡各种实证、热证、瘀血、疼痛均可治疗，如晕厥、中风闭证高热、中暑、咽喉肿痛、目赤肿痛、扭挫伤、痔证等。

3. 皮肤针法　治疗近视、感冒、头痛、便秘、视神经萎缩、急性扁桃体炎、咳嗽、慢性胃炎、腰痛、失眠、皮神经炎、斑秃、痛经等。

4. 火针法　通过烧红的特制针具，点刺患处，直接激发经气，温通阳气，起到活血通络，温经散寒、扶正祛邪的目的，治疗虚寒痈肿、痹证、胃疼、泻泄、痢疾、风疹等。

5. 浮针法　主治慢性头痛、网球肘、腕管综合征、颈椎病、肩周炎、腱鞘炎、腰椎间盘突出症、腰肌劳损、膝关节炎、胆囊炎胆石症、慢性胃痛、泌尿道结石等。

6. 电针法　疏密波治疗出血、关节周围炎、坐骨神经痛、扭挫伤、面瘫、肌无力、气血运行障碍；断续波治疗痿证、瘫痪；连续波治疗痿证和各种肌肉、关节、肌腱损伤、韧带及慢性疼痛等。

7. 针刀法　其适应证主要是软组织损伤性病变和骨关节病变，如颈椎病、腰椎病、骨关节病、软组织损伤等。

8. 穴位注射法　具体有当归、丹参、红花注射液，维生素 B_6、维生素 B_{12}、局麻药等，治疗各种痹症、腰腿痛、卒中后遗症有良好疗效。

六、临床常见慢性原发性疼痛的针灸治疗

临床上大部分痛证都可以用针灸疗法,常见慢性原发性疼痛包括:头痛、偏头痛、面痛、牙痛、中风、落枕、颈椎病、漏肩风、肘劳、痹证、带状疱疹、腹痛、痛经、腰痛、坐骨神经痛等。以下列举部分常见痛症的具体针灸治法。

(一)头痛

头痛总体上分外感和内伤,针灸常按头痛的部位辨证取穴,前额为阳明经,侧头为少阳经,后枕为太阳经,巅顶为厥阴经。

1. 主穴 百会、太阳、风池、阿是穴、合谷。

2. 配穴 前额痛配印堂、内庭、阳白;后枕痛配天柱、后溪、申脉;两侧痛配率谷、头维、外关;巅顶痛配通天、太冲、内关。

3. 操作 ① 毫针法:毫针补虚泻实法,寒证加灸;瘀血头痛可在阿是穴点刺放血;疼痛剧烈可强刺激和久留针。② 耳针法:选枕、额、神门、脑等耳穴埋针或王不留行籽按压,顽固性头痛可耳背静脉点刺放血。③ 皮肤针法:用皮肤针点刺印堂、太阳及疼痛部位,少量出血,用于外感头痛。④ 穴位注射法:选风池穴,用1%普鲁卡因或维生素B$_{12}$,每穴0.5 ～ 1 mL。

(二)偏头痛

是由于神经、血管性功能失调引起,以一侧头痛反复发作,常伴恶心、呕吐,与遗传有关,年轻女性居多。

1. 主穴 率谷、风池、外关、阿是穴。

2. 配穴 肝阳上亢配百会、太冲;痰湿偏盛配中脘、丰隆;瘀血头痛配血海、膈俞。

3. 操作 毫针泻法。发作时以远端为主先刺,行强刺激,一般认为偏头痛不可治愈,但通过针灸可明显减轻疼痛和减少发作频次,加用艾灸取得不错疗效。

(三)面痛(面瘫)

多与外感邪气、情志不调、外伤有关,表现为面部突然呈闪电样、刀割样、针刺样、电灼样疼痛,眼额疼痛属足太阳、手少阳经,为三叉神经眼支痛,上颌支、下颌支属手、足阳明和手少阳经,为三叉神经2支和3支。

1. 主穴 攒竹、四白、地仓、合谷、下关。

2. 配穴 眼部痛配丝竹空、阳白;上颌支痛配颧髎、迎香;下颌支痛配承浆、颊车;风寒加风池、列缺;风热加曲池;气滞血瘀加太冲,内关。

3. 操作 ① 毫针泻法,针刺时宜先远端取穴,重刺激,急性期宜轻刺激,风寒证可加灸法。② 耳针法:选面颊、颌、神门等耳穴按压或埋线。

(四)牙痛

可见于西医学的牙髓炎、根尖周围炎、牙本质过敏,遇冷热刺激加重,属中医"牙

宣""骨槽风"。

1. 主穴　下关、颊车、合谷。

2. 配穴　风火牙痛加风池、外关；胃火牙痛加内庭、二间；阴虚牙痛加太溪、行间。

3. 操作　① 毫针泻法，左右交叉，合谷持续行针 1 ～ 3 min。② 耳针法：取上颌、下颌、神门、牙痛点，强刺激按压。

（五）中风

以突然昏倒、不省人事，伴口角歪斜、半身不遂，无意识障碍为中经络，伴意识障碍为中脏腑。

1. 中经络

（1）主穴　水沟、内关、三阴交、极泉、尺泽、委中。

（2）配穴　肝阳上亢加太冲、太溪；风痰阻络加丰隆、合谷；气虚血瘀加足三里、气海；阴虚风动加风池、太溪；口角歪斜加颊车、地仓；上肢不遂加手三里、合谷；下肢不遂加环跳、阳陵泉等。

（3）操作　刺极泉时，避开腋毛及动静脉，用泻法，以肢体有麻胀及抽动感为度，内关用泻法，水沟用雀啄法，以眼球湿润为佳，三阴交用补法。

2. 中脏腑

（1）主穴　内关、水沟。

（2）配穴　闭证加十二井穴、太冲；脱证加关元、气海、神阙。

（3）操作　① 毫针法：内关、水沟操作如前，十二井穴用三棱针点刺放血，太冲用泻法；关元、气海用艾灸、神阙用隔盐灸，直至四肢转温。② 头针法：选顶颞前斜线、顶旁1线及2线，毫针平刺入头皮，快速捻转 2 ～ 3 min，留针 30 min，行针后嘱患者活动肢体。③ 电针法：在患侧上下各选 2 个穴位，得气后加用电针，以肌肉微颤、患者耐受为度，留针 20 min。

（六）落枕

指急性单纯性颈项强痛、活动受限的疾病，轻者 4 ～ 5 d 自愈，重者可延至数周。

1. 主穴　颈夹脊、肩井、外劳宫、悬钟、后溪。

2. 配穴　风寒侵袭加风池、风府；气滞血瘀加内关、合谷。

3. 操作　① 毫针法：毫针泻法，先刺远端外劳宫、后溪、悬钟，持续捻转，嘱患者慢慢活动颈项，一般疼痛可立即缓解，再针局部阿是穴，可加艾灸或点刺放血。② 耳针法：选颈、颈椎、神门等耳穴，中等刺激，嘱患者活动颈部。

（七）颈椎病

指颈椎间盘退行性病变及椎间关节退变，刺激和压迫邻近脊髓、神经根、血管及交感神经，产生一系列头、颈、肩、上肢的疼痛。

1. 主穴　颈夹脊、风池、肩井、天柱、合谷、外关、后溪。

2. 配穴　风寒加风府；血瘀加膈俞；气血不足加足三里。

3．操作　① 毫针法：毫针泻法或平补平泻法。② 针刀疗法：首先明确病变经络及解剖结构，找到筋结点（压痛点、结节、痉挛），松解完后放血、减压、排除病理产物。要求进针快，层次分天、地、人，即浅（皮肤）、中（筋膜）、深（骨）三层，得气后，出针，放血，手法操作结束后不留针，出血数滴，血变清后止血，挤压、切割或挑拨治疗，再配合运动疗法，关键是选穴宜精不宜多，必一其神，令志在针，集中精力，人针合一，手摸心会，体会针刀下感觉。

（八）漏肩风

是以肩部长期固定疼痛，活动受限为主的疾病，多发于50岁左右的成人，俗称"五十肩"，西医称肩关节周围炎。

1．主穴　肩髃、肩髎、肩贞、阿是穴。

2．配穴　手太阳经证加后溪、昆仑；手阳明经证加合谷、条口；手少阳经证加阳陵泉、外关；气滞血瘀加内关、合谷；气血不足加足三里、气海。

3．操作　① 毫针法：足三里、气海用补法，余穴均用泻法；先刺远端配穴，做较强刺激，行针时嘱患者活动肩关节，经验要穴是条口透承山，肩部穴位可刺络拔罐。② 穴位注射法：在肩部压痛点注射当归注射液或营养神经药，少量激素，每穴 5 mL，隔日 1 次。③ 针刀疗法：肩关节粘连处在局麻下用小针刀刺入痛点，可触及条索或硬节，顺肌纤维走行松解。

（九）肘劳

主要为慢性劳损，多见于从事前臂和屈伸肘关节的劳动者，相对于西医的肱骨外上髁炎、肱骨内上髁炎、尺骨鹰嘴炎。

1．主穴　阿是穴。

2．配穴　网球肘加曲池、合谷；高尔夫球肘加小海、阳谷；学生肘或矿工肘加天井、外关。

3．操作　① 毫针法：毫针泻法，局部压痛点多采用多向透刺，或多针齐刺，得气后留针，局部可加温和灸。② 针刀疗法：用针刀松解肱骨外上髁、肱骨内上髁肌腱附着点的粘连。③ 穴位注射法：选局部压痛点，当归注射液，每穴 5 mL。

（十）痹证

是由风、寒、湿、热等造成的肢体关节酸痛、麻木、重着、屈伸不利或关节肿大的一类疾病。游走不定为行痹，痛有定处为痛痹；麻木不仁为着痹，灼热红肿为热痹。

1．主穴　阿是穴、局部经穴。

2．配穴　行痹加膈俞、血海；痛痹加肾俞、腰阳关；着痹加阴陵泉、足三里；热痹加大椎、曲池。

3．操作　① 毫针法：毫针泻法或平补平泻法，寒痹、湿痹可加灸法，大椎、曲池可点刺放血，局部穴位可加拔罐。② 浮针疗法：找到患肌，靶点，对皮下疏松结缔组织进行扫散，手下有："紧、僵、硬、滑" 感，留置软管，然后配合现代运动康复疗法，达到止痛目的。③ 穴位注射法：找到痛点，当归、威灵仙等药物注射液，每穴 0.5 ～ 1 mL，勿注入关节腔。④ 电针法：选择穴位，得气后，先用连续波 5 min，后用疏密波，留 10 ～ 20 min。

（十一）带状疱疹

是以突发单侧蔟集状水泡呈带状分布的皮疹，伴烧灼刺痛为主的病证，多发于腰腹、胸背及颜面部，西医认为是由水痘-带状疱疹病毒所致。

1. 主穴　夹脊，局部阿是穴。

2. 配穴　肝经郁热加侠溪、行间；脾经湿热加内庭、阳陵泉。

3. 操作　① 毫针法：毫针泻法，疱疹局部阿是穴用围刺法，在疱疹头、尾各 1 针，两旁 1 ～ 3 针，向疱疹带中央沿皮平刺，或用三棱针点刺疱疹及周围，拔罐放血。② 皮肤针法：疱疹后遗神经痛可在局部用皮肤针叩刺后，加用艾灸。

（十二）腹痛

指胃脘以下，耻骨毛际以上部位发生的疼痛，若外邪侵袭、内有所伤，以致经脉气血受阻或气血不足，发为疼痛。

1. 主穴　中脘、下脘、内关、足三里、脾俞、胃俞。

2. 配穴　寒邪积滞加神阙；湿热加内庭；气滞血瘀加血海；脾阳不足加脾俞、关元。

3. 操作　① 毫针法：实证用毫针泻法，虚证用灸法。② 耳针法：选胃、小肠、大肠、肝、脾、交感、神门、皮质下按压。③ 穴位注射法：选天枢、足三里，用异丙嗪和阿托品各 50 mg，每穴 0.5 mL。凡适应手术的急腹症，应转外科治疗。

（十三）痛经

女性在月经期前后或月经中发生的周期性小腹疼痛或痛引腰骶，甚至晕厥，以青年女性多见。

1. 实证　主穴：三阴交、次髎、中极；配穴：寒凝加地机；气滞者加太冲；腹胀加天枢。

2. 虚证　主穴：三阴交、气海、足三里；配穴：气血亏虚加脾俞；肝肾不足加肝俞；头晕耳鸣加百会。

3. 操作　毫针补泻法，寒邪甚者加用艾条。

（十四）腰痛

是以自觉腰部疼痛为主症的病证。

1. 主穴　大肠俞、肾俞、阿是穴、委中。

2. 配穴　腰椎病变配腰夹脊；寒湿腰痛配命门；瘀血腰痛配膈俞；肾虚腰痛配太溪。

3. 操作　毫针虚实补泻法，寒湿或肾虚腰痛加灸法，瘀血腰痛刺络拔罐，委中点刺放血。

（十五）坐骨神经痛

指多种病因所致的沿坐骨神经通路（腰、臀、大腿后侧、小腿后外侧及足外侧）以疼痛为主症的综合征。

1. 主穴　大肠俞、腰夹脊、委中、环跳、悬钟。

2. 操作　提插捻转泻法。急性期应卧床休息，腰椎间盘突出者睡硬板床。

七、针灸疗法的注意事项及禁忌证

（一）针刺时的注意事项

1. 患者过于饥饿、疲劳、精神过度紧张时，不宜针刺；身体瘦弱、气血虚弱的患者，手法不宜过强，并尽量选择卧位。

2. 女性怀孕3个月以内不宜针刺小腹部，3个月以上，腹部、腰部均不宜；三阴交、合谷等活性通经的穴位，怀孕期禁刺，女性经期，不是为调经者，慎刺。

3. 小儿囟门未闭，不宜刺头部腧穴。

4. 自发性出血或出血不止不宜；皮肤有感染、肿瘤、瘢痕者不宜；对胸胁脏腑附近腧穴浅刺，眼区和项部风府、哑门等穴不宜提插、捻转太大和久留针。

（二）艾灸时注意事项

1. 对实热、阴虚发热证，一般不施灸。

2. 对颜面、五官、大血管及关节活动处不宜施瘢痕灸。

3. 孕妇的腹部和腰骶部不宜灸。

八、应用前景

针灸疗法因其经济、方便、具有良好疗效，深受广大群众的喜爱，针灸在痛证方面也有广泛的应用。数千年来，针灸疗法不仅对我国人民的医疗保健事业发挥着重要的作用，而且为世界各国人民解除疼痛做出突出贡献，近年来，德国、美国、英国等都兴起了针灸热，有些国家和地区已把针灸纳入医疗保险体系。针灸疗法是中医的重要组成部分，继承和发展了针灸在疼痛治疗方面的作用，并且保持其在国际的领先地位，作为新一代的中医传承人我们任重而道远。

（郑俊奕　黄玉婷）

第四节　推拿疗法

推拿或按摩（Massage therapy）这一治疗方法名称，是由传统中医推、拿、按、摩这四种基本手法而得名。古人对此作过各自不同的论述：如《圣济总录》里云："可按可摩，时兼而用，通谓之按摩。"王冰注云："按谓按摩，蹻谓如鞒捷者之举动手足。""导引谓摇筋骨、动支节，按谓抑按皮肉，鞒谓捷举手足。"《演繁露》曰："医者之按摩法，按者，以手指捏按病处也；摩者，揉搓之也。"吴鹤举注云："手摩谓之按，足蹑谓之鞒。"

随着人类社会的进步与生产力的发展，人类的认识也在不断升华，把那些本能的体验、感受和动作,逐渐地变成为与疾病抗争的手段。这些手段可能就是中医中推拿治疗手法的基础,经过几千年的发展,推拿以其独特的理论、独特的手法和独特的疗效得到了人们的认可,使之成为全人类健康医学治疗中不可或缺的重要组成部分。

总而言之,推拿就是医生在中医基础理论的指导之下,利用双手或者肢体其他部位配合协调地把特有的技巧和动作,施治于患者体表而达到治疗疾病的目的。

一、推拿的分类

现代医学界对于推拿疗法的分类,尚无统一的意见。目前多将推拿治疗分类如下:① 按患者年龄,可分为成人推拿和小儿推拿。② 按推拿部位,可分为经穴推拿、脏腑推拿、耳穴推拿、面部推拿等。③ 按推拿应用手法,可分为一指禅推拿、内功推拿、气功推拿、运动推拿、点穴推拿、指压推拿、滚法推拿、振颤推拿及捏脊疗法、点脊疗法、挤拧疗法等。④ 按推拿使用的器械或介质等,可分为一般推拿与棒击、拍打、条打、蛋推、刮痧、拔罐、沐浴、膏摩、药摩等。⑤ 其他:近些年来又有美容推拿、痛点推拿、腹诊推拿、麻醉推拿、保健球推拿和生物全息疗法等。

二、推拿的基本手法

(一) 推法

1.定义　用大拇指指腹或掌根或四肢并拢,置于施术部位或经穴上,来回不断地有节奏地作直线推动,叫作推法。又可分为拇指推法和掌推法两种。① 拇指推法:以单手或双拇指螺纹面,在一定的部位或经穴上,顺一定方向作直线推动,可单手直推,亦可双手分推;② 掌推法:以单手或双手掌根部大小鱼际面着力,在一定的部位或穴位上,作直线性向前推动。

2. 动作要领　推法用力宜大,但勿过猛,以患者有舒松感,能忍受为度。其深度可达皮下,肌肉、骨骼或内脏。推法时用力大小,应遵循由小到大、因病因人制宜的原则。

3. 施治部位　拇指推法一般适用于头面部和胸腹部,掌根推法多适用于腰背、四肢及胸腹部等处。

4. 治疗作用　有通经活络、行气活血、解痉止痛、祛风散寒、解表清热、宣肺理肠等作用。

(二) 拿法

1.定义　用大拇指与示、中二指或其余四指捏住筋腱,对应呈钳形向上提拿,叫拿法。拿法又叫"抓法",俗称"挈法"。习惯上可分为三指拿法或五指拿法两种:① 三指拿法:用大拇指与示、中二指捏住筋腱,然后拇指与示、中二指对称用力向上提拿;② 五指拿法:用大拇指与其余四指捏住患者一定部位,然后五指对称用力拿捏。

2. 动作要领　拿法的手法比较重,操作时动作要连续不断,劲要"活",力要松紧有节奏,必须做到刚中有柔、刚柔相济,切忌抓住不放,节奏较慢,每分钟约60次。

3. 施治部位　常用于筋腱部或头顶部或颈、肩、腰、背和四肢等处。

4. 治疗作用　有疏通经络、祛风散寒、活血止痛等作用。

（三）按法

1. 定义　用手掌、手指或肘部，按在应取的经穴或部位上，用力撤压按而留之，称为按法。此法可分为指按法、掌按法和肘按法：① 指按法：用拇指或示、中指螺纹面，在患者的经络或穴位上着力按压。按压时以患者有得气感，略感酸、麻、胀为度；② 掌按法：用单手全掌或掌根，着力于患者体表经穴上向下按压，亦可双手重叠向下按压；③ 肘按法：屈肘，用肘尖鹰咀突出部，在经穴上用力撤压。亦叫"肘压法"。

2. 动作要领　指按法一般用力较大，对年小和体弱者应掌握好力度。操作时要手握空拳，以示指中节桡侧缘抵住拇指，以便于用力。掌按法常用双手重叠进行按压，上肢须伸直，有时要集中全身之力于掌部。双手重叠进行按压之法，又叫"重压法"。肘按法为按法中压力最强的方法。只适用于成人。

3. 施治部位　指按法适用于全身各部的穴位。掌按法常用于腰背部。肘按法多用于背部及臀部肌肉丰厚处的穴位。

4. 治疗作用　此法有通经活络、活血止痛、软坚散结的作用。

（四）摩法

1. 定义　用手指或手掌放在患者取定的经穴上，屈肘伸腕，四肢并拢伸直，来回作直线或环旋抚摩的方法，叫作摩法。此法又分为指摩法和掌摩法：① 指摩法：右手四指并拢，用示、中、环指指面作环旋抚摩。此法轻快柔和，速度轻快每分钟120～160次；② 掌摩法：用右手掌掌心作环旋抚摩。此法缓慢柔和，比指摩法慢。速度为每分钟80次左右。

2. 动作要领　摩法是在皮肤表面抚摸摩擦，活动范围较大。操作时屈肘松腕，用力自然均匀柔和。指摩较掌摩速度快，掌摩较指摩用力大。

3. 施治部位　此法适用于全身各部，尤以胸腹部常用。

4. 治疗作用　和中理气、疏风散寒、活血止痛、镇静安神。

（五）揉法

1. 定义　用手指鱼际和掌根紧按于经穴或病变部位上，用力作轻柔缓和地回旋揉动，称为揉法。揉法通常又分为指揉法、鱼际揉法和掌根揉法：① 指揉法：用拇指或示、中指或示、中、环三指，紧贴于患者经穴或病变处，作连续地回旋揉动。指揉法又分为单指揉、双指揉、三指揉和指节揉法；② 鱼际揉法：用右手大鱼际按于体表经穴或病变部位上，作回旋揉动。此法轻快柔和，速度为每分钟160次左右；③ 掌根揉法：用右手掌掌根按于体表经穴部位上，作回旋揉动。此法柔和，较以上几种手法用力稍大。速度为每分钟120次左右。

2. 动作要领　此法轻快柔和，柔中有刚。操作时腕关节要放松，不要离开皮肤，而变为摩法。亦不能按而不动，而变为按法。

3. 施治部位　单指揉法适用于全身各部。双指揉法和三指揉法适用于乳根、天枢、肺俞、神阙等穴位。鱼际揉法适用于面部、手部和胸腹部。掌根揉法适用于腰背部和四肢。

4.治疗作用　通经活络、活血化瘀、软坚散结、壮肌强筋。

（六）擦法

1.定义　用手指或手掌紧贴患者皮肤，稍用力下压，作直线来回摩拭，称为擦法。此法分为指擦法和掌擦法两种：① 指擦法：用拇指外侧缘或示、中、环指面紧贴患者皮肤，作直线形来回摩拭；② 掌擦法：用全手掌紧贴患者皮肤，作直线形来回摩拭。

2.动作要领　做擦法时要紧贴皮肤、直线往返、施力均匀、动作连续，切忌硬擦，以免损伤皮肤。速度每分钟为100次左右。

3.施治部位　此法适用于腰背腹部及四肢。

4.治疗作用　温经通络、祛风散寒、消肿止痛。

（七）叩法

1.定义　五指半屈或微屈，腕部放松，拇指抵达示指屈侧或自然分开，用手掌及小指尺侧或指尖，叩击患者患部，称为叩法。本法分为拳叩法或指端叩法两种：① 拳叩法：五指微分开，半握拳，腕部放松，拇指抵达示指屈侧，用手掌和小指尺侧，叩击患者患部，称为拳叩法；② 五指微屈，自然分开，腕部放松，用示、中、环三指指端，叩击患者患部，称为指端叩法，此法又称"啄法"。

2.动作要领　拳叩法操作时，腕部发力，颈在掌指尺侧，动作轻快、平稳而有弹性，呈现双手上下交替，宛如击鼓状。本法多用于治疗快结束时。指端叩法时，腕部用劲，指端着力，动作轻巧、有力、有弹性，且有节律。速度为每分钟180次左右。

3.施治部位　拳叩法适用于肩背及四肢；指端叩法应用于头顶及额部。

4.治疗作用　调和气血。

（八）搓法

1.定义　医生用双手手掌着力，在患者一定部位上自上而下进行内外搓擦。

2.动作要领　轻快柔和，有节律，忌粗暴。

3.施治部位　本法多用于四肢。

4.治疗作用　通经活络、活血止痛。

（九）拿法

1.定义　用拇、示指或拇、中指螺纹面捏住患者手指（足趾），对称用力作捻转动作，称为捻法；抑或以拇、示指捏起皮肤捻动，称为捻转法。

2.动作要领　做捻法时，须边捻转边移动位置。此法常与拔法并用，用以治疗指、趾部疾患。

3.施治部位　本法多用于手指或足趾的挫伤。

4.治疗作用　活血化瘀、消肿止痛。

（十）抖法

1.定义　医生双手握患者腕（踝）部，做小幅度地上下抖动，使其波幅逐渐向肘、肩部上传，并让其关节亦有捻法波动感，称之为抖法。本法分为牵抖法和抓抖法：① 牵抖法：医生双手握患者腕部，令上肢外展至60°～70°时，突然用力做小幅度的上下抖动一次，使肢体产生抖动感，为之牵抖法；② 抓抖法：医生用五指指端将肌肤捏起后，做上下抖动之法，称为抓抖法。

2. 动作要领　抖法施术时，医生腰部稍前倾，患者上肢放松，且伸向前外方，抖动时先慢后快，速度为每分钟160次左右。若在下肢操作，患者应卧于床边，医生双手握其踝部，令下肢外展30°，做小幅度的上下抖动一次，使肢体产生抖动感。

3. 施治部位　抖法仅用于上肢；牵抖法上下肢均可用，多用于手法治疗结束之前。

4. 治疗作用　本法多来配合其他手法治疗，以增强其手法效应，用于放松肌肉关节。

三、推拿手法的应用技巧

推拿作为中医治疗方法之一，在中医传统理论治则治法的指导之下，应合理应用补泻手法，正确掌握施治方法，恰当安排施术顺序。

（一）推拿的补泻手法

"补虚泻实、扶正祛邪"，是中医理论的一项重要原则。无论是内治法或外治法，都十分重视补泻手法的运用。推拿是通过运用不同的手法来体现补泻治法的，补法和泻法正是根据推拿手法，对人体刺激的强弱、时间的长短、次数的多少和方向的顺逆来确定的。因此，在实施手法治疗之前，必先辨明病证的虚实，再据此选用恰当的补泻手法进行辨证施治，才能获得满意的疗效。

1. 补法　能促进或增强人体内各种功能的恢复和旺盛的手法为补法，"补其不足"。补的手法具有升温、兴奋、激发和营养机体的作用。施术时应向心性操作，用力柔和、速度缓慢、治疗时间适当延长。如抚法、摩法、揉法等均为补法。以扶正祛邪、增强机体抵抗力，进而达到治病防疾的目的。

2. 泻法　抑制人体脏腑功能或祛除病邪的手法为泻法，"泻其实邪"。泻的手法具有降温、抑制、疏畅和祛邪的作用。施术时应离心性施术，用力较大、刺激性较强，速度较快，治疗时间较短。如推、拿、按、振、点、叩击等均为泻法。各种风湿、四肢酸痛、麻木等症，皆可用泻法。

3. 补泻兼施　推拿的补泻手法有轻重、快慢、顺逆、方向等不同区分。手法轻一般见效慢，但不良反应小；手法重一般见效快，但易耗气、伤精，损伤筋脉。因此，在临床治疗中，需要结合患者的具体病情辨证对待。若为虚证则用补法；若为实证则用泻法。若虚实兼备则补泻并用。手法或先轻后重，或先重后轻；或由快到慢，或由慢到快，互相取长补短，以达到预期的疗效。

（二）推拿治疗的操作顺序

推拿治疗的关键，首先在于医患双方要配合默契、动作协调，即施术者要手法灵活，眼手身浑然一体，不能僵滞；患者要姿势合理、自然放松，不可过于紧张。推拿手法的操作，一般应按照头面-胸腹-肩背-四肢的顺序。局部操作也应按照自上而下、从前到后、先外后内的顺序进行。

（三）推拿手法的"六要"

基于对患者的症状、体征、体质情况及其对手法的耐受程度选择恰当的推拿手法，我们的前辈在长期推拿治疗中，针对推拿手法治疗的需要，总结出推拿"六要"，即轻重、深浅、快慢。

1. 由轻而重　　轻重是指推拿的用力原则。当诊患者首次接受推拿治疗时，用力要轻要小，切忌用力过猛、过大或粗暴，慢慢地感觉患者接受推拿耐力的程度。然后，根据患者各自的耐受不同，酌情逐渐增加手法用力。但当着力到一定程度时，即达到治病所需要的力度后，就应该逐渐减缓手法用力，使病损部位的肌肤有自我调整和修复的机会，不致因过长过重的按压而发生不良反应。治疗过程中，若推拿用力过小，则达不到治病的目的。若推拿用力过大、治疗时间过长，患者耐受不了，则会出现治疗损伤等种种意外发生。

2. 由浅至深　　深浅和用力轻重有着直接的关系。重力按压，作用则深；轻力按压，作用则浅。深浅可以探知病位所在，也知推拿着力的大小。病位浅而用力过大，会损伤机体健全的组织，加重原损伤的程度或扩大原损伤的范围；病位深而用力过小，则不能达到治疗的目的。治疗时，医生从浅至深慢慢探知病变部位，当到达治疗部位时即着重治疗，治疗结束时再由深而浅、由重而轻让病变部位自我调整与修复。

3. 先慢后快　　快慢是指推拿时运用手法的速度问题，也是推拿的要则之一。一是逐渐锻炼患者对手法的适应能力，使其更好地接受和配合推拿治疗；二是确保患者的安全，以免因推速太快而擦伤皮肤，甚至引起感染；三是提高推拿效果，因为推速太快易损伤皮肤，不安全；推速太慢又推不动气血，达不到治疗的目的。先慢是为了摸索适宜的手法动作和操作力度。采用先慢后快的施术方法，能把体内的瘀滞和病变慢慢地消散开来，在患部皮肤逐渐适应的基础上，再逐渐加快施术速度和力度，经过反复地推摩和运作，使局部经络通畅，血流增快，进而达到驱瘀散结消肿止痛的效果。因此，推拿的速度和力度使用得恰当与否，与疾病治疗的效果是息息相关的。

四、推拿手法的特点

推拿的手法有很多种，但每种手法都有相同的基本要求，即：持久、有力、均匀、柔和、深透。

（一）持久

即手法的运用要有耐久力，因为推拿手法的实施要靠推拿医生的体力来维护和支持，不是操作几次，而是要靠成百上千次的体力劳动和消耗，方能获得一定的疗效。若缺乏持久力，即不能充分发挥推拿治疗的作用，其治疗只能半途而废。

（二）有力

即手法要有一定的力量，不可只浮于皮表。所谓有力，并不单纯指力气大，主要是指通过长期的训练之后蕴含于手指端内在的巧力。武术上讲"四两拨千斤",是说以柔克刚,方能出奇制胜。推拿施术过程中的手法技巧,同样存在和需要这种巧力。

(三) 均匀

是指手法的轻重快慢要有节律,不能忽轻忽重、忽快忽慢,需要做到收放自如,达到得心应手的境地。

(四) 柔和

所谓柔和是指手法用力禁忌粗暴生硬,不可让患者感觉不适,正如《医宗金鉴》中所说:"法之所施,使患者不知其苦,方称为手法也。"

总之,推拿手法需要做到轻而不浮、重而不滞、刚柔相济、灵活多变。临症时多种手法配合运用,身势步法也要随手法的需要而变化,充分发挥手法的作用和优势。"持久、有力、均匀、柔和"完全是为了达到"深透",让手法的效应传之于内,显之于外,外呼内应,进而达到防治疾病的目的。

五、推拿在慢性原发性疼痛类疾病中的运用

慢性原发性疼痛是指发生在身体一个或多个部位,伴有严重情感障碍(如:焦虑、愤怒、沮丧或抑郁情绪)或功能障碍(日常生活和社交受到干扰)的慢性疼痛,是由生物、心理和社会等多种因素共同导致的疼痛综合征,其疼痛部位往往涉及全身多个部位或脏器,推拿作为中医特有的治疗技术,简便易行、手法多样、疗效显著,可以很好地应用到此类疾病的治疗中去。慢性原发性疼痛多涉及患者的多个部位,我们就以疼痛的部位分别叙述推拿手法在临床中的运用。

(一) 头面部

发生于头面部的慢性原发性疼痛主要有慢性偏头痛、紧张型头痛、三叉神经自主神经性头痛、灼口综合征等。治疗时患者多取卧位或坐位,施术者坐于头端或立于其侧。

1. 开天门　术者用双手拇指螺纹面从印堂穴至神庭穴交替直推,其余双手四指固定于其颞部(此法也可用一指禅推法操作)。

2. 分抹前额　术者用双手拇指从其前额部正中向头两侧分抹,也可用双手大鱼际着力。

3. 揉前额　术者一手扶住其头部,另一手以大鱼际着力在前额部揉动,用力要柔和适中。

4. 指腹叩前额　术者用示、中、环、小指指腹轻叩,先自其眉间叩向前发际,多用单手操作。

5. 抹双柳　术者以两手拇指指端按压双侧攒竹穴处,再以指腹自攒竹沿眉弓,自内向外,经鱼腰至眉梢丝竹空穴止,推而抹之,往返数次。

6. 揉睛明　术者用双手中指或示指螺纹面着力勾揉睛明穴30～50次。如患者取坐位,术者可立于其前方,双手交叉,两手拇指指腹着力按揉睛明穴,也可用单手拇指、示指螺纹面拿揉睛明穴。

7. 一指禅推眼周　术者用一指禅偏峰推或指腹推法先自左眼睛明穴沿上眼眶向外推至目外眦,再沿下眼眶向内推至右睛明穴,再按照上眼眶向外、下眼眶向内的顺序做倒"8"字形环推,往返操作,此法须在一指禅推法练习熟练后方可操作,以免因手法不熟练伤及眼球。

8. 揉太阳穴　术者用两手拇指桡侧,分别置于头部两侧的太阳穴处,做上下、左右、前后环转揉动2～5 min,再以两拇指指腹同时用力自头维穴起向外下方,经太阳穴推至耳门穴止,往返推摩。

9. 拿头法(亦称拿五经法)　术者以五指拿头顶督脉和两旁的足太阳、少阳经分布区,自前发际经头顶向后拿至枕部,止于两侧风池穴。

10. 头部对压　术者两手掌分别按压于受术者两颞部,相对按压半分钟,力量不可过大。

11. 头部叩击　术者用四指指腹或小指桡侧轻快叩击患者头部。

12. 推少阳　术者用双手拇指桡侧面或示、中、环、小指四指指腹着力,从患者两鬓开始沿颞部少阳经向枕后部推。

13. 扫散法　用大拇指或其他四指的指峰或偏峰自太阳穴经头维、耳后高骨向后推至风池穴。

(二)胸腹部

治疗时患者多取卧位,施术者坐于或立于其侧。

1. 扩胸法　以拇指从第一肋间开始,从胸骨沿肋间向两侧分推,每一肋间分推36次,由上至下,女性患者应注意避免触及乳房,本法可宽胸理气、宁心安神、活络止痛。

2. 揉膻中　膻中位于胸部前正中线上,平第四肋间,相当于两乳头连线的中点。以指揉膻中100次,可宽胸理气止痛。

3. 胸部擦法　先以小鱼际直擦胸部任脉,即胸部正中线,以透热为度(患者自觉局部有温热感),再由膻中斜擦向两侧肩部,再横擦胸部,均以透热为度。有宽胸理气,温通经络的作用。

4. 腹部运揉法　以两手相合,掌心要虚,用手掌边缘在腹部做圆形团揉100次,可调和气血,健脾益胃,祛瘀行滞。

5. 腹部团摩法　以手掌在腹部做团摩100次,便秘者沿顺时针方向团摩,腹泻者按逆时针方向摩腹,有调理脾胃,理气止痛之效。

6. 腹部分推法　以两手相合,用两手拇指从膻中,沿任脉(腹正中线)向下推,在腹部关元穴处分向两侧,沿胃经(距正中线2寸*,与腹正中线相平行)上移,至膻中,如此反复做36次,有调理气机、解郁导滞之效。

---

* 1 寸≈3.33 cm

7. **一指禅推法**　一指禅推中脘(腹正中线上,脐上4寸)、气海(腹正中线上,脐下1.5寸)、关元(腹正中线上,脐下3寸)各100次,可培补元气。

(三)肩、背部

治疗时患者多取坐位,术者立于其侧。

1. 肩部推拿手法操作程序:① 拿捏、揉、滚肩部:术者分别用拿法、揉法、滚法施于肩部,使局部肌肉放松。② 肩部蝴蝶双飞法:术者立于患侧,将一脚踏于患者坐凳边,使患肢肘部放于抬起的大腿上,然后术者以双手做一指禅推法,在患肩前后相对操作。③ 对揉肩法:术者应立于患侧,将一脚踏于患者坐凳边,使患肢肘部放于抬起的大腿上。然后术者以双手掌分别置于患者肩关节前、后,呈抱揉式,反复对揉。④ 按揉肩四穴法:术者以右手拇指螺纹面着力,点揉肩前、肩髃、臑俞、臂臑四穴。⑤ 搓肩部及上肢:术者立于患侧,以双手掌分别置于肩前,肩后,呈对抱状,然后双手用力搓揉肩部10～20次。肩部搓揉后,顺势自上而下搓上肢。

2. 颈项部推拿手法操作程序:① 拿揉颈项、拿捏肩井:先以一指禅推或者滚法施于颈项部两侧肌肉和项韧带,可以沿风池-肩井、风府-大椎等线路上下往返操作,然后转变为三指或四指相对用力拿揉颈项部,或分别拿揉两侧肌肉,最后用两手拇指分别按揉两侧肩井穴,以酸胀为度。② 弹拨颈项部两侧大筋:用两手拇指交替做与颈项部两侧筋肉纤维方向垂直地来回拨动。③ 揉法、摩法颈肩部:术者用掌根沿两侧颈项部向肩峰方向或按或揉。④ 颈椎摇法、拔伸法:术者拇指与其余四指分开,用两手拇指顶按患者枕骨后方风池穴处,其余四指分开托其两侧下颌骨,前臂搁在患者肩部,逐渐向上拔伸颈部。⑤ 叩击项背部:用两手尺侧掌指部或小鱼际部或小指尺侧轻击颈项部两侧肌肉,反复数次。⑥ 擦颈项部:用手掌横擦大椎穴;用小鱼际直擦颈椎;用掌根直擦颈部两侧肌肉和正中天柱穴;以透热为度。

3. 腰背部推拿手法操作程序:① 掌推背腰:以双手平掌着力,拇指分别按于第二胸椎棘突两旁,余四指分别附着于肩胛骨上方,操作时以拇指用力为主,向下沿肩胛骨脊柱缘直推至肋角时,两手向外分摩,再沿肩胛骨外缘上升返回原位。② 摩背腰部:术者立于其身后,从肩胛部开始横擦至腰部,反复操作10～20次,或以透热为度。③ 分推背腰部、按压脊柱及腰椎两侧、弹拨两侧竖脊肌:术者位于患者侧方。双拇指重叠,以拇指螺纹面为着力点,在操作线上自上而下移动按揉,每一移动点按揉3～5次,痛点处增加力度和次数。每一移动距离等于术者的拇指宽度。用力方向要始终朝向患者脊柱的前内方。④ 擦背腰部:术者位于患者头端右侧方,以右手掌大小鱼际交会处及掌心部位着力,自上而下反复直推20～30次。操作时棘突线上应涂以润滑剂,以保护皮肤。用力要求均匀,压力不可太重。⑤ 背腰拍击法:术者位于患者侧方,以右手空掌拍法,自上而下快速拍击。每掌下拍移动距离约等于患者两个棘间长度,自上而下拍一遍8～10次。拍力要以腕劲为主,频率较快,声音清脆,富有节奏感。

(四)四肢

治疗时患者多取坐位或卧位,术者坐于或立于其侧。

1. 上肢：① 指拨极泉法：患者取坐位或卧位，术者位于患侧，一手拉患肢肘部，另一手以中指或示指罗指轻微拨动，忌用手指粗暴勾拉，以免损伤神经血管。拨动准确时，患者应有触电样感觉放射到手指。② 理臂肌法：患者取坐位或仰卧位。术者位于患侧，一手握患肢腕部，使肘关节微曲，上臂抬高约60°；另一手以拿法将上肢肌肉逐块拿住后，做一捏一松移动操作。可将上肢分为内、外、后三条线，由上而下依序操作。此法也可两手分置于上肢内外两侧，同时或交替操作。③ 抹臂法：患者取坐位或仰卧位。术者位于患侧，一手握患肢腕部，将其肘关节伸直；另一手五指微屈，以平掌抹法反复做同向抹动。在屈侧做向心性抹动，伸侧做离心性抹动者为补；反之为泻；屈、伸侧均为同向抹动者，为平补平泻。④ 抖摇上肢法：患者取坐位或仰卧位。术者位于患侧，双手握住患肢腕关节上端，双拇指并按于腕上背侧，然后将上肢边抖边摇，环摇幅度由小渐大。⑤ 动肘按曲池法：患者取仰卧位或坐位。术者位于患侧，一手握患肢肘部，拇指按于曲池穴固定不动；另一手握患肢腕将前臂做连续屈伸10～20次。此法是利用前臂的屈伸动作使曲池穴得到滑动按压，以加强按曲池的得气感应，既省力又可活动肘关节。⑥ 劈指缝法：患者取坐位或仰卧位。术者立于患侧，一手握患肢腕部，将其腕关节略背伸，指端朝上，五指伸直分开。术者另一手以平常的小指侧为着力点，依序劈五指间隙部3～5遍。⑦ 理五指法：患者取坐位或卧位，术者一手托患侧腕部，另一手拇指螺纹面与示指桡侧面握住患手指根部，捏而即松，松而即移，移而再捏，直至指端。五指依次理之。

2. 下肢：① 一指禅推：患者取卧位，术者位于患侧，用一指禅推法沿患者下肢前侧、外侧、内侧从近端向远端治疗。② 拿法、揉法、滚法：患者取卧位，术者位于患侧，用三指或四指拿法、滚法及掌根揉法施于患者下肢前侧、外侧、内侧，从近端向远端。③ 按法：患者取俯卧位，术者立于患侧，用掌根沿患者下肢后侧正中先，从近端向远端，着重按压环跳、承扶、委中、承山等。④ 搓揉下肢：患者取俯卧位，术者立于患侧，使患者下肢处于屈膝位，术者双手手掌固定沿下肢后外侧上下反复搓揉。

以上描述的是各类疾病在人体各个部位产生疼痛时可以应用的推拿治疗操作程序，当遇到局部有骨折、皮肤感染、皮肤破溃或不适宜应用手法治疗时，可以放弃某一个步骤。推拿手法多种多样，在治疗各种慢性原发性疼痛疾病时应不拘泥于某一种手法或操作程序，可以灵活运用各种手法，最终达到治疗疾病的目的。

（叶文成　王少廉）

第五节　拔罐疗法

一、拔罐疗法的概念

拔罐疗法是中医非药物疗法的一个重要组成部分。它以各种口径不同的瓷罐、玻璃罐、竹罐为工具，利用燃烧、蒸煮或抽气的方法使其内部形成负压，使罐吸附于人体经络、腧穴、患处或体表的某些部位，产生刺激，使被拔部位的皮肤产生充血、瘀血或起泡等现象，促使该处的经络通畅，以达到防治疾病，缓解疼痛的目的。

拔罐疗法又有"角法""针角""水角"等不同称谓，在古代主要用于外科治疗疮疡时的吸血排脓。如今随着医疗经验不断积累和医疗水平的不断改进，拔罐疗法的治疗范围已从单一的吸毒拔脓发展到内、外、妇、儿、骨伤、皮肤、疼痛等科，治疗病种数以百计，并常与针灸、刺络或中药熏蒸合用，成为中医治疗慢性疼痛中的一种重要疗法。

二、拔罐疗法的机制

（一）传统中医学的认识

拔罐疗法是以中医基础理论为指导，以中医阴阳五行学说、脏腑经络学说为根据，形成的一种独立的治疗方法。具有调节阴阳、疏通经络、宣通气血、活血化瘀、消肿止痛、扶正祛邪等作用。

1. 调节阴阳、扶正祛邪　拔罐疗法通过经络腧穴的配伍来达到调节阴阳的目的。如：拔大椎穴可以清泄阳热；拔关元穴可以温阳驱寒。六淫之邪致病的途径，多由皮肤或口鼻侵入机体，由表入里，由浅入深。《素问·调经论》说："风雨之伤人，先客于皮肤，传入于孙脉，孙脉满则传入于络脉，络脉满则输于大经脉，血气与邪并客于分腠之间。"意思是说六邪先由皮肤侵入，然后逐步侵入到孙脉、络脉、再到经脉，由经脉的传导侵入到所属的脏腑。拔罐疗法通过罐体抽真空产生的负压，将机体内的邪气排出体外，在瞬间内加快气血循环，提高脏腑功能，使疾病得到治愈。

2. 疏通经络、化瘀止痛　人体内的脏腑等器官组织，都是通过经络系统来联系的，由于有了经络的联系，人体才构成一个有机的整体。经络通畅，气血运行如常，生命活动才正常。若经络阻滞、气血受阻、气滞血瘀或经络气血亏虚时，就会产生各种病变或疼痛。拔罐疗法通过对经络腧穴或病变部位产生负压吸引作用，使体表组织产生充血、溢血等变化，改善血液循环，使经络气血通畅，濡养组织皮毛，营养脏腑器官，鼓舞振奋人体气血功能。另外，有研究表明，拔罐疗法具有明显的缓解疼痛效果，如头痛、腹痛、胆绞痛、风湿痛、急性腰扭伤、慢性软组织损伤等痛症，都可以用拔罐疗法，尤其是刺络拔罐法。

（二）现代医学的认识

现代医学目前对于拔罐疗法作用机制的认识多集中在其对免疫、代谢、心理等方面的影响，并未系统的阐明其作用机制。

1. 双向调节免疫系统　大量研究表明，拔罐能提高红细胞的免疫功能。红细胞具有识别抗原、清除血循环中的免疫复合物、免疫黏附细菌病毒及肿瘤细胞、效应细胞，以及免疫调节等重要作用，是人体免疫系统不可或缺的一部分。此外，拔罐还对体液免疫功能紊乱具有双向调节作用。拔罐后可使机体内偏低或偏高的免疫球蛋白恢复到正常水平。其机制可能是拔罐引起中枢或外周不同程度的内源性阿片肽的释放，作用于免疫细胞上的阿片受体，从而表达出不同的免疫功能上的调整。

2. 改善局部血液循环　拔罐所产生的充血、溢血或走罐所产生的血液往复灌注,使毛细血管扩张,血液循环加快,负压的良性刺激,通过神经—内分泌系统调节血管舒、缩功能和提高血管壁的通透性,增强局部血液供应而改善全身血液循环。

3. 促进机体新陈代谢　拔罐所产生的负压使皮肤表面微气泡溢出,排除组织血液的"废气",加强了局部组织的气体交换。有研究发现拔罐疗法能够使静脉血尿素氮、尿酸、肌酐等指标降低,有利于机体从疲劳中恢复。当肌肉都处于紧张状态时,局部血液循环受阻,组织缺血。拔罐,特别是走罐能拉长肌肉,增加血液灌流量,提高机体痛阈,从而使肌肉得到放松,疲劳得到缓解,起到类似推拿之作用。研究表明,拔罐能使拔罐局部痛阈、耐痛阈显著升高,使疼痛患者的疼痛强度明显降低,由疼痛引起的功能障碍也明显改善。

4. 对患者心理的影响　在治疗实施过程中,医生对患者身体的"治愈性的接触"会对患者心理产生很大的影响,使患者放松下来,为人体生理功能的运作提供良好的环境,从而使身体上的疾病症状得到缓解。

三、拔罐疗法的种类及应用

在火罐共性的基础上,衍生出不同的拔罐手法,现临床常用的有留罐法、闪罐法、走罐法、药罐法、电罐法、刺络拔罐法。不同的拔罐法各有其特殊作用。罐的种类很多,目前常用的罐有:竹罐、陶罐、玻璃罐、抽气罐。

罐的抽吸方法有三种。

(一)火吸法

是利用火在罐内燃烧排出罐内空气,形成负压,使罐吸附于皮肤的方法,具体有:闪火法、投火法、滴酒法、贴棉法。

(二)水吸法

是利用沸水排出罐内空气,形成负压,吸附于皮肤的方法,也可根据病情需要,在水中放入适量活血祛风药,如独活、羌活、当归、红花等。

(三)抽气吸法

先将罐紧扣在皮肤上,用注射器抽出罐内空气,产生负压,吸附于皮肤上的方法。

1. 留罐法　留罐法又称坐罐法,是将罐吸附于体表后,留置于施术部位 10 ～ 15 min,然后将罐取下的方法。是指罐吸拔在施术部位后留置一段时间的拔罐方法,是使用最为广泛的一种罐法。留罐法主要用于寒邪为主的疾患、脏腑病、久病,作用部位局限、固定。留罐法又分单罐法和多罐法。单罐法即用一个罐治疗疾病的方法,一般用于治疗病变范围比较小或者取穴较少的疾病,如感冒拔大椎;牙痛拔颊车;头痛拔太阳穴;痈肿溃脓期拔患处用以排脓等。多罐法即采用多个罐同时并用,一般用于治疗病变范围比较广泛或选穴比较多的疾病,如腰背部软组织损伤疼痛面积较广泛者,在疼痛部位拔多个罐疗效较好;胃脘痛者在两侧脾俞、胃俞同时留罐效果较好。留罐时间可根据患者的病情、部位、年龄、火罐的吸力等情况而定,一般为 10 ～ 15 min。

2. 闪罐法　是指将罐子拔上后立即取下,如此反复多吸几次,至皮肤潮红为度的方法。其适用于局部皮肤麻木、疼痛或功能减退等疾患,尤其适于不宜留罐的患者,如小儿、年轻女性面部。肌肉比较松弛,吸拔不紧或留罐有困难处,以及局部皮肤麻木或功能减退的虚证患者。采用闪罐法应注意操作时罐口应始终向下,棉球应送入罐底,棉球经过罐口时动作要快,避免罐口反复加热以致烫伤皮肤,操作者应随时掌握罐体温度,如感觉罐体过热,及时更换另一个罐继续操作。

3. 走罐法　走罐法又称为行罐法,即在治疗部位和火罐的边缘,薄薄地涂一层凡士林或液状石蜡等,待火罐吸附住皮肤后,一手扶罐底,一手扶罐体,在皮肤上、下、左、右慢慢移动,直到皮肤渐红或出现瘀血为止。此法常用来治疗麻痹、风湿病、跌打损伤所致之疼痛或脊神经根炎。走罐法宜选用玻璃罐,罐口应平滑,以防划伤皮肤。操作时应注意根据患者的病情和体质调整罐内负压,以及走罐的快、慢、轻、重。罐内的负压不可过大,否则走罐时由于疼痛较剧烈,患者无法接受。

走罐法对不同部位应采用不同的行罐手法。腰背部沿垂直方向上下推拉;胸胁部沿肋骨走向左右平行推动,肩、腹部采用罐具自转或应拔部位旋转移动的方法;四肢部沿长轴方向来回推拉等。

4. 药罐法　药罐法是拔罐法和中药疗法相结合的一种治疗方法,以竹罐为工具,药液煎煮后,利用高热排出罐内空气,造成负压,使罐体吸附于施术部位,这样既可起到拔罐时的温热刺激和机械刺激作用,又可发挥重要的药理作用,从而提高拔罐的治疗效果,在临床上可根据患者的不同辨证选择不同的中草药。本法的优点是温热作用好,可起到罐与药的双重作用,多用于风寒湿痹症。

5. 刺络拔罐法　刺络拔罐法是指刺络放血与拔罐配合应用的拔罐方法,是指用三棱针、皮肤针刺激局部病变部位或小血管,使其渗血或出血,然后加以拔罐的一种方法。此法在临床上应用较广泛,具有开窍泄热、活血化瘀、清热止痛、疏通经络等功能,多用于各种急慢性软组织损伤、神经性皮炎、痤疮、哮喘、坐骨神经痛等。使用本法应特别注意治疗前后的消毒工作,切忌在大血管上行刺络拔罐法,以免造成出血过多。

6. 留针拔罐法　简称针罐,即在留针的同时,将罐拔在留针处5～10 min,至皮肤红润、充血或瘀血时,将罐起下,再拔针的方法,起到针罐联合作用。

四、拔罐法治疗痛症的类型及操作

中医认为"痛则不通,通则不痛",疼痛多因经络阻滞、气血瘀阻。拔罐疗法具有疏通经络,活血化瘀的作用,因此拔罐疗法亦可以缓解疼痛。下面简单介绍几种临床上常见的运用拔罐疗法治疗的痛证。

(一)头痛

头痛是一种常见的自觉头部疼痛为主要症状的一种病症。头为诸阳之会,是手足三阳经脉聚集之处,五脏六腑之气血皆上走于头。头痛的病因非常复杂,在临床上根据病因及发作时的特点的不同,一般分为肝阳上亢头痛、风寒头痛、风热头痛三型。

1. 肝阳上亢头痛　头胀痛,多为两侧,常伴有头晕目眩,心烦易怒,面红目赤,口苦胁痛,失眠多梦。

【选穴】风门、太阳、印堂、太冲。

【操作】风门、太阳、印堂3穴采用单纯拔罐法,留罐10 min。太冲穴点刺出血,以微微出血为度,每日1次,5 d为1个疗程。

2. 风寒头痛　全头痛,痛势较剧烈,痛连项背,常喜裹头,恶风寒,口淡不渴。

【选穴】风门、太阳、外关。

【操作】艾罐法。先在上述各穴拔罐,留罐10 min,起罐后用艾条温灸风门、外关10 min,每日1次,3次为1个疗程。

3. 风热头痛　头痛而胀,甚则疼痛如裂,常伴有发热恶风,面红赤,口渴喜饮,大便秘结,小便黄赤。

【选穴】大椎、风门、太阳、曲池。

【操作】单纯拔罐法,留罐10 min,每日1次,3次为1个疗程。

但需注意的是颅内占位性病变或颅脑外伤所致的头痛,不宜用拔罐治疗。

(二)颈椎病

颈椎病是因颈椎间盘退行性变及其继发性改变刺激或压迫邻近组织,并引起眩晕,头、颈、背部疼痛、手足麻木等症状,属于中医"项痹"范畴。中医学认为,本病因年老体衰、肝肾不足、筋骨失养;或久坐耗气,劳损伤肉;或扭挫损伤,气滞血瘀,经脉阻滞所致。

方法一

【选穴】肝俞、肾俞、夹脊。

【操作】采用走罐法,患者取俯卧位,治疗前先用活络油在夹脊穴上涂抹均匀,用闪火法将火罐吸拔在起点(T_1棘突下,旁开1.67 cm),然后沿着夹脊穴来回滑动火罐10 min,肝俞、肾俞留罐15 min。每日1次,10次为1个疗程。本法适用于肝肾亏虚型。

方法二

【选穴】大椎、风池、大杼、风门、阿是穴。

【操作】采用刺血拔罐法,先皮肤常规消毒,用三棱针迅速点刺上述穴位,以见到出血为度,然后选择适当大小的火罐,用闪火法立即将罐拔于所点刺的穴位,留罐10～15 min,拔出血量1～2 mL,起罐后擦净皮肤上的血迹。每周1次,5次为1疗程。本法适用于气滞血瘀型,表现为颈、肩、背及四肢疼痛,位置固定不变,颈部活动受限,舌质紫暗或有瘀斑。

(三)腰部软组织劳损

腰部软组织劳损是指腰部的筋膜、肌腱、韧带、皮下组织、肌肉等慢性劳损。主要临床表现为腰部疼痛,疼痛性质为酸痛、胀痛、钝痛,或隐痛,反复发作,劳累后加重,休息后可减轻。腰部活动多无异常,少数患者可有腰肌痉挛,腰部活动受限。查体腰部可有广泛压痛。

方法一

【取穴】膈俞、委中、次髎、三阴交。

【操作】采用留罐法。患者取坐位,用闪火法将火罐吸拔在上述穴位上,留罐10～15 min,每日1次。本法适用于瘀血型,表现为腰部刺痛,部位固定,常夜间加重,舌质紫暗或有瘀斑。

方法二

【取穴】肾俞、次髎、关元俞、腰阳关。

【操作】采用留罐法,用闪火法在上述穴位上拔罐,留置10～15分钟,每日1次;也可采用闪罐法,反复吸拔至皮肤潮红为度,本法适用于肝肾不足,素体亏虚型。

（四）坐骨神经痛

坐骨神经痛是指沿坐骨神经通路及其分布区域内的疼痛,其主要症状表现为疼痛往往先从一侧腰或臀部开始,继而出现放射性下肢疼痛,沿坐骨神经,自腰部或臀部经大腿后部、腘窝、小腿后外侧向足跟或足背放射。疼痛呈烧灼样或刀割样,呈持续性或阵发性加剧,可因活动、弯腰、咳嗽、喷嚏、屏气、用力排便等加重,夜间疼痛加剧。对坐骨神经痛,拔罐疗法仅可缓解疼痛,还应积极治疗其他器质性病变。

1. 寒湿留着型　腰腿疼痛剧烈,屈伸不利,遇阴雨寒冷天气疼痛加重,自觉身体沉重,腰腿部重着强硬,小腿外侧及足背皮肤感觉减弱,喜暖畏寒,苔白腻,脉沉。

【选穴】命门、腰阳关、环跳、肾俞、关元。

【操作】采用留罐法,患者取俯卧位,用闪火法将火罐吸拔于命门、腰阳关、双侧肾俞穴及患侧环跳穴,留罐10～15 min,每日1次。

2. 瘀血阻滞型　腰腿疼痛病程较长,经久不愈,或腰部有外伤史,疼痛如针刺、刀割、转侧不利,入夜疼痛加重。舌质紫暗或有瘀斑,脉沉涩。

【选穴】肾俞、膈俞、关元俞、委中。

【操作】采用留罐法,患者取俯卧位,用闪火法将火罐吸拔于双侧肾俞、膈俞、关元及患侧委中穴,留罐10～15 min,每日1次。

此外,坐骨神经痛还可以采用刺络拔罐法,即在腰骶部旁开5 cm部位寻找瘀血脉络,常规消毒后,用三棱针刺破络脉,令血自动流出,后再拔罐5 min。隔天1次,5次为1个疗程。

五、拔罐的注意事项及禁忌证

（一）拔罐时注意事项

1. 拔罐时,室内需保持20℃以上的温度。最好在避风向阳处。

2. 拔罐时的吸附力过大时,可按挤一侧罐口边缘的皮肤,稍放一点空气进入罐中。

3. 拔罐顺序应从上到下,罐的型号则应上小下大。

4. 一般病情轻或有感觉障碍者,拔罐时间要短。病情重、病程长、病灶深及疼痛较剧者,拔罐时间可稍长,吸附力稍大。

5.针刺或刺络拔罐时,若用火力排气,须待消毒部位乙醇完全挥发后方可拔罐。否则易灼伤皮肤。

6.拔罐时间过长或吸力过大而出现水疱时,小的无须处理,仅涂甲紫,覆盖纱布固定即可。如果水疱较大,可用注射器抽出疱内液体,然后用消毒纱布固定,以防感染。

7.患者在过饥、过饱、过劳、过渴、高热、高度水肿、皮肤高度过敏、皮肤破损、皮肤弹性极差、肿瘤、血友病、肺结核活动期、月经病、孕期,心脏、大血管分布区均应禁用或慎重拔罐。

8.拔罐后8 h内不宜洗澡,当天不宜吹风、吹空调,保持床垫干燥与干净,避免过敏和外邪侵入。

(二)拔罐的禁忌证

有下列情况之一者,应禁用或慎用拔罐疗法。

1.凝血机制不好,有自发性出血倾向或损伤后出血不止的患者,不宜使用拔罐疗法,如血友病、紫癜、白血病等。

2.恶性皮肤肿瘤患者,或局部破损溃烂、外伤骨折、静脉曲张、体表大血管处等不宜拔罐。

3.妊娠期女性的腹部、腰骶部及乳房部位不宜拔罐,于其他部位拔罐,手法也应轻柔。

4.肺结核活动期,女性经期不宜拔罐。

5.重度心脏病、心力衰竭、呼吸衰竭及严重水肿的患者不宜拔罐。

6.五官部位、前后二阴部位不宜拔罐。

7.全身抽搐痉挛、狂躁不安、不合作者不宜拔罐。

拔罐后不同的颜色代表机体不同的病理状态。可以通过罐的颜色判断疾病性质,做出相应诊断和治疗,具体如下:

紫黑色-供血不足,寒积;紫色并黑斑-瘀血或气血不通;紫色并深浅不一的块状-风湿;鲜红色-阳证、热证;红而暗-血脂高,供血不足;瘀斑或灰白色淡-寒湿、虚证;皮肤瘙痒-风邪、湿邪;水泡-寒证、湿气重;紫红,暗红-阴证、寒证;潮红,淡红-虚证;白色并很快恢复原样-身体正常或病情轻;随着病情的好转,罐印也会随着减轻,预示疾病向愈。

拔罐疗法由于经济实用、操作简便、疗效显著等特点而广泛应用于临床,它对于缓解疼痛、温通驱寒具有较好的作用,但临床应用中很少单独使用拔罐疗法,大多是拔罐联合其他疗法治疗疼痛,并且拔罐疗法疗效的主观性强,缺乏相关科学评定标准。

(郑俊奕　刘慧颖)

第六节　刮痧疗法

一、刮痧疗法的起源和发展

刮痧疗法,是我国古代人民在与疾病做斗争的长期医疗实践中创造出来的一种治病方法,是我国民族传统医药学的一个组成部分。长期以来,它在我国民间广泛流传着。它方法简便,取材容易,随时随地即可施用。

痧症和刮痧疗法的产生和运用究竟创始于我国古代何时,目前未能确知,尚有待于今后的进一步考证。就现已见到的文献资料来说,痧症——"搅(今通作'绞')肠痧"在元朝已有了记载;明朝时,有人记述了我国东南地区民间已在用刮法治疗痧症;在明清两代,痧症和刮痧疗法已引起医药学家们的普遍重视,纷纷总结经验,写出了一些痧症专书,诸如《景岳全书》《证治准绳》《医学正传》《万氏家传保命歌括》《万病回春》《寿世保元》《侣山堂类辨》《医学心悟》《四明心法》《寿世编》《养生镜》《奇方类编》等不少医药学著作,也都论述了各种痧症的名称、证候和治疗方法,如药物、针刺放血及刮痧法等并详细记述了刮痧方法及其使用工具。

清朝鲍相璈所作《验方新编》,其书卷十五有《痧症》,卷十八有《痧症全方》。在《痧症》中,痧症分为阴痧、阳痧、乌痧、斑痧、绞肠痧等症,起初多半腹痛,亦有不痛,只觉昏沉、胀闷者,其病因多由秽气、暑气、伏热、寒气冰伏,郁为火毒,病气等所引起。在《痧症全方》中,分别论述各经之痧症:足太阳膀胱经痧、足阳明胃经痧、足少阳胆经痧、足太阴脾经痧等等,并论述了随经施治的方法。在论述刮痧疗法时,"择一光滑细口瓷碗,另用热水一盅,入香油一二匙,将碗口蘸油水,令其暖而且滑,两手覆执其碗,于患者背上,轻轻向下顺刮,切忌倒刮,以渐加重。碗口则再蘸再刮,良久,觉胸中胀滞下行,始能出声。顷之,腹中大响,大泻如注,其痛遂减,睡后通身瘙痒,或发出疙瘩遍身而愈"。清黄伯垂原著、王孟英续编《经验良方大全》一书中,专列有《痧证》,说:"绞肠痧心腹痛……,又方,以苎麻绳蘸热水,先刮头顶,次刮两臂及手足曲弯处,刮起红紫泡为妙。或用铜钱蘸油刮之亦妙。"以上治疗疾病都论及到了除了药物治疗以外,还运用刮痧疗法进行外治。

据此可知,我国古代人民在长期医疗实践中,首先发现和认识了一些肠绞痛而欲吐不能、欲泻不得的危急病,身上都伴发有出血小点、色红而小如沙粒的特征,遂以其名病,称之曰"绞肠沙",后又以其发病的手足逆冷或手足温暖而分之为"阴沙""阳沙",还有据不同证候,而名之曰"吊脚沙""瘪螺沙""缠腰沙""暗沙""烂喉"等等之名。其名目虽多种,然总之曰"沙症",以其沙症为人之"病",故又于其"沙"字之旁加"疒"而作"痧"。古人临床上于痧症,采用一定工具,或苎麻,或光滑碗口,或光滑汤匙,或木梳背,蘸舌油或温其润滑,根据中医药学理论知识。轻重适度手法刮摩痧症患者的身体某些部位,使其肌肤出现紫红色斑块,叫作"刮痧"。用以治疗痧症的一种方法。故今特称之"刮痧疗法"。现在刮痧工具改进为牛角精裇器,用于润滑刮痧的舌油或温水改用具有治疗作用的药物配制的润滑油剂,治病范围扩大到许多慢性疾病。

二、刮痧疗法的含义

刮痧疗法就是利用一定的工具,如苎麻,棉纱线团,或铜钱、银圆,或瓷碗、瓷调羹,或小蜂壳,或檀木香板、沉木香板,或木梳背,或水牛角板,以及盐,姜等蘸上水或香油,或润滑剂之类在人体某一部位的皮肤上进行刮摩,是皮肤上发红充血,呈现一块块或一片片的紫红色的斑点为止,以达到预防疾病和治疗疾病的目的。

三、刮痧疗法的产生和运用

谈到刮痧疗法的产生和运用,首先要谈到"痧"和"痧症"。痧,就是沙点子,即皮肤上出现的一些紫红色的、细小的形如沙粒的点子。由于是疾病引起的现象,所以在"沙"字上加一"病"旁而成为"痧"字。"痧症"是病症名称,指夏秋之间,因感受风、寒、暑、湿之气,或因感受疫气、秽浊之气而见身体寒热、头眩、胸闷、恶心、腹胀、腹痛,或神昏喉痛,或上吐下泻,或腰如带束,或指甲青黑,或手足直硬麻木等一类病症。痧症在中医古籍中的名称有多种:诸如转筋痧、吊脚痧、绞肠痧、霍乱以及各种"翻症"等。这些病症总起来有很多的症候,但无论是怎样的症候、何种类型的痧症,其共同的特点都有"痧"和"胀"。即用工具刮摩皮肤则出现有紫红色或紫黑色的沙点子(痧斑、瘀斑);发病时都会出现头昏脑胀、胸部胀闷、腹部胀痛、周身酸胀、肢体胀麻等发胀的症候,所以痧症又叫痧胀。那么,刮痧疗法就是由于痧症的出现而随之产生的一种治疗方法。

四、刮痧疗法的治病原理和治疗作用

究其刮痧疗法,之所以能够治疗痧症,以及后来发展成为治疗各种病症——无论是急性病症还是慢性病症,其基本原理是基于人体的脏腑,营卫,经络,腧穴的学说之上的。

脏腑,营卫,经络,腧穴四者联结成为一体,就构成了人体从内及外和从外达内的反应通路,即脏腑是人身的主体,是生命活动的根本,其产生的营卫气血是维持和营养人体生命活动的基本物质,并以经络为运行通道,作用于机体各部,反应于人体各腧穴之中,因而我们运用刮痧疗法治疗疾病,基于四者的关系。

五、刮痧疗法的治疗原则和治疗方法

1. 要三因制宜,即因时、因地、因人制宜,根据患者不同性格,不同年龄,不同体质,不同生活习惯,和不同地域环境,不同时令气候变化和不同病症等具体情况而采取相应的治疗措施。

2. 分清疾病的标本,先后缓急,"急则治其标,缓则治其本"。

3. 要扶正祛邪,辨别疾病的邪正虚实。

4. 要精选适宜的治疗部位。

六、刮痧疗法具有的优点

1. 方法简便,容易掌握。

2. 适应范围比较观法,疗效颇佳。

3. 安全可靠,不良反应小。

总之,刮痧疗法具有简便、经济、安全可靠、治疗作用较为广泛等许多优点。

七、刮痧疗法的种类和操作手法

刮痧疗法的种类,可以分为两种:一种是直接刮痧疗法,另一种是间接刮痧疗法。所谓直接刮痧疗法,就是医生用工具,直接刮痧人体某个部位的皮肤,使皮肤发红、充血,而呈现出紫红色或暗黑色的斑点来。这种方法多半用于体质比较强壮而病症又属于实盛之候。由于它是物理治疗,直接用于人体皮肤之上,因而它对人体造成的刺激性就大,一般体质虚弱的患者或是老年患者,以及皮肤细嫩婴儿,幼小的患儿,是承受不了这样大的刺激的。当然临床上也有应用的,但操作方法一定要轻柔、和缓,而不可用力过猛。间接刮痧疗法就是医生在施术时,用一块毛巾或棉布之类隔于人体所需要刮痧的部位,覆盖在其部位的皮肤上,然后再用工具在毛巾或是棉布上进行刮痧,使皮肤发红、充血,呈现出斑点来。由于是有物所隔,间接作用于人体,所以其产生的刺激比较直接刮痧人体皮肤所产生的刺激比直接刮痧疗法的所产生的刺激相对来说要弱一些。这种间接刮痧方法多半用于婴儿,幼小儿童,年老体弱患者以及患有某些皮肤病的人。

手法有平刮、竖刮、斜刮、角刮等,这是运用刮痧板的平、边、弯、角而采取的不同操作手法。

所谓平刮,就是用刮痧板的平边着力于施刮部位上,按着一定的方向进行较大面积的平行刮痧。竖刮也是用刮痧板的平边着力于施刮的部位上进行较大面积的刮痧,所不同的是方向为竖直上下。斜刮是斜行刮痧,以平、边、弯,着力于旋刮部位上,是用于人体某些部位不能进行平、竖刮情况下所采用的操作手法。角刮是用刮痧板的边、角着力于施刮处,进行较小面积的刮痧,如鼻沟处、神阙、听宫、听会交(耳屏处)、肘窝处。

八、刮痧疗法的工具及其使用

刮痧疗法可使用的工具很多,诸如:① 苎麻、麻线、棉纱线团;② 铜钱、银圆;③ 瓷碗、瓷调羹、木梳背;④ 小蚌壳;⑤ 檀木香、沉木香刮板,小水牛角板等。另外,还有水、油、润肤剂等辅助材料。

九、刮痧疗法的实施步骤

实施刮痧前的准备工作

1. 视病情而施术　临床上患者的病程有长有短,病情有轻有重,病性有寒有热、有虚有实。那么,医生在临症视疾时,首先要分清疾病的寒热虚实、先后缓急,实施治疗时要酌情而施术,即根据患者疾病的具体情况,施以不同的部位和刮痧手法。方法上可有平刮、斜刮、横刮、竖刮、边角刮等等;在力度上可以轻用力,可以重用力,即或补益,或攻泻。

2. 刮痧时的消毒工作 医生在实施刮痧时,一定要进行消毒工作。由于人体皮肤上和使用的工具上,常常会带有各种各样的病毒邪气,即通常所说的病菌。如果皮肤不净而破损,刮痧时皮肤上和工具上的病毒邪气,就会容易侵袭人体为害,而使人体发生病变。所以,医生在实施刮痧治疗时,定当用75%酒精,以医用棉球蘸上,在患者刮拭的部位上,以及运用的刮具上进行消毒,保持皮肤和刮具的洁净,防止致病因素的侵袭,使人体产生不良后果。

3. 患者的体位 在进行刮痧治疗时,除了医生应掌握一定的方法外,患者也应有一定的正确体位。即刮痧不同的部位时要有不同的体位姿势,这样方能配合之而产生好的疗效。刮痧不同的部位而产生不同患者的体位,如坐式、卧式、俯式、仰式、侧式、屈曲式等等。具体的是:如果刮痧人体头面、颈项、肩脾等部位,可以采取坐式、侧式、仰式和俯卧式等。如果刮痧人体胸腹、胁肋、腰背等涪日位,可以采取仰卧、侧卧和俯卧式等。如果是刮痧人体臀部、四肢、肘窝、腋窝等涪仔位、可以采取坐式、侧卧式、屈曲式等。另外,还有一些经穴部位和一些特殊刮痧部位,必须通过局部的运动,以及一定的姿势,运用不同体位方式,如转手式、举臂式等,总以患部向上或向侧方易于刮痧为原则。总而言之,患者的体位是根据病情需要而定。

注意:施刮时,除了要求患者有一定的体位姿势外,总的原则是让其自然而舒适,以患者自身感觉和病情为依据,在刮痧过程中也还要不断更换体位姿势,以避免患者因一种体位姿势的过久而产生疲劳,不利于正常的治疗。

4. 刮痧的操作方法 根据病情的需要,首先要选择好有关的刮痧部位,或是经穴主刮部位,或是经穴配刮部位,然后在其主刮部位和配刮部位上,涂抹上一些具有药性作用的润滑剂或是润肤剂之类,使其皮肤表面光滑滋润,再用消毒过的刮痧板(水牛角等材料),在涂抹的皮肤上,以45°的倾斜角度,平面朝下或朝外,沿一定的方向,进行刮痧,一般是由上而下,由内及外,依次顺刮,切不可以逆向而刮。在刮痧过程中,由点到线到面,或是由面到线到点,其刮痧面尽可能地可以拉大拉长;如果所刮的经穴部位是同一经脉上则更应如此。在一些骨骼、关节、肘窝、腿弯等部位上,可以采取棱角刮痧方式,其用力要均匀、适中、始终如一,不可以,时用力过猛,而又一时用力过轻。刮到皮肤发红充血,出现紫红色的斑点斑块,就可以换部位再刮。每一部位刮痧时间一般是3～5 min,次数20～30下(以病情过程中,根据病情的需要,时间也可长也可短,次数也可多也可少,术者自行酌情而定)。

在刮痧过程中,要不断查看患者的反应情况,诸如有无疼痛感、发热感、汗出情况,心中是否有发闷、发烦、发躁,有无吐泻等等感觉,及脉搏跳动的情况。根据患者反应来调节刮痧的轻重快慢。

十、刮痧疗法治病时的注意事项

（一）在施行刮痧治疗的地方,首先一点,其房间、治疗室一定要空气流通、清鲜,使患者在治疗时能有一个好的治疗环境。在冬天,房间要暖和;在夏天,房间要凉爽。否则,冬时患者脱衣服易外感寒邪使病情加重;夏时气候闷热,患者易发热中暑而出现不好的现象。

（二）刮痧过程中,如果患者出现了疼痛异常,发热而汗出不止,心中烦躁不安,心率加快等情况时,即马上停止刮痧,让患者平卧躺在床上或找一个安静的地方坐下来,休息一会儿,给予糖开水或盐开水。待患者安静下来,不适的现象会慢慢消失。然后再视病情酌情考虑,或是继续再施刮,还是下次再刮,医生自行决定。

（三）刮痧完毕后,用干净的医用棉球擦干患者身上的水珠、油质、润肤剂等,患者不可再进行劳作。隔一两天后再重复施刮,疗程一般为3～5次,持续1～2个疗程。治疗后的两三天,患者身上会出现疼痛感反应,是为正常现象,待一段时间后即可以消失。

十一、刮痧疗法治疗之候气("得气")

使用刮痧疗法,除了让皮肤上发红充血,出现斑痧点外,刮痧能否应对疾病,还要看刮痧过程中能否候气,即刮痧过程中是否会产生酸、胀、麻、重、沉等感觉和反应,而这种感觉和反应是呈放射性、扩散性的。如果有此类感觉和反应,即说明刮痧具有了针对这一疾病的效应。如果无此类感觉和反应,则说明运用刮痧疗法没有应对实病。刮痧治疗时能否候气,是由刮痧疗法的作用方式、刮痧方法、刮痧次数,以及作用时的时间长短,次数多少等等因素来决定的。能候气,说明疾病可以好转或痊愈,刮痧后产生了应有的效应,反之则无用。刮痧疗法候气的目的,就是要恢复人体五脏六腑、营卫气血、经络之气的正常功能活动,使疾病转愈,人体健康无病。

十二、治疗

（一）慢性原发性内脏疼痛

慢性原发性内脏疼痛是指胸腔,腹腔,或盆腔部位的慢性疼痛,伴有显著的情绪困扰或功能残疾。不同的解剖位置与来自特定内脏器官的典型反射性疼痛模式相一致。慢性原发性内脏疼痛是多因素的,生物,心理和社会因素均可导致疼痛综合征。

1. 腹痛

（1）定义　腹痛是指脘腹和少腹部的疼痛,可伴发于多种脏腑疾患。其中胃痛、泻痢、疝气、肠痈及妇科经带病。寒邪内积者,多由恣食生冷,损及脾胃阳气,积寒留滞;或保暖不慎,脐腹为寒邪所侵;或因阳气素虚,脾阳不振,脾胃运化失职;或由饮食不节,暴饮暴食,或过食肥甘辛辣,使腐熟传导功能失常,清浊相干,气机阻滞不通,导致急缓不等的腹痛。

（2）治则　刮拭任脉、足太阳、足阳明、足太阴经穴部位为主。腹痛是指脘腹和少腹部的疼痛,可伴发于多种脏腑疾患。

（3）主刮经穴部位　大椎、大杼、膏肓、神堂。配刮经穴部位：中脘、天枢、足三里。寒邪内积加刮关元至气海经穴部位。脾阳不振加刮脾俞至胃俞经穴部位。食滞加刮内庭经外奇穴部位。少腹痛甚加刮三阴交经穴部位。

（4）操作方法　以重手法刮拭主刮和配刮经穴部位3～5 min,尤以腹部出现痧点为好。轻手法刮拭关元至气海经穴部位3 min左右。其余加刮经穴部位以中等量刮拭3～5 min。

（5）方义　中脘为任脉之经穴部位,又为腑之会穴,可疏调六腑之气以升清降浊,温通胃肠。天枢,大肠募穴,通调大肠气机以行气滞。足三里,足阳明之经穴部位。阳明经多气多血,用之活血行气止痛,故四总穴歌有"肚腹三里留"。关元至气海为任脉之经穴部位,均为全身强壮要穴。尤其关元,为肾中阳气出入之场所,可温暖下焦以消寒积。脾俞、胃俞振奋脾胃之阳。少腹为足三阴经脉所过之处,三阴交为足三阴经脉交会穴,疏调在上之经气而止少腹痛,里内庭为治疗饮食停滞的经验效穴。数穴合用,使消化和传导功能得以恢复。

2. 痛经

（1）痛经是指行经前后或行经期间,小腹及腰骶部疼痛,甚则剧痛难忍者。发病原因,多由行经期间受寒饮冷,以致血络凝滞,瘀血阻滞胞中,不通则痛;或情志郁结,气滞而血凝者;或禀赋不足,或孕育太多,或大病久病之后至气血亏损,血海空虚,胞脉失养,经后作痛。

（2）治则　刮拭任脉、足太阴经穴部位为主。

（3）主刮经穴部位　大椎、肩井、大杼、膏肓。配刮经穴部位关元至中极、地机至三阴交、次髎。郁加刮太冲经穴部位。气血虚加刮足三里、命门经穴部位。

（4）操作方法　轻刮足三里、命门经穴部位3～5 min;重刮其他经穴部位3～5 min。

（5）方义　本方配穴目的为通调冲任,行瘀止痛。关元至中极均为任脉经穴部位,可通调冲任脉气。地机至三阴交均为脾经经穴部位,能疏调脾经经气而止痛。次髎为治痛经的经验有效穴。加刮太冲以疏肝理气,足三里、命门温养冲任,调补气血治疗气血亏虚之痛经。

3. 胃痛

（1）定义　又称胃脘痛。是一种常见的反复发作性症状。由于痛及心窝部,所以古代统称"心痛"或"心下痛",但与"真心痛"有显著区别。胃与脾互为表里,肝对脾胃有疏泄作用,故胃痛与肝脾有密切关系。属肝气犯胃者,多因忧思恼怒,气郁伤肝,肝气失其条达,横逆犯胃,气机阻塞,不通则痛;若脾胃虚寒,多因禀赋不足,中阳素虚,内寒滋生,加之饮食不慎,思虑劳累,或外受寒邪均可引起胃痛发作。本病多见于急、慢性胃炎,胃及十二指肠溃疡及胃神经官能症等。

（2）治则　刮拭足太阳、足阳明、手厥阴经脉经穴部位为主。

（3）主刮经穴部位　大椎、膏肓、神堂、大杼。配刮经穴部位中脘、内关、足三里。肝气犯胃加刮太冲、期门经穴部位。脾胃虚弱加刮脾俞、胃俞、章门经穴部位。

（4）操作方法　每个主刮经穴部位均重刮3～5 min，太冲、期门经穴部位中等强度刮拭3 min，脾俞、胃俞、章门经穴部位轻刮3 min左右。

（5）方义　中脘是任脉之经穴部位，又是胃之募穴，是胃气直接结聚之所。配合足阳明胃经的合穴足三里，以疏调胃腑，升清降浊，导滞止痛；内关为手厥阴心包之经穴部位，其经历络三焦，可调理三焦之气，在上宽胸理气，在中则和胃止痛。期门为肝之募穴，太冲为肝之原穴，二穴合用既疏肝解郁，又和胃止痛。脾俞为脾之背俞穴，章门为脾之募穴，俞募同用以健脾和胃，补中益气。胃俞为胃之背俞穴，可直接调和胃气以止痛，更助脾之俞募以健中焦。

（二）慢性广泛性疼痛

慢性广泛性疼痛是指起码4/5身体区域的弥漫性疼痛，伴有显著的情绪困扰（焦虑，愤怒/挫折后情绪低落）或功能残疾（干扰日常生活活动和减少社会角色的参与度）。慢性广泛性疼痛是多因素的，生物、心理和社会因素均可导致疼痛综合征。

1. 周痹

（1）定义　痹证之及于全身者。为风寒湿邪乘虚侵入血脉、肌肉所致。《灵枢·周痹》："周痹者，在于血脉之中，随脉以上，随脉以下，不能左右，各当其所。""此内不在脏，而外未发于皮，独居分肉之间，真气不能周，故命曰周痹。"《医学正传》卷五："因气虚而风寒湿三气乘之，故周身掣痛麻木并作者，古方谓之周痹。"证见周身疼痛，上下游行，或沉重麻木，项背拘急，脉濡涩等。治宜益气和营、祛邪通痹、用蠲痹汤等方，亦可用针法及其他外治法综合治疗。

（2）治则　督脉、足太阳膀胱经在背腰部第一、二循行线、华佗夹脊穴及疼痛点部位。

（3）主刮经穴部位　大椎、肩井、大杼、膏肓。配刮经穴部位天宗、阿是穴等。

（4）操作方法：以水牛角刮板蘸刮痧油刮拭背部督脉、足太阳膀胱经在背腰部第一、二循行线、华佗夹脊穴及疼痛点部位，每3 d刮拭1次，5次为1疗程。

（5）方义：本病基本病机为脏腑阴阳失调、气血失常，治以调整脏腑：调肝、健脾、温补肾；平衡阴阳调气血：温阳补虚，调气活血补血，以达祛风散寒除湿、气血舒畅荣筋络通之效。取膀胱经背部第一、二循行线及督脉、华佗夹脊穴进行刮痧，膀胱经背部第一、二循行线为五脏六腑经气输注之处，刮拭该处可调整脏腑功能；督脉为"阳脉之海"和"督领经脉之海"，刮拭该处可调节一身之阳气，达温阳散寒除湿的目的；腰背部华佗夹脊穴，古代文献早已证实刺激夹脊穴能治疗相应脏腑的病变，现代研究认为刺激夹脊穴可调节自主神经的功能，因此刮拭督脉、膀胱经背部第一、二循行线及华佗夹脊穴达到脏腑调整、阴阳协调、气旺血盛，周流全身，则全身痹痛可除。

2.慢性原发性肌肉骨骼疼痛

慢性原发性肌肉骨骼疼痛是指肌肉、骨骼、关节或肌腱的慢性疼痛,伴有显著的情绪困扰(焦虑、愤怒、挫折或情绪低落)或功能残疾(干扰日常生活活动和减少社会角色的参与度)。慢性原发性肌肉骨骼疼痛是多因素的,生物、心理和社会因素均可导致疼痛综合征。除非另有诊断能更好地解释所表现的症状,否则诊断独立于所确定的生物学或心理学因素是合适的。需要考虑的其他慢性肌肉骨骼疼痛的诊断被列为慢性继发性肌肉骨骼疼痛。

3.痹证

(1)定义 "痹"有闭阻不通之义,因风、寒、湿、热等外邪侵袭人体,闭阻经络,气血不能畅行,引起肌肉、筋骨、关节等酸痛、麻木、重着、伸屈不利,甚或关节肿大灼热等为主要临床表现。临床根据病邪偏胜和症状特点,分为行痹、痛痹、着痹和热痹。风湿性关节炎、风湿热、类风湿关节炎等病,均属中医"痹证"范畴。

(2)治则 以刮拭病变局部经穴部位和阳经经穴部位为主。

(3)主刮经穴部位 大椎、天柱至肩井、天柱至大杼、至膏肓、至神堂经穴部位。次刮经穴部位:肩关节加刮肩髃、肩髎、肩贞经穴部位。肘关节加刮曲池、曲泽、天井经穴部位。腕关节加刮阳池、阳溪、腕骨、外关经穴部位。脊背加刮身柱、命门、腰阳关、水沟经穴部位。膝关节加刮内膝眼、外膝眼、血海、阳陵泉经穴部位。踝关节加刮申脉、照海、昆仑、太溪经穴部位。行痹加刮膈俞、血海经穴部位。痛痹加刮肾俞、关元经穴部位。着痹加刮足三里、阴陵泉经穴部位。热痹加刮曲池、外关、合谷经穴部位。

(4)操作方法 重刮主刮经穴部位3 min左右;重刮各关节附近之加刮经穴部位3～5 min;中等强度刮拭其余经穴部位3 min左右。

(5)方义 主要针对痹证所在部位和性质而制定的。各关节部位,主要根据病所的经络循行部位而选取经穴,尤其以阳经穴为主,旨在疏通经络气血的阻滞,温阳化气,使营卫调和,则风寒湿邪无所依附而痹痛遂解。又根据风寒湿偏胜的不同,行痹加刮膈俞、血海以活血养血疏风,意在"治风先治血,血行风自灭"之意;痛痹加刮肾俞、关元经穴部位,因久痛阳气衰弱,寒气过胜,取关元、肾俞以益火源,振奋阳气,驱散寒邪;着痹取足三里、阴陵泉,是因水湿停留,先因中土不运,取之健脾以运化水湿;曲池、外关、合谷配大椎清热解表以治热痹。

(三)慢性原发性头痛和颌面部疼痛

慢性原发性头痛和颌面部疼痛是指至少3个月内至少一半时间发生的头痛或颌面部疼痛,伴有显著的情绪困扰(焦虑、愤怒、挫折或情绪低落)或功能残疾(干扰日常生活活动和减少社会角色的参与度)。慢性原发性头痛或颌面部疼痛是多因素的,生物、心理和社会因素均可导致疼痛综合征。

1.面痛

(1)定义 面痛指面颊抽掣疼痛,即现在所言三叉神经痛。疼痛呈阵发性烧灼痛或刺痛,疼痛部位以面颊上、下颌部为多。每次发作数秒或1～2分钟,一天可发作数次,并常伴见局部抽搐、皮肤潮红,流泪、流涎等症。本病多因风寒之邪袭于阳明筋脉,寒主收引,凝滞筋脉,血气痹阻不通,遂致面痛。或因风热病毒,浸淫面部,阻滞经脉气血运行而致面痛。

（2）治则　刮拭督脉,和足太阳,足阳明经穴部位。

（3）主刮经穴部位　大椎、肩井、大杼、膏肓。采用背部自大椎穴水平至肋弓后缘水平范围。配刮经穴部位天宗、四白、颧髎、上关、下关、颊车等。

（4）操作方法　先用石蜡均匀涂抹,再用牛角刮痧片,由上至下单返先内后外侧顺序刮治。以出现大片皮肤紫红或青黑瘀点且患者可忍受为度,隔日1次。

（5）方义　本方以病变局部经穴部位为主,辅以远道穴位,旨在疏通面部筋脉,祛寒清热,使气血调和,脉通则不痛。

2. 头痛

（1）定义　头痛是临床上常见的一种症状,可伴发于各种急、慢性疾病,涉及范围很广,如感冒、高血压、颈椎病、感染性发热疾患、神经功能紊乱,以及眼、鼻、耳、齿等疾病均可导致。本书主要论述是以头痛为主症、病史较长、反复发作的慢性头痛。导致头痛的原因多为风邪袭入经络,肝阳上亢、气血亏损以及瘀血阻络等。头为诸阳之会,风为阳邪易犯阳部,风邪上侵,上犯头部络脉,则气血不和,经络阻遏,久则络脉留瘀,每遇风邪而头痛发作,肝喜条达而恶抑郁,如因恼怒激动,则肝气郁而不畅,郁化火,火生风,肝风随经上扰,亦可致头痛;亦有因禀赋不足,气血素亏,髓海经气上充,每因操劳或用脑过度而致者;或因跌仆撞击、损及髓海,以致瘀血停滞、络道不通,头痛迁延,反复发作者。临床上则根据疼痛所在部位,来分辨其病属何经,再进行治疗。

（2）前头痛

1）治则　刮拭手足阳明经穴部位为主。

2）配刮经穴部位　上星至神庭、头临泣至阳白、印堂、头维、合谷。

3）操作方法　中等强度刮拭以上部位3～5 min,以局部暗红为度,不可刮破头面部皮肤。通常经穴部位以手扯痧30次左右,局部紫红为度。

4）方义　上星至神庭为督脉之经穴部位,位于前发际正中入发际0.5～1寸,适置前额;印堂为经外奇穴部位,位于两眉之中点;头临泣至阳白为少阳之经穴部位,亦位于前额部。根据腧穴所在,主治所及的道理,上穴均可疏通前额之经气,而达通则不痛之目的。头维为足阳明经穴部位,又位于额角,合谷为手阳明经穴部位,手足阳明经气在鼻旁相交会,二穴合用以调理阳明经气而达行气活血通络之功。

（3）后头痛

1）治则　刮拭督脉、足太阳经穴部位为主。

2）配刮经穴部位　后顶至脑户、天柱、昆仑。

3）操作方法　重刮后顶至脑户及天柱经穴部位3～5 min,以局部紫红或出现痧点为好。重刮昆仑经穴部位3 min左右。

4）方义　后顶至脑户为督脉经穴部位，位于后头部，刮拭此部位既可通阳化气，又可疏通局部经气而活络止痛；天柱为足太阳经穴部位，位于后项部，后头痛属太阳头痛，刮天柱以疏调太阳经气，为治后头痛之主穴位；昆仑亦为足太阳之经穴部位，位于足部，一取其疏通太阳经气之义，又取其上病下取之作用。

（4）头顶痛

1）治则　刮拭督脉、足厥阴经穴部位为主。

2）配刮经穴部位　百会至通天、行间至太冲。

3）操作方法　重手法以百会为中心向前、后、左、右各分别刮拭3～5 min，局部紫红为度；中等手法自行间向太冲刮拭3 min左右，局部暗红即可。

4）方义　百会为督脉经穴部位，位于高巅之上，可疏调局部经气以达活血通络止痛目的。行间、太冲为足厥阴之经穴部位，位于足部，头顶痛属厥阴头痛，用之以调理厥阴经气而治在上之病痛。

（5）偏头痛

1）治则　刮拭手足少阳经穴部位为主。

2）配刮经穴部位　头维至率谷、丝竹空经太阳至和髎、侠溪至足临泣。

3）操作方法　重刮头维至率谷经穴部位3～5 min，中等强度刮拭丝竹空至和髎、侠溪至足临泣3 min左右。

4）方义　头维虽为足阳明之经穴部位，却为足阳明、足少阳之交会穴；率谷为足少阳之经穴部位，刮拭上二穴以清泻少阳；丝竹空为手少阳经穴部位，和髎为足少阳经穴部位，太阳为经外奇穴，三穴均位于侧头部，同用既和调少阳又通局部之脉络；侠溪为足少阳荥穴，有清肝利胆的作用，配以足临泣共济疏肝解郁利胆通络之功。

（四）复杂性区域疼痛综合征

复杂性区域疼痛综合征发生前一半受过有害刺激，以自发性疼痛或痛觉过敏/感觉过敏为特征，不限于单一神经的支配区域，疼痛感受与外界刺激不成比例。临床伴有浮肿，皮肤血流（温度）或汗流异常、运动症状或营养改变。

1. 痹证

（1）定义　"痹"有闭阻不通之义，因风、寒、湿、热等外邪侵袭人体，闭阻经络，气血不能畅行，引起肌肉、筋骨、关节等酸痛、麻木、重着、伸屈不利，甚或关节肿大灼热等为主要临床表现。临床根据病邪偏胜和症状特点，分为行痹、痛痹、着痹和热痹。骨关节炎、和神经痛等病，均属中医"痹证"范畴。

（2）治则　刮拭经络以足太阳膀胱经、足少阳胆经、督脉为主。

（3）主刮经穴部位　以大椎—身柱、风池—肩井，天柱—风门三条线为主线。次刮经穴部位：根据酸痛所在部位选取相应的线路，局部的扳机点。

（4）操作方法　根据酸痛所在部位选取相应的线路，局部的扳机点要重点刮拭。刮拭力量由轻到重,以患者能耐受为宜。刮拭方向由上而下,由内而外顺次刮痧,刮至皮肤出现红色粒状、片状潮红即可。

(5) 方义 刮痧是通过刮拭体表皮肤,使邪毒外透,并通过经络传导于脏腑,达到双向调节脏腑、阴阳、气血的作用。通过对病痛部位处循行经络的刮拭,人体的神经末梢及感受器受到一定的刺激,并通过神经及体液调节,调动机体的免疫功能。

2. 蛇串疮

(1) 定义 患者的皮肤会出现红斑和水泡,一群一群长在一起,看来像一串珠,又像一条蛇,所以俗称生蛇。中医学理论认为本病外因毒邪侵袭,内因情志内伤致肝胆火盛,风火容于少阳厥阴经脉,郁于肌肤而发;或饮食失节而致脾经湿热内蕴,毒热交阻于阳明、太阴二经,发于肌肤脉络而成。

(2) 治则 在脊柱旁夹脊穴及阿是穴,太阳经循经刮痧。

(3) 主刮经穴部位 在脊柱旁夹脊穴及阿是穴。

次刮经穴部位 病灶部位,选择腰部以及下肢后侧的足太阳膀胱经。

(4) 操作方法 在脊柱旁夹脊穴及阿是穴处反复刮拭,至出现微红的痧点,手法宜轻柔,以避免患者产生疼痛为度,刮痧时注意沿同一方向刮拭,每次刮痧时间间隔4 d,共治疗7次。

(5) 方义 经络系统主要有经络和脉络组成,凡十二经脉者,外络于肢节,内属于脏腑,经络可以沟通脏腑和体表以及肌肉等一切组织器官,形成一个相关联系的系统,其主要发挥着运行气血、沟通内外、联络脏腑的作用。刮痧疗法可通过疏通经络,恢复以及调节机体的气血功能,进而达到治病的目的。疏通经络,行气活血,达到排泄瘀毒,通则不痛之功效。刮痧疗法具有刺激体表络脉、改善人体气血流通状态、行气活血等作用。背部夹脊穴紧邻督脉和膀胱经循行所过之处,于背部夹脊穴刮痧以调节督脉及全身脏腑经络气血。

(崇菲菲 耿宝梁)

第七节 牵 引 疗 法

牵引疗法(Traction therapy)是应用外力对身体某一部位或关节施加牵拉力,使其发生一定的分离,周围软组织得到适当的牵伸,从而达到治疗目的的一种方法。

牵引方法多种多样。根据治疗时患者体位不同,分为卧位牵引、坐位牵引、斜位牵引或直立位牵引;根据牵引力来源不同,分为用患者自身重量牵引、手法牵引、机械牵引、电动牵引;根据牵引持续时间不同,分为持续牵引与间歇牵引。

牵引的治疗作用主要有以下三个方面:① 解除肌肉痉挛、缓解疼痛;② 改善局部血液循环,促进水肿的吸收和炎症的消退,有利于损伤的软组织修复;③ 松解软组织粘连,牵伸挛缩的关节囊和韧带。

牵引的作用部位主要在脊柱和肢体,所以应用牵引疗法来治疗慢性原发性疼痛类的疾病主要为慢性原发性肌肉骨骼疼痛,如颈肩部、胸腰椎部及四肢关节疼痛,当以上几个部位疼痛发生了肌肉痉挛、局部水肿、局部关节软组织粘连或者挛缩,我们就可以应用牵引疗法来治疗。

一、腰椎牵引

腰椎牵引是以按摩手法之"人工拉压复位"为基础发展形成的器械治疗方法,通过对腰椎施加牵引力,使紧张、痉挛的腰部肌肉松弛,腰椎体间距增大,椎间盘内压降低,缓解突出物对神经组织的压迫,使疼痛得以消除。

(一)治疗方法

腰椎牵引从较原始的自重牵引逐步发展形成重锤牵引、动力牵引,分别以自身体重、外加重力或动力对腰椎施加持续性或间歇性的牵引力。近年来在水平牵引的基础上又增添了成角、旋转等功能,提高了治疗效果。

1. 坐位自体牵引 患者取坐位,支撑部位为腰部,患者坐在支撑架之间的弹性悬吊带上进行牵引。

2. 斜位自重牵引 患者在床上仰卧,胸部用牵引带固定于床头,腰部及下肢游离。初次牵引床面与水平面夹角30°,以后每日增加5°,一般8～10 d倾角可达70°～90°牵引时间每日4 h。

3. 床上骨盆重锤牵引 患者在床上仰卧,双下肢抬高置于物体使骨盆前倾,支撑部为骨盆,首次牵引滑轮重量每侧5 kg,两侧共10 kg;以后根据患者的治疗反应每1～3 d增加1～2 kg,最后达到合适的重量。牵引时间首次可定为1 h,休息20 min后继续牵引,待患者适应后逐渐延长牵引持续时间。夜间停止牵引,以利睡眠。

4. 动力骨盆牵引 动力骨盆牵引是以电动牵引力替代重锤进行的腰椎牵引方式,牵引体位同重锤牵引。可做持续牵引或间歇牵引。持续牵引的牵引重量和时间设定同牵引台重锤牵引。间歇牵引重量可从20～30 kg开始逐渐增加至适当重量,一般以不超过体重为原则。牵引时间15～20 min,间歇时间可在30 s以内进行调节,例如牵引1 min,间歇10 s。

5. 屈曲旋转快速牵引 患者俯卧,暴露腰部,治疗参数依据患者性别、年龄、身体状况、症状、体征及影像学检查结果而定。一般情况腰椎前屈10°～16°,旋转12°～15°,多向患侧旋转,或先向患侧再向健侧旋转。术者立于患者患侧,用手指或手掌根按压于患部上一棘突,另一手叠压其上,准备好后,脚踏控制开关,双手同时下推、旋转、按压。可重复1～2次。牵引后患者平卧硬板床3 d,腰部用腰围制动,可服消炎止痛药,3 d后复诊可配合使用其他物理疗法或按摩。一般只需牵引1次,若需再次牵引可于1周后进行。

6. 徒手牵引 患者取仰卧位于治疗床。最好是应用可滑动、分离的牵引床,以使摩擦阻力最小。患者双下肢伸直、腰椎伸展时,术者施力牵拉患者踝部。患者双髋屈曲90°,腰椎屈曲,患者双下肢悬挂于术者双肩,然后术者用双臂绕于患者双下肢施力。术者可应用一绕于自身骨盆的环形皮带助力。

7. 自我牵引 患者取仰卧位,双膝屈曲置于胸前,双手抱膝,以达到分离腰椎后部的目的。并可通过放松双手双膝,然后再度重复的方法间歇进行。

(二)注意事项

1. 牵引前向患者做好解释工作,消除患者紧张情绪,嘱咐其牵引时不要屏气或用力对抗。对进行屈曲旋转快速牵引者,需详细了解患者病情。

2. 牵引时患者应取屈髋、屈膝卧位,以减少腰椎前突,使腰部肌肉放松,腰椎管截面扩大,利于症状的缓解。

3. 胸背固定带和骨盆固定带要扎紧,但胸部固定带不应妨碍患者正常呼吸,同时应注意不应卡在腋窝,以免引起臂丛神经损伤。两侧牵引绳应对称,拉紧度一致。

4. 高龄或体质虚弱者以轻度牵引为限。

5. 牵引后应嘱患者继续平卧休息数分钟后再起身。牵引治疗期间需适当增加卧床休息时间。

(三)禁忌证

脊髓疾病、腰椎结核、肿瘤、有马尾神经综合征表现的腰椎管狭窄症、椎弓断裂、重度骨质疏松、严重高血压、心脏病、出血倾向等。

二、颈椎牵引

(一)治疗方法

颈椎牵引需通过枕颌牵引带进行。患者将衣领解开,颈部肌肉自然放松,将枕颌牵引带的长带托于下颌,短带托于枕部,调整好牵引带的松紧度并固定稳妥,将牵引带上方的吊带通过绳索、滑轮与重锤或电机相连以牵拉患者的颈椎。

1. 床上斜面自重牵引 将床的头端升高约15 cm形成斜面,患者头枕10 cm高的硬枕,借患者身体的下移趋势进行牵引。治疗初始以30 min为一单位,休息后逐渐延长牵引时间,睡前停止牵引,以保证患者睡眠充分。此种牵引可在患者家中进行。

2. 床上重锤持续牵引 患者仰卧在水平床面上,患者可枕普通枕头。重锤重量从3～4 kg开始,待患者适应后逐渐增加重量,最高可达7 kg。牵引时间治疗初始以30 min为一单位,休息后逐渐延长牵引时间,睡前停止牵引。

3. 坐位重锤牵引 将牵引带固定在吊架上,患者坐在有靠背的矮椅上,调整滑轮与椅子的相对位置,对颈椎进行稍向前屈方向的牵引。开始时重锤的重量暂定为体重的1/10左右,牵引时间每次10～30 min,每日可进行1～2次。

4. 动力牵引 颈椎的动力牵引是用可调控大小的机械力进行牵引,近年来常用以微电脑控制的电动机施加牵引力,患者一般取坐位,可选择持续牵引或间歇牵引。持续牵引的操作与坐位重锤牵引相似；间歇牵引的牵引力可稍加大，从10 kg左右开始，如患者无不适反应，以后可每日增加1 kg，最多到20 kg左右。

5. 徒手牵引　患者尽可能放松地仰卧于治疗床。术者立于床头，用双手支持患者头部重量，双手的放置以患者的舒适度为依据。术者将双手的手指放于患者枕后，或一手置于患者前额，另一手置于患者枕后，采用静力收缩的方法用双臂施加牵引重量。

6. 自我牵引　患者取坐位或仰卧位，将双手十指交叉后放于后枕部，尺侧端置于枕下和乳突处，然后双手逐渐向头顶方向用力，给头部一提拉运动，持续5～10 s，连续3～4次，或可同时将头部置于屈曲、伸展、侧屈或旋转的位置。

颈椎牵引重量应根据治疗次数、患者体质强弱、牵引时间长短以及采用持续牵引还是间歇牵引等因素来确定。一般初次治疗从3～5 kg开始，如患者无不适反应则每日增加1～2 kg，最大牵引重量需视患者体质及对牵引的反应而定，一般颈肌弱者14～18 kg，颈肌强者18～24 kg。长时间持续牵引宜采用小重量，短时间牵引可适当加大重量，间歇牵引不宜超过15 kg。

（二）注意事项

1. 牵引前向患者做好解释工作，消除患者紧张情绪，嘱咐其牵引时不要屏气或用力对抗。对进行屈曲旋转快速牵引者，需详细了解患者病情。

2. 调整好牵引带的受力部位。牵引带的枕部带应以枕骨粗隆为中心，恰好包住枕骨，颌部带包住下颌部；调整好枕颌牵引套的松紧度，防止压迫颈动脉，亦不要卡住喉部。

3. 脊髓型颈椎病患者慎用牵引，如其他保守疗法有效则尽量不做牵引。牵引不可在家中进行。初次牵引过程中应有医生在场，如患者出现四肢麻木、无力加重应立即停止牵引。

（三）禁忌证

颈椎结核；肿瘤；椎动脉硬化、畸形；陈旧性颈椎外伤；严重骨质疏松；心肌梗死；脑动脉硬化等。

三、关节功能牵引

当四肢部发生的慢性原发性疼痛发生软组织粘连、关节挛缩的表现时，此时可以应用关节功能牵引疗法来对症治疗治疗。关节功能牵引的实验研究结果：组织纤维在牵引力作用下可发生急弹性延长、缓弹性延长和塑性延长。最后不再回缩的部分即塑性延长的长度；塑性延长的长度是关节活动度恢复的基础，决定了关节活动度恢复的程度。

临床观察显示：牵引开始后6～8 min内关节活动度增加较快，以后变得缓慢，16～18 min后趋于稳定；并且在一定范围内的牵引力越大，塑性延长量越大，持续牵伸较反复短暂牵伸更利于塑性变形量的增加。

关节功能牵引的基本方法是将挛缩关节的近端肢体固定于适当位置，然后在其远端肢体上按需要方向用沙袋做重力牵引。一次牵引持续10～20 min，至少每日进行1～2

次,有条件时还可增加次数。不同关节及同一关节不同方向的牵引可依次进行。

治疗方法:① 手指关节挛缩;② 腕关节屈伸受限;③ 肘关节屈伸受限;④ 肩关节活动受限(旋转牵引);⑤ 膝关节屈曲受限;⑥ 踝关节挛缩。

注意事项:① 牵引前进行患部蜡疗,或在牵引前或牵引同时进行其他形式的患部热疗,但应密切注意与预防烫伤的发生。② 牵引时受力部位应有衬垫保护。③ 牵引时尽量采取稳定舒适的体位,充分放松局部肌肉。沙袋重量以引起一定的紧张感或轻度疼痛感觉但可以从容忍受,不引起反射性肌肉痉挛为度。

(叶文成　王少廉)

第十七章

慢性原发性疼痛的心理疗法

第一节 概　述

疼痛是一种保护性的信号，因此在疾病未确诊前不应滥用药物镇痛。但剧烈和长期的疼痛会影响到人体各器官系统的功能，如引起血压升高、心率加快、呼吸急促、自主神经功能紊乱和心理障碍。部分慢性疼痛的患者由于长期得不到良好正规的治疗而影响生活、学习和工作，甚至产生自杀行为，因此疼痛不仅是医学问题，而且是社会问题。

疼痛严重危害患者的生理和心理健康，常常伴有心理或精神改变，甚至造成功能障碍。因此，一旦通过评估手段确诊了疼痛，就需要采取相应的治疗措施。疼痛的治疗可以分为药物和非药物治疗两种。非药物治疗中的心理学治疗是目前疼痛治疗中比较流行的一种手段。在大多数情况下，采用常规的镇痛药并辅以适当的心理治疗能够获得更好的镇痛效果。

一、心理治疗原则

（一）分析

了解病情，明确诊断，对患者的心理状况与疼痛的关系及其规律进行分析。

（二）查因

经多种方法和多项检查排除器质性病变后，应详尽地查找引发疼痛的原因和因素，以便进行对因和对症治疗。

（三）医患的信任

引导患者增加对治疗的主观能动性。心理治疗是一门学问，也是一种艺术。其效果取决于医生对患者的了解以及患者对医生的信任。因而在与患者的交谈中应具有指导性，消除患者的疑虑，调动其接受治疗的积极性。

（四）综合治疗

慢性疼痛患者都存在不同程度的心理障碍，即使是仅仅因心理障碍所引起的疼痛，也需镇痛、镇静、安神、暗示或局部治疗。多宜采用两种或两种以上的方法有机而巧妙地结合起来进行治疗。

二、常用心理测定方法

心理测验种类繁多,目前世界上所用方法据说超过2 000种之多,在我国适用于临床的方法也不下于100种。目前国内常用的有几种心理测验简介如下:

(一)韦氏成人智力测验(WAIS-RC)

言语部分包括知识、领悟、算术、相似性、数字广度、词汇6个分测验;操作部分包括数字符号、图画填充、木块图、图片排列、物体拼凑5个分测验。每个分测验的项目均从易到难进行排列,完成全部测验的时间大约为75 min。

以上11个分测验都有各自的记分方法,每个被试者的各项分测验成绩(粗分)最后可换算成以10为平均数,3为标准差的量表分,再根据各分测验的量表分计算出言语量表分、操作量表分和总量表分,据此按被试者的年龄在相应智商表中查出等值的智商,即言语智商(VIQ)、操作智商(PIQ)和总智商(FIQ)。

优点:① 测验具有复杂的结构,不但有言语项目,还有操作项目,可同时提供3个智商分数和10个分测验分数。② 用离差智商代替比率智商,既克服了计算成人智商的困难,又解决了在智商变异上长期困扰人们的问题。③ 整个韦氏测验的三套量表互相衔接,适用的年龄范围可从幼儿到老年。

(二)瑞文渐进测验(Raven's Progressive Matrices)

是由英国心理学家瑞文于1938年设计的一种非文字智力测验。该测验是非文字的,它较少受到本人知识水平或受教育程度的影响,努力做到公平,常作为跨文化研究的工具。

类型:① 标准型(Standard Progressive Matrices, SMP):是瑞文测验的基本型,于1938年问世,适用于8年级到成人被试,有5个黑白系列;② 彩色型(Colour Progressive Matrices, CPM)编制于1947年,适用于5.5岁到11岁的儿童及智力落后的成人,分为三个彩色系列;③ 高级型(Advanced Progressive Matrices, AMP),供智力较高者使用。

研究表明,在全人口中,智力分布曲线基本上呈常态,其智力极高(IQ在130以上)与极低(IQ在70以下)者均占少数,智力属于中常或接近中常(IQ在80 ~ 120)之间者约占全体人群的80%。

智力测验经常受到的批评是:被试者在测验上的反应受知识经验的影响,因此对文化背景、教育水平不同的团体是不公平的。

实际上,没有任何一个测验能够对所有的团体同样公平,因为每种测验都是在一定文化背景下发展起来的。更好的办法是根据亚文化群的特点为不同团体编出不同的测验。若要使用同一测验,则要为少数特殊团体制定单独的常模。

(三)明尼苏达多项个性调查表(Minnesota Multiphasic Personality Inventory, MMPI)

问世于1943年,由明尼苏达大学教授哈特卫和麦金利合作编制而成。

1. 内容　MMPI一共有566个条目,包括14个分量表,其中10个为临床量表,4个为效度量表。

2. 临床量表是:① Hs(Hypochondriasis),疑病量表;② D(Depression),抑郁量表;③ Hy(Hysteria),癔病量表;④ Pd(Psychopathic deviate),精神病态量表;⑤ Mf(Masculinity-femininity),男子气、女子气量表;⑥ Pa(Paranoia),妄想狂量表;⑦ Pt(Psychasthenia),精神衰弱量表;⑧ Sc(Schizophrenia),精神分裂症量表;⑨ Ma(Hypomania),轻躁狂量表;⑩ Si(Social introversion),社会内向量表。

3. 效度量表是:① Q(Question),不能回答的问题,或用"?"代表;② L(Lie),说谎分数;③ F(Validity),诈病量表;④ K(Correction),校正分量表。

4. 施测与记分:① MMPI要求被试根据问卷中的指导语对题目做出"是"或"否"的回答。测验分"卡片式"和"手册式"两种,可根据需要选择使用。既可个别施测,也可团体施测,一般需要45～90分钟。年龄范围是16岁以上。② MMPI的记分运用电脑或"套版"统计,可以得出14个量表上不同的得分数,这是原始分。③ 由于每个量表的题目数量不同,各量表的原始分数无法比较,因此需要换算成T分数。如果T分在70以上(按美国常模),或T分在60分以上(中国常模),便视为可能有病理性异常表现或某种心理偏离现象。另外,还要做出得分的剖面图,以对被试的测试结果作全面、综合的分析。

(四)卡氏16种人格因素测验

16种人格因素测验(Sixteen Personality Factor Questionnaire, 16PF)是美国伊利诺伊州大学人格及能力测验研究所卡特尔教授经过几十年的系统观察、科学实验,以及用因素分析统计法慎重确定和编制而成的一种精确可靠的测验。

与其他类似的测验相比,它能以同等的时间(约40 min)测量更多方面的人格特质,并且可作为了解心理障碍的个性原因及心理障碍诊断的重要手段,也可用于人才选拔。

内容与施测方法:16PF英文原版共有5种版本:A、B本为全版本各有187个题目;C、D本为缩减本,各有106个题目;E本适合于文化水平较低的被试者,包括128个题目。1970年经刘永和、梅吉瑞修订,将A、B本合并,发表了中文修订本。合并本共有187个测题,分成16个因素,每个因素包括10～13个测题。

应用范围:可作为了解心理障碍的个性原因及心理障碍诊断的重要手段,也可用于人才的选拔。

(五)艾森克人格问卷

艾森克人格问卷(Eysenck Personality Questionnaire, EPQ)是英国伦敦大学心理系和精神病学研究所艾森克教授编制的,分儿童(7～15岁)和成人(16岁以上)两种类型。

内容及记分:① EPQ是一种自称测验,在成人问卷中包括90个条目(另有11项不记分),儿童问卷中包括81个条目(另有16项不记分)。② 这些条目让被试者根据自己的情况回答"是"或"否",然后按E(内向-外向)、N(神经质)、P(精神质)和L(掩饰性)4个量表记分,前三者分别代表艾森克人格结构的3个维度,L是后来加进的一个效度量表,但也代表一种稳定的人格功能,即反映被试者的社会朴实或幼稚水平。③ 最后,再根据被试者在4个量表所获得的粗分,按被试者的年龄、性别常模换算出标准T分,以分析被试者的个性特征。

(六) 爱德华个人偏好量表

爱德华个人偏好量表(Edwards Personal Preference Schedule, EPPS)是由美国心理学家爱德华于1953年编制,其依据是美国心理学家默里于1938年提出的需要理论。

内容及记分: ① EPPS共包括225个题目(其中有15个重复题目,用以检验反应的一致性),全部题目以平均分配来测量15种需求,成为15个分量表。分别为成就(ach)、顺从(def)、秩序(ord)、表现(exh)、自主(aut)、亲和(aff)、省察(int)、求助(suc)、支配(dom)、谦逊(aba)、慈善(nur)、变异(chg)、坚毅(end)、性爱(het)和攻击(agg)。② 根据个人所得的15个分数绘制的剖析图,即可对个人的心理倾向有个概括的了解。③ 此外,EPPS还有一个一致性量表,主要是看被试者在回答15个重复的题目上的一致性。如果回答不一致的题目太多,说明被试者在回答时不够认真或不够真实,因而该测验即被认为是无效的。

(七) 抑郁自评量表

1. 概述　抑郁自评量表(SDS)由郑编制于1965年。为美国教育卫生福利部推荐的用于精神药理学研究的量表之一,因使用简便,能相当直观地反映患者抑郁的主观感受,目前已广泛应用于门诊患者的粗筛、情绪状态评定以及调查、科研等。

2. 内容SDS　共包含20个项目,按症状出现的频度分4级评分:没有或很少时间、少部分时间、相当多时间、绝大部分或全部时间。若为正向评分题,依次评为粗分1、2、3、4分,反向评分题则评为4、3、2、1分。

3. 施测及评分　评定表格由评定对象自行填写,在自评者评定以前,一定要让他把整个量表的填写方法及每条问题的含义都弄明白,然后做出独立的、不受任何人影响的自我评定。评定的时间范围是自评者过去一周的实际感觉。待评定结束以后,把20个项目中的各项分数相加,即得到总粗分,然后将粗分乘以1.25以后取整数部分,就得到标准分。按照中国常模结果,SDS总粗分的分界值为41分,标准分为53分。

(八) 焦虑自评量表(SAS)

由郑于1971年编制。从量表结构的形式到具体评定方法,都与SDS十分相似,用于评定焦虑患者的主观感受。按照中国常模结果,总粗分的正常上限为40分,标准分为50分。

(九) 汉密尔顿抑郁量表(HAMD)

由汉密尔顿于1960年编制,是临床上评定抑郁状态时应用得最为普遍的量表。本量表有17项、21项和24项等3种版本。常用的是17项版本。

适用范围:本量表适用于有抑郁症状的成年患者。可用于抑郁症、躁郁症、神经症等多种疾病的抑郁症状之评定,尤其适用于抑郁症。然而,本量表对于抑郁症与焦虑症,却不能较好地进行鉴别,因为两者都有类似的项目。

评定方法:一般采用交谈和观察的方式,由经过训练的两名评定员对被评定者进行HAMD联合检查,待检查结束后,两名评定员独立评分。在评估心理或药物干预前后抑郁症状的改善情况时,首先在入组时评定当时或入组前1周的情况,然后在干预2～6周后再次评定来比较抑郁症状严重程度和症状谱的变化。

HAMD大部分项目采用0～4分的5级评分法:0分=无;1分=轻度;2分=中度;3分=重度;4分=很重。少数项目评分为0～2分的3级评分法:0分=无;1分=轻一中度;2分=重度。总分能较好地反映病情的严重程度,即症状越轻,总分越低;症状越重,总分越高。

按照戴瑞斯的划分,对于24项版本,总分超过35分可能为严重抑郁;超过20分,可能是轻或中度的抑郁;如小于8分,则没有抑郁症状。在17项版本则分别为24分、17分和7分。

17项版本如下:每项前面数字为分值。

1. 抑郁情绪:① 1=只在询问时才表达出来;② 2=自发表达;③ 3=可以从表情、姿势、声音、欲哭泣表现出抑郁情绪;④ 4=患者的言语、非言语表情完全表现为这种情绪。

2. 有罪感:① 1=责备自己,感到自己的存在连累了他人;② 2=认为自己犯了罪,或反复考虑自己过去犯的错误、过失;③ 3=认为现在有病是对自己的惩罚,或有罪恶妄想。④ 4=罪恶妄想伴有指责自己或威胁性幻觉。

3. 自杀:① 1=觉得活着没有意思;② 2=希望自己已经死去,或常想到与死有关的事;③ 3=消极观念(自杀观念);④ 4=有严重自杀行为。

4. 入睡困难:① 主诉有时有入睡困难,即上床后半小时仍不能入睡;② 主诉每晚均入睡困难。

5. 睡眠不深:① 1=睡眠浅多噩梦;② 2=半夜(晚12时以前)曾醒来(不包括上厕所)。

6. 早醒:① 1=有早醒,比平时早醒1 h,但能重新入睡;② 2=早醒后无法重新入睡。

7. 工作和兴趣:① 1=提问时才诉述;② 2=自发地直接或间接表达对活动、工作或学习失去兴趣,如感到无精打采,犹豫不决,不能坚持或需强迫才能工作或活动;③ 3=病室劳动或娱乐不满3 h;④ 4=因目前的疾病而停止工作,住院者不参加任何活动或者没有他人帮助便不能完成病室日常事务。看到就评,就高不就低。

8. 迟缓:① 1=精神检查中发现轻度迟缓;② 2=精神检查中发现明显迟缓;③ 3=精神检查困难;④ 4=完全不能回答问题(木僵)。

9. 激越:① 1=检查时有些心神不定;② 2=明显的心神不定或小动作多;③ 3=不能静坐,检查中曾起立;④ 4=搓手、咬手指、扯头发、咬嘴唇。

10. 精神性焦虑:① 1=问及时诉述;② 2=自发地表达;③ 3=表情和言谈流露出明显的忧虑;④ 4=明显惊恐。

11. 躯体性焦虑:① 1=轻度;② 2=中度,有肯定的躯体性焦虑症状;③ 3=重度,躯体性焦虑症状严重,影响生活或需加处理;④ 4=严重影响生活和活动。

12. 胃肠道症状：① 1=食欲减退，但不需他人鼓励便自行进食；② 2=进食需他人催促或请求和需要应用泻药或助消化药。

13. 全身症状：① 1=四肢、背部或颈部有沉重感、背痛、头痛、肌肉疼痛、全身乏力或疲倦；② 2=症状明显。

14. 性症状：① 1=轻度；② 2=重度；③ 3=不能肯定，或该项对被评者不适合（不计入总分）。未婚对性的态度。

15. 疑病：① 1=对身体过分关注；② 2=反复思考健康问题；③ 3=有疑病妄想；④ 4=伴幻觉的疑病妄想。

16. 体重减轻：按病史评定：① 1=患者自述可能有体重减轻；② 2=肯定体重减轻。按体重记录评定：① 1=1周内体重减轻500 g以上；② 2=1周内体重减轻1 000 g以上。

17. 自知力：① 0=知道自己有病，表现为抑郁；② 1=知道自己有病，但归于伙食太差、环境问题、工作太忙、病毒感染或需要休息等。③ 2=完全否认有病。

汉密尔顿焦虑量表（HAMA）由汉密尔顿于1959年编制。最早是精神科临床中常用的量表之一，包括14个项目。

适用范围：主要用于评定神经症及其他患者的焦虑症状的严重程度，但不大适宜于估计各种精神病时的焦虑状态。与HAMD相比较，有些重复的项目，如抑郁心境、躯体性焦虑、胃肠道症状及失眠等，故对于焦虑症与抑郁症也不能很好地进行鉴别。

评定方法：HAMA应由经过训练的2名评定员进行联合检查，一般采用交谈和观察的方法，待检查结束后，2名评定员独立评分。在评估心理或药物干预前后焦虑症状的改善情况时，首先在入组时评定当时或入组前一周的情况，然后再干预2～6周后再次评定来比较焦虑症状的严重程度和症状谱的变化。

项目和评定标准：HAMA所有项目采用0～4分的5级评分法，各级的标准为：0分=无症状；1分=轻；2分=中等；3分=重；4分=极重。

结果分析：① 焦虑因子分析：HAMA将焦虑因子分为躯体性和精神性两大类。躯体性焦虑：7～13项的得分比较高。精神性焦虑：1～6和14项得分比较高。② HAMA总分能较好地反映焦虑症状的严重程度。总分可以用来评价焦虑和抑郁障碍患者焦虑症状的严重程度和对各种药物、心理干预效果的评估。③ 总分≥29分，可能为严重焦虑；≥21分，肯定有明显焦虑；≥14分，肯定有焦虑；≥7分，可能有焦虑；如＜7分，则没有焦虑症状。

第二节　慢性疼痛心理的分型

疼痛是集感觉、情绪、认知、内脏和行为反应于一身的复杂现象群。对疼痛的药物或非药物调节，对上述过程的各个方面都可能产生广泛的影响。疼痛及其调制的研究已经并必将继续为机体感觉过程乃至其他相关过程的生理调节机制的研究发挥深远的影响。

心理因素在慢性疼痛的发生和发展过程中发挥的重要作用

紧张型/暗示型/抑郁型/疑病型：① 心理因素会增加慢性疼痛的诊断难度。② 心理因素会影响患者的依从性。③ 慢性疼痛可始于躯体损伤,但很快会发展为心理问题。④ 心理因素在慢性疼痛整体病程中发挥了作用,包括诊断和管理。

1. 紧张型　多是劳碌的人并正处于事业蓬勃发展期的,经常莫名其妙地头痛、牙痛,甚至全身肌肉都疼得难受。这是因为"心病"导致了身体上的疼痛——紧张性疼痛。

2. 暗示型　女性比男性多,例如:当在一次体检中被告知"十二指肠有逆蠕动波(这是正常现象)",但没有医学知识的人无法理解。当天吃晚饭时,她的饭量比平时少了一半,还觉得上腹部隐隐作痛。后来,开始频频呕吐,但医生却查不出原因,后来转到精神科才得以治愈。

3. 疑病型　例如:个人怀疑自己的肝出了问题,明天又觉得是胃出了毛病。更离谱的是,一看到网上报道一种罕见病时,就赶紧给家人打电话,说自己肯定就是这种病。后来,经精神科医生确诊,患上了疑病症,疼痛是她自己疑心出来的。

4. 抑郁型　例如:有话爱憋着,如果是一名抑郁症患者,他不仅每天闷闷不乐,而且一会说胳膊疼,一会说腿疼。一次甚至半夜爬起来把妻子叫醒,说自己心脏疼。吓得家人连夜把他送进医院。医生说他心脏很健康。可没过几天,他又无精打采起来,躺在床上非说浑身疼得起不来了。后来,咨询了精神科医生,才发现是抑郁造成的疼痛。

第三节　慢性疼痛心理治疗的规范

(一) 慢性疼痛心理治疗的要点

1. 教育——增强患者治疗信心和治疗依从性。

2. 了解慢性疼痛病因。

3. 重视患者的责任和义务。

4. 重视对患者人际关系影响等。

5. 疼痛的资讯。

6. 交流技巧。

(二) 慢性疼痛心理治疗的内容

1. 提供足够理解和支持。

2. 支持是处理应激反应的基本条件,处理慢性疼痛也不例外。

3. 理解、共情的表达。

4. 安全、控制感的建立。

5. 社会支持的利用(主观社会支持体验与利用的能力)。

（三）慢性疼痛心理治疗的内容

1. 缓解焦虑抑郁。

2. 与疼痛相关的负性情感、思维和行为的改变。

3. 一旦患者知道了将要发生什么并掌握一些控制的方法，患者治疗的信心就会增加、焦虑抑郁就会减少。

（四）慢性疼痛心理治疗方法

认知行为治疗；松弛治疗；暗示治疗；注意力转移等方法。

1. 慢性疼痛的认知行为治疗（cognitive behavioral therapy, CBT）认知行为治疗是慢性疼痛最为有效的心理治疗方法，可以：① 减轻疼痛；② 减轻致残程度；③ 减轻苦恼。

2. 心理因素在慢性疼痛的个体适应过程中发挥了重要作用，这些心理因素包括：① 情绪或心境；② 关于疼痛的信念；③ 疼痛应对方式。持续性地应对疼痛，并对疼痛进行适应会导致一系列精神问题，如抑郁和对疼痛产生恐惧，这种慢性持续性的抑郁、恐惧，不可避免地会对认知产生负面影响。这些患者经常埋怨注意力不集中，记忆力下降及完成认知性任务变得很困难。

3. 慢性疼痛的认知行为治疗（CBT）：认知行为治疗是一复合术语，它是要减轻或消除那些造成患者不良行为倾向，不良想法、信念的影响因素。此治疗的项目也随着他们所针对的局部人群或特殊群体的不同而有不同的内容和持续时间。它们也受到患者的实际情况和经济条件及治疗医生能力的限制。① 改变患者关于疼痛的负性思维模式；② 建设性和现实性认知和态度的建立；③ 增加患者的活动水平；④ 增加患者建设性的功能活动。

4. 慢性疼痛的认知行为治疗（CBT）

形式：个别心理治疗；小组心理治疗：10 ～ 20 人。

技术：松弛训练；认知重建；情绪管理；自我催眠；生物反馈。

（1）直接积极增强疼痛行为　有些患者在公共场所所有的行为都是与他人交流疼痛，包括语调、讲话内容、步态、姿势、面部表情等。若长此以往，会对患者不利并增加其痛苦。在CBT治疗时，医生将会对患者这种直接加强疼痛行为很敏感并应试着去减少这种行为。

（2）间接积极增强疼痛行为　逃避行为是加强疼痛和丧失能力最常见的形式，患者将会持续地躲避诱发其疼痛的环境并相信这种逃避可以镇痛，而实际上它反而加重了疼痛。患者会尽量做自己感觉好的事而少做使疼痛增加的事。长此以往可能会导致整个活动的减少。这种方式在CBT时可通过鼓励患者制定时间表，根据所制定的计划做事，并尽可能地达到目标而纠正。

（3）积极增强有益行为　慢性疼痛患者很少能主动加强好的行为，他们甚至会减少甚至避免这种有益行为。在CBT中，医生应充分认识到这个问题，鼓励患者及其家属积极进行自我评价，自我加强这种健康有益的行为。

（4）生理适应和作用　有的慢性疼痛患者会失去一些正常的感觉、生理应激和紧张度，这些症状常被误认为是疼痛引起的，实际上这是疲劳或生理性废用引起的。我们可以通过增加一般适应力，减轻疲劳，从而减少或减轻这些症状；而且患者在这些方面取得成就后，还可积极地自我加强有益的行为。

（5）认知的重新构建　应鼓励患者去培养自我否决、自我诋毁想法的自动认识。接着鼓励他们去检测这些想法的真实性并想办法去挑战这些想法的前提。这是培养一种对比性正确观察事物的能力，可理解感觉中的想法因素和想法中的感觉因素，这种能力支持一系列治疗的经典内容，包括交流技巧，提出问题并验证和解决，对付愤怒，减轻应激及发展一种自我松弛的反应。

（6）情绪管理：① 情绪的觉察；② 观察和体会对己、对人、对事的真实情感。情绪控制：① 认识情绪反应原因；② 提高对情绪刺激的容忍度；③ 学会适当克制、约束情绪表达；④ 情绪的发泄；⑤ 本身有保护作用；⑥ 找到健康合理成熟的情绪发泄方式；⑦ 如何保持良好情绪；⑧ 愉快情绪的获得与保持。

情绪管理是对个体和群体的情绪感知、控制、调节的过程。包括两个方面：正面情绪是指以开心、乐观、满足、热情等为特征的情绪；负面情绪是指以难过、委屈、伤心、害怕等为特征的情绪。

第一，体察自己的情绪。也就是，时时提醒自己注意："我现在的情绪是什么？"例如：当你因为朋友约会迟到而对他冷言冷语，问问自己："我为什么这么做？我现在有什么感觉？"如果你察觉你已对朋友三番两次的迟到感到生气，你就可以对自己的生气做更好的处理。有许多人认为："人不应该有情绪"，所以不肯承认自己有负面的情绪，要知道，人一定会有情绪的，压抑情绪反而带来更不好的结果，学着体察自己的情绪，是情绪管理的第一步。

第二，适当表达自己的情绪。再以朋友约会迟到的例子来看，你之所以生气可能是因为他让你担心，在这种情况下，你可以婉转地告诉他："你过了约定的时间还没到，我好担心你在路上发生意外。"试着把"我好担心"的感觉传达给他，让他了解他的迟到会带给你什么感受。什么是不适当的表达呢？例如：你指责他："每次约会都迟到，你为什么都不考虑我的感觉？"当你指责对方时，也会引起他负面的情绪，他会变成一只刺猬，忙着防御外来的攻击，没有办法站在你的立场为你着想，他的反应可能是："路上塞车嘛！有什么办法，你以为我不想准时吗？"如此一来，两人开始吵架，别提什么愉快的约会了。如何"适当表达"情绪，是一门艺术，需要用心的体会、揣摩，更重要的是，要切实用在生活中。

第三，以合适的方式缓解情绪。缓解情绪的方法很多，有些人会痛哭一场、有些人找三五好友诉苦一番、另一些人会逛街、听音乐、散步或逼自己做别的事情以免老想起不愉快，比较糟糕的方式是喝酒、飙车，甚至自杀。要注意，缓解情绪的目的在于给自己一个理清想法的机会，让自己好过一点，也让自己更有能力去面对未来。如果缓解情绪的方式只是暂时逃避痛苦，然后需承受更多的痛苦，这便不是一个合适的方式。有了不舒服的感觉,要勇敢地面对,仔细想想,为什么这么难过、生气? 我可以怎么做,将来才不会再重蹈覆辙? 怎么做可以降低我的不愉快? 这么做会不会带来更大的伤害? 根据这几个角度去选择适合自己且能有效缓解情绪的方式,你就能够控制情绪,而不是让情绪来控制你!

（7）松弛训练——呼吸训练:一手放胸,一手放胃。鼻子缓慢吸气,让胃部鼓起来。鼻子缓慢、均匀呼气,保持节律,8 ～ 12次/min。

（王　博　马彦韬）

参考文献

［1］韩济生,樊碧发.疼痛学[M].北京:北京大学出版社,2012.

［2］刘延青,崔健军.实用疼痛学[M].北京:人民卫生出版社,2013.

［3］宋文阁,王春亭,傅志俭,等主编.实用临床疼痛学[M].河南:河南科学技术出版社,2008.

［4］安建雄,程志祥.三氧医学[M].北京:科学出版社,2018.

［5］郑宝森.神经阻滞技术解剖学彩色图谱[M].天津:天津科技翻译出版公司,2006.

［6］刘延青,吕岩.我国建立临床医学二级学科疼痛病学的重要性和必要性[J].实用疼痛学杂志,2018,14(4):241-242.

［7］宋学军.疼痛信号外周神经转导的分子生物学机制[J].中国疼痛医学志,2016,(1):27.

［8］樊碧发.疼痛医学原理与实践[M].北京:人民卫生出版社,2009.

［9］刘延青,崔健军.实用疼痛学[M].北京:人民卫生出版社,2013.

［10］崔敏,刘爱军,王国辉.全国名老中医韦绪性辨治疼痛病精要[M].北京:中国中医药出版社,2016.

［11］卢帆,宋莉,刘慧,等.癌性神经病理性疼痛的评估和诊疗现状[J].中国疼痛医学杂志,2015,2(19):692-696.

［11］程岩,刘树堂.三叉神经痛的认识与治疗现状[J].河北医科大学学报,2015,1(36).

［12］崔东,李泽华,宋学军.慢性疼痛的脊髓机制[J].中国疼痛医学杂志,2017,23(9):641-647.

［13］吕岩,程建国,樊碧发,等.ICD-11慢性疼痛分类中文编译版[J].中国疼痛医学杂志,2018,11:801-805.

［14］Rippentrop EA, Altmaier EM, et al. The relationship between religion/spirituality and physical health, mental health, and pain in a chronic pain population[J]. Pain 2005 Aug; 116 (3): 311-321.

［15］Haleem DJ. Serotonin-1A receptor dependent modulation of pain and reward for improving therapy of chronic pain［J］. Pharmacol Res 2018 Aug; 134: 212–219.

［16］Walters ET, How is chronic pain related to sympathetic dysfunction and autonomic dysreflexia following spinal cord injury?［J］. Auton Neurosci 2018 01; 209: 79–89.

［17］宋俊梅,付曦.癌性疼痛治疗现状［J］.现代医药卫生,2015.7(31).

［18］解温品,朱俊峰.疼痛医学观念的发展［J］.实用疼痛学杂志,2010,06(3): 227-228.

［19］张建荣.疼痛的治疗现状［J］.中国医药导报,2006,12(3).

［20］叶楠,李高峰.开胸术后慢性疼痛的产生机制及治疗现状［J］.现代肿瘤医学,2014.1(22).

［21］Uttam S, Wong C, Price TJ, et al. eIF4E-Dependent Translational Control: A Central Mechanism for Regulation of Pain Plasticity. Front Genet 2018; 9: 470.

［22］Meacham K, Shepherd A, Mohapatra DP, et al. Neuropathic Pain: Central vs. Peripheral Mechanisms, Curr Pain Headache Rep 2017 Jun; 21 (6): 28.

［23］明星,赵继军.疼痛管理的相关影响因素研究进展及展望［J］.护理学报,2012,19(5): 26-28.

［24］陈亚慧.JCI指导疼痛管理［J］.中国医院院长,2011(20): 35.

［25］孙凤,曾利川,肖应权,等.幻肢痛的治疗现状及展望［J］.中华临床医师杂志,2013,10(7).

［26］童莺歌,田素明.疼痛护理学［M］.杭州: 浙江大学出版社,2017.

［27］赵继军.疼痛护理学［M］.北京: 人民军医出版社,2010.

［28］蔡宏澜,段宝霖,王雅,等.慢性疼痛病人伴发焦虑、抑郁和躯体化症状的现况分析［J］.中国疼痛医学杂志,2017,23(10): 788-790.

［29］孟姝.以疼痛为主的躯体症状障碍相关因素的研究［D］.青岛: 青岛大学,2018: 1-54.

［30］刘礼锋,万凌峰,孟齐生,等.外科手术后疼痛与年龄、性别间的相关性分析［J］.浙江创伤外科,2018(2).

［31］马鸿建,李其松.中重度癌症疼痛病人心理反应与人格特征的关系［J］.实用肿瘤杂志,1998(6): 345-347.

［32］姜召彩,王锦琰,罗非.预期调节疼痛的认知神经机制［J］.中国临床心理学杂志,2013,21(6): 916-919.

［33］张晓磊,胡永生.慢性疼痛患者愤怒的认知属性［J］.中国疼痛医学杂志,2012,18(7): 406-406.

［34］王锦琰.焦虑与疼痛［J］.中国疼痛医学杂志,2005(4): 193-195.

［35］Yang H, Haldeman S, Nakata A, et al. Work Related Risk Factors for Neck Pain in the U.S. Working Population［J］.Spine, 2015, 40 (3): 184-192.

［36］童莺歌,田素明.疼痛护理学［M］.杭州：浙江大学出版社,2017.

［37］赵继军.疼痛护理学［M］.北京：人民军医出版社,2010.

［38］王文录,庞立健,吕晓东等.基于文献分析的慢性疼痛发病机制及治疗现状研究［J］.世界科学技术—中医药现代化,2017,8(19).

［39］Argoff C E. The coexistence of neuropathic pain, sleep, and psychiatric disorders: a novel treatment approach［J］. Clin J Pain, 2007, 23 (1): 15–22.

［40］Yang P, Chen J, Chen D, et al. Functional tracing of medial nociceptive pathways using activity-dependent manganese-enhanced MRI［J］. Pain, 2011, 152 (1): 194–203.

［41］Ansari A. The efficacy of newer antidepressants in the treatment of chronic pain: a review of current literature［J］. Harv Rev Psychiatry, 2000, 7 (5): 257–277.

［42］Ansari A. The efficacy of newer antidepressants in the treatment of chronic pain: a review of current literature［J］. Harv Rev Psychiatry, 2000, 7 (5): 257–277.

［43］Ansari A. The efficacy of newer antidepressants in the treatment of chronic pain: a review of current literature［J］. Harv Rev Psychiatry, 2000, 7 (5): 257–277.

［44］Dworkin R H, Backonja M, Rowbotham M C, et al. Advances in neuropathic pain: diagnosis, mechanisms, and treatment recommendations［J］. Arch Neurol, 2003, 60 (11): 1524–1534.

［45］Watson C P. The treatment of neuropathic pain: antidepressants and opioids［J］. Clin J Pain, 2000, 16 (2 Suppl): S49–S55.

［46］Esser M J, Sawynok J. Caffeine blockade of the thermal antihyperalgesic effect of acute amitriptyline in a rat model of neuropathic pain［J］. European Journal of Pharmacology, 2000, 399 (2): 131–139.

［47］Thorlund K, Druyts E, Wu P, et al. Comparative Efficacy and Safety of Selective Serotonin Reuptake Inhibitors and Serotonin-Norepinephrine Reuptake Inhibitors in Older Adults: A Network Meta-Analysis［J］. Journal of the American Geriatrics Society, 2015, 63 (5): 1002–1009.

［48］Vis P M, van Baardewijk M, Einarson T R. Duloxetine and venlafaxine-XR in the treatment of major depressive disorder: a meta-analysis of randomized clinical trials［J］. Ann Pharmacother, 2005, 39 (11): 1798–1807.

［49］Finnerup N B, Attal N, Haroutounian S, et al. Pharmacotherapy for neuropathic pain in adults: a systematic review and meta-analysis［J］. Lancet Neurol, 2015, 14 (2): 162–173.

［50］Brannan S K, Mallinckrodt C H, Brown E B, et al. Duloxetine 60 mg once-daily in the treatment of painful physical symptoms in patients with major depressive disorder［J］. Journal of Psychiatric Research, 2005, 39 (1): 43–53.

［51］ Jaracz J, Gattner K, Jaracz K, et al. Is Venlafaxine More Effective than Escitalopram and Nortriptyline in the Management of Painful Symptoms in Patients with Major Depression?［J］. Pharmacopsychiatry, 2018, 51 (4): 148−152.

［52］ Calandre E P, Morillas-Arques P, Molina-Barea R, et al. Trazodone plus pregabalin combination in the treatment of fibromyalgia: a two-phase, 24-week, open-label uncontrolled study［J］. BMC musculoskeletal disorders, 2011, 12 (1): 95.

［53］ Zieglgnsberger W. Substance P and pain chronicity［J］. Cell and Tissue Research, 2018.

［54］ 翟江, 杨沿浪. 伴有躯体疼痛的抑郁症患者血浆 P 物质水平的对照研究［J］. 中国健康心理学杂志, 2011 (11): 1290−1292.

［55］ Roczniak W, Wrobel J, Dolczak L, et al. Influence of central noradrenergic system lesion on the serotoninergic 5−HT3 receptor mediated analgesia in rats［J］. Adv Clin Exp Med, 2013, 22 (5): 629−638.

［56］ Leuchter A F, Husain M M, Cook I A, et al. Painful physical symptoms and treatment outcome in major depressive disorder: a STAR*D (Sequenced Treatment Alternatives to Relieve Depression) report［J］. Psychol Med, 2010, 40 (2): 239−251.

［57］ Treede RD, Rief W, Barke A, et al. A classification of chronic pain for ICD−11. Pain. 2015, 156(6): 1003−1007.

［58］ 杨兰, 于明. ICD−11 的模型与修订进展［J］. 中国病案, 2015, 16 (5): 20−24, 61.

［59］ 刘娇艳, 邱玲, 郑旭, 等. 超声波治疗疼痛性疾病的临床应用研究［J］. 中国康复, 2013, 28 (6): 468−470.

［60］ 胡理, 罗层, 陈军. ICD−11 慢性疼痛分类［J］. 中国疼痛医学杂志, 2015, 21 (7): 486−487.

［61］ Yu C Z, Liu Y P, Liu S, et al. Systematic administration of B vitamins attenuates neuropathic hyperalgesia and reduces spinal neuron injury following temporary spinal cord ischaemia in rats［J］. Eur J Pain, 2014, 18 (1): 76−85.

［62］ Abbott C A, Malik R A, van Ross E R E, et al. Prevalence and Characteristics of Painful Diabetic Neuropathy in a Large Community-Based Diabetic Population in the U.K.［J］. Diabetes Care, 2011, 34 (10): 2220−2224.

［63］ Jensen T S, Backonja M, Jiménez S H, et al. New perspectives on the management of diabetic peripheral neuropathic pain［J］. Diabetes & Vascular Disease Research, 2006, 3 (2): 108−119.

［64］ Stracke H, Lindemann A, Federlin K. A benfotiamine-vitamin B combination in treatment of diabetic polyneuropathy［J］. Experimental and clinical endocrinology & diabetes : official journal, German Society of Endocrinology［and］German Diabetes

Association, 1996, 104 (4): 311.

［65］Jolivalt C G, Mizisin L M, Nelson A, et al. B vitamins alleviate indices of neuropathic pain in diabetic rats［J］. European Journal of Pharmacology, 2009, 612 (1–3): 41–47.

［66］Dakshinamurti K, Sharma S K, Geiger J D. Neuroprotective actions of pyridoxine［J］. Biochimica et Biophysica Acta (BBA）— Proteins and Proteomics, 2003, 1647 (1–2): 225–229.

［67］Reyes-Garcia G, Medina-Santillan R, Rocha-Gonzalez H I, et al. Synergistic interaction between spinal gabapentin and oral B vitamins in a neuropathic pain model［J］. Proc West Pharmacol Soc, 2003, 46: 91–94.

［68］Ediz L, Hiz O, Meral I, et al. Complex regional pain syndrome: A vitamin K dependent entity?［J］. Medical Hypotheses, 2010, 75 (3): 319–323.

［69］郝鹏, 杜传超, 程华, 等. 维生素C对复杂性区域疼痛综合征预防效果的Meta分析［J］. 创伤外科杂志, 2016 (10): 595–598.

［70］Li R, Shen L, Yu X, et al. Vitamin C enhances the analgesic effect of gabapentin on rats with neuropathic pain［J］. Life Sciences, 2016, 157: 25–31.

［71］杨维良, 韩鲁珩. 维生素E治疗乳痛症的疗效与评价［J］. 黑龙江医学, 1990 (03): 17.

［72］毕学汉, 杨永秀, 刘雅莉, 等. 维生素E治疗原发性痛经的系统评价［J］. 实用妇产科杂志, 2008 (02): 92–95.

［73］袁今才. 维生素K的临床应用［J］. 医教研究, 1994 (04): 57–59.

［74］才菊芬, 陈广萍. 维生素K₃封闭治疗腰痛及四肢痛50例疗效观察［J］. 哈尔滨医药, 1997 (01): 31.

［75］徐伟. 水疗法的进展与应用［J］. 中国城乡企业卫生, 2017 (7): 9–12.

［76］李学文. 温泉运动水疗法治疗肩周炎56例［J］. 中国疗养医学, 2001, 10 (2): 3–5.

［77］李健, 张福蓉, 李梦晓, 等. 水疗法改善痉挛研究进展［J］. 按摩与康复医学, 2018 (17).

［78］刘玉珍. 温泉水疗法在康复疗养中的应用与研究进展［J］. 中国疗养医学, 2013, 22 (4): 306–307.

［79］Ji R R, Xu Z Z, Gao Y J. Emerging targets in neuroinflammation-driven chronic pain［J］. Nature Reviews Drug Discovery, 2014, 13 (7): 533–548.

［80］李琳、穆腊梅. 刮痧疗法［M］. 北京: 中国中医药出版社, 1994.

［81］戴哲浩, 戴如春, 萧毅, 等. 骨质疏松症药物治疗进展［J］. 中国骨质疏松杂志, 2010, 16 (11): 894–906.

［82］Orimo H, Nakamura T, Hosoi T, et al. Japanese 2011 guidelines for prevention and treatment of osteoporosis — executive summary［M］. Arch Osteoporos, 2012, 7: 3–20.

［83］甄健存. 骨质疏松症的药物治疗与评价［J］. 中国新药杂志, 1997 (1): 33–36.

［84］ 马立旭,王泽清,李燕,等.绝经后妇女年龄、绝经年限等因素与骨密度关系的探讨 ［J］.宁夏医科大学学报,2008,30（2）:196-198.

［85］ 张正龙,肖苏妹,高毅,等.骨质疏松症的遗传流行病学及其临床应用［J］.中华骨质 疏松和骨矿盐疾病杂志,2010,03（2）:73-86.

［86］ 黄火强.骨质疏松症发病机理及临床药物治疗［J］.标记免疫分析与临床,2010,17 （3）:205-208.

［87］ 邢爱民.慢性阻塞性肺疾病合并骨质疏松症的相关研究进展［J］.山东医药,2014 （15）:98-100.

［88］ 王欣荣,应汉杰,欧阳平凯.骨质疏松症的发病机理及其治疗［J］.中国生物工程杂 志,2001,21（3）:54-56.

［89］ 中华医学会骨质疏松和骨矿盐疾病分会.原发性骨质疏松症诊治指南（2011年） ［J］.中华骨质疏松和骨矿盐疾病杂志,2011,04（1）:2-17.

［90］ 孙青凤.绝经后骨质疏松症的研究进展［D］.成都中医药大学,2005.

［91］ 吕良庆,韦向东,蒙世远,等.老年骨质疏松性椎体压缩性骨折的治疗进展［J］.中国 临床新医学,2013（11）:1123-1128.

［92］ Huber M B, Carballidogamio J, Bauer J S, et al. Proximal femur specimens: automated 3D trabecular bone mineral density analysis at multidetector CT — correlation with biomechanical strength measurement.［J］. Radiology, 2008, 247 (2): 472-481.

［93］ 宋飞鹏,张进,邰璐璐,等.骨质疏松症影像学诊断的研究现状［J］.中国现代医生, 2014,52（11）:158-160.

［94］ 李玉洁,朱志伟,刘忠厚.2014年骨质疏松领域进展回顾——美国骨矿盐研究学会 （ASBMR）年会精粹（2014,休斯敦）［J］.中国骨质疏松杂志,2015（4）:379-394.

［95］ Watts N B, Adler R A, Bilezikian J P, et al. Osteoporosis in men: an Endocrine Society clinical practice guideline.［J］. Journal of Clinical Endocrinology & Metabolism, 2012, 97 (6): 1802-1822.

［96］ Body J J, Bergmann P, Boonen S, et al. Extraskeletal benefits and risks of calcium, vitamin D and anti-osteoporosis medications［J］. Osteoporosis International, 2012, 23 Suppl 1 (S1): 1-23.

［97］ 黄琪仁.钙、维生素D与原发性骨质疏松症［J］.中国实用妇科与产科杂志,2014 （5）:336-340.

［98］ Halfon M, Phan O, Teta D. Vitamin D: A Review on Its Effects on Muscle Strength, the Risk of Fall, and Frailty［J］. Biomed Research International, 2014, 2015: 1-11.

［99］ Bischoff Ferrari H A, Borchers M F, Durmuller U, et al. Vitamin D receptor expression in human muscle tissue decreases with age［J］. Journal of Bone & Mineral Research, 2004, 19 (2): 265-269.

［100］王秀军,褚建国,刘桐龙,等.鲑鱼降钙素治疗老年骨质疏松患者的疗效观察［J］.中国老年学杂志,2011,31(17):3275-3276.

［101］张炜.鲑鱼降钙素治疗骨质疏松症的临床疗效观察［J］.中国实用医药,2014(7):152-153.

［102］中华医学会骨质疏松和骨矿盐疾病分会.骨质疏松性骨折患者抗骨质疏松治疗与管理专家共识［J］.中华骨质疏松和骨矿盐疾病杂志,2015(3).

［103］文天林,孙天胜,王玲.骨质疏松症的药物治疗［J］.人民军医,2010(9):666-668.

［104］Zhou J, Ma X, Wang T, et al. Comparative efficacy of bisphosphonates in short-term fracture prevention for primary osteoporosis: a systematic review with network meta-analyses［J］. Osteoporosis International, 2016: 1-12.

［105］Onyia J E, Helvering L M, Gelbert L, et al. Molecular profile of catabolic versus anabolic treatment regimens of parathyroid hormone (PTH) in rat bone: an analysis by DNA microarray.［J］. Journal of Cellular Biochemistry, 2005, 95 (2): 403-418.

［106］杨铸,唐德志,杨洲,等.药物治疗骨质疏松症的最新研究进展［J］.中国中医骨伤科杂志,2011(12):70-72.

［107］Finkelstein J S, Wyland J J, Lee H, et al. Effects of teriparatide, alendronate, or both in women with postmenopausal osteoporosis［J］. Journal of Clinical Endocrinology & Metabolism, 2010, 95 (4): 1838.

［108］郭雪申,徐三文,鲁昌辉.常见病中药外治法［M］.北京,科学技术文献出版社,2008.

［109］中国研究型医院学会冲击波医学专业委员会,国际冲击波医学学会中国部.骨肌疾病体外冲击波疗法中国专家共识(第2版).中国医学前沿杂志(电子版),2017,9(2):25-33.

［110］郭凤红,范鹏,张逊,et al.蜡疗临床应用新进展［J］.中华全科医学,2018(3).

［111］于生元,王家双,程志祥.疼痛医学精要(第三版)［M］.北京大学医学出版社.

［112］中华医学会麻醉学分会.成人手术后疼痛处理专家共识［J］.临床麻醉学杂志,2017,33(9):911-917.

［113］Joseph V. Pergolizzi Jr. Robert Taylor Jr. The role of patient-controlled analgesia in the management of chronic pain［J］. European Journal of Pain Supplements 457-463.

［114］Deer TR, Pope JE, Hayek SM, et al. The Polyanalgesic Consensus Conference (PACC): Recommendations on Intrathecal Drug Infusion Systems Best Practices and Guidelines［J］. Neuromodulation, 2017, 20 (2): 96-132.

［115］Marian Wilson, Myles Finlay, Michael Orr, et al. Engagement in online pain self-management improves pain in adults on medication-assisted behavioral treatment for opioid use disorders. Addictive Behaviors, 2018 (86): 130-137.

［116］Mashfiqui Rabbil, Min SH Aung, Geri Gay, et al. Feasibility and Acceptability of Mobile Phone-Based Auto-Personalized Physical Activity Recommendations for Chronic Pain Self-Management: Pilot Study on Adults［J］. J Med Internet Res, 2018, 20 (10)e10147.

［117］Chou R, Gordon DB, de Leon-Casasola OA, et al. Management of Postoperative Pain: A Clinical Practice Guideline From the American Pain Society, the American Society of Regional Anesthesia and Pain Medicine, and the American Society of Anesthesiologists' Committee on Regional Anesthesia, Executive Committee, and Administrative Council［J］. J Pain, 2016, 17 (2): 131−157.

［118］Dowell D, Haegerich TM, Chou R. CDC Guideline for Prescribing Opioids for Chronic Pain-United States, 2016［J］. JAMA, 2016, 315 (15): 1624.

［119］Califf RM, Woodcock J, Ostroff S. A Proactive Response to Prescription Opioid Abuse ［J］. N Engl J Med, 2016, 374 (15): 1480−1485.

［120］Califf RM. FDA announces enhanced warnings for immediate-release opioid pain medications related to risks of misuse, abuse, addiction, overdose and death.

［121］Adams M, Belan M, Kong B: Chapter 8: Regional Anesthesia. In Heitmiller E, Schwengel D: Johns Hopkins anesthesiology handbook, Baltimore, Elsevier, 2009.

［122］Hospital for Special Surgery: Protocol for Post-operative Patient Controlled Epidural for Total Hip Arthroplasty and Total Knee Arthroplasty.

［123］王楠,顾梦佳,余娟娟,等.中医镇痛理论发展及基于支持度分析的镇痛方剂用药规律探索［J］.四川中医,2018(1): 40−42.

［124］陈锦明,卢阳佳,黄泳,等.基于结缔组织探讨针刺镇痛的机制［J］.现代中西医结合杂志,2010,19(03): 388−390.

［125］范刚启,钱俐俐,赵杨,等.针刺镇痛机制的多样性及问题分析［J］.中国针灸,2013,33(01): 92−96.

［126］刘永涛,刘美章,杨礼白.程莘农院士辨治"痛证"经验临床应用举隅［J］.内蒙古中医药,2017,18: 40.